SÉRIE MANUAL DO MÉDICO-RESIDENTE

GERIATRIA

SÉRIE MANUAL DO MÉDICO-RESIDENTE

Coordenadores da Série
José Otávio Costa Auler Junior
Luis Yu

- Alergia e Imunologia
- Cardiologia
- Cirurgia
- Cirurgia de Cabeça e Pescoço
- Cirurgia do Aparelho Digestivo
- Cirurgia Pediátrica
- Cirurgia Plástica
- Cirurgia Torácica
- Dermatologia
- Endocrinologia
- Endoscopia
- Gastroenterologia e Hepatologia
- Genética Médica
- Geriatria
- Ginecologia e Obstetrícia
- Medicina de Família e Comunidade
- Medicina Legal e Perícia Médica
- Neurocirurgia
- Neurologia
- Neurologia Infantil
- Nutrologia
- Ortopedia
- Otorrinolaringologia
- Patologia
- Pediatria
- Pneumologia
- Radiologia e Diagnóstico por Imagem
- Radioterapia
- Reumatologia
- Transplante
- Urologia

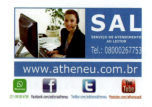

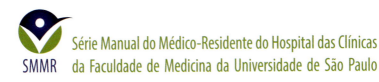

Série Manual do Médico-Residente do Hospital das Clínicas da Faculdade de Medicina da Universidade de São Paulo

Coordenadores da Série
JOSÉ OTÁVIO COSTA AULER JUNIOR
LUIS YU

VOLUME
GERIATRIA

Editor do Volume
WILSON JACOB FILHO

Coeditores do Volume
PRISCILA GONÇALVES SERRANO
EDUARDO SHO ONODERA

   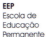 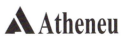

EDITORA ATHENEU

São Paulo — Rua Jesuíno Pascoal, 30
Tel.: (11) 2858-8750
Fax: (11) 2858-8766
E-mail: atheneu@atheneu.com.br

Rio de Janeiro — Rua Bambina, 74
Tel.: (21) 3094-1295
Fax.: (21) 3094-1284
E-mail: atheneu@atheneu.com.br

CAPA: Equipe Atheneu
PRODUÇÃO EDITORIAL: Texto & Arte Serviços Editoriais

CIP-BRASIL. CATALOGAÇÃO NA PUBLICAÇÃO
SINDICATO NACIONAL DOS EDITORES DE LIVROS, RJ

G319

Geriatria / coordenadores da série José Otávio Costa Auler Junior ; Luis Yu ; editor do volume Wilson Jacob Filho. - 1. ed. - Rio de Janeiro : Atheneu, 2019.
(Manual do médico-residente do Hospital das Clínicas da Faculdade de Medicina da Universidade de São Paulo)

Inclui bibliografia
ISBN 978-85-388-0964-7

1. Geriatria. I. Auler Junior, José Otávio. II. Yu, Luis. III. Jacob Filho, Wilson. IV. Série.

19-55501
CDD: 618.97
CDU: 616-053.9

Meri Gleice Rodrigues de Souza - Bibliotecária CRB-7/6439

27/02/2019   01/03/2019

JACOB FILHO, W.
Série Manual do Médico-Residente do Hospital das Clínicas da Faculdade de Medicina da Universidade de São Paulo – Volume Geriatria.

© *Direitos reservados à EDITORA ATHENEU – São Paulo, Rio de Janeiro, 2019.*

Coordenadores da Série

José Otávio Costa Auler Junior
Professor Titular da Disciplina de Anestesiologia da Faculdade de Medicina da Universidade de São Paulo (FMUSP). Diretor da FMUSP (2014-2018).

Luis Yu
Professor-Associado de Nefrologia da Faculdade de Medicina da Universidade de São Paulo (FMUSP). Ex-Coordenador-Geral da Comissão de Residência Médica (COREME) da FMUSP.

Editor do Volume

Wilson Jacob Filho
Professor Titular da Disciplina de Geriatria da Faculdade de Medicina da Universidade de São Paulo (FMUSP). Diretor do Serviço de Geriatria do Hospital das Clínicas (HC) da FMUSP. Diretor da Unidade de Cardiogeriatria do Instituto do Coração (InCor) do HCFMUSP.

Coeditores do Volume

Priscila Gonçalves Serrano
Médica Especialista em Geriatria pela Sociedade Brasileira de Geriatria e Gerontologia (SBGG). Preceptoria Médica do Serviço de Geriatria do Hospital das Clínicas da Faculdade de Medicina da Universidade de São Paulo (FMUSP). Médica-Assistente da Unidade de Referência à Saúde do Idoso (URSI) – Centro de Saúde Escola Geraldo de Paula Souza, vinculada à Faculdade de Saúde Pública da Universidade de São Paulo (FSP/USP).

Eduardo Sho Onodera
Médico Especialista em Geriatria pela Sociedade Brasileira de Geriatria e Gerontologia (SBGG). Preceptoria Médica do Serviço de Geriatria do Hospital das Clínicas da Faculdade de Medicina da Universidade de São Paulo (HCFMUSP) (2016). Médico Plantonista do Hospital Dia do HCFMUSP.

Colaboradores

Alexandre Leopold Busse
Doutorado pela Faculdade de Medicina da Universidade de São Paulo (FMUSP). Médico do Serviço de Geriatria do Hospital das Clínicas (HC) da FMUSP. Professor da Disciplina de Geriatria da FMUSP. Especialista em Geriatria e Gerontologia, atuando principalmente nos seguintes temas: atividade física, promoção de saúde e avaliação funcional no envelhecimento e alterações da memória.

Alaise Silva Santos de Siqueira
Psicóloga e Psicopedagoga pela Universidade Nove de Julho. Especialista em Neuropsicologia pelo Instituto de Psiquiatria da Faculdade de Medicina da Universidade de São Paulo (IPq-FMUSP). Doutoranda no IPq-FMUSP. Colaboradora no Ambulatório de Alterações Comportamentais do Idoso (ACId) do HCFMUSP.

Alberto de Macedo Soares
Especialista em Geriatria e Gerontologia pela Associação Médica Brasileira (AMB). Doutor em Medicina pela Faculdade de Medicina da Universidade de São Paulo (FMUSP). Professor Responsável pela Disciplina de Geriatria do Curso de Medicina do Centro Universitário Lusíada (Unilus).

Alexandre Estevão Vamos Kokron
Médico graduado pela Faculdade de Medicina da Universidade de São Paulo (FMUSP). Doutor em Ortopedia e Traumatologia pela FMUSP.

Aline Thomaz Soares
Graduada em Medicina pela Universidade Federal de Goiás (UFG). Especialização em Geriatria pela Faculdade de Medicina da Universidade de São Paulo (FMUSP). Médica Geriatra titulada pela Sociedade Brasileira de Geriatria e Gerontologia (SBGG). Doutora em Ciências Médicas pela FMUSP.

Amanda Lagreca Venys de Azevedo
Médica Especialista em Clínica Médica e Geriatria. Título de Especialista em Geriatria pela Sociedade Brasileira de Geriatria e Gerontologia (SBGG). Médica Voluntária do Serviço de Geriatria do Hospital das Clínicas da Faculdade de Medicina da Universidade de São Paulo (HCFMUSP). Interlocutora da Área Técnica da Saúde da Pessoa Idosa na Coordenadoria Regional de Saúde Oeste da Secretaria Municipal de Saúde de São Paulo.

Ana Lumi Kanaji
Médica Geriatra formada pelo Hospital das Clínicas da Faculdade de Medicina da Universidade de São Paulo (HCFMUSP). Médica-Assistente do Serviço de Geriatria do Instituto do Câncer do Estado de São Paulo (Icesp).

Anaísa Coutinho de Souza
Médica Geriatra. Residência Médica em Geriatria pelo Hospital das Clínicas da Faculdade de Medicina da Universidade de São Paulo (HCFMUSP). Especialista em Clínica Médica pela Santa Casa de Misericórdia de São Paulo (SCMSP). Médica-Colaboradora do Setor de Geriatria do HCFMUSP.

Antonio Carlos Pereira Barretto Filho
Médico formado pela Faculdade de Medicina da Universidade de São Paulo (FMUSP). Residência em Geriatria pelo Hospital das Clínicas (HC) da FMUSP. Médico-Assistente do Serviço de Geriatria do HCFMUSP.

Arlety de Morais Carvalho Casale
Médica graduada pela Universidade Federal de São Carlos (UFSCAR). Residência em Clínica Médica e Geriatria pelo Hospital das Clínicas da Faculdade de Medicina da Universidade de São Paulo (HCFMUSP). Médica-Assistente do Hospital Dia do HCFMUSP. Médica-Assistente do Time de Resposta Rápida do HCFMUSP.

Bianca Perez
Assistente Social da Enfermaria de Geriatria do Instituto Central do Hospital das Clínicas (ICHC) da Faculdade de Medicina da Universidade de São Paulo (FMUSP). Especialista em Gestão em Saúde pela Fundação Oswaldo Cruz (Fiocruz). Bacharel em Serviço Social pela Universidade de Santo Amaro (Unisa).

Bruna Carla Ferreira Mendes
Graduada em Medicina pela Universidade Estadual Paulista "Júlio de Mesquita Filho" – Faculdade de Medicina de Botucatu (FMB-Unesp). Residência Médica em Geriatria pelo Hospital das Clínicas da Faculdade de Medicina da Universidade de São Paulo (HCFMUSP).

Carolina Barbosa Trindade
Médica Especialista em Geriatria pela Sociedade Brasileira de Geriatria e Gerontologia (SBGG). Médica-Assistente do Serviço de Geriatria do Hospital das Clínicas da Faculdade de Medicina da Universidade de São Paulo (HCFMUSP). Médica Coordenadora do Hospital Dia do HCFMUSP.

Cecília Galetti
Psicóloga da Divisão de Psicologia do Instituto Central do Hospital das Clínicas da Faculdade de Medicina da Universidade de São Paulo (ICHC-FMUSP) – Geriatria. Mestre em Ciências Médicas pelo Instituto de Psiquiatria da FMUSP.

Christine Grützmann Faustino
Graduada em Farmácia com habilitação em Indústria na Universidade Estadual de Londrina (UEL), Paraná. Especialista em Farmácia Hospitalar pelo Instituto de Assistência Médica ao Servidor Público Estadual em São Paulo. Mestre e Doutora em Ciências Médicas pela Faculdade de Medicina da Universidade de São Paulo (FMUSP). Possui experiência em farmácias privadas e hospitais públicos e privados, e é palestrante em diversas instituições de Saúde e Ensino. Docente no Curso de Medicina da Universidade Estadual do Mato Grosso do Sul (UEMS) e no Curso de Farmácia da Universidade Católica Dom Bosco.

Claudia Kimie Suemoto
Médica Geriatra com Título de Especialista pela Sociedade Brasileira de Geriatria e Gerontologia (SBGG). Doutorado pela Faculdade de Medicina da Universidade de São Paulo (FMUSP). Mestrado e Pós-Doutorado pela Faculdade de Saúde Pública da Harvard University, Estados Unidos.

Cristiane Comelato
Médica Geriatra. Especialista em Geriatria pela Sociedade Brasileira de Geriatria e Gerontologia (SBGG). Voluntária do Serviço de Geriatria do Hospital das Clínicas da Faculdade de Medicina da Universidade de São Paulo (HCFMUSP).

Daniel Apolinario

Médico Geriatra. Doutor em Ciências. Pesquisador-Colaborador da Disciplina de Geriatria da Faculdade de Medicina da Universidade de São Paulo (FMUSP). Orientador Específico do Programa de Pós-Graduação em Ciências Médicas da USP. Consultor Médico do Laboratório de Implementação do Conhecimento em Saúde do Hospital do Coração (HCor).

Eduardo Sho Onodera

Médico Especialista em Geriatria pela Sociedade Brasileira de Geriatria e Gerontologia (SBGG). Preceptoria Médica do Serviço de Geriatria do Hospital das Clínicas da Faculdade de Medicina da Universidade de São Paulo (HCFMUSP) (2016). Médico Plantonista do Hospital Dia do HCFMUSP.

Elci Almeida Fernandes

Gerontóloga e Membro da Diretoria da Sociedade Brasileira de Geriatria e Gerontologia (SBGG). Mestre em Nutrição Humana Aplicada pela FCF/FCE/FSP da Universidade de São Paulo (USP). Nutricionista Clínica no Instituto Central do Hospital das Clínicas da Faculdade de Medicina da USP (IC-HCFMUSP). Coordenadora e Docente do Curso de Especialização de Nutrição em Gerontologia pelo Serviço de Geriatria do HC (SGHC) da FMUSP desde 2008. Coordenadora do Curso de Atualização em Gerontologia do SG-HCFMUSP desde 2005. Coordenadora e Docente do Módulo de Doenças Crônicas Não Transmissíveis no Curso de Especialização em Nutrição Clínica pela FMUSP. Especialista em Nutrição Clínica pela Associação Brasileira de Nutrição (Asbran). Especialista em Nutrição Enteral e Parenteral pela Sociedade Brasileira de Nutrição Parenteral e Enteral (SBNPE). Especialista em Saúde Pública no Idoso pela Faculdade de Saúde Pública (FSP) da USP. Especialista em Fisiologia do Exercício pela Universidade Gama Filho (UGF-RJ). Membro do Grupo de Estudos de Nutrição em Idosos pela FSP da USP (Genuti). Docente do Centro Brasileiro de Estudos de Saúde (CBES) desde 2010, nas disciplinas de Erros Inatos do Metabolismo, Bioquímica Aplicada e Interpretação de Exames Laboratoriais.

Elina Lika Kikuchi
Médica Geriatra pela Sociedade Brasileira de Geriatria e Gerontologia (SBGG). Médica-Assistente do Serviço de Geriatria do Hospital das Clínicas da Faculdade de Medicina da Universidade de São Paulo (HCFMUSP).

Elisabeth Rosa Pelaggi
Médica com Graduação e Residência em Clínica Médica pela Faculdade de Medicina do ABC. Especialização em Geriatria pelo Hospital das Clínicas da Faculdade de Medicina da Universidade de São Paulo (HCFMUSP). Título de Especialista em Geriatria pela Sociedade Brasileira de Geriatria e Gerontologia (SBGG).

Fabiana Cassales Tosi
Graduada em Educação Física e Fisioterapia. Especialização em Fisioterapia Neuromotora. Docente do Curso de Graduação em Fisioterapia da Universidade Anhanguera de São Paulo (UNIAN). Pesquisadora do Ambulatório de Fragilidade do Setor de Geriatria do Hospital das Clínicas da Faculdade de Medicina da Universidade de São Paulo (HCFMUSP).

Fabio Campos Leonel
Médico Geriatra do Serviço de Geriatria do Hospital das Clínicas da Faculdade de Medicina da Universidade de São Paulo (HCFMUSP). Coordenador do Núcleo de Assistência Domiciliar Interdisciplinar (NADI) do HCFMUSP. Membro do Grupo Técnico de Estudo da Desospitalização (GTED) da Secretaria de Estado da Saúde (SES-SP). Médico Supervisor do Programa de Residência Médica (PRM) do Hospital do Servidor Público Estadual (HSPE-SP). Médico Preceptor do Serviço de Clínica Médica do HSPE-SP. Especialista em Clínica Médica, Geriatra e Cuidados Paliativos. Titulado pela Sociedade Brasileira de Geriatria e Gerontologia (SBGG).

Flávia Barreto Garcez Carvalho
Médica-Residente em Geriatria do Hospital das Clínicas da Faculdade de Medicina da Universidade de São Paulo (HCFMUSP). Residência em Clínica Médica pela Universidade Estadual de Campinas (Unicamp). Graduação em Medicina pela Universidade Federal de Sergipe (UFS).

Flávia Campora
Médica Geriatra. Coordenadora da Enfermaria de Geriatria do Hospital das Clínicas da Faculdade de Medicina da Universidade de São Paulo (HCFMUSP). Vice-Coordenadora da Residência Médica de Geriatria do HCFMUSP.

Gabriel Ribeiro dos Santos Júnior
Residência em Clínica Médica e Geriatria pelo Hospital das Clínicas da Faculdade de Medicina da Universidade de São Paulo (HCFMUSP). Complementação Especializada em Educação Médica pelo Serviço de Geriatria do HCFMUSP. Médico do Ambulatório de Sexualidade do Idoso do Serviço de Geriatria (SG) do HCFMUSP. Médico-Colaborador do Ambulatório Pós-GAMIA do SG-HCFMUSP. Vice-Supervisor do Programa de Residência de Clínica Médica no Hospital Municipal Pimentas-Bonsucesso, Guarulhos, São Paulo.

Gisele Cristine Vieira Gomes
Pós-Graduação *stricto sensu*, nível Mestrado pelo Departamento de Fonoaudiologia, Fisioterapia e Terapia Ocupacional (Fofito) da Faculdade de Medicina da Universidade de São Paulo (FMUSP). Pós-Graduação *lato sensu* em Gerontologia pelo Instituto Israelita de Ensino e Pesquisa Albert Einstein. Graduação em Fisioterapia pelo Centro Universitário São Camilo.

Helena Maria de Freitas Medeiros
Residência em Geriatria pelo Hospital das Clínicas da Faculdade de Medicina da Universidade de São Paulo (FMUSP). Residência em Clínica Médica pelo Hospital Municipal Dr. Carmino Caricchio. Graduação em Medicina pela Universidade Federal de Alagoas (UFAL).

Iasmyn de Aquino Godinho
Graduada em Medicina pela Faculdade de Ciências Médicas da Universidade Estadual de Campinas (FCM-Unicamp). Especialista em Clínica Médica pela FCM-Unicamp. Especialista em Geriatria pela Faculdade de Medicina da Universidade de São Paulo (FMUSP).

Isabella Figaro Gattás Vernaglia

Geriatra titulada pela Sociedade Brasileira de Geriatria e Gerontologia (SBGG). Residência Médica em Geriatria pela Faculdade de Medicina da Universidade de São Paulo (FMUSP).

Ivan Aprahamian

Médico Especialista em Geriatria pela Sociedade Brasileira de Geriatria e Gerontologia (SBGG) e Psiquiatria pela Associação Brasileira de Psiquiatria (ABP). Professor-Adjunto e Chefe do Departamento de Clínica Médica da Faculdade de Medicina de Jundiaí (FMJ). Coordenador do Ambulatório de Alterações Comportamentais em Idosos do Serviço de Geriatria do Hospital das Clínicas da Faculdade de Medicina da Universidade de São Paulo (HCFMUSP).

José Antonio Esper Curiati

Doutor em Medicina pela Faculdade de Medicina da Universidade de São Paulo (FMUSP). Supervisor do Serviço de Geriatria do Hospital das Clínicas (SG-HC) da FMUSP. Coordenador do Núcleo de Geriatria do Hospital Sírio-Libanês.

José Renato das Graças Amaral

Médico-Assistente do Serviço de Geriatria do Hospital das Clínicas da Faculdade de Medicina da Universidade de São Paulo (HCFMUSP). Especialista em Geriatria pela Sociedade Brasileira de Geriatria e Gerontologia (SBGG).

Joseanne Maria Rodrigues Teixeira

Formada em Medicina pela Universidade Federal do Piauí (UFPI). Residência em Clínica Médica na Casa de Saúde Santa Marcelina. Médica-Residente em Geriatria no Hospital das Clínicas da Faculdade de Medicina da Universidade de São Paulo (HCFMUSP).

Juliana de Araújo Melo

Médica Especialista em Geriatria pela Sociedade Brasileira de Geriatria e Gerontologia (SBGG).

Juliano Silveira de Araújo
Bacharel em Medicina pela Universidade Estadual do Piauí (UESPI). Especialista em Clínica Médica pelo Hospital Universitário Onofre Lopes da Universidade Federal do Rio Grande do Norte (HUOL-UFRN). Especialista em Geriatria pelo Serviço de Geriatria do Hospital das Clínicas da Faculdade de Medicina da Universidade de São Paulo (SG-HCFMUSP). Especialista em Distúrbios da Cognição do Idoso pelo SG-HCFMUSP. Membro titulado pela Sociedade Brasileira de Geriatria e Gerontologia (SBGG). Professor da Disciplina Comunicação em Saúde IV (Semiologia Geriátrica) da Universidade Potiguar (UnP-RN).

Karoline Pedroti Fiorotti
Residência Médica em Clínica Médica pela Universidade Federal do Espírito Santo (UFES). Residência Médica em Geriatria pela Faculdade de Medicina da Universidade de São Paulo (FMUSP). Complementação Especializada em Geriatria "Promoção do Envelhecimento Saudável em Atenção Básica" pela FMUSP. Médica-Colaboradora do Serviço de Geriatria do Hospital das Clínicas (SG-HC) da FMUSP.

Keila Tomoko Higa Taniguchi
Médica graduada pela Faculdade de Medicina da Universidade de São Paulo (FMUSP). Doutora em Fisiologia Humana pelo Instituto de Ciências Biomédicas da USP. Título de Especialista em Geriatria pela Sociedade Brasileira de Geriatria e Gerontologia (SBGG). Médica-Assistente do Núcleo de Assistência Domiciliar Interdisciplinar do Instituto Central do Hospital das Clínicas (IC-HC) da FMUSP.

Kelem de Negreiros Cabral
Graduada em Medicina pela Universidade Federal do Rio Grande do Norte (UFRN). Residência Médica em Geriatria pela Faculdade de Medicina da Universidade de São Paulo (FMUSP). Médica Geriatra titulada pela Sociedade Brasileira de Geriatria e Gerontologia (SBGG). Doutora em Ciências Médicas pela FMUSP.

Leandro Álvares Lobo Luccas
Médico graduado pela Faculdade de Medicina do ABC. Especialista em Clínica Médica pela Faculdade de Medicina do ABC. Especializando em Geriatria pelo Serviço de Geriatria do Hospital das Clínicas da Faculdade de Medicina da Universidade de São Paulo (HCFMUSP)

Leonardo da Costa Lopes
Médico Geriatra pela Sociedade Brasileira de Geriatria e Gerontologia (SBGG). Doutor em Ciências pela Faculdade de Medicina da Universidade de São Paulo (FMUSP). Médico-Assistente da Divisão de Clínica Médica do Hospital Universitário (HU) da USP.

Lilian Schafirovits Morillo
Mestre em Ciências pela Faculdade de Medicina da Universidade de São Paulo (FMUSP). Especialista em Geriatria e Gerontologia pela Sociedade Brasileira de Geriatria e Gerontologia (SBGG). Médica Colaboradora do Serviço de Geriatria do Hospital das Clínicas (HC) da FMUSP. Coordenadora do Ambulatório de Comprometimento Cognitivo Avançado do Serviço de Geriatria do Hospital das Clínicas da Faculdade de Medicina da Universidade de São Paulo (SG-HCFMUSP). Coordenadora do Ambulatório de Atenção Multidisciplinar ao Cuidador do SG-HCFMUSP.

Luana Vergian Storniolo
Graduação em Medicina pela Faculdade de Medicina de Marília (Famema). Residência em Clínica Médica e Geriatria pela Faculdade de Medicina da Universidade de São Paulo (FMUSP).

Luis Fernando Rangel
Médico Geriatra Colaborador do Serviço de Geriatria do Hospital das Clínicas da Faculdade de Medicina da Universidade de São Paulo (SG-HCFMUSP). Médico Socorrista do Pronto Atendimento do Hospital Sírio-Libanês.

Luiz Antonio Gil Junior
Médico Geriatra pelo Hospital das Clínicas da Faculdade de Medicina da Universidade de São Paulo (HCFMUSP). Titulado pela Sociedade Brasileira de Geriatria e Gerontologia (SBGG). Médico do Serviço de Geriatria do Instituto do Câncer do Estado de São Paulo (Icesp).

Luiz Filipe Gottgtroy Lopes de Carvalho
Médico-Assistente da Equipe de Cuidados Paliativos do Instituto do Câncer do Estado de São Paulo (Icesp). Médico-Assistente da Equipe de Cuidados Paliativos do Hospital Sírio-Libanês. Pós-Graduação em Cuidados Paliativos pelo Instituto de Ensino e Pesquisa do Hospital Sírio-Libanês. Especialista em Geriatria pela Sociedade Brasileira de Geriatria e Gerontologia (SBGG). Especialista em Clínica Médica pela Faculdade de Medicina da Universidade de São Paulo (FMUSP). Graduação em Medicina pela FMUSP.

Marcel Hiratsuka
Médico Geriatra titulado pela Sociedade Brasileira de Geriatria e Gerontologia (SBGG). Médico Geriatra e Supervisor Técnico da Casa de Repouso Akebono da Beneficência Nipo-Brasileira de São Paulo. Médico-Assistente do Serviço de Geriatria do Hospital das Clínicas da Faculdade de Medicina da Universidade de São Paulo (SG-HCFMUSP). Coordenador Médico do Centro de Desenvolvimento para Promoção do Envelhecimento Saudável (CEDPES).

Marcelo Altona
Médico titulado em Clínica Médica pela Sociedade Brasileira de Clínica Médica (SBCM) e em Geriatria pela Sociedade Brasileira de Geriatria e Gerontologia (SBGG). Médico-Assistente do Serviço de Geriatria do Hospital das Clínicas da Faculdade de Medicina da Universidade de São Paulo (SG-HCFMUSP). Médico atuante no Hospital Israelita Albert Einstein (HIAE).

Marcos Daniel Saraiva
Médico-Colaborador do Serviço de Geriatria do Hospital das Clínicas da Faculdade de Medicina da Universidade de São Paulo (SG-HCFMUSP). Médico Geriatra da Unidade de Referência à Saúde do Idoso (URSI) – Centro de Saúde Escola Geraldo de Paula Souza, vinculada à Faculdade de Saúde Pública da Universidade de São Paulo (FSP/USP). Título de Especialista pela Sociedade Brasileira de Geriatria e Gerontologia (SBGG).

Marcos Oliveira Martinelli
Médico Preceptor do Serviço de Geriatria do Hospital das Clínicas da Faculdade de Medicina da Universidade de São Paulo (SG-HCFMUSP), 2018-2019. Residência em Geriatria pela FMUSP. Residência em Clínica Médica pela Faculdade de Ciências Médicas da Universidade Estadual de Campinas (FCM-Unicamp). Graduação em Medicina pela Faculdade de Medicina de Jundiaí (FMJ).

Maria Cristina Guerra Passarelli
Doutora em Ciências pela Faculdade de Medicina da Universidade de São Paulo (FMUSP). Médica-Assistente do Serviço de Geriatria do Hospital das Clínicas (SG-HC) da FMUSP. Professora da Disciplina de Clínica Médica da Faculdade de Medicina do ABC.

Maria do Carmo Sitta
Professora-Colaboradora da Disciplina de Geriatria da Faculdade de Medicina da Universidade de São Paulo (FMUSP). Médica Supervisora da Disciplina de Geriatria na Comissão de Residência Médica da FMUSP (COREME). Médica Supervisora do Grupo de Interconsultas e Perioperatório do Serviço de Geriatria do Hospital das Clínicas (SG-HC) da FMUSP. Médica Coordenadora do Ambulatório de Osteoporose do SG-HCFMUSP. Doutora em Medicina pelo Departamento de Patologia da FMUSP. Título de Especialista em Geriatria e Gerontologia pela Associação Médica Brasileira (AMB).

Maria Fernanda Guerini
Especialista em Geriatria e Gerontologia pela Associação Médica Brasileira (AMB). Médica da Complementação de Distúrbios Cognitivos em Geriatria do Hospital das Clínicas da Faculdade de Medicina da Universidade de São Paulo (HCFMUSP).

Marina Esteves Kallás
Médica Especialista em Geriatria pela Sociedade Brasileira de Geriatria e Gerontologia (SBGG). Médica Colaboradora do Serviço de Geriatria do Hospital das Clínicas da Faculdade de Medicina da Universidade de São Paulo (HCFMUSP).

Marina Maria Biella Silva
Residência em Geriatria pelo Hospital das Clínicas da Faculdade de Medicina da Universidade de São Paulo (HCFMUSP). Especialização em Psicogeriatria pelo Instituto de Psiquiatria (IPq) do HCFMUSP. Colaboradora no Ambulatório de Alterações Comportamentais em Idosos do Serviço de Geriatria do HCFMUSP.

Márlon Juliano Romero Aliberti
Doutor em Ciências Médicas pela Faculdade de Medicina da Universidade de São Paulo (FMUSP). Especialista em Clínica Médica pela Associação Médica Brasileira (AMB). Especialista em Geriatria pela Sociedade Brasileira de Geriatria e Gerontologia (SBGG). Médico-Assistente do Serviço de Geriatria do Hospital das Clínicas da FMUSP, atuando como Coordenador do Hospital Dia Geriátrico. Médico do Corpo Clínico do Hospital Sírio-Libanês. Membro do Núcleo Avançado de Geriatria.

Michele Melo Bautista
Residência em Clínica Médica pelo Hospital das Clínicas da Universidade Federal de Pernambuco (HCUFPE). Residência em Geriatria pelo Hospital das Clínicas da Faculdade de Medicina da Universidade de São Paulo (HCFMUSP). Complementação Especializada em Cognição e Comportamento pelo HCFMUSP. Médica-Assistente e Preceptora da Clínica Médica do Hospital dos Servidores do Estado de Pernambuco. Mestranda em Ciências da Saúde da Universidade de Pernambuco (UPE).

Milton Roberto Furst Crenitte
Médico Preceptor do Serviço de Geriatria do Hospital das Clínicas da Faculdade de Medicina da Universidade de São Paulo (FMUSP).

Muriel Reis
Médica Especialista em Geriatria pela Sociedade Brasileira de Geriatria e Gerontologia (SBGG). Médica Colaboradora do Hospital das Clínicas da Faculdade de Medicina da Universidade de São Paulo (HCFMUSP).

Naira Hossepian Salles de Lima Hojaij
Médica-Assistente do Serviço de Geriatria do Hospital das Clínicas da Faculdade de Medicina da Universidade de São Paulo (HCFMUSP).

Octávio Gonçalves Ribeiro
Médico graduado pela Faculdade de Medicina da Universidade de São Paulo (FMUSP) com Residência em Clínica Médica e Geriatria pelo Hospital das Clínicas (HC) da FMUSP. Ex-Preceptor da Disciplina de Emergências Clínicas do HCFMUSP, com formação em Cuidados Paliativos pelo Instituto Sírio-Libanês de Ensino e Pesquisa. Médico-Colaborador do Ambulatório de Psiquiatria Geriátrica (LIM-27 IPq-HCFMUSP).

Pâmela Peres Baptistella
Médica Geriatra titulada pela Sociedade Brasileira de Geriatria e Gerontologia (SBGG).

Paula Cristina Eiras Poço
Médica graduada pela Faculdade de Medicina da Universidade de São Paulo (FMUSP). Especialista em Clínica Médica pelo Hospital das Clínicas (HC) da FMUSP. Especialista em Geriatria pelo HCFMUSP.

Pedro Kallas Curiati
Médico graduado pela Faculdade de Medicina da Universidade de São Paulo (FMUSP). Especialista em Clínica Médica e Geriatria pela FMUSP. Pesquisador do Projeto Envelhecimento Cerebral da FMUSP. Médico do Núcleo Avançado de Geriatria do Hospital Sírio-Libanês. Médico do Pronto Atendimento do Hospital Sírio-Libanês.

Priscila Gonçalves Serrano
Médica Especialista em Geriatria pela Sociedade Brasileira de Geriatria e Gerontologia (SBGG). Preceptoria Médica do Serviço de Geriatria do Hospital das Clínicas da Faculdade de Medicina da Universidade de São Paulo (FMUSP). Médica-Assistente da Unidade de Referência à Saúde do Idoso (URSI) – Centro de Saúde Escola Geraldo de Paula Souza, vinculada à Faculdade de Saúde Pública da Universidade de São Paulo (FSP/USP).

Rafael Sasdelli Silva Pereira
Médico Preceptor do Serviço de Geriatria do Hospital das Clínicas da Faculdade de Medicina da Universidade de São Paulo (HCFMUSP).

Regina Miksian Magaldi
Especialista em Geriatria e Gerontologia pela Sociedade Brasileira de Geriatria e Gerontologia (SBGG). Médica-Assistente do Serviço de Geriatria do Hospital das Clínicas da Faculdade de Medicina da Universidade de São Paulo (HCFMUSP). Coordenadora do Centro de Referência em Distúrbios Cognitivos (CEREDIC) do HCFMUSP.

Renata Fraga Costa
Residência em Clínica Médica pelo Hospital Santa Marcelina. Residência em Geriatria pelo Hospital das Clínicas da Faculdade de Medicina da Universidade de São Paulo (HCFMUSP).

Ricardo Tavares de Carvalho
Médico Cardiologista Intensivista com área de atuação em Medicina Paliativa. Doutor em Ciências pela Faculdade de Medicina da Universidade de São Paulo (FMUSP). Coordenador do Núcleo de Cuidados Paliativos do Hospital das Clínicas (HC) da FMUSP. Diretor do Instituto Paliar. Conselheiro da Academia Nacional de Cuidados Paliativos (ANCP).

Rubens Vaz Feijó Junior
Professor Responsável pela Disciplina de Cardiologia da Universidade de Joinville (Univille). Preceptor da Cardiologia no Hospital Regional Hans Dieter Schmidt. Ex-Preceptor da Residência Médica no Serviço de Geriatria da Faculdade de Medicina da Universidade de São Paulo (FMUSP).

Samara Morais Silveira
Especialista em Geriatria pela Universidade de São Paulo (USP). Especialista em Oncogeriatria pelo Instituto do Câncer do Estado de São Paulo (Icesp). Médica do Icesp.

Sami Liberman
Professor Doutor e Médico-Assistente do Serviço de Geriatria do Hospital das Clínicas da Faculdade de Medicina da Universidade de São Paulo (SG-HCFMUSP).

Sileno de Queiroz Fortes Filho
Médico Especialista em Geriatria pela Sociedade Brasileira de Geriatria e Gerontologia (SBGG).

Simone Henriques Bisconsin Torres
Médica-Assistente do Núcleo de Cuidados Paliativos do Hospital das Clínicas da Faculdade de Medicina da Universidade de São Paulo (HCFMUSP). Pós-Graduação em Cuidados Paliativos pelo Pallium Latino América/Oxford University. Pós-Graduação em Cuidados Paliativos pelo Instituto Paliar. Especialização em Cuidados Paliativos pela Associação Médica Brasileira (AMB) e Academia Nacional de Cuidados Paliativos (ANCP). Titulada Especialista em Geriatria pela Sociedade Brasileira de Geriatria e Gerontologia (SBGG). Especialização em Geriatria pelo HCFMUSP.

Sivan Mauer
Psiquiatra Especialista em Transtornos do Humor. Residência em Psiquiatria da Infância e Adolescência. Mestre em Pesquisa Clínica pela Boston University School of Medicine, Estados Unidos. Doutorando em Psicogeriatria no Instituto de Psiquiatria do Hospital das Clínicas da Faculdade de Medicina da Universidade de São Paulo (IPq-HCFMUSP). Prática privada exercida em São Paulo e Curitiba. Clinical Faculty na Tuffs University School of Medicine, Boston, Estados Unidos.

Sumika Mori Lin
Médica Geriatra pela Sociedade Brasileira de Geriatria e Gerontologia (SBGG). Coordenadora do Ambulatório de Fragilidade do Serviço de Geriatria da Faculdade de Medicina da Universidade de São Paulo (FMUSP). Residência Médica em Clínica Médica e Geriatria pela FMUSP.

Theodora Karnakis
Graduada em Medicina, Especialização em Geriatria e Doutorado em Ciências Médicas pela Faculdade de Medicina da Universidade de São Paulo (FMUSP). Coordenadora da Oncogeriatria do Instituto do Câncer do Estado de São Paulo (Icesp).

Thereza Cristina Ariza Rotta
Médica graduada pela Faculdade de Medicina da Universidade de Mogi das Cruzes (UMC). Especialização em Clínica Médica pelo Hospital do Servidor Estadual – Instituto de Assistência Médica ao Servidor Público Estadual (Iamspe). Especialização em Geriatria pela Faculdade de Medicina da Universidade de São Paulo (FMUSP). Pós-Graduação em Cuidados Paliativos pelo Hospital Sírio-Libanês.

Thiago Junqueira Avelino-Silva
Médico-Assistente e Professor Colaborador da Disciplina de Geriatria da Faculdade de Medicina da Universidade de São Paulo (FMUSP). Professor-Assistente de Medicina da Faculdade Israelita de Ciências da Saúde Albert Einstein.

Valmari Cristina Aranha
Psicóloga do Serviço de Geriatria do Hospital das Clínicas da Faculdade de Medicina da Universidade de São Paulo (HCFMUSP). Especialista em Psicologia Hospitalar, Neuropsicologia e Psicanálise. Mestre em Saúde Pública pela Faculdade de Saúde Pública (FSP) da USP e Especialista em Gerontologia pela Sociedade Brasileira de Geriatria e Gerontologia (SBGG).

Vanessa Silva Suller Garcia
Especialista em Geriatria e Clínica Médica. Colaboradora Voluntária do Serviço de Geriatria do Hospital das Clínicas da Faculdade de Medicina da Universidade de São Paulo (SG-HCFMUSP).

Venceslau Antônio Coelho
Médico Geriatra. Colaborador do Serviço de Geriatria do Hospital das Clínicas da Faculdade de Medicina da Universidade de São Paulo (SG-HCFMUSP).

Wilson Jacob Filho
Professor Titular da Disciplina de Geriatria da Faculdade de Medicina da Universidade de São Paulo (FMUSP). Diretor do Serviço de Geriatria do Hospital das Clínicas (HC) da FMUSP. Diretor da Unidade de Cardiogeriatria do Instituto do Coração (InCor) do HCFMUSP.

Yolanda Maria Garcia
Professora-Assistente Doutora da Disciplina de Geriatria do Departamento de Clínica Médica da Faculdade de Medicina da Universidade de São Paulo (FMUSP). Docente do Centro de Acupuntura do Instituto de Ortopedia e Traumatologia do Hospital das Clínicas (IOT-HC) da FMUSP. Doutora em Saúde Pública pela Faculdade de Saúde Pública (FSP) da USP. Mestre em Medicina com área de concentração em Gastroenterologia Clínica pela FMUSP.

Aos Editores da Série Manual do Médico-Residente do Hospital das Clínicas da Faculdade de Medicina da Universidade de São Paulo *pela percepção de que a Geriatria é um dos temas mais relevantes para compor uma coleção tão importante como esta.*
Aos profissionais do Serviço de Geriatria do Hospital das Clínicas da Faculdade de Medicina da Universidade de São Paulo (HCFMUSP), bem como seus convidados, escolhidos pela sua incomparável proficiência nos temas escolhidos, o que permitiu o aprofundamento adequado de cada capítulo, sem perder a simplicidade e a objetividade que este Manual deve ser dotado para alcançar seu público-alvo preferencial.
Aos Médicos-Residentes, Especializandos e Complementandos do Serviço de Geriatria que souberam se identificar com um tema preferencial a ponto de formar uma profícua parceria com o Geriatra mais experiente na área e, juntos, formarem uma associação que garantiu integralidade e leveza a cada um dos textos produzidos.
A todos os citados, por terem acreditado na nossa capacidade de coordenar e editar uma obra com esta amplitude e complexidade.
Aos nossos clientes, seus familiares e cuidadores, que nos depositam a sua confiança diuturnamente e, com isso, nos incentivam a superar nossos limites de conhecimento em busca das melhores soluções para as suas dificuldades. Sem eles, provavelmente, muitas das respostas às nossas dúvidas, coletadas neste Manual, seriam postergadas para momentos futuros.
Por fim, nossos agradecimentos ao leitor, que dedica seu tempo e atenção para ler, refletir e avaliar nosso conteúdo e, considerando-o adequado, incorpora-o ao seu patrimônio intelectual, fazendo da nossa obra um aliado da sua prática profissional.

Os Editores

Apresentação da Série

A *Série Manual do Médico-Residente do Hospital das Clínicas da Faculdade de Medicina da Universidade de São Paulo (HCFMUSP)*, em parceria com a conceituada editora médica Atheneu, foi criada como uma das celebrações ao centenário da Faculdade de Medicina. Trata-se de uma justa homenagem à instituição e ao hospital onde a residência médica foi criada, em 1944. Desde então, a residência médica do HCFMUSP vem se ampliando e aprimorando, tornando-se um dos maiores e melhores programas de residência médica do país. Atualmente, os programas de residência médica dessa instituição, abrangem quase todas as especialidades e áreas de atuação, totalizando cerca de 1.600 médicos-residentes em treinamento.

A despeito da grandeza dos programas de residência médica, há uma preocupação permanente da instituição com a qualidade do ensino, da pesquisa e da assistência prestada por nossos residentes. O HCFMUSP, maior complexo hospitalar da América Latina, oferece um centro médico-hospitalar amplo, bem estruturado e moderno, com todos os recursos diagnósticos e terapêuticos para o treinamento adequado dos residentes. Além disso, os residentes contam permanentemente com médicos preceptores exclusivos, médicos-assistentes e docentes altamente capacitados para o ensino da prática médica.

Esta série visa à difusão dos conhecimentos gerados na prática médica cotidiana e na assistência médica qualificada praticada pelos professores e assistentes nas diversas áreas do HCFMUSP.

O Manual do Residente de *Geriatria*, editado pelo Prof. Dr. Wilson Jacob Filho, Professor Titular de Geriatria da FMUSP, e coeditado pela Dra. Priscila Gonçalves Serrano e pelo Dr. Eduardo Sho Onodera, aborda de maneira prática e objetiva a atenção aos idosos em todos os cenários da prática clínica: o consultório, a urgência e emergência, o ambiente hospitalar, a desospitalização e, eventualmente, a institucionalização. Os aspectos clínicos, físicos e psicossociais mais relevantes foram brilhantemente abordados por especialistas em Geriatria e com larga experiência em cada uma daquelas áreas.

Este Manual aborda de maneira ampla todos os cenários de atuação do clínico geral e geriatra no cuidado dos idosos e certamente será uma obra indispensável e utilíssima na formação e no aprendizado dos médicos-residentes interessados em Geriatria e Gerontologia. Além do mais, servirá também, pela sua amplitude, qualidade e atualidade, a todos os médicos que cuidam dessa parcela crescente da população, cada vez maior e mais longeva.

José Otávio Costa Auler Jr.
Luis Yu
Coordenadores da Série

Prefácio

O envelhecimento populacional será um dos principais fatores para a promoção de mudanças impactantes nos universos políticos, sociais e econômicos do século 21.

Embora decorra de muitos progressos ocorridos nos séculos precedentes, eram inimagináveis as consequências que teríamos pelo aumento da longevidade humana e suas novas demandas em todos os aspectos da saúde e do bem-estar.

Esse conjunto de fenômenos determina a necessidade de conhecer cada vez melhor as particularidades dessa crescente parcela da população, de modo a atendê-la de maneira adequada, sem que isso provoque uma excessiva sobrecarga de alocação de recursos, o que tornaria o atendimento obrigatoriamente elitista.

Na atenção à saúde, em especial, muito há por se aprender e por se apreender, visando implementar o envelhecimento saudável e, nesse intento, detectar o mais precocemente possível seus fatores de promoção e de risco é estratégia fundamental.

Felizmente, avançamos muito em conhecimento e experiência nas últimas décadas no que diz respeito às melhores formas de identificar qual a melhor relação risco-benefício para cada possibilidade de intervenção.

Naturalmente, a participação especializada do geriatra poderia ser útil para o encontro da melhor opção mas, dado o exponencial ritmo de crescimento dessa população e a diversidade das suas necessidades, é bastante provável que esse não possa ser incluído a tempo na tomada de todas as decisões. Por esse motivo, temos que reconhecer que o conhecimento em Geriatria e Gerontologia devam fazer parte do patrimônio de todos os profissionais que se destinam a cuidar de idosos. Nesse propósito, este Manual tem como premissa fundamental a de apresentar as principais situações de comprometimento funcional do idoso, a melhor forma de detectá-los e o plano mais adequado para a sua terapêutica.

O leitor atento verá, com facilidade, que cada tema foi tratado de maneira especial para agregar, ao conhecimento médico pregresso, os diferentes tons das peculiaridades da sintomatologia, vulnerabilidade e heterogeneidade dos idosos.

Tenho a convicção que este Manual será uma ferramenta adequada para o médico-residente durante seu período de residência médica e à *posteriori* indefinidamente, visto que cada vez mais há de se deparar com um cliente idoso que lhe apresentará uma questão a ser resolvida, uma dúvida a ser sanada, uma conduta a ser tomada. Nessa hora, tome-nos por aliado e faça o que de melhor pode ser feito.

Wilson Jacob Filho

Apresentação do Volume

Logo após termos recebido o honroso convite para coordenar a elaboração deste Volume de Geriatria, propusemo-nos a entender melhor quem seria o nosso leitor preferencial e quais as suas principais demandas de conhecimento.

Assim que concluímos a relação dos temas que não poderiam estar ausentes, pois permitiam a ampla visão dos idosos nos diferentes cenários de atenção à saúde, conjugando seus aspectos físicos, psíquicos e sociais, veio a segunda questão: quem deveria participar da redação dos seus múltiplos capítulos?

Não levamos muito tempo para entender que a cooperação entre o mais experiente dos profissionais do Serviço de Geriatria do Hospital das Clínicas da Faculdade de Medicina da Universidade de São Paulo (SG-HCFMUSP) em cada tema e o médico-residente em Geriatria que demonstrasse seu interesse no mesmo permitiria encontrar o ponto ideal de equilíbrio para a apresentação de cada capítulo, com a profundidade e abrangência necessárias para o seu melhor aproveitamento.

Não contentes com isso, também dividimos a nossa função de Editores entre aqueles que poderiam motivar o nosso amplo contingente de colaboradores a dar o melhor do seu conhecimento na forma mais simples e objetiva de comunicação.

O resultado é este Manual, que agora carece da vossa avaliação.

Longe estamos, sabemos, da perfeição. Isso fica como desafio, mesmo que utópico, para as próximas edições, mas temos a certeza de que o cumprir dessa tarefa, à qual nos propusemos, fez de nós profissionais melhores tanto no conhecimento como na capacidade de interagir com os nossos pares.

Somos gratos pela oportunidade de apresentar o que temos de melhor neste momento.

Os Editores

Sumário

» Parte 1: O idoso no consultório

1. Introdução à Geriatria e à Gerontologia, 3
Alexandre Leopold Busse
Wilson Jacob Filho

2. Avaliação Global do Idoso, 9
Márlon Juliano Romero Aliberti
Marcos Daniel Saraiva
Octávio Gonçalves Ribeiro

3. O idoso com queixa de memória, 21
Maria Fernanda Guerini
Regina Miksian Magaldi

4. Demência avançada e estresse do cuidador, 35
Lilian Schafirovits Morillo
Juliano Silveira de Araújo
Luana Vergian Storniolo

5. Queixas comuns no consultório, 49
Antonio Carlos Pereira Barretto Filho
Eduardo Sho Onodera

6. Manejo de doenças crônicas no idoso, 67
Sami Liberman
Yolanda Maria Garcia

7. Arritmias cardíacas no idoso, 95
Alberto de Macedo Soares
Samara Morais Silveira
Rubens Vaz Feijó Junior

8. Aspectos psíquicos do envelhecimento, 115
Ivan Aprahamian
Valmari Cristina Aranha
Marina Maria Biella Silva
Cecília Galetti

9. Avaliação pré-operatória, 131
Maria do Carmo Sitta
Sileno de Queiroz Fortes Filho
Joseanne Maria Rodrigues Teixeira

10. Incontinência urinária, 153
Paula Cristina Eiras Poço
Pâmela Peres Baptistella
Venceslau Antônio Coelho

11. Sexualidade, 169
Michele Melo Bautista
Gabriel Ribeiro dos Santos Júnior

12. Promoção à saúde do idoso: imunização, rastreamento não oncológico e aconselhamento de hábitos de vida, 187
Marcel Hiratsuka
Amanda Lagreca Venys de Azevedo
Anaísa Coutinho de Souza
Karoline Pedroti Fiorotti

13. Rastreamentos oncológicos, 203
Theodora Karnakis
Ana Lumi Kanaji
Isabella Figaro Gattás Vernaglia

14. Síndrome de fragilidade, 219
Gisele Cristine Vieira Gomes
Fabiana Cassales Tosi
Claudia Kimie Suemoto
Sumika Mori Lin

15. Multimorbidade, 231
Naira Hossepian Salles de Lima Hojaij
Luis Fernando Rangel
Fabio Campos Leonel
Marcos Oliveira Martinelli

16. Aspectos práticos de óbito, 243
Keila Tomoko Higa Taniguchi
Bianca Perez
Helena Maria de Freitas Medeiros

>> Parte 2: O idoso no serviço de urgência e emergência

17. Apresentação atípica de urgências no idoso, 259
Luiz Antonio Gil Junior
Rafael Sasdelli Silva Pereira

18. Quedas e fraturas, 271
Kelem de Negreiros Cabral
Aline Thomaz Soares

19. Queixas comuns no pronto atendimento, 293
José Renato das Graças Amaral
Iasmyn de Aquino Godinho

20. Delirium, 303
Thiago Junqueira Avelino-Silva
Milton Roberto Furst Crenitte
Flávia Barreto Garcez Carvalho

21. Violência e Estatuto do Idoso, 315
Flávia Campora
Pedro Kallas Curiati

Parte 3: O idoso internado

22. Aspectos fundamentais da farmacoterapia no idoso, 327
Christine Grützmann Faustino
Maria Cristina Guerra Passarelli

23. Distúrbios hidroeletrolíticos e hidratação venosa, 339
Leonardo da Costa Lopes
Arlety de Morais Carvalho Casale

24. Aspectos nutricionais do idoso internado, 367
Elci Almeida Fernandes
Elina Lika Kikuchi
Vanessa Silva Suller Garcia

25. Cuidados pós-operatórios, 383
José Antonio Esper Curiati
Elisabeth Rosa Pelaggi

26. Imobilismo e lesão por pressão, 401
Alexandre Estevão Vamos Kokron
Cristiane Comelato
Leandro Álvares Lobo Luccas

27. Prognóstico e cuidados paliativos, 413
Ricardo Tavares de Carvalho
Simone Henriques Bisconsin Torres
Luiz Filipe Gottgtroy Lopes de Carvalho

Parte 4: O idoso na transição de cuidados

28. Cuidados transicionais: desospitalização, 427
Fabio Campos Leonel
Priscila Gonçalves Serrano

29. Anticoagulação, 441
Carolina Barbosa Trindade
Marcelo Altona
Bruna Carla Ferreira Mendes

30. Institucionalização, 459
Muriel Reis
Marina Esteves Kallás
Renata Fraga Costa

» Apêndice

Escalas, 471
Marcos Daniel Saraiva
Márlon Juliano Romero Aliberti
Priscila Gonçalves Serrano
Eduardo Sho Onodera
Daniel Apolinario
Regina Miksian Magaldi
Sileno de Queiroz Fortes Filho
Juliana de Araújo Melo
Thereza Cristina Ariza Rotta
Sumika Mori Lin
Luis Fernando Rangel
Marina Maria Biella Silva
Ivan Aprahamian
Sivan Mauer
Alaise Silva Santos de Siqueira
Lilian Schafirovits Morillo
Juliano Silveira de Araújo
Luana Vergian Storniolo

Índice remissivo, 515

Parte 1

O idoso no consultório

Capítulo 1
Introdução à Geriatria e à Gerontologia

Alexandre Leopold Busse
Wilson Jacob Filho

A Geriatria é uma especialidade da Medicina que estuda o processo de envelhecimento e seu impacto na saúde humana. Atua na promoção do envelhecimento saudável, bem como na prevenção, no diagnóstico, no tratamento, na reabilitação e na paliação das enfermidades que comprometem a saúde dos indivíduos idosos. Além disso, o geriatra, em conjunto com os especialistas em Gerontologia, realiza uma ampla abordagem das condições socioeconômicas, de suporte familiar e emocionais que determinam a qualidade de vida desse grupo de pacientes.

O termo Geriatria, oriundo de *gerousia* (um grupo de homens com mais de 60 anos que dirigia o conselho legislativo de Atenas, na Grécia), foi introduzido por Ignatz Leo Nascher, que nasceu na Áustria, obteve seu diploma de Medicina na Universidade de Nova York, em 1885, e escreveu uma série de artigos e um livro sobre Geriatria.

A Gerontologia, por sua vez, compreende o estudo do envelhecimento quanto a seus aspectos biológicos, sociais, psicológicos, antropológicos etc. Faz interface com as diversas ciências que estudam a grande diversidade dos determinantes e impactos do envelhecimento populacional.

Portanto, atrai cada vez mais o interesse de profissionais das ciências biológicas, humanas e exatas em um profícuo ambiente interdisciplinar.

A evolução científica dos últimos 100 anos tem influenciado o aumento na expectativa de vida do ser humano. Ao mesmo tempo, a sociedade tem optado por uma diminuição do número de filhos. Esse cenário tem proporcionado uma acelerada transição epidemiológica com o envelhecimento das populações de todos os países. Em números aproximados, em 1950, havia 200 milhões de pessoas com 60 anos ou mais no mundo; atualmente, chegou-se a 1 bilhão e as projeções indicam que serão mais de 2 bilhões (1.000% de aumento) em 2050, prazo no qual, paralelamente, os 2,5 bilhões de habitantes de 1950 não chegarão a 10 bilhões (menos de 400% de aumento).

O Brasil vem experimentando essa mudança demográfica, pois já apresenta em torno de 20 milhões de idosos, o que representa 10% da população. Em 2050, haverá um aumento para 66 milhões de idosos, ou seja, 30% da população. Assim, rapidamente serão enfrentados muitos desafios com a diminuição da população economicamente ativa e o aumento da demanda por cuidados de saúde, assistência social e pensões sociais.

É possível prever algumas transformações na sociedade pela interação com o envelhecimento. Muitos idosos passarão a morar sozinhos ou apenas com seu cônjuge e muitos deles serão mais dependentes. Haverá uma baixa disponibilidade de parentes e cuidadores treinados para lhes prestar cuidados ou mesmo instituições suficientes para recebê-los. Portanto, a sociedade precisará analisar amplamente esse novo contexto para planejar políticas públicas inovadoras e preparar adequadamente seu futuro físico, psíquico e social.

Ainda, caminha-se, nesse sentido, para uma epidemia de doenças crônicas, com o aumento da prevalência de doenças como demências, acidente vascular encefálico, doença pulmonar obstrutiva crônica, diabetes, insuficiência cardíaca e insuficiência coronariana, bem como dos seus fatores determinantes (p. ex., obesidade, sedentarismo, tabagismo e uso de drogas lícitas e ilícitas).

Na realidade, os idosos são mais propensos a apresentar doenças crônicas e vários problemas coexistentes e inter-relacionados, a que se denomina multimorbidade. Uma das principais consequências da multimorbidade consiste no uso de muitas medicações, que, quando somam quatro ou mais, passa a ser chamado de polifarmácia. Esta, por sua vez, está associada a um maior risco de interações e reações adversas, que muitas vezes podem descompensar as doenças crônicas. Não raramente, o simples ajuste da prescrição melhora vários sintomas de idosos que procuram a assistência à saúde. Nos casos mais complexos, o geriatra tem papel fundamental, pois está preparado para abordar o paciente de maneira cuidadosa e estabelecer prioridades referente às multimorbidades e à polifarmácia. Em conjunto com os especialistas em Gerontologia, o geriatra enfatiza os tratamentos não farmacológicos, diminuindo frequentemente, e, assim, as chances de iatrogenia.

Para isso, os profissionais de saúde deverão conhecer alguns aspectos do envelhecimento para atender melhor essa parcela crescente nos sistemas de saúde.

A senescência é o processo natural e fisiológico de envelhecimento, e a senilidade refere-se ao fruto das doenças que acompanham e influenciam o envelhecimento fisiológico. Delimitar a senescência e a senilidade é importante para evitar um excesso de procedimentos diagnósticos e terapêuticos de condições fisiológicas ou, ainda, negligenciar alguma doença por achar que determinados sinais e sintomas seriam próprios do envelhecimento. A senescência promove uma diminuição da reserva funcional que predispõe a uma maior probabilidade de descompensação frente a fatores estressantes a órgãos e sistemas, em comparação aos mais jovens. Por esse motivo, frequentemente as doenças se manifestam com quadro clínico diferente nos mais idosos. Naqueles mais novos, o raciocínio clínico geralmente permite agrupar os sinais e sintomas apresentados em apenas uma doença, enquanto nos mais idosos frequentemente estão relacionados a mais doenças.

Um dos aspectos mais característicos da Geriatria consiste em uma abordagem multidimensional do indivíduo que envelhece. A Avaliação Global do Idoso (AGI) é uma abordagem multifacetada que se concentra em entender os domínios físicos, cognitivos, psicológicos e sociais de um idoso. Também conhecida como Avaliação Geriátrica Ampla (AGA) ou Avaliação Geriátrica Global (AGG), trata-se do ponto inicial para uma abordagem completa da saúde do idoso e seu componente crucial compreende a avaliação abrangente da capacidade funcional e das síndromes geriátricas. A partir da AGI, é possível fazer diagnósticos de doenças, mapear os riscos de saúde e planejar as condutas. Além da avaliação clínica habitual, existem pontos fundamentais que devem ser destacados, como humor, cognição, uso de medicamentos, risco de quedas, atividade física, vacinação, hábitos de vida, continência esfincteriana, sexualidade, perdas sensoriais e saúde bucal.

A AGI é mais eficiente que a avaliação habitual, pois proporciona uma visão geral do idoso, melhora a acurácia diagnóstica, promove subsídios para tratamento e acompanhamento em longo prazo, aumenta a sobrevida, reduz atendimentos de emergência, diminui a institucionalização e reduz gastos em saúde. Torna-se fundamental a ação de uma equipe multidisciplinar para a realização das intervenções provenientes da avaliação, pois apenas assim a AGI pode ser considerada efetiva.

A funcionalidade pode ser avaliada por meio do questionamento da capacidade de realizar de modo independente as atividades básicas de vida diária (AVD) – locomover-se, vestir-se, tomar banho, alimentar-se e usar o banheiro – e as atividades instrumentais de vida diária (AIVD) – usar os meios de transporte, usar o telefone, fazer compras, preparar refeições, lavar roupas, cuidar do dinheiro e tomar os remédios.

Também é possível obter uma avaliação da condição funcional com medidas objetivas alcançadas por meio de indicadores de aptidão física, como flexibilidade, força muscular, agilidade e equilíbrio. A habilidade de executar as atividades cotidianas em um padrão normal, de acordo com comportamentos socialmente construídos, envolve as funções físicas, mentais e psicossociais. A avaliação da funcionalidade possibilita detectar situações de risco, identificar áreas de disfunção, monitorar o declínio funcional, estabelecer um plano de cuidados adequado às demandas assistenciais, identificar a necessidade de utilização de serviços especializados e estabelecer elos para a compreensão multidimensional dos casos.

A capacidade funcional preservada tem forte relação com a manutenção da autonomia e da independência. A autonomia é a habilidade de controlar, entender e tomar, no dia a dia, decisões pessoais sobre como viver de acordo com regras e preferências próprias do indivíduo. Já a independência compreende a habilidade de desempenhar funções relacionadas com a vida diária, ou seja, a capacidade de viver em seu contexto sem nenhuma ou com pouca ajuda de outras pessoas. O idoso pode ter ambas ou nenhuma, mas frequentemente apresenta uma melhor que a outra. Nesses casos, caberá ao familiar/cuidador a sensibilidade de disponibilizar o apoio necessário para a tomada de decisão ou para a realizar as ações com segurança.

Como é facilmente dedutível, o contexto e o ambiente onde vive o idoso podem ser favoráveis ou desfavoráveis à sua autonomia e/ou independência. Com isso, fica evidente que se pode agir nos dois segmentos da interação idoso-meio ambiente.

A idade tem papel secundário na tomada de decisão sobre procedimentos diagnósticos ou terapêuticos, que deve se basear principalmente nas informações sobre a capacidade funcional, levando em consideração tanto aspectos cognitivos quanto físicos. Entretanto, não se deve jamais ignorar a autonomia dos pacientes em relação às condutas, embora, muitas vezes, os familiares tenham grande participação nesse processo.

Mesmo quando ainda não são especialistas em Gerontologia, os profissionais de saúde certamente poderão se aprimorar cada vez mais no atendimento aos idosos. Inicialmente, essa capacitação era restrita ao período da pós-graduação, mas, atualmente, vem crescendo a inclusão desse conteúdo nos diferentes períodos da graduação, dando ênfase a uma formação mais adequada à geração de profissionais que atenderão direta ou indiretamente a população que envelhece. Dessa maneira, será fortalecida a sinergia entre os diferentes profissionais de saúde para um atendimento de excelência aos idosos. As equipes trabalhando interdisciplinarmente favorecem também a transferência de conhecimento, melhorando as orientações e os encaminhamentos.

Em uma linha de cuidados aos idosos, os residentes das diferentes especialidades médicas certamente precisarão trabalhar de maneira interdisciplinar tanto na emergência e nas unidades de internação quanto nas unidades de transição e no domicílio, mas também de modo desafiador no ambulatório e consultório. Os próximos capítulos serão de grande auxílio nesse tão necessário aprimoramento.

Leituras recomendadas

Busse AL, Jacob-Filho W. History and prospects of geriatrics. Rev Med (São Paulo). 2016;95(special Issue 2):22-6.

Busse AL, Jacob-Filho W. Envelhecimento: uma visão multidisciplinar. In: Jacob-Filho W, Jorge AAL, Busse AL. Envelhecimento: uma visão interdisciplinar. São Paulo: Atheneu; 2015. p.3-10.

Chatterji S, Byles J, Cutler D, Seeman T, Verdes E. Health, functioning, and disability in older adults: present status and future implications. Lancet. 2015;385:563-75.

Gold S, Bergman H. Comprehensive geriatric assessment revisited again. Age Ageing. 2000;29(5):387-388.

Morley JE. A brief history of geriatrics. J Gerontol A Biol Sci Med Sci. 2004;59(11):1132-52.

Capítulo 2
Avaliação Global do Idoso

Márlon Juliano Romero Aliberti
Marcos Daniel Saraiva
Octávio Gonçalves Ribeiro

Introdução

Não raramente o processo de envelhecimento está ligado ao aumento da prevalência de doenças crônicas e incapacitantes. Em geral, os idosos estão propensos a apresentar sintomas atípicos das doenças, tomar vários medicamentos ao mesmo tempo e utilizar os recursos de saúde de modo mais recorrente, quando comparados aos pacientes mais novos. Essas características demandam uma abordagem mais cuidadosa a fim de identificar alterações que vão além do exame clínico tradicional.

Um modelo capaz de avaliar as capacidades física, social, psicológica e funcional dessa faixa etária mais avançada é a Avaliação Global do Idoso (AGI), a qual realiza uma triagem programada das síndromes e alterações mais comuns dos idosos e identifica aqueles frágeis e de alto risco para eventos adversos. Para esses, são definidas prioridades de atuação, monitoramento e checagem do efeito das intervenções. Tudo feito de maneira sistematizada, com atuação nos diferentes aspectos da saúde do paciente.

A AGI começou a ser empregada no Reino Unido no final da década de 1930 pela médica Marjory Warren, considerada a mãe da Geriatria. Em 1936, ao assumir a chefia de um grande hospital londrino com pacientes crônicos e acamados, a Dra. Warren avaliou sistematicamente cada um deles e iniciou uma intervenção programada de acordo com os diagnósticos estabelecidos. O resultado consistiu em uma melhora nos níveis de incapacidade e alta hospitalar. Esse episódio caracterizou o início da Geriatria e da Gerontologia naquele país.

Desde então, a AGI tem se consolidado como o elemento central dos serviços de atenção à saúde do idoso. Os parâmetros utilizados na avaliação variam conforme a equipe e o local no qual é realizada. Neste capítulo, serão descritos os conceitos mais comumente utilizados e aceitos em relação a esse modelo de cuidado.

Benefícios

Vários estudos e metanálises já foram realizados comprovando o benefício da aplicação da AGI nas diversas modalidades de atendimento ao idoso. De modo geral, a utilização desse instrumento aumenta o número de diagnósticos clínicos e síndromes geriátricas, prediz riscos e previne perda funcional, além de reduzir hospitalização, iatrogenia, institucionalização, custos em saúde e mortalidade.[1]

No entanto, esses benefícios variam de acordo com o formato da AGI e o ambiente de atendimento em que é utilizada. A seguir, estão descritas as evidências da AGI na prática clínica, considerando diferentes cenários de atendimento ao idoso:[2]

» Intra-hospitalar: ambiente com as melhores evidências de benefícios. O uso da AGI pela equipe multidisciplinar responsável pelo cuidado do paciente se associou a maior índice de satisfação de pacientes e familiares, melhor funcionalidade, redução de institucionalização, tempo de internação, eventos adversos, re-hospitalização, mortalidade e custos em saúde.

» Domicílio: diversas metanálises já mostraram benefícios da AGI na redução de perda funcional e mortalidade em idosos atendidos no domicílio. No entanto, os dados sobre redução de institucionalização são ainda conflitantes nesse ambiente.

» Pronto-socorro: as evidências do uso da AGI no pronto-socorro são ainda controversas, tendo um estudo mostrado benefícios em alta hospitalar precoce e redução de re-hospitalização em muitos idosos.[2]

No entanto, quando realizada em unidades de cuidados agudos por equipe multidisciplinar treinada, apresentou resultados bastante satisfatórios, semelhantes aos do ambiente intra-hospitalar.

» Ambulatório: apesar de as primeiras metanálises realizadas nessa modalidade de atendimento não terem demonstrado benefícios no emprego da AGI, estudos recentes, especialmente na atenção primária, demonstraram redução em perda funcional, depressão, fadiga e aumento do suporte social. Nenhum estudo ainda foi capaz de demonstrar redução da mortalidade, hospitalização e institucionalização.

» Instituição de longa permanência (ILP): nesse cenário, o uso da AGI é um importante preditor de mortalidade e hospitalização, além de ser usado como indicador de qualidade e monitoramento do cuidado oferecido. Também se emprega AGI para monitorar a transição do idoso para a comunidade.

» Perioperatório: nesse contexto, bastante relevante pelo aumento do número de procedimentos cirúrgicos em idosos, a AGI demonstrou-se capaz de reduzir complicações pós-operatórias e o tempo de internação.

» Ortogeriatria: o uso da AGI por equipe multidisciplinar especializada associou-se à redução de complicações, mortalidade, re-hospitalização e *delirium* no seguimento de idosos com fratura de fêmur. Novos estudos envolvendo outros locais de fraturas estão sendo conduzidos.

» Oncogeriatria: diferentes estudos revelaram que a AGI é útil para a predição de quimiotoxicidade e mortalidade. Além disso, a AGI influencia a escolha do tratamento oncológico ao fazer uma triagem completa do perfil de saúde do paciente.

Aspectos práticos

Conforme exposto anteriormente, a AGI pode ser realizada nos diversos ambientes de atenção à saúde do idoso. A melhor maneira de abordar os diferentes domínios dessa avaliação é contando com uma equipe multiprofissional treinada. Geralmente, recomenda-se uma equipe mínima composta por médico, enfermeiro e assistente social. Porém, terapeuta ocupacional, nutricionista, farmacêutico, psicólogo, dentista, fonoaudiólogo e educador físico podem ser incluídos de acordo com os objetivos e os recursos disponíveis.

O tempo de aplicação da AGI varia bastante conforme o modelo empregado, embora a duração de 45 minutos costume ser adequada para avaliar os vários parâmetros. Essa abordagem beneficia, sobretudo, portadores de multimorbidade, polifarmácia, usuários frequentes do sistema de saúde e com relato de perda funcional recente. Deve ser evitada em pacientes em fase terminal, já que uma avaliação extensa nesses casos pode funcionar como um fator estressor.

Domínios avaliados

O formato mais comum da AGI apresenta uma primeira parte com dados de identificação, doenças preexistentes (multimorbidade), medicamentos em uso, situação vacinal, atividades física e de lazer. Posteriormente, segue-se com a investigação de diferentes domínios que avaliam de maneira sistemática as síndromes e alterações mais comuns dessa faixa etária. Os domínios mais importantes são descritos na Figura 2.1.

Figura 2.1. Principais domínios da Avaliação Global do Idoso

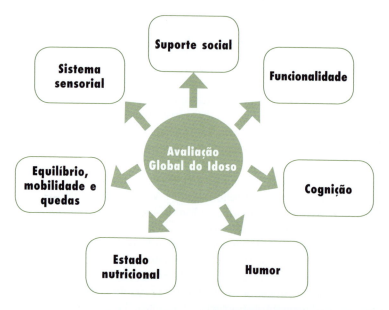

Suporte social

A insuficiência de recursos para o cuidado, humano ou material, está relacionada com o agravamento de condições clínicas e declínio funcional. A rede de suporte social de um idoso influencia a necessidade de cuidados hospitalares e de institucionalização, além da possibilidade de tratamentos em domicílio.

A análise desse parâmetro pode ser explorada por informações a respeito do arranjo de moradia, da renda financeira familiar, dos recursos disponíveis na comunidade e das pessoas com quem o paciente pode contar no caso de adoecimento. Existem escalas que avaliam o suporte social dos idosos, destacando-se a Escala APGAR da Família e dos Amigos, a Escala de Suporte Social do *Medical Outcomes Study* (MOS) e o Mapa Mínimo de Relações do Idoso.

Funcionalidade

Essa informação é bastante relevante na avaliação do idoso, pois reflete as condições de saúde do indivíduo. Normalmente, a funcionalidade é medida pelas atividades básicas de vida diária (ABVD), que avaliam a capacidade do idoso de cuidar de si mesmo, e pelas atividades instrumentais de vida diária (AIVD), que analisam a capacidade do idoso de viver de maneira independente na comunidade. As escalas mais comumente utilizadas para medir funcionalidade são o Índice Katz (ABVD) e a Escala de Lawton (AIVD).

Cognição

Sabe-se que a incidência de déficit cognitivo e das síndromes demenciais aumenta com a idade, sobretudo na 8ª e na 9ª década de vida. Pouco comumente, alterações na cognição são identificadas durante uma anamnese e um exame físico tradicionais. Isso se torna um problema na medida em que o prejuízo cognitivo está diretamente associado à perda da autonomia e da funcionalidade.

Uma avaliação breve realizada por escalas de triagem pode averiguar as habilidades cognitivas do indivíduo. A escala mais utilizada é o Miniexame do Estado Mental (MEEM), rápido e de fácil aplicação, que avalia informações referentes a memória, cálculo, atenção, linguagem e habilidades visuoespaciais. A fluência verbal de 1 minuto (nomeação de animais, frutas ou palavras que iniciam com a mesma consoante) e o teste do desenho do relógio também constituem ferramentas bastante utilizadas, inclusive como distratores da Bateria Breve, teste que utiliza uma lista de figuras a serem evocadas após repetidas exposições visuais ao paciente.

Humor

Transtornos de humor são frequentes na população geriátrica, representados principalmente pela depressão, doença que impacta sobremaneira a capacidade funcional e a qualidade de vida dos idosos.

Nessa faixa etária, os transtornos de humor costumam ter apresentação atípica e estar camuflados por sintomas somáticos, o que dificulta o diagnóstico. A triagem dos sintomas depressivos pode ser realizada por meio de instrumentos validados, como a Escala de Depressão Geriátrica de 15 itens (EDG-15) e o Questionário sobre Saúde do Paciente (PHQ-9).

Estado nutricional

A capacidade de nutrir-se adequadamente depende não somente da oferta de alimentos, mas também do pleno funcionamento do aparelho digestório. Esse domínio é um preditor respeitável de perda funcional e mortalidade em indivíduos idosos, tanto por refletir o impacto de uma doença orgânica ou mental quanto por estar relacionado com o suporte social e ao estado funcional do paciente. Bastante relevante é a história de perda ponderal, quantificada por medidas antropométricas, além de perguntas direcionadas aos hábitos alimentares e sintomas gastrintestinais.

Entre os instrumentos utilizados na avaliação desse domínio, destaca-se a Miniavaliação Nutricional (MAN), amplamente validada nos vários ambientes de cuidado à saúde do idoso.

Equilíbrio, mobilidade e quedas

Cerca de um terço dos indivíduos com 65 anos e metade dos indivíduos com mais de 80 anos sofrem quedas em 1 ano. Pacientes que caíram no último ano apresentam maior chance de nova queda, sobretudo aqueles em que o evento se deu mais de uma vez. O medo de cair novamente é uma complicação comum e associa-se ao isolamento social, transtornos do humor, perda funcional, síndrome da fragilidade e imobilidade.

Por isso, os idosos devem ser questionados ativamente sobre a ocorrência de quedas no último ano. A busca de fatores de risco relacionados a esse evento (medicações, perda de peso recente, tontura, doenças neurológicas e cardíacas, alterações sensoriais etc.) complementa a investigação desse domínio.

Queixas de tontura, desequilíbrio corporal e instabilidade postural são comuns em pacientes idosos. A inspeção da marcha e o uso de dispositivos para auxílio à deambulação (bengalas, andadores) fornecem informações relevantes durante a investigação desse parâmetro.

O equilíbrio e a mobilidade podem ser avaliados por testes funcionais que analisam o desempenho dos indivíduos para executar tarefas simples, como levantar e sentar da cadeira, caminhar poucos metros, virar-se e manter-se em pé com os pés juntos. O teste cronometrado do levantar e andar é o mais conhecido deles. Existem ainda outras opções bastante úteis na avaliação desse domínio, como a Escala de Equilíbrio e Marcha de Tinetti e o *Short Physical Performance Battery* (Teste de Guralnik).

Sistema sensorial

Cerca de metade dos idosos apresenta deficiências visuais ou auditivas que comprometem a funcionalidade. Além disso, compreendem fatores desencadeantes de isolamento social, depressão, confusão mental e quedas. Não é incomum que essas alterações sejam negligenciadas durante as avaliações de rotina em virtude da atenção voltada para as outras comorbidades. Por isso, é importante investigar tais queixas ativamente por meio de perguntas e testes de rastreio. Os Testes de Snellen, para visão, e do sussurro, para audição, são os mais utilizados. Quando estão alterados, apontam para a necessidade de uma avaliação mais detalhada com o especialista.

Outros

Existem outras informações relevantes capazes de compor a AGI, como a autoavaliação de saúde. Vários estudos mostram a importância prognóstica desse dado no acompanhamento de idosos. Alguns autores defendem também a inclusão da síndrome de fragilidade como um domínio da AGI, tendo em vista a sua associação com desfechos desfavoráveis futuros.

Vale ressaltar que a AGI não dispõe de um modelo único e, conforme o seu propósito, pode haver mudanças nos domínios e nas escalas de avaliação.

Modelos de avaliação

Diversos modelos de AGI são descritos na literatura com significativas variações nos domínios avaliados, nas escalas utilizadas e no tempo de aplicação de acordo com a modalidade de atendimento em que é realizada. A seguir, são descritos alguns exemplos de AGI utilizados em nosso meio.

Avaliação Geriátrica Compacta de 10 Minutos (AGC-10)

Tendo em vista que grande parte dos modelos de AGI toma um tempo excessivo para a realidade dos ambientes clínicos de atendimento ao idoso, a AGC-10 constitui um instrumento de fácil e rápida aplicação, validado no Serviço de Geriatria do Hospital das Clínicas da Faculdade de Medicina da Universidade de São Paulo (SG-HCFMUSP). Construída por meio do consenso de especialistas em Geriatria atuantes nas cinco regiões do Brasil, é composta por 10 itens: suporte social; uso do sistema de saúde; quedas; medicações; funcionalidade; cognição; autopercepção; sintomas depressivos; nutrição; e velocidade de marcha. Cada item é classificado em três níveis – sem alteração (0 ponto), alteração leve (0,5 ponto) e alteração grave (1 ponto) –, conforme o desempenho do paciente. Ao final, calcula-se um índice global de risco pela média simples dos itens avaliados. Esse instrumento está descrito com maiores detalhes ao final deste livro (Apêndice – "Escalas").

Avaliação Global do Idoso do SG-HCFMUSP

Para aprimorar a assistência aos idosos, o ensino e a pesquisa no SG-HCFMUSP, desenvolveu-se um modelo de AGI que estrutura a avaliação de cada domínio em:

» Instrumentos de rastreio: para uma triagem ultrarrápida de cada domínio.
» Instrumentos de avaliação: para fornecer informações mais detalhadas dos domínios com rastreio positivo.

» Instrumentos para situações especiais: para a avaliação de situações clínicas específicas (p. ex., uso da Escala Cornell para avaliação do humor em paciente com demência).

A AGI do SG-HCFMUSP está descrita de maneira completa, inclusive com as escalas apresentadas neste capítulo, no final do livro (Apêndice – "Escalas").

Avaliação Multidimensional do Idoso na Atenção Básica (AMPI-AB)

O município de São Paulo, por meio das Coordenadorias Regionais de Saúde (CRS) e as Supervisões Técnicas de Saúde (STS), elaborou a AMPI-AB, um instrumento para avaliar a capacidade funcional (física, psíquica e social) da pessoa idosa para ser aplicado em toda a rede de atenção à saúde do município.[3] Sua elaboração baseou-se no *Caderno de Atenção Básica* n. 19 do Ministério da Saúde e contém 17 perguntas, que dão origem a uma pontuação. Na AMPI-AB, são avaliados os seguintes domínios: idade; autoavaliação de saúde; arranjo familiar; condições crônicas; medicamentos; internações; quedas; visão; audição; limitação física; cognição; humor; ABVD; AIVD; incontinência; perda de peso não intencional; e condições bucais. Cada um dos 17 itens subdivide-se em atributos com pontuações específicas, variando entre 0 e 1 ponto ou 0, 1 e 2 pontos. O resultado consiste na soma simples de cada item, perfazendo um total de 21 pontos. Idosos pontuados de 0 a 5 são classificados como saudáveis, de 6 a 10 como pré-frágeis e de 11 a 21 como frágeis. Até hoje, há um único estudo descritivo sobre a AMPI-AB na literatura,[3] tornando-se necessários, portanto, novos estudos sobre seu desempenho e poder discriminativo nos pacientes idosos em acompanhamento na atenção básica.

Conclusão

A AGI possibilita uma triagem programada das síndromes e das alterações mais comuns que acometem a faixa etária mais avançada, detectando problemas que vão além do alcance de um exame clínico tradicional. Essa avaliação multidimensional abrange questões sobre o caráter físico, psíquico e social dos pacientes. Isso torna possível identificar com melhor precisão os idosos frágeis e de alto risco para eventos adversos futuros. Dessa maneira, um plano de tratamento voltado às reais necessidades do paciente é implementado. Tudo isso porque o estado geral de saúde do idoso e a maneira pela qual ele responde aos agravos são muito influenciados pelos elementos responsáveis por sua capacidade funcional.

Cabe ressaltar que esse modelo de cuidado normalmente pressupõe a atuação de uma equipe multiprofissional e pode ter variações conforme o local e os recursos disponíveis onde é realizado. Os benefícios dessa maneira abrangente de cuidar do idoso vão desde o ganho de funcionalidade até a redução dos custos em saúde e melhor satisfação e sobrevida dos pacientes.

Referências

1. Reuben DB, Ward KT. Comprehensive geriatric assessment. UpToDate, Post TW (Ed), UpToDate, Waltham, MA. 2016. [Internet]. [Acesso 2017 Mar 19]. Disponível em: https://www.uptodate.com/contents/comprehensive-geriatric-assessment.
2. Pilotto A, Cella A, Pilotto A, Daragjati J, Veronese N, Musacchio C et al. Three decades of comprehensive geriatric assessment: evidence coming from different healthcare settings and specific clinical conditions. J Am Med Dir Assoc. 2017 Feb 1;18(2):192.e1-192.e11.
3. Paschoal SMP, Manesco SA, Marcucci RMB, Ghilardi MRP, Mendes MST, Lima LJC de. Avaliação Multidimensional da Pessoa Idosa na Atenção Básica – AMPI-AB [online], 2015. Disponível em: http://sms.sp.bvs.br/lildbi/docsonline/get.php?id=7289

Referências consultadas

Brucki SMD, Rocha MSG. Category fluency test: effects of age, gender and education on total scores, clustering and switching in Brazilian Portuguese-speaking subjects. Braz J Med Biol Res [online]. 2004;37(12):1771-7.

Cassel CK. Policy for an aging society: a review of systems. JAMA. 2009;302(24): 2701-2.

Costa EFA, Monego ET. Avaliação geriátrica ampla (AGA). Revista da UFG [Internet]. 2003;5(2). [Acesso 2014 Nov 20]. Disponível em: http://www.proec.ufg.br/revista_ufg/idoso/aga.html.

Devons CAJ. Comprehensive geriatric assessment: making the most of the aging years. Current Opinion in Clinical Nutrition & Metabolic Care. 2002;5(1):19-24.

Ellis G, Langhorne P. Comprehensive geriatric assessment for older hospital patients. British Medical Bulletin. 2005;71(1):45-59.

Folstein MF, Folstein SE, McHugh PR. Mini-mental state. A practical method for grading the cognitive state of patients for the clinician. J Psychiatr Res. 1975;12(3):189-98.

Guigoz Y, Vellas B, Garry PJ. Assessing the nutritional status of the elderly: The Mini Nutritional Assessment as part of the geriatric evaluation. Nutr Rev. 1996;54:S59-S65.

Guralnik JM, Simonsick EM, Ferrucci L, Glynn RJ, Berkman LF, Blazer DG et al. A short physical performance battery assessing lower extremity function: Association with self-reported disability and prediction of mortality and nursing home admission. J Gerontol. 1994;49:85-94.

Katz S, Akpom CA. A measure of primary sociobiological functions. International Journal of Health Services. 1976;6(3):493-508.

Matthews DA. Dr. Marjory Warren and the origin of British geriatrics. Journal of the American Geriatrics Society. 1984;32(4):253-8.

Moser A, Stuck AE, Silliman RA, Ganz PA, Clough-Gorr KM. The eight-item modified Medical Outcomes Study Social Support Survey: psychometric evaluation showed excellent performance. J Clin Epidemiol. 2012;65(10):1107-16.

Nitrini R, Lefèvre BH, Mathias SC, Caramelli P, Carrilho PE, Sauaia N et al. Testes neuropsicológicos de aplicação simples para o diagnóstico de demência. Arq Neuropsiquiatr. 1994;52(4):457-65.

Rubenstein LZ, Stuck AE, Siu AL, Wieland D. Impacts of geriatric evaluation and management programs on defined outcomes: overview of the evidence. J Am Geriatr Soc. 1991;9(9 Pt 2):8S-16S; discussion 17S-18S.

Stuck AE, Siu AL, Wieland GD, Rubenstein LZ, Adams J. Comprehensive geriatric assessment: a meta-analysis of controlled trials. Lancet. 1993;342(8878):1032-6.

Yesavage JA, Brink TL, Rose TL, Lum O, Huang V, Adey M, Leirer VO. Development and validation of a geriatric depression screening scale: a preliminary report. J Psychiat Res. 1982;17:37-49.

Capítulo 3

O idoso com queixa de memória

Maria Fernanda Guerini
Regina Miksian Magaldi

Introdução e definições

Com uma parcela cada vez mais expressiva de idosos na população, os profissionais de saúde precisam estar habilitados para reconhecer e conduzir situações que coloquem em risco a autonomia e a independência desses indivíduos, como ocorre nas síndromes demenciais. Queixas cognitivas, em especial as de memória, assumem particular importância por motivarem a procura ao atendimento médico, refletindo preocupação com o diagnóstico e a busca por tratamentos para retardar ou impedir o declínio cognitivo.

Essas queixas podem partir do próprio paciente, de seus familiares, de acompanhantes de convívio próximo ou da suspeita do próprio profissional de saúde, mesmo sem queixa ativa do paciente, e nem sempre se relacionam ao diagnóstico de demência. A percepção das queixas é muito variável entre os indivíduos, podendo expressar alterações cognitivas próprias do processo de envelhecimento, queixas secundárias a condições clínicas potencialmente reversíveis ou um quadro neurodegenerativo inicial. Dessa maneira, independentemente de quem relata a queixa, toda situação em que há suspeita de declínio cognitivo deve ser investigada por um profissional treinado.

A diferenciação entre alterações cognitivas próprias do envelhecimento e aquelas que podem representar um problema mais sério (atual ou futuro) nem sempre é muito clara ou fácil de estabelecer. Na prática clínica, procura-se classificar as alterações de memória em quatro principais possibilidades, dentro de um *continuum* de gravidade: envelhecimento cognitivo normal; declínio cognitivo subjetivo; comprometimento cognitivo leve; ou demência.

Em idosos que apresentam envelhecimento cognitivo normal, pode-se observar declínio em algumas habilidades cognitivas já a partir da 4ª ou 5ª década de vida, especialmente quanto à capacidade de atenção, à velocidade de processamento de novas informações e à memória episódica. Esse declínio normal, além de muito sutil, geralmente passa despercebido no dia a dia, exceto em situações nas quais exista maior demanda, como nos testes cognitivos, ou quando se avaliam os indivíduos horizontalmente ao longo de seu envelhecimento. Além disso, idosos cognitivamente normais conseguem atingir um desempenho adequado em avaliações cognitivas quando se permite um tempo maior para executar as tarefas ou o uso de pistas para rememoração, sem apresentar prejuízo nas suas atividades diárias nem risco maior de progressão para demência.[1]

Declínio cognitivo subjetivo (DCS), um conceito relativamente recente, diz respeito a pacientes que percebem e relatam consistentemente prejuízos não detectáveis por avaliações cognitivas objetivas.[2] Há um debate considerável na literatura sobre o significado das queixas cognitivas subjetivas na predição de declínio cognitivo e risco futuro de demência. A favor dessa associação, alguns autores observaram mudanças biológicas associadas a essas queixas, como aumento de lesões em substância branca, atrofia e hipometabolismo temporal e elevação de biomarcadores liquóricos, mesmo na ausência de alterações cognitivas objetivas.[3-5] Revisões da literatura apontam para uma associação consistente, embora muitos fatores de confusão e grande heterogeneidade entre os estudos dificultem conclusões definitivas.[6-8]

Comprometimento cognitivo leve (CCL) constitui uma condição definida por prejuízo cognitivo objetivo mensurável em testes específicos; porém, sem comprometimento da funcionalidade. Apesar de abranger pacientes muito heterogêneos, admite-se que essa entidade clínica represente um estágio prodrômico das demências, especialmente da demência da doença de Alzheimer (DA), com risco de conversão aproximado de 10% ao ano, em comparação a 1 a 3% ao ano em indivíduos sem CCL.[9] Entretanto, muitos pacientes com CCL permanecem estáveis ao longo do tempo e alguns até mesmo apresentam melhora substancial.[10-12]

Tem-se direcionado esforços recentes para distinguir os casos de CCL que de fato decorrem da DA daqueles secundários a outras causas, visando a um manejo clínico mais adequado.[13] A característica que distingue CCL de demência é o efeito que o prejuízo cognitivo causa sobre a funcionalidade do indivíduo. Na demência, o declínio cognitivo tem impacto sobre as atividades diárias habituais, enquanto no CCL estas se mantêm com mínima ou nenhuma dificuldade.[14]

Prevalência

Dados exatos sobre a prevalência das queixas de memória entre idosos são difíceis de extrair da literatura médica, além de não existirem referências na população brasileira. Conforme as características demográficas, a procedência da população e o modo como as queixas foram definidas e avaliadas, a proporção pode variar de 10 a 50% ou mais.[15-17]

Um grande inquérito populacional britânico sobre saúde mental indagou mais de 7 mil indivíduos e encontrou prevalência em torno de 7% na população total. A proporção de queixas aumentou progressivamente dos mais jovens até a faixa de 45 a 54 anos, declinando posteriormente e com novo pico acima de 75 anos. Os autores apontam associação de respostas positivas com demanda ocupacional, sintomas depressivos e ansiosos e queixas somáticas, mas não com desempenho cognitivo atual.[18,19]

Avaliação

Anamnese

Assim como várias outras condições geriátricas, distúrbios cognitivos são causados com frequência por múltiplos fatores, o que torna a história clínica detalhada fundamental (Quadro 3.1).[20] Inicia-se estabelecendo uma imagem de funcionamento pré-mórbido (p. ex., educação, emprego, relações significativas, interesses e passatempos). A apresentação de início e o tempo da deterioração são tão importantes quanto a caracterização dos déficits – de memória, linguagem, função executiva, visuoespacial, comportamento ou mesmo alterações psiquiátricas e de comportamento. Instalação súbita pode sugerir trauma, eventos vasculares, infecciosos ou metabólicos, enquanto uma lenta e progressiva aponta para quadros neurodegenerativos.

Quadro 3.1. Pontos importantes na avaliação da queixa de memória

Antecedentes	• Doenças cardiovasculares e fatores de risco • Doenças neurológicas ou psiquiátricas • Traumatismos cranioencefálicos • Hospitalizações recentes • Uso de álcool e outras substâncias • Histórico familiar
Histórico social	• Situação social atual e rede de suporte • Eventos de vida recentes, perdas, luto
Revisão de medicamentos	• Benzodiazepínicos • Anticolinérgicos/antimuscarínicos • Hipnóticos • Sedativos • Opioides • Antidepressivos tricíclicos • Anticonvulsivantes
Revisão de sistemas	• Alterações de sono e apetite • Alterações de comportamento e humor • Queixas sensoriais (visuais/auditivas) • Déficits neurológicos focais • Marcha/quedas • Incontinência

Fonte: Adaptado de Hildreth et al., 2015.[20]

Preferencialmente, deve-se entrevistar o paciente e um acompanhante confiável em ambientes separados, na tentativa de obter informações mais detalhadas sem constranger o paciente, principalmente em casos de pouco *insight* sobre o déficit. Essa conduta também possibilita uma melhor avaliação do paciente sem a interrupção ou a ajuda do acompanhante. A queixa cognitiva pode ser relatada de maneira espontânea; porém, questionamentos específicos sobre atividades financeiras, participação em atividades, *hobbies* e direção veicular podem ajudar a entender a gravidade do comprometimento e classificar a queixa de acordo com o domínio acometido.

Uma característica clínica capaz de ajudar a diferenciar queixas cognitivas com maior risco de comprometimento é a idade do paciente. Embora não se deva ignorar a existência de demências de início pré-senil e não exista um limite claro de idade, é muito menos provável que pessoas mais jovens com queixas cognitivas tenham demência em comparação às mais idosas, com as mesmas queixas.

Algumas diferenças qualitativas nas queixas cognitivas também podem sugerir problemas de concentração, atenção ou outros fatores. Pessoas com formas "benignas" de esquecimento geralmente se queixam de lapsos de memória periódicos, com a cognição em geral intacta nos demais períodos. Relatos de "dificuldade de concentração" e "problemas para prestar atenção" são típicos nesses casos, além da queixa de "esquecer o que faria a seguir". Do mesmo modo, dificuldade transitória em se lembrar de nomes de pessoas e objetos não necessariamente implica prejuízo cognitivo. Por sua vez, não reconhecer um rosto que deveria ser familiar ou o nome correto de um objeto frente a pistas ou múltipla escolha é bem mais significativo.

A concordância entre as queixas do paciente e a de seu familiar ou informante também tem importância no diagnóstico, embora esteja sujeita a um viés interpretativo. Se um bom informante não percebe evidência de sintomas cognitivos apesar da queixa do paciente, em geral o prognóstico é bastante favorável. Contudo, quando o informante relata prejuízos dos quais o paciente não tem percepção ou queixa, existe maior chance de comprometimento objetivo.

Apesar de potencialmente úteis, ressalta-se que nenhuma das características citadas é infalível ou tem acurácia comprovada como preditora de acometimento cognitivo em diferentes contextos ou ambientes.

Histórico familiar e fatores de risco cardiovascular, como hipertensão arterial, diabetes e dislipidemia, estão relacionados de modo consistente ao desenvolvimento de comprometimento cognitivo e demência, incluindo a DA.[21] Além disso, histórico de doenças cerebrovasculares e neurológicas prévias, doenças psiquiátricas e uso de álcool compreendem dados importantes para a investigação etiológica. Uma revisão completa da prescrição é indicada para buscar medicamentos inapropriados para o idoso e princípios ativos capazes de exacerbar o déficit cognitivo.

Ainda, é preciso questionar sobre o histórico e a queixa atual de sintomas depressivos. A história de depressão maior aumenta o risco de desenvolvimento de demência, e, na vigência de sintomas depressivos, pode haver comprometimento cognitivo significativo.[22] Entrevistas padronizadas ou questões de rastreio rápido podem ser utilizadas para essa finalidade, bem como para detectar outras alterações de humor e comportamento presentes com frequência em casos de demência ou mesmo de CCL.

Delirium deve ser investigado, principalmente em pacientes com hospitalização recente, e considerado causa de comprometimento de curso agudo, associado a evento estressor, como infecção ou efeitos de medicamentos, marcados pela desatenção. Contudo, sabe-se que o *delirium* pode persistir por semanas ou meses, além de um episódio conseguir desmascarar um quadro de déficit cognitivo ainda não diagnosticado.[23]

Exame físico

Pode ser completamente normal em pacientes com queixa de memória. Contudo, uma avaliação cuidadosa consegue fornecer informações importantes sobre o comprometimento. Durante a inspeção, pacientes com demência ou depressão podem apresentar sinais de autonegligência e falta de higiene, além de sinais sugestivos de apatia, ansiedade ou intensa agitação psicomotora.

Testes simples para a avaliação de acuidade visual e auditiva devem ser aplicados, visto que prejuízos sensoriais podem ser causa de queixas cognitivas e influenciar no desempenho em testes cognitivos.

O exame neurológico é mandatório para direcionar a investigação etiológica nos quadros de déficit cognitivo. Deve-se avaliar pares cranianos, tônus e força muscular, marcha, equilíbrio e coordenação. A existência de sinais focais ou extrapiramidais impõe diagnóstico diferencial com quadros neurodegenerativos ou de etiologia vascular.

Avaliação cognitiva

Recomenda-se a avaliação por meio de testes sempre que houver queixa ou suspeita de declínio cognitivo. Existem diferentes instrumentos de avaliação, alguns considerados úteis ao atendimento primário, embora nenhum tenha demonstrado clara eficácia sobre os demais. A escolha dos testes dependerá do tempo de consulta disponível e da experiência do profissional, mas também do perfil do paciente, pois, de acordo com o nível de escolaridade e a atividade habitual, e mesmo de possíveis limitações físicas (p. ex., déficits sensoriais ou motores), alguns testes podem não ser adequados.

É possível lançar mão de testes rápidos de rastreio para direcionamento inicial do caso, testes globais que avaliam diferentes domínios de maneira sintética e são úteis também para acompanhamento, ou testes de domínios específicos (p. ex., memória, em geral mais sensíveis para fases leves da DA). Há, ainda, a possibilidade de solicitar, nos casos mais difíceis e limítrofes, uma avaliação neuropsicológica mais completa, realizada por profissionais habilitados, levando em consideração que se trata de uma opção de maior custo, não facilmente disponível.

O desempenho na avaliação cognitiva e o perfil de dificuldades que o paciente apresenta podem direcionar o diagnóstico etiológico nos casos de comprometimento. Por exemplo, é comum que pacientes com queixas cognitivas secundárias a transtornos de humor apresentem déficits principalmente no domínio da atenção, enquanto aqueles com DA têm comprometimento expressivo da memória de curto prazo e de funções executivas. Já nos casos em que o prejuízo principal se dá em tarefas de linguagem, o diagnóstico fica direcionado a patologias de localização frontotemporal.

Entre os testes cognitivos mais utilizados em nosso meio, pode-se citar o Miniexame do Estado Mental (MEEM), o *Montreal Cognitive Assessment* (MoCA), a Bateria Breve de Rastreio Cognitivo (BBRC) e o *10 Point-Cognitive Screener* (10-CS). O Quadro 3.2 detalha as principais características, vantagens e desvantagens de cada um deles.

A avaliação cognitiva deve ser sempre complementada com a investigação da funcionalidade do paciente, obtida idealmente com seu familiar ou informante próximo. A intenção consiste em detectar se houve declínio ou perda de capacidade de realizar as atividades habituais rotineiras em decorrência das alterações cognitivas. Recomenda-se obter esses dados por meio de perguntas dirigidas ou questionários padronizados para avaliação de atividades instrumentais (mais complexas) e básicas (mais simples) da vida diária[24] ou entrevistas semiestruturadas, como a *Clinical Dementia Rating* (CDR).[25]

Quadro 3.2. Alguns instrumentos de avaliação cognitiva utilizados no Brasil

Teste (tempo de aplicação)	Características	Desvantagens
MEEM (7 a 10 min)	Teste mais conhecido e utilizado mundialmente, avalia múltiplos domínios cognitivos e fornece pontuação global (0 a 30), sendo útil para seguimento; em nosso meio, é obrigatório para dispensação pública do tratamento para doença de Alzheimer	Sofre grande influência do nível educacional; efeito-teto para indivíduos com alta escolaridade; não avalia bem memória e funções executivas; não avalia bem déficits leves; atualmente seu uso é comercializado
MoCA (10 a 15 min)	Mais sensível para comprometimento leve; avalia múltiplos domínios cognitivos e fornece pontuação global (0 a 30), útil para seguimento; material de aplicação disponível em diversos idiomas, sem restrição de direitos autorais; tem versão para pacientes com baixa escolaridade (MoCA-Basic), em fase de validação no Brasil	Validação para o português do Brasil em indivíduos com escolaridade maior que oito anos; tempo longo de aplicação; ainda necessita de mais estudos em ambientes de atendimento primário

(Continua)

Quadro 3.2. Alguns instrumentos de avaliação cognitiva utilizados no Brasil (continuação)

Teste (tempo de aplicação)	Características	Desvantagens
BBRC (7 a 10 min)	Desenvolvida em nosso meio, é adequada para indivíduos com baixa escolaridade, por conter orientações e tarefas simples; avalia memória (aprendizado e evocação de figuras), linguagem e funções executivas; disponível para uso, sem restrição de direitos autorais	Pouco utilizada na literatura internacional; apesar de poder ser adaptada, seu uso é limitado para pacientes com déficit visual, e a interpretação fica comprometida quando há prejuízo de linguagem
10-CS (2 a 3 min)	Desenvolvido em nosso meio, pode ser aplicado sem necessidade de material específico e à beira-leito; pode ser aplicado em pacientes com déficits visuais ou motores; avalia orientação temporal, memória e fluência verbal; acurácia superior à do MEEM na detecção de comprometimento; disponível para uso, sem restrição de direitos autorais	Desenvolvido e utilizado inicialmente em ambientes de atenção terciária, necessita ainda de validação externa em atenção primária; pontuação global, não permite avaliação diferencial dos domínios cognitivos

BBRC: Bateria Breve de Rastreio Cognitivo; 10-CS: 10 Point-Cognitive Screener; MEEM: Miniexame do Estado Mental; MoCA: Montreal Cognitive Assessment.
Fonte: Folstein et al., 2005; Nasreddine, 2005; Nitrini et al., 2004; Apolinário et al., 2016.[26-28]

Investigação complementar

Condições sistêmicas, potencialmente reversíveis, como hipotireoidismo, deficiência de vitamina B_{12} ou ácido fólico, deficiência de niacina, hipercalcemia, neurossífilis e infecção por HIV, podem causar demência ou diferentes níveis de comprometimento cognitivo. Assim, os consensos nacionais recomendam, em pacientes comprometidos, a investigação etiológica com esses exames laboratoriais, incluindo perfil metabólico geral.[28,29]

A coleta de líquido cefalorraquidiano (LCR) com dosagem de proteína beta-amiloide, proteína tau e tau fosforilada tem se mostrado, no contexto das pesquisas, um marcador promissor para diagnóstico da DA, inclusive em fases pré-clínicas; porém, não é recomendada na prática clínica habitual como investigação-padrão de quadros demenciais ou de CCL.[20] Cabe ressaltar que a coleta de LCR está indicada para o diagnóstico etiológico em casos de demência com curso rapidamente progressivo, idade menor que 65 anos, suspeita de doença infecciosa ou inflamatória e encefalopatias autoimunes.

Exames de neuroimagem estrutural estão recomendados na avaliação complementar nos pacientes em que se detecta comprometimento cognitivo. A tomografia computadorizada pode ser utilizada para afastar causas secundárias e reversíveis de demência, como hematomas subdurais, tumores ou hidrocefalia de pressão normal. Entretanto, a ressonância magnética, por sua superior capacidade de detalhamento anatômico e de detecção de alterações, é o método de escolha, exceto quando houver contraindicações para sua realização.[29]

Nos casos de queixas subjetivas, a investigação extensa com exames complementares não está indicada e pode promover estresse e custos desnecessários.

Manejo clínico

Tendo em vista que as queixas subjetivas de memória raramente se associam a comprometimento, estudos voltados a melhorar pontualmente essas queixas têm uma finalidade bastante restrita. No outro extremo, o tratamento das demências estabelecidas é, atualmente, bastante limitado aos poucos medicamentos já aprovados, com eficácia discreta e efeitos colaterais significativos. Portanto, o foco principal dos estudos atuais de intervenção recai sobre as estratégias de prevenção de declínio e de demência em pacientes com pouca ou nenhuma alteração, por meio de estratégias não farmacológicas e farmacológicas.

Apesar dos vários esforços de diferentes grupos de pesquisa, revisões recentes e extensas da literatura não demonstram haver benefício claro de nenhuma intervenção isolada, farmacológica ou não, com essa finalidade. Embora alguns estudos, de maneira bastante heterogênea, tenham apontado para algum tipo de benefício em alguns desfechos, as evidências ainda são limitadas da relação entre causa e efeito para qualquer estratégia preventiva no desenvolvimento ou progressão para demência.[30-32]

As evidências mais promissoras se baseiam em estratégias multifatoriais englobando dieta saudável, exercícios físicos regulares, controle de fatores de risco vascular, de estresse psicológico e de depressão maior.[31,32] Portanto, independentemente de haver ou não comprometimento cognitivo, no paciente que se apresenta com queixas de memória, abre-se uma janela de oportunidade para profissionais das mais diversas especialidades abordarem assuntos relacionados com controles de fatores de risco e com a manutenção da saúde geral.

Cabe ao especialista avaliar, detectar ou afastar o comprometimento, além de orientar o paciente e seus familiares sobre alterações esperadas no envelhecimento normal, risco de progressão e tratamentos recomendados, inclusive alertando sobre o uso inapropriado de medicamentos sem evidência de benefício. O acompanhamento e a reavaliação da queixas são fortemente recomendados, pois podem proporcionar a chance de diagnóstico e intervenção precoces.

Referências

1. Harada CN, Natelson Love MC, Triebel KL. Normal cognitive aging. Clin Geriatr Med. 2013; 29:737-52.

2. Reisberg B, Gauthier S. Current evidence for subjective cognitive impairment (SCI) as the pre-mild cognitive impairment (MCI) stage of subsequently manifest Alzheimer's disease. Int Psychogeriatr. 2008;20(1):1-16.

3. Jessen F, Feyen L, Freymann K, Tepest R, Maier W, Heun R et al. Volume reduction of the entorhinal cortex in subjective memory impairment. Neurobiol Aging. 2006;27:1751-6.

4. Stewart R, Godin O, Crivello F, Maillard P, Mazoyer B, Tzourio C, Dufouil C. Longitudinal neuroimaging correlates of subjective memory impairment: 4-year prospective community study. Br J Psychiatry. 2011;198:199-205.

5. Scheef L, Spottke A, Daerr M, Joe A, Striepens N, Kölsch H et al. Glucose metabolism, gray matter structure, and memory decline in subjective memory impairment. Neurology 2012;79:1332-9.

6. Reid LM, Maclullich AMJ. Subjective memory complaints and cognitive impairment in older people. Dement Geriatr Cogn Disord. 2006;22:471-85.

7. Reisberg B, Shulman MB, Torossian C, Leng L, Zhu W. Outcome over seven years of healthy adults with and without subjective cognitive impairment. Alzheimers Dement. 2010;6(1):11-24.

8. Mitchell AJ, Beaumont H, Ferguson D, Yadegarfar M, Stubbs B. Risk of dementia and mild cognitive impairment in older people with subjective memory complaints: meta-analysis. Acta Psychiatr Scand. 2014:1-13.

9. Petersen RC. Mild cognitive impairment as a diagnostic entity. J Intern Med. 2004;256(3):183-94.

10. Ritchie K, Artero S, Touchon J. Classification criteria for mild cognitive impairment: a population-based validation study. Neurology. 2001;56(1):37-42.

11. Larrieu S, Letenneur L, Orgogozo JM, Fabrigoule C, Amieva H, Le Carret N et al. Incidence and outcome of mild cognitive impairment in a population-based prospective cohort. Neurology. 2002;59(10):1594-9.

12. Ganguli M, Dodge HH, Shen C, DeKosky ST. Mild cognitive impairment, amnestic type: an epidemiologic study. Neurology. 2004;63(1):115-21.

13. Albert MS, DeKosky ST, Dickson D, Dubois B, Feldman HH, Fox NC et al. The diagnosis of mild cognitive impairment due to Alzheimer's disease: recommendations from the National Institute on Aging-Izheimer's Association workgroups on diagnostic guidelines for Alzheimer's disease. Alzheimers Dement. 2011;7(3):270-9.

14. McKhann GM, Knopman DS, Chertkow H, Hyman BT, Jack CR Jr, Kawas CH et al. The diagnosis of dementia due to Alzheimer's disease: recommendations from the National Institute on Aging-Alzheimer's Association workgroups on diagnostic guidelines for Alzheimer's disease. Alzheimers Dement. 2011;7(3):263-9.

15. Blazer DG, Hays JC, Fillenbaum GG, Gold DT. Memory complaint as a predictor of cognitive decline: a comparison of African-American and white elders. J Aging Health. 1997;9:171-84.

16. Jonker C, Geerlings MI, Schmand B. Are memory complaints predictive for dementia? A review of clinical and population-based studies. Int J Geriatr Psychiatry. 2000;15:983-91.

17. Jungwirth S, Fischer P, Weissgram S, Kirchmeyr W, Bauer P, Tragl KH. Subjective memory complaints and objective memory impairment in the Vienna-Transdanube aging community. J Am Geriatr Soc. 2004;52(2):263-8.

18. Cooper C, Bebbington P, Lindesay J, Meltzer H, McManus S, Jenkins R, Livingston G. The meaning of reporting forgetfulness: a cross-sectional study of adults in the English 2007 Adult Psychiatric Morbidity Survey. Age and Ageing. 2011;40:711-7.

19. Begum A, Dewey M, Hassiotis A, Prince M, Wessely S, Stewart R. Subjective cognitive complaints across the adult life span: a 14-year analysis of trends and associations using the 1993, 2000 and 2007 English Psychiatric Morbidity Surveys. Psychological Medicine. 2014;44:1977-87.

20. Hildreth LK, Church S. Evaluation and management of the elderly patient presenting with cognitive complaints. Med Clin North Am. 2015;99(2):311-35.

21. Gorelick PB, Scuteri A, Black SE, Decarli C, Greenberg SM, Iadecola C et al. Vascular contributions to cognitive impairment and dementia: a statement for healthcare professionals from the American Heart Association/American Stroke Association. Stroke. 2011;42(9):2672-713.

22. Freitas EV, Py L (eds.). Tratado de Geriatria e Gerontologia. 4. ed. Rio de Janeiro: Guanabara Koogan; 2016.

23. MacLullich AM, Beaglehole A, Hall RJ, Meagher DJ. Delirium and long-term cognitive impairment. Int Rev Psychiatry. 2009;21(1):30-42.

24. Chaves MLF, Godinho CC, Porto CS, Mansur L, Carthery-Goulart MT, Yassuda MS, Beato R. Doença de Alzheimer. Avaliação cognitiva, comportamental e funcional. Dement Neuropsychol. 2011;5(Suppl. 1):21-33.

25. Morris JC. The Clinical Dementia Rating (CDR): current version and scoring rules. Neurology. 1993;43(11):2412-4.

26. Folstein MF, Folstein SE, McHugh P. The "Mini-Mental State": a practical method of grading the cognitive state of patients for the clinician. J Psychiatr Res. 1975;12:189-98.

27. Nitrini R, Caramelli P, Herrera Júnior E, Porto CS, Charchat-Fichman H, Carthery MT et al. Performance of illiterate and literate nondemented elderly subjects in two tests of long-term memory. J Int Neuropsychol Soc. 2004;10:634-8.

28. Sociedade Brasileira de Geriatria e Gerontologia; Academia Brasileira de Neurologia; Sociedade Brasileira de Medicina de Família e Comunidade. Doença de Alzheimer: diagnóstico. Diretrizes Clínicas na Saúde Suplementar – Associação Médica Brasileira e Agência Nacional de Saúde Complementar; 2011.

29. Caramelli P. Diagnóstico de doença de Alzheimer no Brasil: Exames complementares. Dement Neuropsychol. 2011;5(Suppl. 1):11-20.

30. Metternich B, Kosch D, Kriston L, Härter M, Hüll M. The effects of nonpharmacological interventions on subjective memory complaints: a systematic review and meta-analysis. Psychother Psychosom. 2010;79:6-19.

31. O'Brien JT, Holmes C, Jones M, Jones R, Livingston G, McKeith I et al. Clinical practice with anti-dementia drugs: A revised (third) consensus statement from the British Association for Psychopharmacology. Journal of Psychopharmacology. 2017:1-22.

32. Rakesh G, Szabo ST, Alexopoulos GS, Zannas AS. Strategies for dementia prevention: latest evidence and implications. Ther Adv Chronic Dis. 2017;8(8-9):121-36.

Capítulo 4

Demência avançada e estresse do cuidador

Lilian Schafirovits Morillo
Juliano Silveira de Araújo
Luana Vergian Storniolo

Conceito

A demência é uma doença incurável, progressiva, decorrente de múltiplos fatores de risco (em especial a idade), que apresenta relevante impacto nos pacientes e em seus familiares. A demência avançada se caracteriza por déficits importantes na memória (incapacidade de reconhecer membros da família), na fluência verbal e nas atividades de vida diária (AVD).[1] Basicamente, divide-se a demência em leve (dependência para atividades complexas), moderada (p. ex., necessidade de auxílio para escolher o vestuário) e avançada (incontinência fecal e habilidade na fala restrita a meia dúzia de palavras). A Escala FAST representa uma ferramenta auxiliar para essa classificação.[2]

Por sua vez, o ato de cuidar compreende um movimento direcionado a algo ou alguém que é motivo de interesse e preocupação. Trata-se de uma ação moral que objetiva aliviar, satisfazer, ajudar, confortar e apoiar quem necessita ser cuidado.[3] A tarefa de cuidar, por si só, não conduz a sintomas de depressão, problemas de saúde ou isolamento social para o cuidador. Muitos cuidadores precisam de formação e educação, descanso e cuidados em relação à sua saúde física e mental.

Essa definição enfatiza o modelo de cuidado multidimensional e denota que o ato de cuidar pode, em algumas circunstâncias, causar algum grau de ônus e estresse para os cuidadores, como isolamento social, piora de sintomas psíquicos (p. ex., depressão e ansiedade) e aumento de doenças clínicas.

A tarefa de cuidar está associada ao abandono da profissão (promovendo dificuldades financeiras), das atividades de lazer e do autocuidado. O exercício desse papel pode ocasionar prejuízos na qualidade de vida do indivíduo e no cuidado prestado ao paciente. Observa-se que esses cuidadores, muitas vezes, queixam-se com frequência de sobrecarga e de distúrbios do sono, maior uso de psicotrópicos, depressão e ansiedade. A sobrecarga física e emocional vivenciada pelo cuidador pode interferir na atenção à pessoa que recebe os cuidados, sendo, inclusive, fator preditor de maior número de hospitalizações entre os pacientes, aumento de institucionalizações e maior mortalidade entre os cuidadores.

Fatores de risco

A tarefa de cuidar é árdua e está associada a uma gama de desafios. O estresse do cuidador constitui uma condição cada vez mais estudada e reconhecida. É de conhecimento que vários fatores estão associados a essa condição, promovendo sobrecarga e piora na qualidade de vida (QV) do cuidador, são eles:

» Aspectos culturais e financeiros.
» Condições clínicas e sintomas comportamentais.
» Fatores ambientais e tempo dedicado ao cuidado.[4]

Aspectos culturais e financeiros

A literatura sobre o estresse do cuidador precisa avançar para obter um perfil preciso de quais indivíduos apresentam maior vulnerabilidade para essa condição. Os estudos sobre cuidadores informais de idosos apontam para um predomínio de mulheres na tarefa de cuidador principal. Os principais perfis são de esposas idosas que cuidam dos próprios cônjuges e de filhas (solteiras) que cuidam dos pais. Estudos evidenciam que em um período de 5 anos existe um risco maior de morte entre as cuidadoras que assistiam seus esposos (63% maior entre as cuidadoras de cônjuges com dependência).[4]

Um ponto com reflexo positivo na tarefa de cuidar refere-se à escolaridade do cuidador. Os indivíduos com maior escolaridade (com ênfase no ensino superior) desenvolvem estratégias de enfrentamento (*coping*) orientadas para a resolução do problema, assim como maior conhecimento (desenvolvem capacidades práticas) e uso de recursos sociais, favorecendo a dinâmica do cuidado.[5]

Nas avaliações das famílias dos idosos dependentes, observa-se que a escolha do cuidador não costuma ser ao acaso e que a opção nem sempre é do cuidador. Muitas vezes, essa escolha compreende a expressão de um desejo do paciente ou da falta de outra opção, podendo, também, ocorrer de um modo inesperado para um familiar que, ao se sentir responsável, assume esse cuidado, mesmo não se reconhecendo como um cuidador.[6]

Quanto ao aspecto financeiro, a sobrecarga econômica costuma ser um significativo estressor para o cuidador e a família. A problemática financeira reside no fato de a maioria dos idosos receber uma aposentadoria inferior a três salários mínimos, em associação ao abandono das atividades laborais pelos cuidadores e à presença de um lar multigeracional (três gerações ou mais) sustentado por uma renda reduzida.

Condições clínicas e sintomas comportamentais

Transtorno psiquiátrico prévio no paciente tem relação direta com o surgimento de sobrecarga do cuidador.[5] Comorbidades clínicas, número de medicações em uso, déficits sensoriais ou etiologia específica de síndromes demenciais não estão associados ao estresse do cuidador.

Os sintomas comportamentais (psicóticos, depressivos, ansiosos, motores etc.) mostram forte relação com o estresse do cuidador.[7] Um estudo com uma população de idosos atendidos em ambulatório específico de demência utilizando o Inventário Neuropsiquiátrico (NPI-Q) – escala que avalia 12 sintomas comportamentais (Tabela 4.1) – evidenciou uma piora na qualidade de vida na medida em que os sintomas neuropsiquiátricos aumentavam de magnitude.[5] Novos estudos são imprescindíveis para a compreensão e a associação entre os tipos específicos de sintomas.

Tabela 4.1. Versão em português do Inventário Neuropsiquiátrico – Cuidador

Sintomas neuropsiquiátricos	Ausente	Frequência	Intensidade	Sofrimento do cuidador
01. Delírios	0	1 2 3	1 2 3 4	1 2 3 4 5
02. Alucinações	0	1 2 3	1 2 3 4	1 2 3 4 5
03. Agitação/agressividade	0	1 2 3	1 2 3 4	1 2 3 4 5
04. Depressão/disforia	0	1 2 3	1 2 3 4	1 2 3 4 5
05. Ansiedade	0	1 2 3	1 2 3 4	1 2 3 4 5
06. Exaltação/euforia	0	1 2 3	1 2 3 4	1 2 3 4 5
07. Apatia/indiferença	0	1 2 3	1 2 3 4	1 2 3 4 5
08. Desinibição	0	1 2 3	1 2 3 4	1 2 3 4 5
09. Irritabilidade/labilidade	0	1 2 3	1 2 3 4	1 2 3 4 5
10. Distúrbios motores	0	1 2 3	1 2 3 4	1 2 3 4 5
11. Comportamentos noturnos	0	1 2 3	1 2 3 4	1 2 3 4 5
12. Apetite/alimentação	0	1 2 3	1 2 3 4	1 2 3 4 5

Fatores ambientais e tempo dedicado ao cuidado

Um cuidador que reside com o paciente pode provocar um comportamento dual entre "bem-estar" e "tensão". Os cuidadores que conseguem atender às demandas de seus familiares relatam sensações positivas nessa condição de cuidar. Contudo, a insuficiência de recursos pode resultar na tensão no contexto familiar, acarretando conflitos entre os membros pela falta de resolutividade e a não conclusão das tarefas propostas. Quanto ao paciente, essa situação pode ser vista de maneira favorável, uma vez que suas demandas podem ser atendidas prontamente.

A longa jornada dedicada ao cuidado, acrescida da ausência de rodízios entre os familiares, pode promover um sentimento de solidão por parte dos cuidadores, especialmente por perceberem a falta de apoio de outros membros da família. O registro de tais dados na literatura é escasso, e os trabalhos existentes relatam que cerca de 70% dos cuidadores dedicam-se dez ou mais horas por dia. Cerca de 30% desses indivíduos cuidam há mais de uma década, e quase dois terços não realizam rodízios com outros membros do clã familiar.[8]

Diagnóstico

Os sinais de estresse do cuidador devem ser pesquisados ativamente pelos profissionais da equipe multidisciplinar.[9] Algumas ferramentas, descritas a seguir, são utilizadas principalmente como forma de padronização em pesquisas e nos ambulatórios de ensino; entretanto, em virtude do tempo necessário para sua aplicação, não são imprescindíveis na busca e na suspeição de estresse do cuidador.

ZBI – Zarit Burden Interview

Validada para o português em 2004, essa escala (Quadro 4.1) contém 22 itens e tem como objetivo avaliar o impacto percebido pelo cuidador sobre a sua saúde física e emocional, as atividades sociais e a condição financeira.

As respostas devem ser dadas segundo uma escala de cinco pontos, que descrevem como cada afirmação afeta o indivíduo. O total da escala é obtido somando todos os itens e pode variar de 0 a 88. Quanto maior a pontuação, maior a sobrecarga percebida pelo cuidador.[10]

Quadro 4.1. ZBI – *Zarit Burden Interview*

Instruções: a seguir, encontra-se uma lista de afirmativas que reflete como as pessoas algumas vezes sentem-se quando cuidam de outra pessoa. Depois de cada afirmativa, indique com que frequência o Sr./Sra. se sente daquela maneira (nunca = 0; raramente = 1; algumas vezes = 2; frequentemente = 3; ou sempre = 4). Não existem respostas certas ou erradas

1. O(A) Sr./Sra. sente que S* pede mais ajuda do que ele/ela necessita?

2. O(A) Sr./Sra. sente que por causa do tempo que o Sr./Sra. gasta com S, o Sr./Sra. não tem tempo suficiente para si mesmo(a)?

3. O(A) Sr./Sra. se sente estressado(a) entre cuidar de S e outras responsabilidades com a família e o trabalho?

4. O(A) Sr./Sra. se sente envergonhado(a) com o comportamento de S?

5. O(A) Sr./Sra. se sente irritado(a) quando S está por perto?

6. O(A) Sr./Sra. sente que S afeta negativamente seus relacionamentos com outros membros da família ou amigos?

7. O(A) Sr./Sra. sente receio pelo futuro de S?

8. O(A) Sr./Sra. sente que S depende do Sr./Sra.?

9. O(A) Sr./Sra. se sente tenso(a) quando S está por perto?

10. O(A) Sr./Sra. sente que a sua saúde foi afetada por causa do seu envolvimento com S?

11. O(A) Sr./Sra. sente que o(a) Sr./Sra. não tem tanta privacidade como gostaria por causa de S?

12. O(A) Sr./Sra. sente que a sua vida social tem sido prejudicada porque o(a) Sr./Sra. está cuidando de S?

13. O(A) Sr./Sra. não se sente à vontade de ter visitas em casa, por causa de S?

(Continua)

Quadro 4.1. ZBI – *Zarit Burden Interview* (continuação)

14. O(A) Sr./Sra. sente que S espera que o(a) Sr./Sra. cuide dele/dela, como se o(a) Sr./Sra. fosse a única pessoa com quem ele/ela pode depender?

15. O(A) Sr./Sra. sente que não tem dinheiro suficiente para cuidar de S, somando-se às suas outras despesas?

16. O(A) Sr./Sra. sente que será incapaz de cuidar de S por muito mais tempo?

17. O(A) Sr./Sra. sente que perdeu o controle da sua vida desde a doença de S?

18. O(A) Sr./Sra. gostaria de simplesmente deixar que outra pessoa cuidasse de S?

19. O(A) Sr./Sra. se sente em dúvida sobre o que fazer por S?

20. O(A) Sr./Sra. sente que deveria estar fazendo mais por S?

21. O(A) Sr./Sra. sente que poderia cuidar melhor de S?

22. De maneira geral, quanto o(a) Sr./Sra. se sente sobrecarregado(a) por cuidar de S**?

* S refere-se a quem é cuidado pelo entrevistado; durante a entrevista, o entrevistador usa o nome dessa pessoa.
** Nesse item, as respostas são: nem um pouco = 0; um pouco = 1; moderadamente = 2; muito = 3; extremamente = 4.
Fonte: Taub e Bertolucci, 2004.[10]

SRQ-20 – *Self-Reporting Questionnaire-20*

Consiste em um questionário autoaplicável pelo cuidador – validado para o português (Quadro 4.2) – contendo 20 questões que englobam sinais e sintomas de conteúdo depressivo-ansioso-somático, com respostas dicotômicas (SIM/NÃO). Nesse questionário, foi definido um ponto de corte ≥ 7 pontos (cada resposta "SIM" equivalente a 1 ponto), com base em uma maior acurácia.[11]

A importância do SRQ-20 reside na praticidade da ferramenta (tempo de 3 a 5 minutos de aplicação) como meio de rastreio para os indivíduos com suspeita de estresse do cuidador. O diagnóstico definitivo do estresse do cuidador necessita de uma avaliação completa, com a participação da equipe multidisciplinar.

Quadro 4.2. *Self-Reporting Questionnaire*

Teste que avalia sofrimento mental. Por favor, leia estas instruções antes de preencher as questões a seguir. (É muito importante que todos que estão preenchendo o questionário sigam as mesmas instruções.)
Instruções: estas questões são relacionadas a certas dores e problemas que podem ter lhe incomodado nos últimos 30 dias. Se você acha que a questão se aplica a você, e que você teve o problema descrito nos últimos 30 dias, responda SIM. Contudo, se a questão não se aplica a você, e você não teve o problema nos últimos 30 dias, responda NÃO

Perguntas	Respostas
01. Você tem dores de cabeça frequentemente?	( ) SIM ( ) NÃO
02. Você tem falta de apetite?	( ) SIM ( ) NÃO
03. Você dorme mal?	( ) SIM ( ) NÃO
04. Você assusta-se com facilidade?	( ) SIM ( ) NÃO
05. Você tem tremores nas mãos?	( ) SIM ( ) NÃO
06. Sente-se nervoso(a), tenso(a), preocupado(a)?	( ) SIM ( ) NÃO
07. Você tem má digestão?	( ) SIM ( ) NÃO
08. Você tem dificuldade de pensar com clareza?	( ) SIM ( ) NÃO
09. Você tem se sentido triste ultimamente?	( ) SIM ( ) NÃO
10. Você tem chorado mais do que de costume?	( ) SIM ( ) NÃO
11. Você encontra dificuldades para realizar com satisfação suas atividades diárias?	( ) SIM ( ) NÃO

(Continua)

Quadro 4.2. *Self-Reporting Questionnaire* (continuação)

Perguntas	Respostas
12. Você tem dificuldade para tomar decisões?	( ) SIM ( ) NÃO
13. Você tem dificuldades no serviço (seu trabalho é penoso, lhe causa sofrimento)?	( ) SIM ( ) NÃO
14. Você é incapaz de desempenhar um papel útil na sua vida?	( ) SIM ( ) NÃO
15. Você tem perdido o interesse pelas coisas?	( ) SIM ( ) NÃO
16. Você se sente uma pessoa inútil, sem préstimo?	( ) SIM ( ) NÃO
17. Você tem tido ideia de acabar com sua vida?	( ) SIM ( ) NÃO
18. Você se sente cansado(a) o tempo todo?	( ) SIM ( ) NÃO
19. Você se cansa com facilidade?	( ) SIM ( ) NÃO
20. Você tem sensações desagradáveis no estômago?	( ) SIM ( ) NÃO

Fonte: Scazufca et al., 2009.[11]

Síndrome de *burnout* e estresse do cuidador

A combinação de restrições na vida pessoal e isolamento social, além de estresse prolongado e vulnerabilidade biológica, pode aumentar o risco de problemas físicos e emocionais em cuidadores familiares. A síndrome de *burnout* caracteriza-se por uma constelação de sintomas funcionais, psíquicos e comportamentais, como irritabilidade, fadiga intensa, exaustão, cefaleia, distúrbios do sono, depressão, postura crítica e pressa em realizar as atividades.

Um aspecto importante com relação ao *burnout* no contexto dos cuidados domiciliares está relacionado com o surgimento de atitudes paternalistas, abusos e agressões por parte do cuidador em razão do esgotamento.[12]

Intervenções no estresse do cuidador

As modalidades de intervenção, que devem seguir o princípio da multidisciplinaridade, visam ao bem-estar físico e emocional do cuidador e à redução de sua sobrecarga, a qual representa um dos elementos mediadores do estresse.[13]

- » Apoio da equipe multiprofissional.
- » Estratégias de enfrentamento (*coping*).
- » Rede de suporte e divisão de tarefas.
- » Atividade física.
- » Psicoterapia.
- » Intervenção farmacológica do paciente.
- » Intervenção farmacológica do cuidador.
- » Suporte do atendimento domiciliar.
- » Hospitalização e institucionalização do dependente.

Apoio da equipe multiprofissional

A equipe multiprofissional tem papel fundamental e precisa atuar na educação em saúde no cuidado ao idoso e no apoio ao cuidador, com foco em situações de dependência funcional, como posicionamento no leito, banho, alimentação, transferência, dentre outras necessidades. O cuidador e a família devem ser preparados, por meio de aconselhamento e psicoeducação, para os sentimentos de culpa, frustração, raiva, tristeza, depressão e outros que acompanham a responsabilidade de cuidar de um familiar enfermo no domicílio.

Um cuidador bem informado dispõe de mais estratégias que possam facilitar a sua atividade, tornando aquele trabalho menos estressante, já que há um maior arcabouço de conhecimentos de como lidar com situações até mesmo específicas do quadro.

Estratégias de enfrentamento – *coping*

O *coping* consiste no conjunto de estratégias que visam a um processo adaptativo mediante uma situação de estresse. Para a sua construção, aspectos como história pregressa, crenças pessoais, valores morais, avaliação da situação, recursos pessoais e sociais influenciam diretamente os mecanismos de adaptação. Mediante a multimodalidade das formas de desenvolvimento de *coping*, pode-se agrupá-las de modo simplificado conforme os seguintes grupos:

» Centradas na emoção: nessa modalidade, existe uma tentativa de aliviar ou regular o impacto emocional do estresse no indivíduo, mesmo que a problemática não seja passível de mudanças.
» Centradas no problema: de acordo com a problemática enfrentada, procura-se um processo de solução do problema a partir da listagem de alternativas e da escolha de um projeto de ação.

Rede de suporte e divisão de tarefas

Nas famílias com maior poder aquisitivo, surge a possibilidade de contratar um cuidador formal como opção na divisão de tarefas. Um fator limitante consiste no fato de que muitos dos indivíduos que se propõem a realizar a tarefa de cuidador formal não apresentam qualificações específicas relacionadas ao cuidado.

Atividade física

A prática regular de atividade física é uma forma de intervenção que auxilia no combate ao estresse do cuidador. As caminhadas, que podem ser realizadas inclusive com a participação dos pacientes, obtiveram relação positiva com a melhora da qualidade de vida.

Psicoterapia

Na literatura, a terapia cognitivo-comportamental (TCC) destaca-se como alternativa de controle do estresse em cuidadores de pacientes com demência. Essa terapia tem contribuído por ser uma modalidade com resultados em curto prazo, que permite trabalhar desde os pensamentos automáticos até as crenças centrais do indivíduo, sempre considerando os eventos desencadeadores dos sintomas.[14]

Intervenção farmacológica do cuidador

Possíveis transtornos psiquiátricos prévios dos cuidadores são fatores de risco relevantes para o desenvolvimento de estresse do cuidador. O reconhecimento e o tratamento adequado de quadros depressivos prévios mostraram associação positiva com a melhora da qualidade de vida nessa condição.

Intervenção farmacológica do paciente

Quanto ao controle de sintomas comportamentais, as medidas não farmacológicas se apresentam como primeira opção de intervenção. O uso de psicotrópicos (haloperidol, risperidona, olanzapina e quetiapina) e/ou outras classes medicamentosas (detalhes em capítulo específico) está indicado nos casos de refratariedade dos sintomas e riscos para o paciente e o cuidador, atentando-se para administrar a menor dose necessária e suspender a medicação quando possível.

Suporte do atendimento domiciliar

O atendimento domiciliar tem como base a orientação, a informação e o apoio da equipe multidisciplinar, e depende do desempenho do cuidador para o seu bom andamento, já que ele é o maior gestor nos cuidados do paciente.

Hospitalização e institucionalização do dependente

A hospitalização do paciente representa uma opção para os casos de sobrecarga do cuidador que se mostram refratários às medidas citadas anteriormente. É importante que seja feito um investimento junto ao corpo clínico dos hospitais com o objetivo de promover transferência de conhecimentos ao cuidador como parte do planejamento da alta hospitalar do paciente.

O processo de institucionalização com transferência definitiva dos cuidados mostra-se uma opção nos casos de sobrecarga incapacitante, risco de maus-tratos e insuficiência do suporte social. As intervenções precoces no estresse do cuidador podem evitar a entrada ou promover a retirada dos idosos nas instituições.

Considerações finais

O estresse do cuidador é uma realidade no novo paradigma do cuidar, configurando-se um dos grandes desencadeadores de comprometimento na qualidade de vida (nos âmbitos físico, psicológico e social). Um cuidador em situação de equilíbrio poderá ofertar um cuidado de melhor qualidade, minimizando os efeitos deletérios da tarefa de cuidar.

Mediante tal contexto, faz-se preponderante uma rede adequada de suporte profissional que possa, ao menos, minimizar parte dessa problemática por meio de intervenções mais eficazes e continuadas.

Referências

1. Mitchell SL. Advanced dementia. New England Journal of Medicine. 2015;372(26):2533-40.
2. Reisberg B. Functional Assessment Staging (FAST). Psychopharmacology Bulletin. 1988;24:653-9.
3. Uesugui HM, Fagundes DS, Pinho DLM. Perfil e grau de dependência de idosos e sobrecarga de seus cuidadores. Acta Paul Enferm. 2011;24(5):689-94.
4. Oliveira DC, D'Elboux MJ. Estudos nacionais sobre cuidadores familiares de idosos: revisão integrativa. Revista Brasileira de Enfermagem. 2012;65(5):829-38.
5. Cassis SVA, Karnakis T, Moraes TAD, Curiati JAÉ, Quadrante ACR, Magaldi RM. Correlação entre o estresse do cuidador e as características clínicas do paciente portador de demência. Rev Assoc Med Bras. 2007;53(6):497-501.
6. Giacomin KC, Uchôa E, Firmo JO, Lima-Costa MF. Projeto Bambuí: um estudo de base populacional da prevalência e dos fatores associados à necessidade de cuidador entre idosos The Bambuí Health and Aging Study (BHAS). Cad Saúde Pública. 2005;21(1):80-91.
7. Ferrara M, Langiano E, Di Brango T, Di Cioccio L, Bauco C, De Vito E. Prevalence of stress, anxiety and depression in with Alzheimer caregivers. Health and Quality of life Outcomes, 2008;6(1):1.
8. De Oliveira DC, de Carvalho GSF, Stella F, Higa CMH, D'Elboux MJ. Qualidade de vida e sobrecarga de trabalho em cuidadores de idosos em seguimento ambulatorial. Texto e Contexto Enfermagem, 2011;20(2):234-40.
9. Aldrich N. CDC seeks to protect health of family caregivers. [Internet]. [Acesso 2014 Fev. 19]. Disponível em: http://c.ymcdn.com/sites/chronicdisease.org/resource/resmgr/healthy_agingcritical_issues_brief/ha_cib_healthoffamilycaregiv.pdf.
10. Taub A, Andreoli SB, Bertolucci PH. Dementia caregiver burden: reliability of the Brazilian version of the Zarit caregiver burden interview. Cadernos de Saúde Pública. 2004;20(2):372-6.
11. Scazufca M, Menezes PR, Vallada H, Araya R. Validity of the self reporting questionnaire-20 in epidemiological studies with older adults. Social Psychiatry and Psychiatric Epidemiology. 2009;44(3):247-54.
12. Truzzi A, Valente L, Ulstein I, Engelhardt E, Laks J, Engedal K. Burnout in familial caregivers of patients with dementia. Revista Brasileira de Psiquiatria, 2012;34(4):405-12.
13. Araújo JS, Leonel FC. Como lidar com o estresse do cuidador de idosos. Proger: Ciclo 2. v. 4. Porto Alegre: Artmed; 2016. p.9-37.
14. Wright JH, Basco MR, Thase ME. Aprendendo a terapia cognitivo-comportamental. Porto Alegre: Artmed; 2009.

Referências consultadas

lavretsky H, Siddarth P, Irwin MR. Improving depression and enhancing resilience in family dementia caregivers: a pilot randomized placebo-controlled trial of escitalopram. The American Journal of Geriatric Psychiatry. 2010;18(2):154-62.

Ramos MG, Rocha FL. Eficácia e segurança dos antipsicóticos atípicos nas demências: uma revisão sistemática. J Bras Psiquiatr. 2006;55(3):218-24.

Spillman BC, Long SK. Does high caregiver stress predict nursing home entry? INQUIRY: The Journal of Health Care Organization, Provision, and Financing. 2009;46(2):140-61.

Capítulo 5

Queixas comuns no consultório

Antonio Carlos Pereira Barretto Filho
Eduardo Sho Onodera

No atendimento ambulatorial do idoso muitas vezes são relatadas inúmeras queixas, tanto por conta da senescência, das multimorbidades ou da polifarmácia quanto porque, em muitos casos, as queixas são dos acompanhantes e cuidadores, e não do próprio paciente.

As apresentações atípicas das doenças são comuns em Geriatria, o que torna o atendimento médico ao idoso um grande desafio. Muitas vezes, as queixas resultam de duas ou mais causas simultâneas, tornando-se fundamental abordá-las por completo, elegendo prioridades, com o cuidado de explorar na anamnese outros dados não relatados ativamente na consulta por serem compreendidos como "normais do envelhecimento".

Avaliar as medicações em uso e revisar possíveis efeitos adversos das medicações são fundamentais, evitando a cascata iatrogênica, uma vez que a perda de reserva funcional, as alterações da senescência e a polifarmácia aumentam o risco de efeitos adversos e justificam queixas recorrentes.

Neste capítulo, serão descritas, de maneira sucinta, algumas das principais queixas do idoso no consultório, tentando sistematizar os principais diagnósticos diferenciais e as sugestões de tratamentos iniciais. As principais queixas do idoso ambulatorial são variadas, conforme a população estudada. Neste capítulo, foram escolhidas três – tontura, insônia e fadiga.

Tontura

Tontura é um termo inespecífico utilizado para descrever sintomas que podem abordar desde alterações do equilíbrio (vertigem, pré-síncope, desequilíbrios ou sensações inespecíficas) até sintomas como plenitude auditiva, zumbido e sintomas digestivos. Trata-se de uma queixa prevalente em Geriatria (até 38% em alguns estudos), cursando com aumento de risco de quedas, perda funcional, institucionalização e até mesmo morte.

Características como ansiedade, sintomas depressivos, infarto agudo do miocárdio prévio, hipotensão ortostática, uso de mais de cinco medicamentos e baixa acuidade auditiva são comuns em idosos e fatores independentes associados à queixa de tontura.

Por se tratar de uma experiência subjetiva e raramente descrita de modo claro, exige grande habilidade na anamnese para o diagnóstico correto. Deve-se inicialmente incentivar o autorrelato do paciente com perguntas abertas e, então, tentar classificá-lo dentro de quatro opções principais, lembrando-se da possibilidade de existir concomitância:

- » Sensação de movimento inexistente, não necessariamente rotatório? ⇒ Vertigem.
- » Sensação de balançar, como um barco? ⇒ Desequilíbrio.
- » Sensação de desfalecimento, escurecimento visual? ⇒ Pré-síncope.
- » Sensação de atordoamento, "cabeça vazia"? ⇒ Atordoamento.

Outros fatores, como tempo (agudo, recorrente, crônico), desencadeadores (postura, Valsalva, mudança de postura), fatores agravantes (movimento da cabeça) e sinais e sintomas associados (nistagmo, instabilidade postural, perda de audição, ataxia, fraqueza, alteração da voz ou visão), são fundamentais para auxiliar no diagnóstico diferencial.

Desequilíbrio

Refere-se a uma sensação de instabilidade principalmente ao caminhar, que pode ser causada por distúrbios neurológicos (neuropatia periférica, Parkinson, alterações vestibulares, cerebelares), diminuição de acuidade visual ou alterações musculoesquelética (sarcopenia, osteoartrose).

Em idosos, a principal causa consiste em deficiência sensorial múltipla (alterações combinadas dos sistemas visual, proprioceptivo e vestibular não compensadas adequadamente), frequentemente associada a fraqueza de membros inferiores e uso de medicações. Portanto, é o tipo de tontura que mais se beneficia da abordagem geriátrica.

É fundamental a avaliação da marcha, da acuidade visual e da coordenação de movimentos, além da exclusão do diagnóstico de parkinsonismo.

O tratamento envolve a terapêutica das causas de base (parkinsonismo, deficiência de vitamina B_{12}, resultando na neuropatia periférica), correção de déficits sensoriais, fortalecimento muscular e treinamento de equilíbrio e de marcha com fisioterapia, adequação de medicações e orientações quanto ao risco de queda.

Vertigem

Sintoma de assimetria aguda do sistema vestibular, descrito como uma sensação de movimento (próprio ou do ambiente), na maioria das vezes em rotação. Pode decorrer de causas periféricas ou centrais, sendo fundamental a distinção entre elas pela anamnese e o exame clínico minucioso.

As causas periféricas são mais comuns, geralmente associadas a náuseas, vômitos e sintomas auditivos, enquanto as centrais têm potencial mais grave e estão geralmente associadas a alterações no equilíbrio.

Os sintomas de vertigem duram algumas semanas, mesmo quando há lesão permanente, visto que o sistema nervoso central se adapta; portanto, deve-se distinguir entre sintomas agudos recorrentes e queixas crônicas, sugerindo outros tipos de tontura.

O exame clínico traz muitas informações, devendo-se avaliar minuciosamente motricidade ocular, nistagmo, alterações de coordenação motora e déficits focais. A positividade na manobra de Dix-Hallpike oferece o diagnóstico de vertigem posicional paroxística benigna (VPPB), com possibilidade de resolução pela manobra de Epley, salvo em vigência de estenose de carótida, doença arterial coronariana sintomática ou limitação importante da movimentação cervical, contraindicações à manobra.

Existe um tratamento específico para cada causa de vertigem (Tabela 5.1), sendo indicado tratamento sintomático com antivertiginosos (meclizina, dimenidrinato) por curto período em vigência de crises e reabilitação vestibular para maioria dos casos.

Pré-síncope

Sintoma de perda iminente da consciência, com duração de segundos a minutos, podendo estar associado a palidez cutânea e ocasionada por redução de fluxo sanguíneo cerebral, como em casos de hipotensão postural, cardiopatias e episódios vasovagais.

Deve-se proceder à avaliação de hipotensão postural e ao exame cardiovascular completo, com exames complementares, conforme achados da anamnese e do exame clínico.

O tratamento visa à correção de causas de base, e, nos casos de hipotensão postural, favorece-se a abordagem com medidas não farmacológicas, como o uso de meias elásticas, hidratação e manobras para mudança de decúbito em três tempos.

Atordoamento

De difícil caracterização, deve-se atentar para causas psiquiátricas (depressão, ansiedade, etilismo), hiperventilação, hipoglicemia, medicações (antidepressivos, anticolinérgicos ou com efeito de retirada abrupta) ou para casos leves de vertigem ou pré-síncope.

Em muitos casos, pode decorrer do medo de cair ou do medo de novamente apresentar quadro vertiginoso, conhecido como vertigem fóbica.

Avaliação clínica e exclusão de causas auxiliam a minimizar possíveis etiologias e indicar tratamento específico.

Insônia

Tem por definição a dificuldade de iniciar e/ou manter o sono, promovendo um comprometimento da qualidade e/ou da quantidade de sono e um prejuízo de atividades do dia a dia. Trata-se de uma queixa comum na população idosa, com prevalência de até 20% em maiores de 80 anos, e está relacionada com aumento de risco de doenças cardiovasculares, depressão, infecções e morte.

Tabela 5.1. Vertigem no idoso

Vertigem periféricas	Vertigem posicional paroxística benigna	Vertigem postural e episódica com duração < 1 minuto, forte intensidade, sem sintomas auditivos	Manobra de Dix-Hallpike	• Esclarecer caráter benigno • Manobra de Epley (90% de sucesso) • Antivertiginosos conforme necessidade
	Doença de Menière	Vertigem episódica com duração de minutos a horas, associada a hipoacusia/zumbido	Hidropsia endolinfática com ruptura da membrana do labirinto	• Restrição salina • Diuréticos tiazídicos, betaistina • Antivertiginosos conforme a necessidade
	Neurite vestibular	Vertigem constante com duração de dias, intensa, sem sintomas auditivos, com provável infecção viral prévia	Inflamação de nervo vestibular	• Prednisona 20 mg/dia, por 7 dias • Reabilitação vestibular • Antivertiginosos conforme a necessidade
	Labirintite	Vertigem com duração de vários dias e melhora gradual	Infecção da orelha média	• Tratar infecção • Cirurgia se necessário • Reabilitação vestibular • Antivertiginosos conforme a necessidade
Vertigem centrais	Isquêmicas			• Controle de fatores de risco • Antiagregação plaquetária • Reabilitação neurovestibular • Antivertiginosos conforme a necessidade
	Neoplásicas			• Cirurgia ou radioterapia

Espera-se que, com o envelhecimento, haja prejuízo no complexo sistema de neurotransmissores e substâncias que coordenam o ciclo sono-vigília, podendo causar redução de horas de sono (cerca de 6 horas por noite), redução das fases mais profundas e restauradoras do sono (fases 3 e 4) e aumento do período de latência para atingir essas fases mais profundas. Assim, o sono do idoso se torna mais superficial e com mais despertares noturnos. Todavia, não se espera que essas alterações causem sonolência diurna ou dificuldade nos afazeres do cotidiano. Portanto, apesar da frequência de queixas relacionadas ao sono, é fundamental detectar se há prejuízo no dia a dia para determinar a necessidade de tratamento específico (Quadro 5.1).

Quadro 5.1. Critérios diagnósticos para insônia

Insatisfação com a qualidade ou quantidade de sono, com pelo menos um dos seguintes sintomas:
- Dificuldade para iniciar o sono
- Dificuldade para manter o sono, caracterizada por despertares frequentes ou dificuldade para voltar a dormir após acordar
- Despertar muito antes do horário programado e não conseguir voltar a dormir

O distúrbio do sono causa prejuízo nas atividades diárias, evidenciado por pelo menos um dos seguintes:
- Fadiga ou pouca energia
- Sonolência diurna
- Perda de atenção, concentração ou memória
- Distúrbios do humor
- Alterações de comportamento
- Prejuízo no trabalho ou nos estudos
- Prejuízo interpessoal ou social
- Efeito negativo sobre o cuidador ou os familiares

A dificuldade no sono ocorre pelo menos 3 vezes por semana, por pelo menos 3 meses e ocorre à despeito de condições adequadas de sono

Fonte: Adaptado de DSM-5, 2013.[1]

A insônia pode ser primária ou ser causada por outras comorbidades (dor crônica, depressão, insuficiência cardíaca, problemas sociais e psicológicos, medicações), tornando-se fundamental fazer essa distinção para indicar o tratamento adequado (Quadro 5.2). Em Geriatria, deve-se dar atenção especial para diferenciar depressão de insônia, uma vez que a primeira acarreta alterações de sono e a segunda pode piorar sintomas depressivos; e sintomas, como perda de concentração e fadiga, compreendem critérios diagnósticos para ambos os quadros.

Quadro 5.2. Causas de insônia no idoso

Clínicas
- Cardiológicos (insuficiência cardíaca)
- Dermatológicos (lesões de pele)
- Endocrinológicas (diabetes, hipertireoidismo)
- Gastroenterológicos (doença do refluxo)
- Neurológicos (síndrome demencial, Parkinson)
- Osteoarticulares (dores)
- Renais (noctúria, incontinência urinária, prostatismo)
- Respiratórios (doença pulmonar obstrutiva crônica, apneia obstrutiva do sono)

Psiquiátricas
- Alcoolismo
- Ansiedade
- Depressão

Farmacológicas
- Antidepressivos
- Betabloqueadores
- Cafeína
- Corticosteroides
- Diuréticos
- Neurolépticos
- Sedativos, hipnóticos
- Simpaticomiméticos
- Teofilina
- Tiroxinas

Ambientais
- Hábito de dormir tarde
- Ficar até de manhã lendo, assistindo à televisão etc.

O diagnóstico de insônia primária é clínico, devendo-se questionar na anamnese:
- » Horário que se deita.
- » Tempo até iniciar o sono.
- » Hora que se levanta.
- » Cochilos durante o dia.
- » Número e duração de despertares durante a noite.
- » Sintomas durante o dia (sonolência/cansaço).
- » Ambiente (onde dorme, iluminação, ruído).

O diário do sono refere-se ao registro dessas informações por 1 a 2 semanas, com ênfase em horários, problemas do sono e avaliação subjetiva da qualidade do sono. Trata-se de uma ferramenta importante para monitorar o tratamento, uma vez que os pacientes tendem a subestimar o tempo do sono.

Além disso, deve-se questionar outros sinais e sintomas, como roncos, movimentos durante o sono ou desconforto de membros inferiores, com o intuito de investigar diagnósticos diferenciais (Quadro 5.3).

Quadro 5.3. Diagnósticos diferenciais na insônia do idoso

Sono curto	Constitucional, menor necessidade de sono. Não há prejuízo no dia a dia
Distúrbio do ritmo circadiano	Desperta durante a madrugada, pois deita-se muito cedo (avanço da fase do sono)
Restrição crônica de sono	Predomínio de prejuízo no dia a dia, dorme quando tem oportunidade
Distúrbios ambientais do sono	Prejuízo em virtude de um ambiente desfavorável para dormir

(Continua)

Quadro 5.3. Diagnósticos diferenciais na insônia do idoso (continuação)

Síndrome das pernas inquietas	Desconforto intenso nos membros inferiores relatado pelo paciente na hora de dormir
Movimento periódico dos membros inferiores	Parassonia; acompanhante refere movimentos dos membros inferiores durante o sono
Síndrome da apneia obstrutiva do sono	Microdespertares durante o sono causados por hipoxemia em virtude de apneia/hipopneia
Distúrbio comportamental – sono REM	Ausência de atonia durante o sono REM, resultando em movimentos do corpo durante o sonho

O tratamento envolve atuar nas possíveis causas, revisar os medicamentos em uso e orientar medidas de higiene do sono (Quadro 5.4), em associação à terapia cognitivo-comportamental para insônia (Quadro 5.5) ou à terapia farmacológica (agonistas benzodiazepínicos, antidepressivos – Tabela 5.2). Para casos refratários, é indicada a associação de ambas e encaminhamento para um especialista de sono.

Há preferência por evitar o tratamento farmacológico, uma vez que há evidência de bons resultados em curto e longo prazos com a terapia cognitivo-comportamental e existe maior risco de efeitos adversos com o tratamento farmacológico, como sedação excessiva, agitação, confusão mental, distúrbios do equilíbrio com aumento do risco de quedas e fraturas. Além disso, ao discutir a terapia medicamentosa, deve-se dar atenção especial quanto à possibilidade de prejuízo cognitivo e diminuição de atenção ao dirigir, preocupações constantes na população geriátrica.

Quadro 5.4. Orientações de higiene do sono

- Ir para a cama apenas quando estiver com sono
- Evitar ficar na cama sem fazer nada, levantar se tiver dormido o suficiente
- Manter rotina de horários para dormir e acordar, mesmo aos finais de semana
- Evitar usar a cama para trabalhar, ler ou assistir à televisão. A cama deve estar associada somente com dormir e atividade sexual
- Fazer atividade física regular, preferencialmente de manhã ou no início da tarde
- Evitar café, álcool, cigarro ou muito líquido 6 horas antes de se deitar
- Evitar deitar-se com fome, mas evitar comidas pesadas antes de dormir
- Manter o quarto agradável: calmo, com luz e temperatura adequadas
- Evitar levar problemas e angústias para a cama, estabelecer rotina de relaxamento
- Evitar cochilos após as 14 horas. Se inevitável, máximo de 30 minutos
- Aumentar tempo de exposição ao sol

Quando indicada, a escolha do medicamento para insônia depende do tipo de insônia (inicial ou manutenção) e da duração do efeito, sendo os medicamentos de curta duração recomendados para os casos de insônia inicial (p. ex., lorazepam, zolpidem, melatonina) e medicamentos de longa duração para casos de insônia de manutenção (p. ex., zolpidem de liberação prolongada). Outros fatores a considerar são custo e perfil de efeitos adversos. Via de regra, o tratamento farmacológico deve durar de 6 a 8 semanas. Medicações como os antidepressivos atípicos (trazodona e mirtazapina, especialmente em doses baixas) não têm evidência de benefício em grandes ensaios clínicos, mas são utilizados na prática clínica com bons resultados e com perfil de efeitos adversos mais favoráveis em relação aos benzodiazepínicos.

Quadro 5.5. Terapia cognitivo-comportamental para insônia

Restrição de sono: aumentar o tempo de sono e estabilizar o ciclo circadiano
- Reduzir o tempo na cama para aumentar a percepção de tempo dormido
- Escolher horário para deitar-se de acordo com a preferência da pessoa e o ciclo circadiano
- Aumentar o tempo na cama gradativamente à medida que aumenta a eficiência do sono

Controle de estímulo: reduzir estímulos no ambiente e promover a associação da cama com o sono
- Deitar-se quando estiver com sono
- Sair da cama quando acordar ou estiver ansioso durante a noite
- Utilizar a cama apenas para dormir e atividade sexual – não assistir à TV ou ler livros

Terapia cognitiva: reorganizar as crenças e as consequências da insônia
- Manter expectativas razoáveis quanto ao sono
- Revisar experiências prévias de insônia
- Desafiar as consequências catastróficas percebidas

Relaxamento: diminuir estímulos físicos e psicológicos próximo ao horário de dormir
- Relaxamento muscular
- Exercícios respiratórios
- Meditação

Higiene do sono: minimizar comportamentos que interferem no ciclo circadiano
- Limitar cafeína e álcool
- Ter preferência por ambiente escuro e silencioso
- Evitar cochilos durante o dia
- Praticar atividade física longe do horário de dormir
- No quarto, não deixar relógio em um lugar visível

Tabela 5.2. Lista de medicamentos utilizados para tratamento de insônia, com doses, meia-vida e efeitos adversos mais comuns

Medicação	Dose (mg) < 65 anos	Dose (mg) ≥ 65 anos	Meia-vida (horas)	Efeitos adversos mais comuns
Agonista receptor benzodiazepínico				
Lorazepam	0,5 a 2	0,5 a 1	8 a 12	Sonolência diurna, ataxia, amnésia anterógrada, alterações complexas do sono (p. ex., sonambulismo)
Zolpidem	5 a 10	2,5 a 5	2,5	
Antidepressivos				
Trazodona	25 a 100	25 a 100	6 a 8	Sonolência diurna, hipotensão ortostática
Mirtazapina	7,5 a 30	7,5 a 30	20 a 30	Sonolência diurna, efeitos anticolinérgicos, ganho de peso
Anticonvulsivantes				
Gabapentina	100 a 900	100 a 900	5 a 9	Sonolência diurna, tontura, ganho de peso
Outros				
Melatonina	8	8	1	Sonolência diurna

Fadiga

Por se tratar de uma queixa recorrente em consultas geriátricas, seja pela sobreposição de muitas doenças crônicas, seja por causa primária, torna-se fundamental conhecer os principais diagnósticos diferenciais para formular hipóteses diagnósticas assertivas e indicar o tratamento correto.

Define-se por uma sensação sustentada de exaustão durante ou após as atividades habituais e de capacidade diminuída para realização de esforço físico e mental, comumente relatada pelo paciente como "cansaço" exagerado. Quando esses sintomas duram mais que 6 meses, utiliza-se o termo "fadiga crônica".

O quadro marca uma redução importante na funcionalidade do indivíduo, a qual contrasta com o esperado na senescência, uma vez que a redução de reserva funcional estimada no envelhecimento normal, com as devidas adaptações, não traz prejuízo para a funcionalidade do indivíduo.

Apresenta etiologia multifatorial e, em cerca de dois terços dos casos, pode-se identificar um diagnóstico clínico ou uma doença psiquiátrica que justifique os sintomas, com destaque para a síndrome de fragilidade do idoso (Capítulo 14), multimorbidades (Capítulo 15), depressão e insônia. Os quadros idiopáticos são conhecidos como síndrome da fadiga crônica e fadiga crônica idiopática.

A anamnese é fundamental para distinguir as causas secundárias de fadiga ou identificar os quadros idiopáticos, demandando habilidade para extrair as informações do paciente e validando os sintomas, o que promove uma maior adesão ao tratamento.

O uso de perguntas abertas como "o que você entende por fadiga?" ou "por favor, descreva o que você sente" é importante para que o paciente consiga descrever com as próprias palavras e, assim, excluir outros sintomas parecidos, como dispneia, sonolência ou fraqueza. É importante determinar o impacto na vida diária e na funcionalidade, além de avaliar perda ponderal, sudorese noturna, medicações em uso, história psiquiátrica, qualidade do sono e avaliação social, incluindo sinais de violência doméstica.

Um exame clínico completo e detalhista pode levar a pistas para causas orgânicas, passíveis de correção com tratamento específico.

A realização de exames complementares deve ser guiada pelas hipóteses diagnósticas formadas a partir da anamnese e do exame clínico; pois, apenas na minoria dos casos, os exames complementares isolados elucidam a causa da fadiga. Em contrapartida, em virtude da frequente apresentação atípica das doenças em Geriatria, deve-se ter uma suspeição clínica mais apurada, dependendo, muitas vezes, de exames para o diagnóstico. Assim, considerando a necessidade de diagnóstico e o possível risco de iatrogenia decorrente de exames mal indicados, sugerem-se os seguintes exames laboratoriais iniciais:

- » Hemograma completo.
- » VHS (velocidade de hemossedimentação).
- » Função renal e eletrólitos (Na, K, Ca, P, Mg).
- » Glicemia.
- » TSH.
- » Proteínas totais e frações.
- » Enzimas hepáticas e canaliculares.
- » CPK (se houver dor ou fraqueza muscular associada).
- » Sorologias para HIV e hepatites.
- » Urina tipo I.

O Quadro 5.6 lista as principais causas de fadiga crônica no idoso.

Quadro 5.6. Principais causas de fadiga crônica

Psiquiátricas
• Depressão
• Transtornos ansiosos
• Transtornos somatoformes
• Abuso de álcool ou drogas

Farmacológicas
• Hipnóticos
• Betabloqueadores
• Antidepressivos
• Relaxantes musculares
• Anti-histamínicos de primeira geração
• Opioides

(Continua)

Quadro 5.6. Principais causas de fadiga crônica (continuação)

Endocrinológicos ou metabólicos

- Síndrome de fragilidade
- Hipotireoidismo/hipertireoidismo
- Diabetes melito
- Doença de Cushing
- Hipercalcemia
- Insuficiência adrenal/doença de Addison
- Doença renal crônica
- Insuficiência hepática
- Obesidade significativa

Idiopáticas

- Síndrome da fadiga crônica
- Fadiga crônica idiopática

Oncológicas e hematológicas

- Neoplasia oculta
- Anemia
- Linfoma

Infecciosas

- Endocardite
- Tuberculose
- Doença de Lyme
- Hepatite

Doenças parasitárias

- HIV
- Citomegalovírus, influenza e mononucleose

(Continua)

Quadro 5.6. Principais causas de fadiga crônica (continuação)

Cardiopulmonares

- Doença pulmonar obstrutiva crônica
- Insuficiência cardíaca congestiva

Reumatológicas

- Fibromialgia
- Síndrome de Sjögren
- Polimialgia reumática
- Arterite de células gigantes

Tratamento

O tratamento envolve terapia específica para a doença de base. Para os casos idiopáticos, é mais focado no manejo de sintomas, quando apenas a terapia cognitivo-comportamental e o aumento gradual de exercícios físicos mostraram benefício significativo.

A terapia cognitivo-comportamental envolve sessões de 1 hora, nas quais se discutem conceitos e comportamentos do indivíduo relacionados à doença, além de orientações visando à melhora do quadro.

Nos casos em que há sintomas depressivos, mas que não fecham critérios para depressão ou outra etiologia, está autorizada uma tentativa de tratamento por curto intervalo de tempo com antidepressivos inibidores seletivos de receptação de serotonina (ISRS). A proposta se baseia na evidência de melhora de fadiga com associação de ISRS e abordagem multidisciplinar, tornando-se fundamental alertar o paciente quanto ao tempo esperado até a resposta (mínimo de 4 semanas). A medicação deve ser suspensa em caso de piora dos sintomas ou na ausência de melhora após 6 a 8 semanas.

Medidas como orientações de higiene do sono, informações quanto ao quadro clínico, grupos terapêuticos e correção de deficiência de ferro em paciente não anêmicos podem melhorar o quadro.

Referência

1. American Psychiatric Association (APA). Diagnostic and Statistical Manual of Mental Disorders, fifth edition (DSM-5). Washington: APA; 2013.

Referências consultadas

Alóe F, Azevedo AP, Hasan R. Mecanismos do ciclo sono-vigília. Rev Bras Psiquiatr. 2005;27(Supl. I):33-9.

Bonnet MH, Arand DL. Clinical features and diagnosis of insomnia in adults. [Internet]. [Acesso 2017 Nov. 10]. Disponível em: https://www.uptodate.com/contents/clinical-features-and-diagnosis-of-insomnia-in-adults.

Inoue EN. Fadiga. Manual do Residente de Clínica Médica. Barueri: Manole; 2015. p. 15-8.

Pereira CB. Vertigem e tontura. [Internet]. [Acesso 2017 Dez. 12]. Disponível em: http://www.vertigemetontura.com.br.

Rangel LF. Alteração do equilíbrio, tontura e vertigem. In: Martins MA. Manual do Residente de Clínica Médica. Barueri: Manole; 2015. p. 21-8.

Winkelman JW. Insomnia disorder. N Engl J Med. 2015;373:1437-44.

Zatonski T, Temporale H, Holanowska J, Krecicki T. Current views on treatment of vertigo and dizziness. J Med Diagn Meth. 2014;2:150.

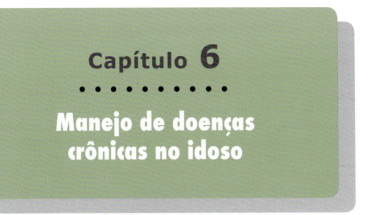

Sami Liberman
Yolanda Maria Garcia

Introdução

As doenças crônicas abordadas neste capítulo serão a hipertensão arterial sistêmica, o diabetes melito e as dislipidemias, cujas principais características consistem na alta prevalência na população em geral (em escala mundial), no aumento de sua prevalência durante o processo de envelhecimento e, principalmente, no fato de, ao lado do processo de envelhecimento propriamente dito, representarem os principais fatores de risco conhecidos para o desenvolvimento de doença cardiovascular aterosclerótica.

Envelhecimento cardiovascular e aterosclerose

O processo de envelhecimento traz consigo alterações da anatomia e da fisiologia de todo o sistema cardiovascular, produzindo uma redução de sua reserva funcional. Essa redução não é perceptível no repouso; porém, torna-se muito clara em qualquer situação de sobrecarga, como exercício físico ou situações de doença que sobrecarreguem o sistema. A redução do limiar de manifestação de doenças faz com que sua prevalência esteja aumentada nessa fase da vida. Contudo, muitos dos achados de declínio de funcionalidade e reserva funcional parecem ser reversíveis ou adiáveis, conforme a adoção de um estilo de vida saudável, o que a torna a primeira recomendação no cuidado com a saúde de indivíduos idosos ou muito idosos.

O envelhecimento do sistema cardiovascular representa o principal fator de risco para o desenvolvimento da doença cardiovascular aterosclerótica. O enrijecimento da parede vascular observado está associado a doenças bastante comuns, cujos principais exemplos são hipertensão arterial sistêmica e insuficiência cardíaca. Além disso, tanto o processo de envelhecimento vascular quanto a aterosclerose têm sido associados a síndromes geriátricas comuns, como distúrbios cognitivos e fragilidade.

Hipertensão arterial sistêmica

Atinge cerca de 30% da população adulta e mais de 60% da população com mais de 60 anos, e sua prevalência continua aumentando com o evoluir do envelhecimento.[1] A técnica de medida da pressão arterial deve ser adequada. A medida para diagnóstico de hipertensão arterial sistêmica deverá ser feita na ausência de outras afecções agudas ou de dor por qualquer motivo. O paciente deverá estar calmo, descansado e sentado, e a medida tomada com um equipamento bem calibrado (para equipamentos aneroides, a aferição deverá ser semestral) e com uma braçadeira de tamanho proporcional ao membro no qual a medida é feita. O diagnóstico deverá ser realizado após medidas diversas em dias diferentes, especialmente em idosos, população na qual há uma variabilidade maior da pressão arterial. Para a determinação da pressão sistólica, é importante insuflar a braçadeira com monitoramento do pulso radial do membro em que a medida esteja sendo feita, devendo-se interromper a insuflação quando o aparelho marcar uma pressão 20 mmHg superior àquela suficiente para provocar o desaparecimento do pulso radial. A seguir, o aparelho deve ser lentamente desinsuflado, com ausculta dos ruídos de Korotkoff para determinar as pressões máxima (sistólica) e mínima (diastólica). É preciso evitar, próximo ao momento de realização da aferição da pressão, o uso de bebidas ricas em cafeína, fumar ou medicamentos contendo substâncias estimulantes adrenérgicas, como alguns descongestionantes sistêmicos ou colírios. Em indivíduos idosos, em virtude do aumento da prevalência de lesões ateroscleróticas, é importante, em pelo menos uma ocasião, fazer a medida comparativa entre os dois membros superiores. Uma diferença superior a 15 mmHg pode ser provocada por estenose arterial proximal ao local da medida, o que indica insuficiência arterial periférica, doença para a qual a hipertensão arterial sistêmica compreende um importante fator de risco, assim como o avançar da idade. Nessa situação, deve-se considerar correta a medida do membro com pressão arterial mais alta. Também está descrito em idosos o sinal de Osler, a palpação da parede da artéria radial, sem percepção de pulso, mesmo depois que o manguito a obliterou completamente. Esse fenômeno traduz o enrijecimento da parede arterial e pode significar a medição de uma pressão falsamente alta (pseudo-hipertensão).

Em hipertensos em geral e, de modo muito importante em idosos, é essencial verificar se há hipotensão ortostática, que se caracteriza por uma diferença superior a 20 mmHg na pressão sistólica e 10 mmHg na pressão diastólica, comparando-se as medidas nas posições deitada e em pé. Isso porque o processo de envelhecimento produz uma redução da capacidade de controle da pressão arterial com a alteração da postura, além de aumentar a suscetibilidade do idoso a apresentar esse tipo de sintoma como efeito colateral pelo uso de anti-hipertensivos, em especial diuréticos e betabloqueadores, entre os medicamentos de primeira escolha. Em idosos, em razão do processo de envelhecimento cardiovascular e do enrijecimento da parede arterial, hipertensão sistólica isolada é muito mais frequente, especialmente entre os muito idosos (acima dos 80 anos). Esse tipo de hipertensão é, igualmente, um fator de risco para complicações, devendo ser tratada.

Os níveis de normalidade da pressão arterial são considerados os mesmos para idosos e adultos:

- » Pressão normal: sistólica inferior a 120 mmHg e diastólica inferior a 80 mmHg.
- » Pré-hipertensão: sistólica de 120 a 139 mmHg e diastólica de 80 a 89 mmHg.
- » Hipertensão:
    - − Estádio 1: sistólica entre 140 e 159 mmHg e diastólica entre 90 e 99 mmHg;
    - − Estádio 2: sistólica acima de 160 mmHg e diastólica acima de 100 mmHg.

- » Hipertensão sistólica isolada: pressão sistólica acima de 140 mmHg e diastólica abaixo de 90 mmHg.
- » Hipertensão diastólica isolada: pressão sistólica até 140 mmHg e diastólica superior a 90 mmHg.[2]

Os estudos dos resultados do tratamento de hipertensão arterial no idoso estabelecem limites mais altos para indicação de tratamento medicamentoso e também para pressão-alvo a ser alcançada, fazendo com que as metas de controle sejam, no momento, menos rigorosas para essa população.[3] A hipertensão sistólica isolada, muito mais comum na população idosa, também deve ser tratada, visto seus benefícios claros; contudo, pressões diastólicas muito baixas também podem produzir sintomas e efeitos deletérios. O tratamento ideal deverá ser individualizado para cada paciente, com base em sua tolerância e expectativa de vida.

A avaliação inicial do idoso hipertenso deverá incluir dados de história, como o conhecimento prévio de medidas alteradas de pressão arterial, o tempo e as circunstâncias de sua ocorrência, se há complicações, os tratamentos prévios realizados e a existência de outros fatores de risco. Deve-se fazer uma avaliação detalhada de medicamentos utilizados, especialmente em pacientes idosos. Há medicamentos, como os anti-inflamatórios não esteroidais, que produzem retenção de sódio e água, aumento da pressão arterial e até mesmo descompensação de insuficiência cardíaca congestiva em pacientes com essa doença já diagnosticada ou em sua fase subclínica. Também existem medicamentos que provocam hipotensão ortostática, dos quais um exemplo comum são os anticolinérgicos (p. ex., antidepressivos tricíclicos). Idosos são mais suscetíveis a esses efeitos colaterais. As demais doenças abordadas neste capítulo – diabetes e dislipidemias – estão frequentemente associadas à hipertensão arterial sistêmica.[4] Além disso, a obesidade, outra doença de prevalência alta, e hábitos como o tabagismo e o sedentarismo estão associados à presença de hipertensão arterial sistêmica, constituindo-se outros fatores que aumentam muito o risco de aparecimento de complicações ateroscleróticas e lesões dos chamados órgãos-alvo, que podem ser ou não ateroscleróticas. O exame clínico do paciente deverá incluir a avaliação de peso e altura, propedêutica cardíaca, de fundo de olho e de todos os territórios arteriais acessíveis (p. ex., carótidas e artérias abdominais), em busca de sopros, obstruções ou dilatações aneurismáticas palpáveis. A ausculta pulmonar pode mostrar sinais de congestão secundária à insuficiência cardíaca, que pode compreender uma complicação da hipertensão arterial sistêmica, principalmente quando de seu controle inadequado por um período prolongado. Outra complicação da hipertensão arterial sistêmica refere-se à insuficiência coronariana, que pode também evoluir para uma insuficiência cardíaca. O exame neurológico consegue indicar déficits focais, sugestivos de lesões isquêmicas do sistema nervoso central.

Os exames laboratoriais serão indicados dentro do mesmo raciocínio, em busca principalmente de lesões já instaladas de órgãos-alvo ou, durante o seguimento, de novas lesões dessa natureza. Deverão incluir um exame básico de urina, avaliação de eletrólitos e de função renal e cardíaca.

O tratamento precisará incluir medidas não farmacológicas, também conhecidas como modificações do estilo de vida, como medidas dietéticas, atividade física, mudança no consumo de álcool e medidas educativas. Uma modificação importante na dieta consiste na adoção de uma dieta hipossódica. Pacientes obesos devem ser orientados a reduzir o peso. Recomenda-se uma dieta rica em vegetais, frutas, derivados de leite com pouca gordura, grãos integrais, aves, peixes, castanhas e, com baixas quantidades de doces, alimentos adoçados com açúcar e carnes vermelhas. Uma dieta com essas características é rica em potássio, magnésio, cálcio, proteínas e fibras, com pouca quantidade de gordura saturada, gordura total e colesterol. Atividade física aeróbica e, possivelmente, exercícios resistidos produzem uma redução da pressão arterial, independentemente da redução de peso. A diminuição do uso excessivo de álcool tem um efeito positivo sobre os níveis pressóricos. O consumo de pequenas quantidades de etanol (uma dose por dia para mulheres e uma ou duas doses para homens) pode produzir uma discreta redução da pressão arterial; porém, é importante verificar se não há outras contraindicações clínicas para o consumo de bebidas alcoólicas. Medidas educativas e atividades em grupo são consideradas bastante eficazes para o controle da hipertensão arterial sistêmica.

O tratamento farmacológico da hipertensão no idoso é feito com as mesmas medicações indicadas para o adulto jovem e de meia-idade, com algumas diferenças importantes quanto a efeitos colaterais e possíveis contraindicações, tanto relacionadas a alterações fisiológicas esperadas no processo de envelhecimento quanto a prevalência aumentada de comorbidades. Como em adultos jovens, os fármacos de primeira escolha são diuréticos, inibidores da enzima de conversão da angiotensina (IECA) – ou bloqueadores dos receptores de angiotensina II (BRA) –, bloqueadores de canais de cálcio e betabloqueadores. As doses de início de tratamento devem ser menores, com monitoramento cuidadoso dos efeitos colaterais.

Assim como no adulto, os diuréticos tiazídicos são medicamentos bem indicados, eficazes e de baixo custo. Seu uso pode estar mais limitado na população idosa em virtude do risco maior de hipotensão postural ou por desencadear sintomas de incontinência urinária em pacientes predispostos ou produzir câimbras, mesmo sem alterações hidroeletrolíticas detectáveis em exames laboratoriais de rotina. Mesmo com essas ressalvas, trata-se de uma boa opção nesse grupo etário, inclusive como primeiro medicamento para o tratamento. Caso sejam bem tolerados, ainda que sem produzir o efeito terapêutico desejado, podem ser associados a uma das demais medicações de primeira escolha.

As IECA e BRA também constituem boas opções, isoladamente ou em associações. Têm como vantagem proteger a função miocárdica e renal, a última de maneira particular em pacientes com diabetes melito. Sendo a associação entre hipertensão e diabetes especialmente frequente em idosos, trata-se de uma opção terapêutica interessante. Os efeitos colaterais desses medicamentos incluem tosse seca; em idosos, é preciso atenção para a retenção de potássio, mais provável nesse grupo etário. Em associação a outros medicamentos anti-hipertensivos, o uso de diuréticos tiazídicos pode contrabalançar a retenção de potássio, ao passo que betabloqueadores também produzem retenção; portanto, torna-se necessário monitoramento laboratorial.

Os bloqueadores de canais de cálcio mais utilizados são os di-hidropiridínicos, como o anlodipino; são consideradas medicações seguras e eficazes. Seu efeito colateral mais frequente é o edema de membros inferiores, que não é grave, mas pode ser confundido com o quadro clínico de insuficiência cardíaca congestiva ou de insuficiência venosa de membros inferiores.

Os betabloqueadores compreendem fármacos bem indicados na vigência de insuficiência coronariana ou insuficiência cardíaca; porém, alguns autores consideram que esta deva ser sua única indicação para idosos, não incluindo-os entre aqueles de primeira linha para tratamento da hipertensão arterial sistêmica do idoso. Seus efeitos colaterais são muito mais prováveis nesse grupo, como intolerância a exercício e alterações de sistema nervoso central (p. ex., sintomas depressivos e sonolência), e a eficácia terapêutica muito menor. Também são mais prováveis os sintomas associados a doenças concomitantes, como doença pulmonar obstrutiva crônica ou insuficiência arterial periférica.

No caso de ineficácia do tratamento com os medicamentos de primeira escolha, ou intolerância a eles, pode-se optar por hidralazina, clonidina ou prazosin. A hidralazina é um vasodilatador, considerado de terceira escolha para o adulto jovem. Já no idoso, pode ser tido como um de segunda escolha, visto que seu principal efeito colateral, a taquicardia reflexa, é muito menos provável nesse grupo etário. As doses habituais tendem a ser muito menores em idosos e, caso seja necessário fazer titulação para melhor controle, os aumentos de dose devem ser lentos e cuidadosos. A clonidina, outra medicação de segunda escolha, também é um anti-hipertensivo potente, mas com grande potencial de efeitos colaterais. Um de seus grandes riscos consiste no desencadeamento de um efeito rebote, uma hipertensão grave e de difícil tratamento, caso se interrompa seu uso de maneira súbita. Esse é um risco relevante em idosos, nos quais problemas com organização e baixa aderência no uso de medicamentos são mais frequentes que nos adultos jovens, não apenas pelo aumento de prevalência de alterações de memória, mas também porque, em razão do alto índice de comorbidades, mais provável nesse grupo etário, aumenta a chance de erros na tomada de medicamentos. Outro problema refere-se a seus efeitos colaterais no sistema nervoso central, causando sonolência e depressão, também mais prováveis em idosos. Por fim, há o prazosin, um alfabloqueador muito pouco utilizado atualmente, em virtude do alto risco de produzir hipotensão postural. Duas medicações muito empregadas no passado, a reserpina e a alfametildopa foram praticamente abandonadas, especialmente em idosos, pelo alto risco de causar depressão.

Dislipidemia

A correlação entre os níveis de colesterol sérico e o risco de ocorrência de doença cardiovascular aterosclerótica foi percebida de maneira clara no início da década de 1960. Porém, apenas em 1984, claramente se demonstrou que a redução dos níveis de colesterol promoveria uma diminuição da morbidade cardiovascular. A partir de então, muitos ensaios clínicos foram propostos e conseguiram documentar benefícios do tratamento da hiperlipidemia no controle da doença cardiovascular aterosclerótica. Na evolução dos conhecimentos sobre os lipídeos sanguíneos, identificaram-se diversos componentes com papel diferente em relação ao risco aterosclerótico, incluindo HDL, IDL, LDL, VLDL (respectivamente, *high*, *intermediate*, *low* e *very low density lipoprotein*), além dos triglicérides, da lipoproteína (a) e das apolipoproteínas. Todos esses componentes têm papéis diferentes na aterogênese; porém, parte deles, ao serem modificados, conseguem produzir mudanças na aterogênese, enquanto outros funcionam apenas como marcadores de risco e não se recomenda sua dosagem rotineiramente na prática clínica. Apesar de a maioria dos estudos e recomendações internacionais se basearem nos níveis encontrados de HDL, LDL, VLDL colesterol e triglicérides, há autores que descrevem um somatório das chamadas partículas não HDL, consideradas as reais partículas aterogênicas. Segundo estudos mais recentes, esse conjunto de partículas reflete com maior precisão o aumento do risco aterosclerótico vinculado ao perfil lipídico.

O tratamento não medicamentoso das hiperlipidemias inclui adequação da dieta, redução de peso e aumento da atividade física.

A indicação da adequação dietética foi demonstrada tanto por estudos epidemiológicos quanto intervencionais, devendo estar sempre incluída nas propostas terapêuticas, mesmo que não seja suficiente para produzir todas as modificações consideradas necessárias para tornar o perfil lipídico adequado para um baixo risco cardiovascular aterosclerótico. As intervenções comprovadas são redução de alimentos ricos em gorduras saturadas e trans, substituindo-as por gorduras insaturadas e carboidratos não refinados. Devem ser incluídos alimentos ricos em fibras, como grãos integrais, vegetais e frutas. É preciso evitar gorduras sólidas e açúcares, reduzir bebidas adoçadas, incluir carne de aves, carnes magras, peixes, produtos lácteos com pouca gordura e castanhas, e controlar o consumo de sódio e o de bebidas alcoólicas (restrito a uma dose diária para mulheres e duas para homens).

A redução do excesso de peso e sua manutenção também têm papel claro, assim como o aumento da atividade física.[5]

As medicações propostas para tratamento das dislipidemias são chamadas de hipolipemiantes, cuja principal categoria são as estatinas. Existem evidências de que os mecanismos de ação envolvidos nos resultados benéficos do uso de tais medicamentos ultrapassam o limite da simples redução dos níveis séricos de lipídeos aterogênicos e que outros mecanismos, como redução do processo inflamatório, hoje reconhecido como parte importante da aterogênese, sejam parte importante do efeito desses fármacos, além de outros benefícios prováveis. No entanto, embora a utilidade desse tipo de tratamento seja clara na população jovem e de meia-idade, ainda existe muita controvérsia quanto à real utilidade do uso de hipolipemiantes em indivíduos com 75 ou, principalmente, 80 anos ou mais.[6] Outras medicações de efeito hipolipemiante incluem ezetimiba, fibratos, niacina, resinas etc. Seu uso é bem mais restrito e sua capacidade de proteção contra aterosclerose não foi determinada.[6]

O American College of Cardiology/American Heart Association (ACC/AHA) propôs, em 2003, com pequenas alterações em 2004 e 2012, o *Adult Treatment Panel III* (ATP III), por muitos anos o padrão mais aceito para a abordagem da dislipidemia na estratégia de prevenção da doença cardiovascular aterosclerótica, mais especificamente da doença coronariana, a manifestação mais frequente de aterosclerose. Em 2013, o ACC/AHA publicou uma nova diretriz, sugerindo diversas modificações em relação ao ATP III. Um aspecto extremamente importante dessa nova proposta consiste na extensão da doença cardiovascular aterosclerótica para todas as suas manifestações, especialmente as extracoronarianas, não contempladas no painel original. Outra diferença muito importante refere-se à eliminação de um nível-alvo de níveis séricos de lipídeos a ser alcançado, substituído por uma definição de indivíduos com perfil de risco aumentado e uma dose fixa dos diversos medicamentos, especialmente as diversas estatinas. Cada indivíduo será então avaliado, classificado quanto ao seu perfil de risco para doença cardiovascular aterosclerótica e, a partir disso, será indicada ou não a administração de uma estatina e uma dose para seu uso em longo prazo.

Uma diferença muito importante consiste na ferramenta adotada para definir esse risco. As recomendações do ATP III utilizavam o *Framingham Risk Score* (FRS), criado a partir do estudo de Framingham, um dos mais importantes no desenvolvimento dos conhecimentos atuais sobre doença cardiovascular aterosclerótica. Porém, as grandes críticas a esse estudo são a ausência dos acidentes vasculares encefálicos como um dos resultados, uma manifestação aterosclerótica importante, altamente prevalente e bastante responsável pelas altas morbidade e mortalidade, sobretudo em indivíduos de idade mais avançada. Outra crítica, também muito relevante, refere-se ao fato de que a população incluída no estudo de Framingham carece de variabilidade étnica, racial e geográfica. Se essa característica enriquece o estudo, por diminuir os fatores de confusão para interpretação de resultados, reduz sua aplicabilidade para a população geral e não norte-americana. O escore de risco adotado pelas recomendações ACC/AHA 2013 são as *Pooled Cohort Equations*, que incluem tais variáveis étnicas, raciais e geográficas. Essas recomendações indicam o início do tratamento com estatinas a partir de um risco calculado para um período de 10 anos de novos eventos; porém, diminuem o limiar de risco para 7,5%, o mais baixo de todos entre as principais recomendações internacionais atuais. E, em vez de um alvo de nível lipídico, propõe um tratamento com estatinas com doses fixas de medicação com base na presença e no perfil de risco do paciente estudado e mais intenso em indivíduos considerados de alto risco.[7]

O modelo de avaliação de risco aterosclerótico das *Pooled Cohort Equations* baseia-se em quatro estudos norte-americanos de coorte, patrocinados pelo National Heart, Lung and Blood Institute: o ARIC (*Atherosclerosis Risk in Communities*); o CHS (*Cardiovascular Health Study*); CARDIA (*Coronary Artery Risk Development in Young Adults*); e o FHS (*Framingham Heart Study* – incluindo a coorte original e dos primeiros descendentes dela). Os desfechos avaliados passaram a incluir infarto do miocárdio, morte por doença coronariana e acidente vascular encefálico, fatal ou não. Os fatores de risco abrangidos no modelo multivariado foram idade, gênero, colesterol total, colesterol HDL, pressão arterial sistólica, tratamento anti-hipertensivo, diabetes melito e tabagismo atual. Indivíduos brancos e negros foram avaliados separadamente, sugerindo-se cuidado ao aplicar essas equações a outros grupos populacionais e a idades fora da faixa dos 40 aos 79 anos.[7]

A recomendação do ATP III consiste em adequar o tratamento para um nível-alvo de LDL-colesterol:
- » Prevenção primária em indivíduos de alto risco (risco de doença aterosclerótica coronariana superior a 20% em 10 anos): redução do LDL-colesterol para menos que 100 mg/dL.
- » Prevenção primária em indivíduos com risco intermediário (risco de doença aterosclerótica coronariana entre 10 e 20% em 10 anos): redução de LDL-colesterol para menos que 130 mg/dL.
- » Prevenção primária em indivíduos com risco baixo (risco de doença aterosclerótica coronariana menor que 10% em 10 anos): redução de LDL-colesterol para menos que 160 mg/dL.

» Prevenção secundária ou prevenção primária em diabéticos: redução de LDL-colesterol para menos que 100 mg/dL, ou 70 mg/dL para aqueles com risco muito alto.

A recomendação ACC/AHA 2013 indica o tratamento com inibidores da 3-hidroxi-3-metilglutaril coenzima A redutase (estatinas) para quatro categorias de indivíduos:
1. Prevenção secundária em portadores de doença aterosclerótica clínica em qualquer território.
2. Prevenção primária de doença cardiovascular aterosclerótica em indivíduos com LDL-colesterol acima de 190 mg/dL.
3. Prevenção primária em diabéticos.
4. Prevenção primária em não diabéticos, com níveis de LDL-colesterol entre 70 e 189 mg/dL e um risco absoluto estimado de eventos ateroscleróticos acima de 7,5%, de acordo com as *Pooled Cohort Equations*.

Para o último grupo, os autores propõem uma avaliação individualizada, incluindo a opinião pessoal do paciente e a adesão a mudanças de hábitos de vida. Outros fatores podem ser levados em consideração na decisão final, como a possibilidade de dislipidemia de origem genética, risco elevado em todo o ciclo de vida, história familiar de doença aterosclerótica precoce, níveis séricos de proteína C-reativa ultrassensível ou escore de cálcio em coronárias. Do mesmo modo, indivíduos classificados como de risco secundário, ou seja, com risco de 5 a 7,4% de evento aterosclerótico em 10 anos, também poderiam receber a indicação de tratamento por estatinas. A dose sugerida de estatina é aquela considerada suficiente para produzir uma redução de LDL-colesterol de 30 a 49% para pacientes com indicação de redução moderada e 50% para redução intensa. Pacientes com alto risco e incapazes de fazer uso de estatina devem receber outros medicamentos. Embora não haja um alvo de nível lipídico a ser alcançado, sugerem-se controles para avaliação da aderência, do padrão de resposta e da segurança do tratamento.[7]

A recomendação da European Society of Cardiology/European Atherosclerosis Society (ESC/EAS), de 2011, utiliza, de modo similar à ACC/AHA, uma avaliação de risco cardiovascular global para adultos sem doença coronariana estabelecida com base no estudo SCORE (*Systemic, Coronary Risk Evaluation*). Esse estudo descreve uma ferramenta fundamentada em estudos de coorte com participantes de 12 países europeus que define o risco de morte por doença coronariana em 10 anos. As variáveis incluídas nesse modelo de avaliação incluem idade, sexo, pressão arterial sistólica, colesterol total e tabagismo. São consideradas as seguintes faixas de risco:

- » Risco muito alto: indivíduos com doença coronariana documentada, diabetes tipo 2, diabetes tipo 1 com lesão de órgãos-alvo, doença renal crônica moderada a grave ou risco absoluto de doença coronariana fatal acima de 10%. Recomendação – redução do LDL-colesterol para abaixo de 70 mg/dL.
- » Risco alto: aqueles com risco de doença coronariana entre 5 e 9,9% ou grandes fatores de risco, como dislipidemia familiar ou hipertensão severa. Recomendação – redução do LDL-colesterol para abaixo de 100 mg/dL.
- » Risco moderado: risco de doença coronariana fatal em 10 anos de 1 a 4,9%. Recomendação – redução do LDL-colesterol para abaixo de 115 mg/dL.
- » Risco baixo: doença coronariana fatal em 10 anos inferior a 1%. Recomendação – redução do LDL-colesterol para abaixo de 190 mg/dL.

Assim, o ESC/EAS 2011 difere do AAC/AHA quanto ao modelo de avaliação de risco, à estimativa de risco em 10 anos considerada para indicar tratamento medicamentoso e à manutenção proposta do ATP III de ter um valor-alvo de LDL-colesterol para definir a intensidade do tratamento.[7]

As recomendações do National Institute for Health and Care Excellence Guidelines (NICE), de 2014, na Inglaterra, utilizam o modelo QRISK2 – ferramenta de avaliação de risco cardiovascular global em todos os adultos abaixo de 84 anos de idade livres de doença coronariana. Esse modelo estima o risco absoluto em 10 anos de doença coronariana (angina ou infarto do miocárdio), acidente vascular encefálico ou episódio isquêmico transitório, destinado à população inglesa e atualizado anualmente. Em comparação aos modelos anteriores, inclui aspectos raciais, história familiar de doença coronariana precoce, problemas sociais, índice de massa corpórea, artrite reumatoide, doença renal crônica e fibrilação atrial, somados a idade, gênero, pressão arterial sistólica, colesterol total, HDL-colesterol, tratamento de hipertensão arterial, diabetes e tabagismo. Como no ACC/AHA 2013, não adota um alvo de tratamento. O uso de estatinas é recomendado para:

- » Prevenção primária em indivíduos com diabetes tipo 2.
- » Prevenção primária para indivíduos com risco absoluto de doença coronariana em 10 anos acima de 10%.
- » Prevenção primária em diabéticos do tipo 1 com mais de 40 anos e duração de doença superior a 10 anos ou evidência de lesão de órgão-alvo.

O tratamento proposto consiste na administração de atorvastatina, 20 mg/dia para prevenção primária e 80 mg/dia para prevenção secundária. Em pacientes com doença renal crônica, propõe-se o uso de atorvastatina 20 mg/dia para prevenção primária ou secundária.[7]

As recomendações da Canadian Cardiovascular Society (CCS), atualizadas pela última vez em 2012, indicam o emprego do FRS para eventos coronarianos para estimar o risco absoluto em 10 anos, além de duplicar o risco absoluto estimado para indivíduos com história familiar de doença coronariana prematura. Os autores orientam o uso da idade cardiovascular, outro fator definido pelo estudo de Framingham, somado à estimativa de risco absoluto em 10 anos, ao discutir o tratamento para redução de lipídios com o paciente, por considerá-lo um conceito mais fácil de compreender. O CCS 2012 também propõe um alvo de tratamento:

- » Alto risco (risco absoluto em 10 anos acima de 20% ou hipertensão de alto risco): LDL-colesterol abaixo de 75 mg/dL.
- » Risco intermediário (risco absoluto em 10 anos de 10 a 19%): LDL-colesterol abaixo de 130 mg/dL.
- » Risco baixo (risco absoluto em 10 anos abaixo de 10%): LDL-colesterol abaixo de 190 mg/dL.
- » Prevenção secundária e diabéticos: LDL-colesterol abaixo de 75 mg/dL.
- » Risco muito alto: LDL-colesterol abaixo de 70 mg/dL.[7]

Os dados apresentados demonstram que ainda se está longe de um consenso sobre qual a melhor estratégia para avaliar a dislipidemia como fator de risco para doença aterosclerótica ou qual o tratamento indicado para prevenção, primária ou secundária, de futuros eventos ateroscleróticos pela redução de níveis lipídicos. Mais complexo ainda é definir a abordagem das dislipidemias no idoso. Nesse grupo, a doença cardiovascular aterosclerótica tem alta prevalência, com impacto importante tanto na morbidade e na perda de funcionalidade quanto na mortalidade. Os estudos mostram de maneira clara que o tratamento da dislipidemia no idoso é importante para a prevenção primária e secundária até os 75 ou 80 anos de idade. Contudo, os dados são escassos para idades mais avançadas, e a maioria dos autores não recomenda o início do tratamento com estatinas. Por sua vez, a maioria dos idosos que hoje chega a essa idade teve indicação de iniciar seu tratamento com estatinas quando mais jovem; portanto, na maior parte dos casos a decisão não será iniciar o tratamento, mas sim mantê-lo ou não. As questões relativas ao tratamento das dislipidemias no idoso são as mesmas a ser enfrentadas na maioria dos tratamentos nesse grupo etário, especialmente o medicamentoso. Durante o processo de envelhecimento, a janela terapêutica se torna mais estreita, e a diferença entre a dose efetiva e a dose tóxica se torna menor. Os efeitos colaterais se tornam mais frequentes e a intolerância à medicação mais provável. Os efeitos colaterais musculares nem sempre são típicos, ou acompanhados de alterações laboratoriais, sendo, com frequência, subestimados na prática clínica. Trata-se de um grupo em que as dislipidemias secundárias são importantes, tanto como consequência de outras doenças (p. ex., hipotireoidismo) quanto do uso de medicamentos, como diuréticos tiazídicos ou betabloqueadores, especialmente os não cardiosseletivos.

A indicação adequada para instituição de terapêutica hipolipemiante no idoso, especialmente a medicamentosa, deve se basear menos na idade cronológica, mas principalmente nas condições gerais de saúde desse paciente, seu índice de comorbidades, seu grau de funcionalidade e sua expectativa de vida. Um dos fatos que dificulta a compreensão do papel do controle da dislipidemia no grande idoso é o fato de que ele está muito próximo do momento do seu óbito por diversos motivos, inclusive doença cardiovascular aterosclerótica. A decisão de iniciar ou mesmo manter a terapêutica hipolipemiante em idosos frágeis, com baixa funcionalidade ou com doenças graves deve ser adequadamente analisada para que realmente se adapte às reais necessidades desse paciente.[5]

Diabetes melito

Conceito

O diabetes melito (DM) compreende uma doença crônica que requer um contínuo cuidado médico e, também, o automonitoramento e a educação do paciente no sentido de aliviar os sintomas e prevenir as complicações micro e macrovasculares da doença. Além do impacto nas complicações agudas e tardias, o DM está associado ao impacto que causa em adultos no período produtivo de trabalho e a altos índices de mortalidade e perda de autonomia e independência. O DM acomete mais de 25% da população dos Estados Unidos com idade superior a 65 anos ou mais, podendo ser ainda maior em determinados grupos étnicos.

Epidemiologia

A hiperglicemia pós-prandial representa a característica mais comum do DM tipo 2 em idosos, cuja prevalência pode diferir quando se comparam diferentes grupos étnicos. Quando a hemoglobina A1C (Hb A1C) ou os níveis de glicemia de jejum (GJ) são usados como critérios de diagnóstico, dados da literatura chegam a sugerir que até um terço dos idosos com DM não são diagnosticados. Projeções sobre a prevalência de DM sugerem que o número de novos casos de DM na faixa etária idosa aumentará 4 ou 5 vezes até 2050.

Fisiopatologia

O aumento da glicemia com o envelhecimento e, por consequência, o aumento da prevalência de DM são determinados por uma série de fatores independentes. Fortes evidências apontam para uma predisposição genética. Idosos com familiares com DM apresentam risco maior de desenvolver a doença. Alguns grupos étnicos, do mesmo modo, apresentam uma incidência maior de DM quando comparados a outros. Fatores relacionados ao estilo de vida também predispõem ao desenvolvimento de DM. Obesos, consumidores de grandes quantidades de carboidratos e indivíduos com vida sedentária apresentam índices maiores de DM. Níveis baixos de testosterona em homens e altos em mulheres podem predispor ao aparecimento de DM. Uma série de alterações metabólicas, incluindo diminuição da produção de insulina, resistência periférica à insulina, aumento da produção hepática de glicose (neoglicogênese), produção aumentada de TNF-alfa e interleucinas, está relacionada com o aumento dos níveis de glicemia. Maior absorção renal de glicose, queda da atividade das incretinas e disfunção de neurotransmissores cerebrais, acarretam uma mudança no paradigma do tratamento de DM.

E não se pode esquecer que, de modo geral, idosos diabéticos também se apresentam muitas vezes com hipertensão arterial, dislipidemia e hipotireoidismo.

Apresentação clínica

Com o envelhecimento, o limiar de filtração renal de glicose aumenta. Tal informação, associada ao fato de que idosos têm limiar de sede elevado, faz com que por volta de um terço dos indivíduos idosos com DM não apresente os sintomas clássicos de DM (poliúria, polidipsia). Os sintomas mais comuns incluem confusão mental aguda, prostração, incontinência). Muitas vezes, faz-se o diagnóstico de DM quando os indivíduos apresentam alguma complicação tardia micro ou macrovascular. Apresentações atípicas do DM no idoso incluem neuropatia periférica, perda de peso, depressão, miopatias, otite aguda, necrose papilar/pielonefrite, lesões em membros inferiores e hipodermia.

Indivíduos idosos da comunidade com DM apresentam uma prevalência menor de obesidade; porém, maior de hipertensão arterial sistêmica (HAS) em comparação a jovens. Idosos com DM institucionalizados podem ser controlados mais facilmente com dieta, têm prevalência menor de obesidade; porém, apresentam mais complicações micro ou macrovasculares quando comparados a idosos da comunidade.

Classificação

A classificação do DM envolve quatro situações clínicas:

1. DM tipo I: resulta da falência total das células beta do pâncreas, promovendo deficiência absoluta da insulina.
2. DM tipo II: resulta de uma deficiência parcial na secreção de insulina associada a um aumento na resistência à ação da insulina.
3. Outros tipos de DM: associados a defeitos genéticos, fibrose cística do pâncreas ou induzidos por medicamentos.
4. DM gestacional.

Diagnóstico

Desde 2010, o diagnóstico do DM, segundo a American Diabetes Association (ADA), é feito de acordo com os critérios laboratoriais apresentados na Tabela 6.1.

Tabela 6.1. Critérios laboratoriais do diabetes melito, segundo a American Diabetes Association

Teste	Resultado	Interpretação
Glicemia de jejum (mg/dL)	≤ 99	Normal
	100 a 125	Intolerância de jejum
	≥ 126	Diabetes*
Teste de tolerância à glicose (TTG) oral (75 g)	Jejum ≤ 135	Normal
	2 horas entre 140 e 199	Intolerância pós-prandial
	2 horas ≥ 200	Diabetes
Hemoglobina glicada (HbA1c) (%)	≤ 5,7	Normal
	5,8 a 6,4	Alto risco
	≥ 6,5	Diabetes*

* Repetir o teste em outra ocasião.

Tratamento

Antes do início do tratamento do DM, algumas etapas devem ser cumpridas no sentido de individualizá-lo:

- » Confirmação do diagnóstico.
- » Estado geral do paciente e comorbidades presentes.
- » Verificação de complicações micro e macrovasculares.
- » Nível de glicemia em jejum e HbA1c.
- » Índice de massa corpórea (IMC) (se possível, composição corpórea).
- » Idade do paciente (expectativa de vida).
- » Possível interação medicamentosa.
- » Estabelecer o alvo de controle glicêmico.
- » Iniciar o tratamento com monoterapia (se o quadro clínico permitir).
- » Associar uma segunda medicação se necessário.
- » Considerar potência hipoglicemiante de cada classe terapêutica.
- » Considerar eventuais efeitos adversos de cada classe terapêutica.

- » Hipoglicemia.
- » Peso corpóreo.
- » Efeitos cardiovasculares.
- » Via de administração.
- » Custo.
- » Preferência do paciente.

Tratamento não medicamentoso

- » Indivíduos com pré-diabetes ou DM devem ser avaliados individualmente.
- » A perda de peso em indivíduos com sobre peso ou obesidade melhora a resistência à insulina e os níveis glicêmicos.
- » Dietas hipocalóricas ou hipogordurosas são eficazes para perda de peso durante um período de até 1 ano.
- » O monitoramento da quantidade de carboidratos ingerida pode ser feito pela contagem de carboidratos ou pelo índice glicêmico dos alimentos.[4]
- » Os pacientes em uso de dietas hipocalórica devem ser monitorados quanto a seus níveis de lipídios, função renal e ajuste da dosagem de medicações.
- » A ingesta de gordura saturada deve ser maior que 7% do total de calorias, sendo a ingesta de gordura trans desaconselhada.
- » Atividade física e alterações no estilo de vida devem ser incentivadas: perda de peso, atividade física (exercícios aeróbicos de moderada intensidade, 150 minutos/semana, atingindo 50 a 70% da frequência cardíaca máxima). Indivíduos sem contraindicação podem ser estimulados a realizar exercícios contra resistência 3 vezes/semana.
- » Bebidas alcoólicas e adoçantes podem ser ingeridos em doses moderadas.
- » Avaliação psicológica e social deve fazer parte do planejamento de tratamento.
- » Recomenda-se a vacinação contra influenza e pneumococos.

Tratamento medicamentoso

Os antidiabéticos orais podem ser caracterizados de acordo com o seu mecanismo de ação. Desse modo, inicialmente foram classificados em medicamentos que incrementam a secreção de insulina (sulfoniluréias e glinidas), os que diminuem a velocidade de absorção de glicídios (inibidores da alfaglicosidase), os que diminuem a produção hepática de glicose (biguanidas) e aqueles que aumentam a utilização periférica de glicose (glitazonas). A estes foram adicionados, medicamentos com ação semelhante à das incretinas mediadas pelos hormônios GLP-1 (*glucagon like peptide*-1) e GIP (*gastric inhibitory polypeptide*), os peptídeos insulinotrópicos dependentes de glicose. Assim, podem aumentar a secreção de insulina apenas quando a glicemia se eleva, controlando o aumento inadequado de glucagon. Pertencem a essa família medicamentos com ação semelhante à do GLP-1 (miméticos – exenatida – e análogos – liraglutida e lixisenatida) e, ainda, os inibidores da enzima dipeptidil peptidase 4 (DPP-4 – glinidas). O bloqueio da enzima DPP-4 reduz a degradação do GLP-1 aumentando sua meia-vida e promovendo a liberação de insulina, a redução na velocidade de esvaziamento gástrico e a inibição da secreção de glucagon. Mais recentemente, foram lançadas medicações que inibem o cotransporte sódio/glicose nos túbulos proximais renais (inibidores de SGLT2). Essa nova classe de fármacos reduz a glicemia via inibição da receptação de glicose nos rins, promovendo glicosúria.

A insulinização pode seguir as seguintes etapas:

» Dose única de insulina humana NPH ou análogo de longa duração (glargina ou detemir) ao deitar.
» Caso mantenha hiperglicemia pós-prandial, utilizar o esquema basal-*plus* com aplicação de insulina de longa duração ou intermediária ao deitar em associação à insulina análoga de curta duração na principal refeição do dia.
» Associar uma segunda dose de insulina análoga de curta duração, se apresentar hiperglicemia em mais de uma refeição.
» Não havendo sucesso, utilizar duas doses de insulina NPH associada à insulina análoga nas refeições.
» Uma opção é o uso de insulina análoga de curta duração nas refeições associada à dose única de insulina análoga de longa duração.

Nas Tabelas 6.2 e 6.3, estão descritos, respectivamente, os principais medicamentos utilizados na terapia do DM e os objetivos do seu tratamento medicamentoso.

Tabela 6.2. Principais medicamentos empregados na terapia do diabetes melito e suas características correspondentes

Medicamento: posologia min/máx (mg)	Mecanismo de ação	Redução da glicemia de jejum (mg/dL)	Redução da HbA1c (%)	Efeitos importantes
Sulfonilureias				
Clorpropamida (125 a 500) Glibenclamida (2,5 a 20) Glipizida (2,5 a 20) Glicazida (40 a 320) Glicazida MR (30 a 120) Glimepirida (1 a 8) 1 a 2 tomadas/dia	Aumento da secreção de insulina	60 a 70	1,5 a 2	Hipoglicemia Ganho de peso Insuficiência renal crônica Insuficiência hepática
Metiglinidas				
Repaglinida (0,5 a 16) Nateglinida (120 a 360) 3 tomadas/dia	Aumento da secreção de insulina	20 a 30	1 a 1,5	Hipoglicemia Ganho de peso Redução do espessamento endotelial

Biguanidas

Metformina (1.000 a 2.550) 2 a 3 tomadas/dia	Reduz a produção hepática de glicose	60 a 70	1,5 a 2	Redução de eventos cardiovasculares Prevenção de diabetes melito tipo 2 Melhora os lipídios Diminui peso Desconforto digestivo Insuficiência renal crônica Insuficiência hepática Acidose grave

Inibidores da alfaglicosidase

Acarbose (50 a 300) 3 tomadas/dia	Retardo da absorção de carboidratos	20 a 30	0,5 a 0,8	Redução de eventos cardiovasculares Prevenção de diabetes melito tipo 2 Redução do espessamento endotelial Melhora os lipídios Meteorismo Flatulência Diarreia

(Continua)

Tabela 6.2. Principais medicamentos empregados na terapia do diabetes melito e suas características correspondentes (continuação)

Medicamento: posologia min/máx (mg)	Mecanismo de ação	Redução da glicemia de jejum (mg/dL)	Redução da HbA1c (%)	Efeitos importantes
Glitazonas				
Pioglitazonas (15 a 45) 1 tomada/dia	Aumento da sensibilidade à insulina no músculo adipócito e hepatócito	20 a 30	0,5 a 1,4	Prevenção de diabetes melito tipo 2 Redução do espessamento endotelial Melhora os lipídios Redução de esteatose Retenção hídrica Anemia, ganho de peso, insuficiência cardíaca congestiva Fraturas Insuficiência cardíaca congestiva III e IV Insuficiência hepática

Inibidores da DPP-4

Sitagliptina (50 a 100) Vildagliptina (50) Saxagliptina (2,5 a 5) Linagliptina (5) Alogliptina (6,25 a 12,5) 1 ou 2 tomadas/dia	Aumento de GLP-1 Aumento de síntese de insulina Redução de glucagon	20	0,6 a 0,8	Aumento das células beta Neutro no peso Faringite, infecção do trato urinário Náuseas, cefaleia

Análogos do GLP-1

Exenatida (5 a 10 mcg) Liraglutide (0,6 a 1,2 a 1,8) Lixisenatide (10 a 20 mcg) 1 ou 2 aplicações SC/dia	Aumenta a ação do GLP-1	30	0,8 a 1,2	Aumento das células beta Redução de peso Redução da pressão arterial sistólica Hipoglicemia Náuseas, vômitos

Inibidores da SGLT-2

Dapaglitazona (5 a 10) Empaglitazona (10 a 25) Canaglitazona (100 a 300) 1 tomada/dia	Inibidor de SGLT-2 no túbulo renal	30	0,5 a 1	Perda de peso Redução da pressão arterial sistólica Poliúria, infecção do trato urinário, infecção genital Insuficiência renal crônica

Tabela 6.3. Objetivos do tratamento medicamentoso do diabetes melito

Status de saúde	HbA1c	Glicemia de jejum (mg/dL)	Glicemia noturna (mg/dL)	Pressão arterial (mmHg)	Lipídios
Poucas doenças crônicas, cognição íntegra, autonomia e independência, expectativa de vida alta	< 7,5%	90 a 130	90 a 150	< 140/80	Estatinas
Múltiplas doenças crônicas, perda cognitiva, perda de autonomia (+2 AVD)	< 8,0%	90 a 150	100 a 180	< 140/80	Estatinas
Múltiplas doenças crônicas, cuidados paliativos, déficit cognitivo, dependente (+2 AVD)	< 8,5%	100 a 180	110 a 220	< 150/90	Prevenção secundária

AVD: Atividades de vida diária.

Seguimento

A avaliação médica completa do paciente com DM envolve classificar a doença, detectar complicações micro ou macrovasculares, rever o esquema terapêutico e avaliar o controle da doença. A condução racional do DM deve ser individualizada.

História clínica

- » Idade do paciente ao diagnóstico.
- » Padrão alimentar, estado nutricional.
- » Grau de atividade física.
- » Revisão de tratamentos prévios.
- » Eventos clínicos de descompensação (hiper/hipoglicemia).
- » Presença de complicações microvasculares (retinopatia, nefropatia, neuropatia).
- » Presença de complicações macrovasculares (cardio/cerebrovasculares).
- » Problemas psicológicos, odontológicos.

Exame físico

- » IMC, PA nas três posições.
- » Fundo de olho.
- » Exame da pele (locais de injeção, acantose nigricante).
- » Exame dos pés (inspeção, pulsos).
- » Reflexo aquileu e patelar.
- » Propriocepção, vibração, monofilamento.

Exames laboratoriais

- » Anuais: colesterol total e frações, triglicérides, função hepática, microalbuminúria, creatinina, *clearance* renal.
- » HbA1c: se resultado atual maior que 3 meses.

Referências

1. Kane RL, Ouslander JG, Abrass IB, Resnick B (eds.). Essentials of clinical geriatrics. 7. ed. New York: McGraw-Hill; 2013.

2. James PA, Oparil S, Carter BL, Cushman WC, Dennison-Himmelfarb C, Handler J et al. Evidencebased guideline for the management of high blood pressure in adults: report from the panel members appointed to the Eighth Joint National Committee (JNC 8). JAMA. 2014;311:507.

3. Chobanian AV, Bakris GL, Black HR, Cushman WC, Green LA, Izzo JL Jr et al.; National Heart, Lung, and Blood Institute Joint National Committee on Prevention, Detection, Evaluation, and Treatment of High Blood Pressure; National High Blood Pressure Education Program Coordinating Committee. The Seventh Report of the Joint National Committee on Prevention, Detection, Evaluation, and Treatment of High Blood Pressure: the JNC 7 report. JAMA. 2003;289(19):2560.

4. Supiano MA. Hypertension. In: Halter JB, Ouslander JG, Studenski S, High KP, Asthana S, Supiano MA, Ritchie C (eds.). Hazzard's Geriatric Medicine and Gerontology. 7. ed. New York: McGraw-Hill; 2017.

5. Katzel LI, Blumenthal JB, Goldberg AP. Dyslipoproteinemia. In: Halter JB, Ouslander JG, Studenski S, High KP, Asthana S, Supiano MA, Ritchie C (eds.). Hazzard's Geriatric Medicine and Gerontology. 7. ed. New York: McGraw-Hill; 2017.

6. Streja D, Streja E. Management of dyslipidemia in the elderly. In: De Groot LJ, Chrousos G, Dungan K, Feingold KR, Grossman A, Hershman JM et al. (eds.). Endotext [Internet]. South Dartmouth (MA): MDText.com, Inc.; 2000-2014 Apr 9.

7. Nayor M, Vasan RS. Recent Update to the US Cholesterol Treatment Guidelines. Circulation. 2016;133:1795806.

Referências consultadas

American Diabetes Association. Standards of Medical Care in Diabetes – 2017. Disponível em: http://professional.diabetes.org/sites/profissional.diabetes.org/files/media/dc_40_s1_final.pdf.

Fazel MT, Pendergrass ML. Individualizing treatment of hyperglycemia in type 2 diabetes. JCOM. 2017;24(1):23-38.

Kalyani RR, Golden SH. Diabetes and aging: unique considerations and goals of care. Diabetes Care. 2017;40:440-3.

Kirkman MS, Briscoe VJ. Diabetes in older adults. A Consensus Report. Journal of the American Geriatric Society. 2012;60(12):2342-56.

Kirkman MS, Briscoe VJ. Diabetes in older adults. Consensus Report. Diabetes Care. 2012;35:2650-63.

Magalhães FO. Tratamento do diabetes tipo 2 – antidiabéticos orais e algoritmo 2014. Sociedade Brasileiro de Diabetes; 2014.

Meneilly GS, Tessier D. Diabetes in elderly adults. Journal of Gerontology Medical Sciences. 2001;56(1):M5-M13.

Sociedade Brasileira de Diabetes (SBD). Diretrizes da Sociedade Brasileira de Diabetes 2015-2016. [Internet]. Disponível em: https://www.diabetes.org.br/profissionais/images/docs/DIRETRIZES-SBD-2015-2016.pdf.

Capítulo 7

Arritmias cardíacas no idoso

Alberto de Macedo Soares
Samara Morais Silveira
Rubens Vaz Feijó Junior

Introdução

Como fenômeno fisiológico, o envelhecimento humano pode afetar o sistema cardiovascular de diversas maneiras, o que, em menor ou maior intensidade, pode resultar em apoptose celular e fibrose tecidual das células miocárdicas. As alterações estruturais decorrentes desse processo muitas vezes acarretam distúrbios de condução e arritmias cardíacas.

Se o evoluir dos anos por si só pode tornar um indivíduo idoso mais vulnerável a essas complicações, a associação com doenças cardiovasculares funciona como um fator complicador ou capaz de corroborar para o desencadeamento de arritmias, como a doença do nó sinusal (bradicardia sinusal, pausas sinusais, atraso na condução atrioventricular, desvio do eixo para a esquerda, bloqueios de ramo e aumento da prevalência de extrassístoles ventriculares e supraventriculares).

Além disso, o prognóstico dos distúrbios de condução e do ritmo em idosos depende da presença e da gravidade da doença cardíaca de base associada. Sabe-se que o bloqueio de ramo esquerdo, a fibrilação atrial e a taquicardia ventricular sustentada são preditores de desfechos adversos, estando frequentemente associados à doença cardiovascular subjacente.

Uma arritmia cardíaca representa uma anormalidade na frequência, na regularidade ou na origem do impulso cardíaco, ou uma alteração em sua condução causando uma sequência anormal da ativação miocárdica. A incidência das arritmias cardíacas e dos distúrbios de condução aumenta com o envelhecimento da população em geral. Alterações celulares e biomoleculares estão presentes no processo senescente do coração.

As principais alterações do envelhecimento celular são a diminuição do número de miócitos, o aumento da fibrose cardíaca, principalmente no nó sinusal, com a diminuição do número de células pálidas, o aumento da massa ventricular esquerda, a dilatação das câmeras atriais e a diminuição da sensibilidade dos barorreceptores.

Conhecer as alterações próprias do envelhecimento permite que o médico diferencie achados eletrocardiográficos que representam alterações normais do envelhecimento ou achados patológicos.

Métodos diagnósticos para detecção de arritmias

O já conhecido eletrocardiograma (ECG) de 12 derivações compreende o exame básico e de grande auxílio na busca de causas frequentemente encontradas nos pacientes que apresentam alterações de ritmo e naqueles que sofreram isquemia ou infarto, sendo útil também na detecção de distúrbios de condução atrioventricular e dos ramos intraventriculares.

O holter de 24 horas possibilita uma avaliação eletrocardiográfica dinâmica, por meio de um pequeno aparelho gravador portátil que registra continuamente a atividade elétrica do coração, pelo registro do ECG. Nele, são analisados apenas três canais do ECG, com quatro eletrodos posicionados no tórax, permitindo, dessa maneira, maior acurácia na detecção de arritmias.

O looper, ou monitor de eventos, tem por objetivo aumentar a precisão diagnóstica de sintomas pouco frequentes (semanal ou mensal). Dois métodos de monitoramento eletrocardiográfico prolongado estão disponíveis no mercado: o monitor de eventos externo e o de eventos implantável. Como o holter, o looper é ligado ao tórax do paciente para coletar o sinal eletrocardiográfico. O monitor é de pequeno porte e fácil manipulação. Dois eletrodos são utilizados e conectados ao gravador por meio de um cabo. O paciente é orientado a permanecer com o aparelho o maior tempo possível, retirando-o apenas para o banho.

O estudo eletrofisiológico constitui um método de avaliação invasiva das propriedades elétricas do coração e do sistema de condução. Durante o procedimento, pode-se analisar os intervalos de tempo que o sistema de condução necessita para permitir a passagem do impulso elétrico, bem como estimular o coração em frequências diferentes para pesquisar se há determinados tipos de arritmias.

Pela estimulação programada (liberação de estímulos elétricos em intervalos de tempo programados), é possível simular condições às quais o paciente fica exposto diariamente, como extrassístoles atriais e ventriculares, e observar a resposta cardíaca a essa estimulação.

O estudo diagnóstico está indicado quando os métodos não invasivos não forem esclarecedores em pacientes com suspeita de arritmias. Pacientes com distúrbio de condução intraventricular ou cardiopatia estrutural que não preencham os critérios para implante de marca-passo ou desfibrilador implantável devem ser submetidos a estudo eletrofisiológico para avaliação da integridade do sistema His-Purkinje e indução de taquiarritmias. Pacientes com sintomas sugestivos de taquiarritmias (p. ex., palpitações), com investigação não invasiva inconclusiva podem ser submetidos a estudo para esclarecimento e direcionamento do tratamento. Pacientes com arritmia já documentada pelo ECG podem ser submetidos ao exame já com a perspectiva de ablação no mesmo procedimento, como modo de evitar o uso de medicações ou no caso da falência da terapia medicamentosa. Por se tratar de um exame invasivo, tem algumas contraindicações relativas, como distúrbio de coagulação grave, peso abaixo de 25 kg, infecção em atividade e impossibilidade de acesso vascular ao coração. Essas contraindicações sempre devem ser ponderadas diante do risco de arritmia e do benefício do procedimento.

Bradiarritmias

Doença do nó sinusal

A doença do nó sinusal (DNS) em todas as suas formas tem frequentemente como causas as alterações degenerativas do nó sinusal, os processos isquêmicos, a disfunção do automatismo cardíaco e o uso prévio de medicações que atuam no nó sinusal. A expressão "doença do nó sinusal" engloba um número de anormalidades: bradicardia sinusal, pausa sinusal, bloqueio sinoatrial e a síndrome bradi-taqui.

Sua incidência está aumentada nos pacientes geriátricos com prevalência elevada no sexo feminino.

Para quaisquer atitudes em relação ao tratamento da DNS, ou seja, no implante de marca-passo definitivo, deve ter sido descartado o uso prévio de medicação cronotrópica e/ou dromotrópica negativa, além de ser imperioso o conhecimento sobre a vida média, o metabolismo e as interações medicamentosas dessas substâncias.

Atualmente, as recomendações para implante de marca-passo definitivo diante da DNS surgem quando a DNS é espontânea, irreversível ou induzida por fármacos necessários e insubstituíveis, com sintomas de síncopes, pré-síncopes ou tonturas e/ou insuficiência cardíaca relacionados com bradicardia, síndrome bradi-taqui, com intolerância aos esforços claramente associada à incompetência cronotrópica, cuja bradiarritmia desencadeie ou agrave insuficiência cardíaca, angina do peito ou taquiarritmias.

Bradicardia sinusal

Define-se como ritmo sinusal com frequências cardíacas inferiores a 60 batimentos por minuto (Figura 7.1). Na maior parte das vezes, a bradicardia sinusal tem um caráter benigno; porém, naqueles paciente sintomáticos, ou seja, que apresentam pré-síncope, síncope ou naqueles com insuficiência cardíaca relacionada com bradicardia sinusal, o implante de marca-passo definitivo estará indicado.

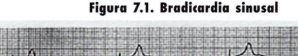

Figura 7.1. Bradicardia sinusal

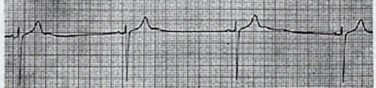

Pausa sinusal

Define-se pela ausência da onda P no traçado eletrocardiográfico, não se encontrando relação matemática com a duração do intervalo PP de base (Figura 7.2). A prevalência da pausa sinusal pode chegar até 16% da população de idosos.

Contudo, o implante de marca-passo definitivo está indicado apenas nos pacientes sintomáticos.

Figura 7.2. Pausa sinusal

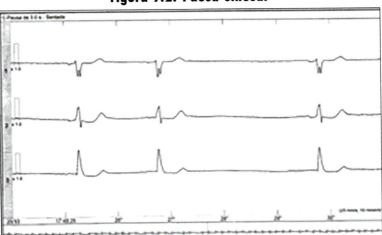

Bloqueio sinoatrial

Define-se como distúrbio de condição no nível da junção sinoatrial, dificultando a passagem dos estímulos provenientes do nó sinusal ao tecido atrial. É menos frequente em relação às outras bradiarritmias. Tem como causas principais os processos degenerativos e medicações que atuam nos sistemas de condução e no tecido atrial. O marca-passo definitivo nesses pacientes deve ser indicado para casos que apresentem sinais de baixo débito ou insuficiência cardíaca decorrente de bradicardia (Figura 7.3).

Figura 7.3. Bloqueio sinoatrial

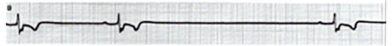

Síndrome bradi-taqui

Caracteriza-se pelo aparecimento de ritmos taquicárdicos, sendo os mais observados fibrilação atrial, *flutter* atrial e taquicardia atrial alternando com períodos de bradicardia após o término dessas taquiarritmias (Figura 7.4). Nos pacientes sintomáticos, o implante de marca-passo definitivo deve ser indicado para o controle dos sintomas relacionados com bradicardia e ao uso de medicações antiarrítmicas para o controle da taquiarritmia.

Figura 7.4. Síndrome bradi-taqui

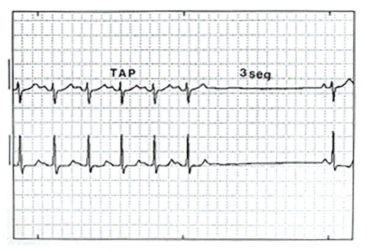

Bloqueios atrioventriculares

Caracterizam-se pelo atraso ou pela não condução dos impulsos atriais para os ventrículos. De maneira mais didática, serão discutidas aqui as formas mais frequentemente apresentadas.

Classificam-se em três categorias:
1. Bloqueio atrioventricular de 1º grau.
2. Bloqueio atrioventricular de 2º grau.
    – tipo I ou Wenckebach (Mobitz tipo I);
    – tipo II (Mobitz tipo II).
3. Bloqueio atrioventricular do 3º grau ou total.

Bloqueio atrioventricular de 1º grau

Define-se como um prolongamento do intervalo PR, maior que 0,20 segundos ao ECG de superfície (Figura 7.5). Tem caráter benigno e é comumente encontrado nos pacientes idosos sem cardiopatia e naqueles pacientes em uso de medicações que diminuem a condução pelo nó atrioventricular. O tratamento não se faz necessário.

Figura 7.5. Bloqueio atrioventricular de 1º grau

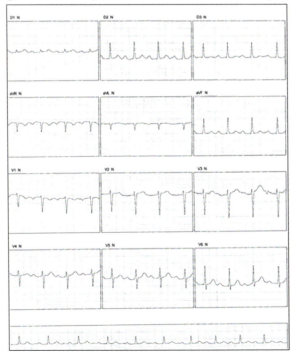

Bloqueio atrioventricular de 2º grau (Mobitz tipo I)

Define-se pelo prolongamento progressivo do intervalo PR até o aparecimento de uma despolarização atrial sem respostas ventricular (Figura 7.6). É frequentemente encontrado em pacientes sem cardiopatias.

Na maioria das vezes, o bloqueio encontra-se no nó atrioventricular. Tem como principais causas os processos degenerativos do sistema de condução, o uso de medicações que interferem na condução atrioventricular e a doença isquêmica do coração. O implante de marca-passo definitivo está indicado nos pacientes sintomáticos que apresentem sinais de baixo débito cardíaco e insuficiência cardíaca relacionada com bradicardia.

Figura 7.6. Bloqueio atrioventricular de 2º grau (Mobitz tipo I)

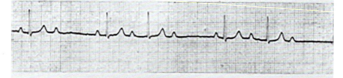

Bloqueio atrioventricular de 2º grau (Mobitz tipo II)

Nessa situação, diferentemente do bloqueio atrioventricular de 2º grau tipo I, observa-se o intervalo PR fixo dos ciclos que precedem o batimento atrial bloqueado (Figura 7.7). Localiza-se no sistema de condução distal abaixo do nó atrioventricular, portanto apresenta-se com pior prognóstico, frequentemente evoluindo para bloqueio atrioventricular total.

Figura 7.7. Bloqueio atrioventricular de 2º grau (Mobitz tipo II)

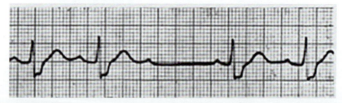

A degeneração do sistema de condução e a doença coronariana são as patologias mais encontradas nessa situação. O implante de marca-passo definitivo está indicado na maioria das vezes.

Bloqueio atrioventricular de 3º grau

Caracteriza-se pela interrupção total dos impulsos atriais para os ventrículos; dessa maneira, coexistem dois marca-passos distintos, podendo apresentar-se em caráter transitório ou definitivo (Figura 7.8). O nível do bloqueio pode estar localizado desde o nó atrioventricular até o sistema de Purkinje.

Nos pacientes idosos, está relacionado mais frequentemente aos processos degenerativos do sistema de condução, à válvula aórtica e à doença arterial coronariana. O implante do marca-passo definitivo está indicado na maioria das vezes.

Figura 7.8. Bloqueio atrioventricular de 3º grau

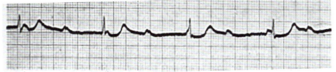

Recomendações para implante de marca-passo definitivo em pacientes com bloqueio atrioventricular

Nos casos de bloqueio atrioventricular de 1º grau, não há indicação de marca-passo, mas, diante de uma bradicardia associada, há necessidade de um acompanhamento mais rotineiro do ritmo cardíaco, pelo holter ECG.

Nos casos de bloqueio atrioventricular de 2º grau, há indicação de marca-passo nos casos de Mobitz tipo I permanente ou intermitente, irreversível ou causado por medicações necessárias e insubstituíveis, independentemente do tipo e da localização, com sintomas definidos de baixo fluxo cerebral e/ou insuficiência cardíaca consequente à bradicardia.

O marca-passo está recomendado nos casos de bloqueio atrioventricular de 2º grau Mobitz tipo II, com QRS largo ou infra-His, assintomático, permanente ou intermitente e irreversível; *flutter* ou fibrilação arterial, com períodos de resposta ventricular baixa, em pacientes com sintomas definidos de baixo fluxo cerebral e/ou insuficiência cardíaca consequentes à bradicardia. Ainda, em casos de bloqueio avançado, adquirido, assintomático, permanente ou intermitente e irreversível; e tipo II, com QRS estreito, assintomático, permanente ou intermitente e irreversível.

Permanece a indicação de marca-passo nos casos de bloqueio atrioventricular: permanente ou intermitente, irreversível, de qualquer etiologia ou local, com sintomas de hipofluxo cerebral e/ou insuficiência cardíaca consequentes à bradicardia; assintomático, em decorrência de infarto agudo do miocárdio, persistente por mais de 15 dias; assintomático, após cirurgia cardíaca, persistente por mais de 15 dias, QRS largo; assintomático, irreversível, intra/infra-His, ou ritmo de escape infra-His; assintomático, irreversível, QRS estreito, com indicação de antiarrítmicos depressores do ritmo de escape; adquirido, irreversível, assintomático, com frequência cardíaca média menor que 40 batimentos por minuto na vigília e sem resposta adequada ao exercício; irreversível, assintomático, com assistolia maior que 3 segundos na vigília; e irreversível, assintomático, com cardiomegalia progressiva.

Extrassistolias

Extrassístoles atriais

São comumente encontradas em pacientes idosos, com uma prevalência em torno de até 10% ao ECG de superfície e em até 87% no sistema de monitoramento ambulatorial (holter de 24 horas).

Essa arritmia tem caráter benigno em idosos sem cardiopatia, portanto não há necessidade de tratamento (Figura 7.9).

Extrassístoles juncionais

Várias são as causas que podem causar extrassistolia juncional (Figura 7.10), entre as mais frequentes a insuficiência coronariana, o infarto agudo do miocárdio, a doença pulmonar obstrutiva crônica, a hipocalemia, a insuficiência cardíaca, intoxicação digitálica e o pós-operatório de cirurgia cardíaca.

Apesar de se tratar de uma extrassistolia que não implica necessariamente tratamento, cabe ao profissional tentar identificar a causa.

Extrassístoles ventriculares

A prevalência das extrassístoles ventriculares (Figura 7.11) aumenta com a idade. Em um grupo de pacientes idosos, com idades entre 60

Figura 7.9. Extrassistolia atrial

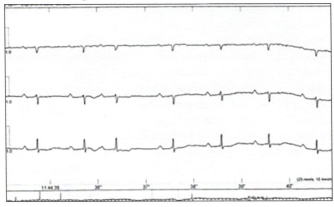

Figura 7.10. Extrassistolia juncional

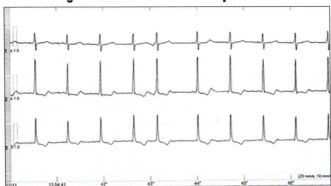

Figura 7.11. Extrassistolia ventricular

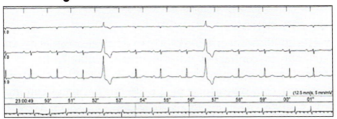

e 85 anos, submetidos ao monitoramento ambulatorial (holter de 24 horas), encontrou-se uma prevalência de 11% de extrassístoles ventriculares isoladas.

O aparecimento das extrassistolias ventriculares estão mais frequentemente associadas à hipertensão arterial sistêmica, aos distúrbios eletrolíticos e à intoxicação digitálica (Figura 7.12), às patologias cardíacas que provocam dilatação nas câmaras ventriculares, à doença isquêmica miocárdica e à disfunção ventricular.

O tratamento dos pacientes que apresentam extrassístoles ventriculares isoladas deve ser feito inicialmente com a correção dos fatores precipitantes; caso contrário, usar medicamentos do grupo II (betabloqueadores). Nos pacientes sem cardiopatia evidente, a extrassistolia ventricular não está associada ao aumento da incidência de morte súbita; portanto, faz-se apenas o tratamento dos pacientes sintomáticos.

Taquiarritmias

Nesta parte do capítulo, optou-se por comentar as taquiarritmias mais frequentes e de maior significado na prática clínica em relação aos pacientes geriátricos.

Taquicardia atrial

Trata-se de uma arritmia iniciada no tecido atrial, apresentando ondas P com morfologia diferente da presente na onda P sinusal. Tem frequências em média de 140 a 200 batimentos por minuto (Figura 7.13).

É mais comumente encontrada nos pacientes idosos com cardiopatia isquêmica, doença pulmonar obstrutiva crônica e intoxicação digitálica.

A identificação e a correção dos fatores e das doenças precipitantes da taquicardia atrial podem restabelecer o ritmo sinusal; caso contrário, o uso de medicamentos como a adenosina ou o verapamil estará indicado para o controle ou a restituição do ritmo sinusal.

Fibrilação atrial

Nessa condição, ocorre um processo de ativação atrial desordenado, resultando em contrações atriais ineficazes (Figura 7.14).

Compreende a taquiarritmia sustentada mais encontrada na população idosa, com prevalência de 3 a 5% nos pacientes com mais de 60 anos.

Figura 7.12. Extrassistolia ventricular na forma de bigeminismo

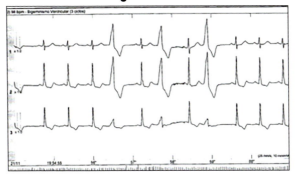

Figura 7.13. Taquicardia atrial

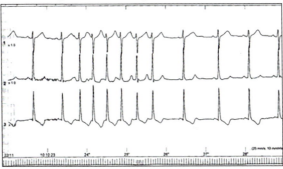

Figura 7.14. Fibrilação atrial

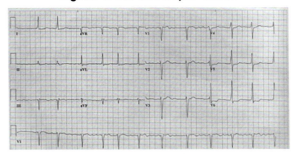

A média de idade dos pacientes portadores de fibrilação atrial crônica é de 75 anos, e a sua prevalência dobra a cada 10 anos após a idade de 55 anos.

A fibrilação atrial predomina mais no sexo masculino que no feminino.

Os fatores mais envolvidos para o desenvolvimento da fibrilação atrial são doença cardíaca valvular mitral e aórtica, hipertensão arterial, doença isquêmica do coração, miocardiopatia dilatada e hipertrófica, hipertrofia ventricular esquerda e doença pulmonar obstrutiva crônica.

Manejo

O manejo apropriado da fibrilação atrial consiste na reversão e na manutenção do ritmo sinusal, ou no controle adequado da frequência cardíaca, além da prevenção de eventos embólicos.

Restauração para ritmo sinusal

Pacientes que apresentam episódio de fibrilação atrial com intervalo inferior a 48 horas são candidatos à cardioversão, com baixo risco de fenômenos embólicos.

Naqueles pacientes em que a fibrilação atrial se instalou por mais de 48 horas, há maiores chances para a formação de trombos atriais e, consequentemente, com maior risco de apresentar fenômenos tromboembólicos, caso a cardioversão seja realizada.

A presença de trombos intratriais é mais bem evidenciada pela ecocardiografia transesofágica. Quando houver trombos, deve-se iniciar a anticoagulação com varfarina e ajustar a dose para a taxa internacional de normatização (INR) entre 2 e 3 por, no mínimo, 3 semanas; após esse período, a cardioversão poderá ser realizada.

Vários antiarrítmicos poderão ser usados na reversão da fibrilação atrial para o ritmo sinusal, como os medicamentos dos grupos 1A (quinidina, procainamida, disopiramida) e 1C (propafenona), e os do grupo III (amiodarona). Em estudos recentes, demonstrou-se que o uso da amiodarona apresentou índice de sucesso para a reversão ao ritmo sinusal em até 86% dos pacientes com fibrilação atrial há menos de 2 anos.

Nos pacientes em que houve insucesso com a terapêutica medicamentosa ou naqueles que apresentam disfunção ventricular esquerda e sinais de baixo débito, a cardioversão elétrica deverá ser realizada.

Controle da frequência ventricular

Em pacientes nos quais a reversão para o ritmo sinusal não está indicada ou naqueles que não obtiveram sucesso na cardioversão, recomenda-se o controle da frequência ventricular. Aqueles com fibrilação atrial e frequência ventricular rápida podem apresentar diminuição do débito cardíaco, seja pelo encurtamento do tempo de enchimento ventricular, seja pela isquemia causada pelo aumento do consumo de oxigênio pelo miocárdio. As medicações mais utilizadas para o controle da frequência ventricular são as dos grupos IV (verapamil, diltiazem), II (propanolol, atenolol, esmolol) e III (amiodarona), além da digoxina.

Terapia anticoagulante

Vários estudos demonstraram a eficácia da terapia anticoagulante oral na prevenção de acidente vascular cerebral e embolia sistêmica em pacientes portadores de fibrilação atrial (ver Capítulo 29 – "Anticoagulação").

Taquicardia ventricular

A prevalência de episódios de taquicardia ventricular não sustentada na população idosa acima de 60 anos com ou sem cardiopatia é de 4,3% no sexo feminino e de 10,3% no sexo masculino.

A taquicardia ventricular pode apresentar-se na forma não sustentada (Figura 7.15) e assintomática ou na forma sustentada, resultando em importantes repercussões hemodinâmicas e podendo degenerar para fibrilação ventricular, causando a morte do paciente.

Particularmente, a insuficiência coronariana representa a patologia mais encontrada nessa população seguida da miocardiopatia dilatada e da miocardiopatia hipertrófica.

O uso de antiarrítmicos está indicado tanto para o tratamento da taquicardia ventricular quanto para a profilaxia de ataques recorrentes. As medicações dos grupos III (amiodarona) e IB (lidocaína) são as mais preconizadas atualmente, a última mais bem indicada nos pacientes que apresentam insuficiência coronariana.

Entre os pacientes que apresentam taquicardia ventricular sustentada com frequência ventricular rápida, associada a sinais de baixo débito cardíaco, a cardioversão elétrica se faz mandatória.

Figura 7.15. Taquicardia ventricular não sustentada

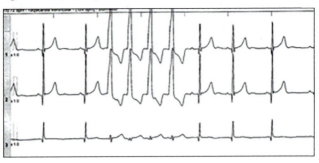

Pró-arritmia

Termo utilizado para o evento no qual ocorre a indução de outra arritmia ou exacerbação da arritmia preexistente como consequência da utilização de uma medicação antiarrítmica. O aparecimento dos fenômenos pró-arrítmicos é relativamente alto, principalmente naqueles pacientes com taquicardia ventricular sustentada e disfunção ventricular graves. Outros fatores, como a insuficiência renal, a insuficiência hepática, as alterações eletrolíticas e o uso concomitante de digital, também estão associados à pró-arritmia.

É importante destacar que as medicações do grupo 1A são comumente as mais implicadas no aparecimento da pró-arritmia.

Referências consultadas

Alboni T, Menozzi C, Brignole M, Paparella N, Lolli G, Oddone D et al. An abnormal neuroreflex plays a role in causing syncope in sinus bradycardia. J Am Coll Cardiol. 1993;22:1130.

Aronow WS. Treatment of ventricular arrhythmias in the elderly. Geriatrics. 2008;8:20-8.

Bardy GH, Lee KL, Mark DB; Sudden Cardiac Death in Heart Failure Trail (SCDHeFT) Investigators. Amiodarone or an implantable cardioverter-defibrillator for congestive heart failure. N Engl J Med. 2005;352:225-37.

Barretto ACP, Drumond Neto C, Mady C, Albuquerque DC de, Brindeiro Filho DF, Braile DM et al. Revisão das II Diretrizes da Sociedade Brasileira de Cardiologia para o Diagnóstico e Tratamento da Insuficiência Cardíaca. Arq Bras Cardiol. 2002;79(Suppl.5).

Brady PA, Shen WK. When is intracardiac electrophysiologic evaluation indicated in the older or very patient? Complications rate and data. Clin Geriatr Med. 2002;18:339-60.

Cleland JG, Pennel DJ, Ray SG, Coats AJ, Macfarlane PW, Murray GD et al. Myocardial viability as a determinant of the ejections fraction response to carvedilol in patients with heart failure (CHRISTMAS trial) randomized controlled trial. Lancet. 2003;362:14-21.

Connoly SJ, Gent M, Roberts RS, Dorian P, Roy D, Sheldon RS et al. Canadian Implantable Defibrillator Study (CIDS): a randomized trial of the implantable cardioverter defibrillator against amiodarone. Circulation. 2000;101:1297-302.

Conolly SJ, HAllstrom AP, Cappato R, Schron EB, Kuck KH, Zipes DP et al. Meta-analysis of the implantable cardioverter defibrillator secondary prevention trials. AVID, CASH and CIDS studies. Antiarrhythmic vs Implantable Defibrillator study. Cardiac Arrest Study Hamburg. Canadian Implantable Defibrillator Study. Eur Heart J. 2000;21:2071-8.

Connolly SJ, Pogue J, Eikelboom J, Flaker G, Commerford P, Franzosi MG et al. Benefit of oral anticoagulant over therapy in atrial fibrillation depends on the quality of international normalized ratio control achieved by centers and countries as measured by time in therapeutic range. Circulation. 2008;118:2029-37.

Cossú SF, Buxton AE. The clinical spectrum of ventricular tachyarrhythmias in patients with coronary artery disease: Relationship between clinical and electrophysiologic characteristics in patients with nonsustained ventricular tachycardia and cardiac arrest. Cardiol Rev. 1995;3:240.

Da Costa A, Thevenin J, Roche F, Romeyer-Bouchard C, Abdellaoui L, Messier M et al. Results from the Loire-Ardèche-Drôme-Isère-Puy-de-Dôme (LADIP) multicentric prospective randomized study comparing amiodarone and radiofrequency ablation after the first episode of symptomatic atrial flutter. Circulation. 2006;114:1676-81.

Davies MJ, Pomerance A. Quantitative study of aging chances in the human sinoatrial node and internodal tracts. Br Heart J. 1972;34:150-2.

Dhingra RC, Denes P, Wu D, Chuquimia R, Rosen KM. The significance of second-degree atrioventricular block and bundle branch block. Observations regarding site and type of block. Circulation. 1974;49:638-46.

Ermis C, Zhu AX, Vanheel L, Sakaguchi RN, Lurie KG, Lu F, Benditt DG. Comparison of ventricular arryhthmia burden, therapeutic interventions, and survival, in patients < 75 and patients >or= 75 years of age treated with implantable cardioverter defibrillators. Europace. 2007;9:270-4.

Feijó Jr RV, Macedo-Soares A. Ação pró-arrítmica das drogas antiarrítmicas. Gerontologia. 1994;2(3):117-23.

Fleg JL, Kennedy HL. Long-term prognostic significance of ambulatory electrocardiographic findings in apparently healthy subjects ≥ 60 years of age. Am J Cardiol. 1992;70:748-51.

Fuster V, Ryden LE, Cannon DS, Crijns HJ, Curtis AB, Ellenbogen KA et al. ACC/AHA/ESC 2006 Guidelines for the Management of Patients With Atrial Fibrillation. A Report of the American College of Cardiology/American Heart Association Task Force on Practice Guidelines and the European Society of Cardiology Committee for Practice Guidelines (WritingCommittee to Revise the 2001 Guidelines for the Management of Patients With Atrial Fibrillation). J Am Coll Cardiol. 2006;48:48-196.

Gage BF, Waterman AD, Shammon W, Boecher M, Rich MW, Radford MJ. Validation of clinical calcifications schemes for predicting stroke: results from the National Registry of Atrial Fibrillation. JAMA. 2001;285:2864-70.

Golzari H, Cebul RD, Bahler RC. Atrial Fibrillation: restoration and maintenance of sinus rhythm and indications for anticoagulation therapy. Ann Intern Med. 1996;125:311-23.

Gravina CF, Rosa RF, Franken RA (coords.). Sociedade Brasileira de Cardiologia. II Diretrizes Brasileiras em Cardiogeriatria. Arq Bras Cardiol. 2010;95(Suppl. 3):1-112.

Harris R. Cardiac arrhythmias in the aged. In: Caird FI, Dall JLC, Kennedy RD (eds.). Cardiology in old age. New York: Plenun; 1976. p. 315-46.

Haywwod GA, Katritsis D, Ward J, Leigh-Jones M, Ward DE, Camm AJ. Atrial adaptive rate pacing in sick sinus syndrome: effects on exercise capacity and arrhythmias. Br Heart J. 1993;69:174-8.

Huan DT, Sesselberg HW, McNitt S, Noyes K, Andrews ML, Hall WJ et al. Improval survival associated with prophylactic implantable desfibrillators in elderly patients with prior myocardial infarction and depressed ventricular function: A MADTI-II Substudy. J Cardiovasc Electrpophysiology. 2007;8:833-8.

Joint Formulary Commitee. British National Formulary. 46.ed. London: British Medical Association and Royal Pharmaceutical Society of Great Britain; 2003.

Josephson ME, Spear JF, Harken AH. Surgical and electrophysiologic correlates. Am Heart J. 1982;10:1076-85.

Konings KT, Kirchhof CJ, Smeets JR, Wellens HJ, Penn OC, Allessie MA. High-density mapping of electrically induced atrial fibrillation in humans. Circulation. 1994;89:1665.

Kusumoto F, Prossak K, Wiesinger M, Pullen T, Lynady C. Radiofrequency catheter ablation of atrial fibrillation in older patients: outcomes and complications. J Interv Card Electrophysiol. 2009;114:1789.

Levy S. Epidemiology and classification of atrial fibrillation. J Cardiovasc Electrophysiol. 1998;9 (8 Suppl.):S78-82.

Manning WJ, Silverman DI, Keighley CS, Oettgen P, Douglas PS. Transesophageal echocardiographically facilitated early cardioversion from atrial fibrillation using short-term antigoagulation: final results of a prospective 4.5-year study. J Am Coll Cardiol. 1995;25:1354-61.

Manolio TP, Furberg CD, Rautaharju PM, Siscovick D, Newman AB, Borhani NO et al. Cardiac arrhythmias on 24-hour ambulatory electrocardiography in older women and men: the cardiovascular health study. J Am Coll Cardiol. 1984;23:916-25.

Marneff M, Gregore M, Waterschoot P, Kestmont P. The sinus node function: normal and pathological. Eur Heart J. 1993,14:649-54.

Mihalick MJ, Fisch C. Electrocardiographic findings in the aged. Am Heart J. 1976;87:117-28.

Mitra RL, Buxton AE. The clinical significance of nonsustained ventricular tachycardia. J Cardiovasc Electrophysiol. 1993;4:490.

Moos AJ. Treatment of arrythmias an use of implantable cardioverter defibrillators to improve survival in elderly with cardiac disease. Clin Geriatr. 2007;23:205-19.

Narula OS. Atrioventricular block. In: Narula OS (ed.). Cardiac arrhythmias. Electrophysiology, diagnosis and management. Baltimore: Williams and Wilkins; 1979. p. 85-113.

Natale A, Raviele A, Al-Ahmad A, Alfieri O, Aliot E, Almendral J et al. Venice Chart International Consensus document on ventricular tachycardia/ventricular fibrillation ablation. J Cardiovasc Electrophysiol. 2010;21:339-79.

Rodrigues dos Santos AG, Lye M. Transient cardiac arrhythmias in healthy elderly individuals: How relevant are they? J Clin Exp Gerontol. 1980;2:245-58.

Ruffy R. Atrial fibrilation. In: Zipes DP, Jalife J (eds.). Cardiac electrophysiology: from cell to bedside. 2.ed. Philadelphia: W. B. Saunders Company; 1994. p. 682.

Santos AL, Aleixo AM, Landieri J, Luis AS. Conversation of atrial fibrillation to sinus rhythm with amiodarone. Acta Med Port 1979;1:15-23.

Scheimann MM, Aliot EM, Alpert JS. ACC/AHA/ESC Guidelines for the Management of Patients With Supraventricular Arrhythmias. Eur Heart J. 2003;24:1857-97.

Shaw DB, Holman RR, Gowers JI. Survival. In: Sinoatrial Disorder (Sick Sinus Syndrome). BR Med J. 1980;280:139.

Spirito P, Rapezzi C, Autore C, Bruzzi P, Bellone P, Ortolani P et al. Prognosis of asymptomatic patients with hypertrophic cardiomyopathy and nonsustained ventricular tachycardia. Circulation. 1994;90:2743.

The ACTIVE Investigators. Effect of clopidogrel added to aspirin in patients with atrial fibrillation. N Engl J Med. 2009;360:2127-9.

The European Atrial Fibrillation Trial Study Group. Optimal oral anticoagulant therapy in patients with nonrheumatic atrial fibrillation and recent cerebral ischemia. N Engl J Med. 1995;333(1):5-10.

Turitto G, Ahuja RK, Caref EB, el-Sherif N. Risk stratification for arrhythmic events in patients with nonischemic dilated cardiomyopathy and nonsustained ventricular tachycardia: Role of programmed ventricular stimulation and the signal-averaged electrocardiogram. J Am Coll Cardiol. 1994;24:1523.

van Walraven C, Hart RG, Connolly S, Austin PC, Mant J, Hobbs FD et al. Effect of age on stroke prevention therapy in patients with atrial fibrillation: the Atrial Fibrillation Investigators. Stroke. 2009;40:11410-6.

Yang YJ. The natural history of sick sinus syndrome. Chest. 1993;21:94.

Zado ES, Callans DJ, Gottlieb CD, Kutalek SP, Wibur SL, Hessen SE et al. Efficacy and safety of catheter ablation in Octogenarians. J Am Coll Cardiol. 2000;35:458.

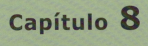

Capítulo 8

Aspectos psíquicos do envelhecimento

Ivan Aprahamian
Valmari Cristina Aranha
Marina Maria Biella Silva
Cecília Galetti

Introdução

Viver muito já é uma realidade hoje. E envelhecer com qualidade de vida é um objetivo. Manter-se ativo, saudável e funcional representa a busca da maioria. A saúde física, mental, social e espiritual na velhice depende de vários fatores. O envelhecimento é marcado pela heterogeneidade, a história de vida, as representações e o contexto social.

Embora a velhice resulte de vivências anteriores e alterações individuais que transcorrem do nascimento até a morte, algumas de suas consequências são inadvertidamente atribuídas à passagem do tempo. A percepção de alterações emocionais toleradas em fases anteriores pode ser aumentada na velhice por uma associação a perdas, limitações, dificuldades, frustrações e expectativas idealizadas.

Psicopatologias não tratadas na vida adulta podem receber atenção pela primeira vez na velhice em razão de adoecimento físico, perdas financeiras ou sociais e consequente proximidade com familiares e profissionais de saúde.

A maneira como cada sujeito entende e vivencia seu envelhecimento e suas mudanças está diretamente relacionada com traços de sua personalidade, da sua capacidade adaptativa e da sua resiliência. Alterações em papéis sociais, perdas simbólicas, reais e funcionais pedem adaptação e uso coerente de recursos internos e externos, que, se não bem articulados, promovem adoecimento emocional de diversas naturezas e intensidades, podendo culminar em comportamentos disruptivos, dificuldades de relacionamento e até mesmo quadros psicopatológicos mais graves.

Na relação com o profissional de saúde, essas dificuldades surgem na figura do "idoso difícil de lidar": não adere à terapêutica medicamentosa e/ou interdisciplinar; questiona e se lastima, não se dispõe a ouvir e não melhora, provocando sentimentos de impotência, intolerância e irritabilidade naqueles que o assistem.

Para uma intervenção coerente, o diagnóstico diferencial se faz essencial. Alterações físicas, cognitivas, afetivas e sociais podem aparecer de modo intenso e indiferenciado. A confusão entre características de personalidade, alterações próprias da senescência e psicopatologias, se não bem conhecidas pelo profissional de saúde, podem implicar negligência e iatrogenia.

Conhecer o processo de envelhecimento e suas mudanças físicas e sociais é importante, mas não se pode deixar de lado a heterogeneidade e a complexidade que a subjetividade abarca. Conhecer o sujeito que envelhece, sua biografia, suas memórias, objetivos e contexto auxiliará muito na compreensão do psiquismo pós-60 anos.

Neste capítulo, serão abordadas patologias psiquiátricas frequentes em idosos e questões relacionadas com luto, melancolia e personalidade.

Luto e melancolia

Na prática clínica, é importante considerar as diferenças entre luto, melancolia e depressão. Embora sua diferenciação seja difícil, a psicologia e a psiquiatria adotam conceitos e parâmetros para tentar distingui-las e traçar planos de intervenção.

No luto, ocorre uma perda real, que pode ser a morte de um ente querido ou a própria condição de saúde. Para Freud, todo o investimento afetivo que outrora era direcionado ao "objeto perdido" agora permanece estagnado em si mesmo, inundando o sujeito, o que pode precipitar situações de pânico ou muita ansiedade. A tarefa, então, passa a ser o desligamento afetivo do "objeto perdido" e o redirecionamento do investimento afetivo para um "novo objeto". A elaboração do luto é muito difícil e desagradável, não obstante as pessoas adotam rituais e comportamentos que remetem à simbolização de que o "objeto perdido" ainda vive.

No luto esperado, o idoso experimenta sentimentos de falta, vazio, tristeza e angústia. Com o tempo, elabora a perda canalizando seu afeto para um "novo objeto". Quando há dificuldades em realizar esse processo, o estado de tristeza e luto prolonga-se, passando a ser denominado luto patológico ou luto complicado.

Diagnóstico e apresentação do quadro em idosos

O *Diagnostic and Statistical Manual of Mental Disorders* (DSM-5, em português "Manual Diagnóstico e Estatístico de Transtornos Mentais")[1] orienta os profissionais a não excluírem a possibilidade de diagnosticar o sujeito que acaba de sofrer uma perda com transtorno depressivo maior – uma pessoa em luto (Quadro 8.1) pode estar em depressão ou desenvolvê-la. Com o objetivo de auxiliar a decisão de tratar farmacologicamente, sobretudo quadros mais graves, que vivenciam o luto com sintomas psicóticos ou tentativas de suicídio, o DSM-5 considera que uma pessoa seja diagnosticada como depressiva após 2 semanas da perda.

Quadro 8.1. Características e sintomas do luto

1. Incapacidade de alcançar seu estado emocional e padrão de desempenho anterior à perda
2. Importante flutuação do humor e períodos de melhora relacionados com fatores externos
3. Perturbação da autoestima ausente
4. Não há sentimento de culpa ou vergonha

Fonte: Adaptado de DMS-5, 2013.[1]

Na melancolia (Quadro 8.2), os traços mentais são desânimo profundo, perda de interesse pelo mundo externo, cessação da capacidade de amar, inibição de toda e qualquer atividade, baixa autoestima com sentimento de culpa e autoenvilecimento, resultando em expectativa delirante de punição. Aprisionamento ao passado, discurso repetitivo e saudosista, falta de perspectiva para o futuro, de melhora e de um sentido na vida dificultam tratamentos efetivos quanto à informação e à adesão.

Quadro 8.2. Características e sintomas da melancolia

1. Humor depressivo que não melhora com eventos agradáveis e desejáveis
2. Humor depressivo com piora regularmente pela manhã
3. Insônia ou despertar muito cedo
4. Anorexia ou perda de peso significativa

Fonte: Adaptado de DMS-5, 2013.[1]

Tratamento

O tratamento psicoterápico se pauta no resgate da identidade do idoso, com ênfase em vivências positivas, fortalecimento e uso adequado de mecanismos defensivos que o instrumentalize no processo de elaboração de perdas e reinvestimento em novos objetos. Há benefício de psicoterapias breves focais com atenção específica na queixa apresentada como justificativa de sofrimento, embora, durante o processo de tratamento, sejam percebidas outras questões estruturais do funcionamento psíquico que interferem no adoecimento.

Transtornos depressivos

Representam a principal alteração comportamental em idosos, tanto clínica quanto epidemiologicamente.

A depressão está associada a desfechos negativos com maior declínio na qualidade de vida, perda funcional, maior procura e custos por serviços de saúde e aumento da morbimortalidade.[2]

Epidemiologia

A ocorrência de depressão maior é similar entre adultos jovens e idosos. As estimativas de prevalência de depressão maior na comunidade são baixas, variando de 1 a 4%. Entre idosos (Quadro 8.3), a incidência de depressão maior é de cerca de 2%, ao passo que o transtorno depressivo persistente (antiga "distimia") alcança 10%. Já a depressão subsindrômica (antigamente chamada "depressão menor" e hoje classificada como "Outro Transtorno Depressivo Especificado", segundo o DSM-5), apresenta prevalência em torno de 4%.[3]

Quadro 8.3. Fatores de risco associados a transtornos depressivos em idosos

- Sexo feminino
- Multimorbidades
- Viuvez
- Dor crônica não controlada
- Divórcio
- Déficits sensoriais
- Baixo nível socioeconômico
- Perda da funcionalidade
- Baixa escolaridade
- Comprometimento cognitivo
- Isolamento social
- Antecedente de transtorno psiquiátrico

Diagnóstico e apresentação do quadro em idosos

Os critérios diagnósticos são os mesmos que dos adultos jovens; entretanto, deve-se considerar a maior incidência de transtornos depressivos subsindrômicos em idosos que não fecham o diagnóstico para depressão maior, mas acarretam impacto negativo na vida desses indivíduos.[4]

O diagnóstico de transtorno depressivo maior, segundo o DSM-5, compreende:

» Cinco ou mais dos critérios apresentados no Quadro 8.4, sendo pelo menos um deles humor deprimido ou perda de interesse ou prazer.
» Presença dos sintomas a maior parte dos dias por 2 semanas.
» Mudança em relação a um funcionamento anterior.

Em idosos, as queixas somáticas são muito frequentes; portanto, o clínico deve distinguir entre os sintomas inerentes à condição física e aqueles que representam um exagero ou uma atipicidade ao quadro vigente, que, desse modo, estarão mais associados ao quadro psiquiátrico. Outro ponto relevante reside no fato de que a depressão pode ser o sintoma inicial de doenças clínicas, como doença cerebrovascular, diabetes, câncer, hipotireoidismo e doença coronariana. Assim, é importante realizar conjuntamente uma avaliação clínica e afastar causas orgânicas.[5,6]

Quadro 8.4. Critérios diagnósticos de transtorno depressivo e variação clínica em idosos

Critérios diagnósticos de depressão	Variação dos sintomas em idosos
Humor deprimido Falta de interesse e prazer por atividades habituais	Tendem a apresentar uma diminuição do prazer e interesse, em vez de um humor sofrido. O quadro de apatia pode estar associado
Aumento ou diminuição do peso e apetite	Não é comum em idosos o ganho de peso e/ou aumento do apetite
Insônia ou hipersonia	Insônia é mais prevalente em idosos e tende a ser intermediária e/ou terminal. Hipersonia é mais frequente em jovens e na depressão atípica
Retardo ou agitação psicomotora	Podem exibir ambos os sintomas, sendo a agitação mais frequente em depressão com sintomas ansiosos e na depressão bipolar. Perturbações psicomotoras são indicativas de maior gravidade geral
Fadiga ou perda de energia	Frequente e independe da idade
Sentimento de inutilidade ou culpa excessiva ou inapropriada	Menos comum em idosos em comparação a adultos jovens. Desvalia ou culpa quando delirantes ou quase delirantes são indicativos de maior gravidade geral
Capacidade diminuída de pensar, se concentrar ou tomar decisões	Tendem a referir problemas de memória mesmo na ausência de quadro demencial. E se queixam menos de dificuldade de concentração e tomada de decisões como os adultos jovens
Pensamentos de morte e ideias suicidas	Ruminações de morte são frequentes em idosos, mas as ideias suicidas são mais comuns em adultos jovens. Tentativas e planos suicidas são indicativos de maior gravidade geral

Fonte: Adaptado de DMS-5, 2013.[1]

Depressão e cognição

Queixas cognitivas de dimensões variáveis, com ou sem alteração em avaliações neuropsicológicas, são vistas com frequência em idosos com transtornos depressivos (Quadro 8.5), podendo representar a síndrome demencial da depressão (antiga "pseudodemência"). Esses pacientes estão sob risco maior de desenvolver demência. O tratamento com antidepressivo pode melhorar tanto os sintomas de humor quanto os cognitivos. Entretanto, o quadro depressivo, principalmente o de início tardio (após os 60 anos), pode ser pródromo de um quadro demencial; em especial, o risco aumenta para demência de Alzheimer e vascular.[7]

Quadro 8.5. Subtipos de depressão

Depressão vascular	Ocorre após um episódio agudo cerebrovascular ou em associação a isquemias crônicas. Predominam sintomas de apatia, anedonia, lentificação psicomotora e sintomas cognitivos. Há um risco aumentado para demência
Depressão psicótica	Presença de delírios ou alucinações que podem ser congruentes (culpa, niilismo, doença) ou incongruentes (sem temática depressiva) com o humor. Trata-se de uma forma grave de depressão
Depressão atípica	Caracterizada por hipersonia, aumento do apetite, reatividade do humor e maior sensibilidade para rejeição interpessoal. Há risco aumentado para suicídio e drogas de abuso
Depressão melancólica	Perda importante do prazer e interesse, humor vazio, quadro pior pela manhã, insônia terminal e acentuação das perturbações psicomotoras (agitação ou lentificação)

Fonte: Adaptado de DMS-5, 2013.[1]

Tratamento

Os antidepressivos (Quadro 8.6) apresentam eficácia semelhante entre si. Em idosos, a escolha geralmente se baseia nos potenciais efeitos colaterais que se deseja evitar.

Quadro 8.6. Classe dos antidepressivos

Classe dos antidepressivos	Representantes
Inibidores da recaptação seletiva de serotonina (IRSS)	Escitalopram, sertralina, citalopram, paroxetina, fluoxetina, fluvoxamina
Inibidores da recaptação seletiva de serotonina e norepinefrina (ISRSN)	Desvenlafaxina, venlafaxina, duloxetina
Tricíclicos (ADT)	Amitriptilina, nortriptilina, imipramina, clomipramina
Inibidores seletivos da recaptação de dopamina (ISRD)	Bupropiona
Inibidores da recaptação de serotonina e antagonista alfa-2 (IRSAS)	Trazodona
Antidepressivo noradrenérgico e específico serotoninérgico (ANES)	Mirtazapina
Antidepressivo multimodal	Vortioxetina

Por esse motivo, os inibidores seletivos de recaptação de serotonina (IRSS) tornaram-se o tratamento de primeira escolha; ainda, representam uma classe segura em idosos.

Da mesma maneira como em adultos jovens, preconiza-se o uso de doses terapêuticas; entretanto, em idosos deve-se começar com doses mais baixas e com aumento gradual. Também é importante monitorar os potenciais efeitos colaterais.

Pacientes que apresentam resistência ou intolerância ao uso dos antidepressivos, refratariedade do quadro ou casos graves com risco de suicídio iminente podem se beneficiar de eletroconvulsoterapia (ECT).

A psicoterapia tem se mostrado eficiente no manejo de sintomas desencadeantes e decorrentes do quadro depressivo. Entre as várias abordagens teóricas, a psicoterapia de orientação psicanalítica permite a compreensão e a ressignificação de determinantes fundamentais, como perdas reais e simbólicas não elaboradas, abalos narcísicos em razão de mudanças próprias do processo de envelhecimento e do adoecimento.

Transtorno de ansiedade

Os transtornos ansiosos abrangem uma gama de morbidades psiquiátricas, bastante prevalentes em idosos, mas investigadas em menor proporção. A sintomatologia predominante de angústia, inquietação física e mental se assemelha à da população de adultos jovens. Neste capítulo, serão enfatizados o transtorno de ansiedade generalizada, o transtorno fóbico social e específico e a agorafobia.

Epidemiologia

De acordo com o *National Comorbidity Survey Replication*, a taxa de prevalência em uma população estadunidense com ≥ 65 anos foi de 7% para o total de transtornos ansiosos, sendo 4,7% para as fobias e 1,2% para o transtorno de ansiedade generalizada (TAG).[8]

Transtorno de ansiedade generalizada

Caracteriza-se por excessiva e persistente preocupação (expectativa apreensiva), de difícil controle, que provoca sofrimento significativo e/ou prejuízo, por um período superior a 6 meses. O quadro é acompanhado de inquietação, fatigabilidade, dificuldade de concentração, irritabilidade, tensão muscular e perturbações do sono. Sintomas somáticos em idosos, como palpitações, lombalgia, cefaleia, falta de ar, ondas de frio e calor etc., merecem atenção em virtude de sua alta prevalência. Portanto, novamente sugere-se uma investigação clínica para afastar doenças orgânicas.

É importante, também, a avaliação de outros transtornos psiquiátricos sobrepostos. Quando o TAG está associado a depressão, o curso tende a ser mais grave e prolongado, com maior prejuízo e pior prognóstico.

O tratamento baseia-se na combinação de medicamentos e terapia. Os IRSS e ISRSN são considerados medicamentos de primeira linha. Já os benzodiazepínicos compreendem medicações eficazes no tratamento do TAG, com bom controle de sintomas e resposta rápida. Entretanto, em razão dos riscos de dependência, queda, confusão mental e tolerância, tende a haver cautela quanto a seu uso.[8]

Transtorno fóbico específico

Trata-se da manifestação de um humor ansioso somado a sintomas divididos em três pilares: fisiológicos (palpitação, sudorese, tremor, tensão muscular); comportamentais (fuga, imobilidade ou esquiva); e subjetivos (pensamentos imaginativos das situações ou objetos fóbicos). Uma vez exposto ao estímulo fóbico, desencadeia-se uma reação ansiosa que pode culminar em uma crise de pânico. As fobias mais prevalentes são: a animais; a fenômenos naturais (p. ex., tempestades, altura, água, vento); a sangue-injeção-ferimentos; e situacional (transportes coletivos, túneis, elevadores, avião). Em idosos, há uma fobia que merece atenção especial: o medo de cair; indivíduos com comprometimento na marcha, alterações do equilíbrio ou que tiveram uma experiência negativa com uma queda prévia estão sob maior risco de desenvolvê-la.

Transtorno fóbico social

É marcado por um medo persistente ou uma ansiedade quando o indivíduo está exposto à observação ou à avaliação de terceiros. O tema central consiste no receio do mau desempenho em situações sociais. O paciente fica inibido e pode apresentar comportamento de esquiva. A fobia social divide-se em dois grupos: ansiedade de desempenho (falar em público, comer, escrever); e ansiedade de contato interpessoal (participar de festas, manter conversas, encontros amorosos).

Agorafobia

Define-se por um medo ou uma ansiedade importante quando o indivíduo é exposto a pelo menos duas situações a seguir: uso de transporte público, espaços abertos (rua, ponte, pátios), espaços fechados (shopping, teatro, lojas), multidões ou sair de casa sozinho. O indivíduo tem um comportamento ansioso e de esquiva, pois acredita que não conseguirá escapar ou ter auxilio quando os sintomas de pânico, incapacitantes ou constrangedores aparecerem. Em idosos, o medo de cair ou ter incontinências é frequente. O quadro deve ter duração mínima de 6 meses e causar prejuízo e/ou sofrimento consideráveis.

Tanto o transtorno fóbico específico e social quanto a agorafobia estão frequentemente associados a outros transtornos ansiosos.

O pilar do tratamento é a terapia, com associação ou não, da terapia medicamentosa.

A psicoterapia, em suas várias abordagens, tem apresentado resultados quanto à ressignificação dos determinantes desencadeantes dos quadros de ansiedade, bem como no processo de adaptação e manejo dos sintomas deles decorrentes.

A personalidade e os seus transtornos

Personalidade pode ser definida como a totalidade relativamente estável e previsível de traços emocionais e comportamentais que caracterizam a pessoa na sua vida cotidiana, sob condições normais.[9]

Quando esses traços são inflexíveis e desajustados, causando sofrimento subjetivo e/ou funcionamento significativamente prejudicado, tem-se um transtorno de personalidade.

Transtorno de personalidade para o DSM-5 é um padrão persistente de vivência íntima ou comportamental que se desvia das expectativas da cultura, é invasivo e inflexível, com início na adolescência ou no começo da idade adulta, é estável ao longo do tempo e provoca sofrimento ou prejuízo.

A idade por si só não altera a personalidade, mas os estados biológicos e o tempo dos eventos do ciclo da vida, como as perdas, influenciam conjuntamente a personalidade e o comportamento.[10]

Epidemiologia

A literatura sobre transtornos da personalidade no idoso é escassa em razão da complexidade do diagnóstico, dos poucos instrumentos adaptados, da dificuldade de estabelecer a idade de início do comportamento errático e de outras informações importantes por falhas de memória. Estudos mostram uma prevalência de 10% de transtorno de personalidade em pessoas mais velhas.[11]

Com o crescimento da população idosa, o aumento da longevidade e a evolução dos tratamentos clínicos, esse diagnóstico tende a se expandir. Na prática clínica, nota-se aumento do diagnóstico de transtornos de personalidade, especificamente o histriônico, em idosos atendidos em ambulatórios e enfermarias de Serviços de Geriatria, merecendo destaque e a necessidade de novos estudos.

Diagnóstico e apresentação clínica

No Quadro 8.7, estão descritos os critérios diagnósticos e a variação clínica do transtorno de personalidade histriônica em idosos segundo o DSM-5.

Quadro 8.7. Critérios diagnósticos e variação clínica no transtorno de personalidade histriônica em idosos

Critérios diagnósticos	Apresentação nos idosos
Comportamento emocional inconstante ou impulsivo	Diminuição da expressão de impulsividade e agressividade
Diminuição da capacidade de empatia	Não compreendem emocionalmente o outro. Consideram os motivos do outro exagerados ou desproporcionais
Excessiva emotividade e busca de atenção	Magoam-se facilmente, apresentam desconforto quando não são o centro das atenções e ânsia contínua de apreciação
Dramatização com expressão exagerada das emoções	Apresentam comportamento teatral
Sugestionabilidade e labilidade afetiva	Suscetibilidade à fala e/ou ao comportamento do outro. Ataques de temperamento e instabilidade emocional
Superficialidade nos relacionamentos	Dificuldade em criar vínculos afetivos, vínculos terapêuticos e tendência a ter poucos amigos
Comportamento sedutor inapropriado ou provocador	Uso da sedução por meio de elogios, presentes etc.

(Continua)

Quadro 8.7. Critérios diagnósticos e variação clínica no transtorno de personalidade histriônica em idosos (continuação)

Critérios diagnósticos	Apresentação nos idosos
Egocentrismo e autoindulgência	Comportamento manipulativo e persistente para alcançar as próprias necessidades
Discurso excessivamente impressionista e com poucos detalhes	Discurso vago; traz queixa, mas não demanda. Não conseguem explicar suas motivações. Fala extensa, detalhada e superficial

Fonte: Adaptado de DMS-5, 2013.[1]

Esses transtornos podem seguir ao longo da vida e ser potencializados na velhice em associação aos processos de organicidade, como também manifestar-se tardiamente em decorrência dessas limitações.[12]

Com o envelhecimento, alguns comportamentos "problemáticos" ligados a transtornos de personalidade podem diminuir. Porém, outras patologias psiquiátricas associadas são capazes de amplificar a expressão de características disfuncionais.[11]

Idosos com esse perfil (Quadro 8.8) chegam aos consultórios apresentando queixas, mas não a demanda de trabalho psicológico. São pessoas que procuram o profissional apenas para se lastimar, sem ver ou aceitar a reflexão sobre as possibilidades de soluções propostas. E que, ainda, suscitam, de início, a sensação de impotência do profissional que cuida deles.

Tratamento

O tratamento torna-se difícil por diagnóstico incorreto, dificuldade de adesão pela própria natureza da patologia e de fatores sociais envolvidos. Não são infrequentes a indisponibilidade e o despreparo dos profissionais no manejo adequado desses pacientes e de seus familiares.

Quadro 8.8. Outros transtornos de personalidade prevalentes em idosos

Dependente	Sentimento de mal-estar quando fica só; falta de autoconfiança, fuga de responsabilidades; necessidade de ajuda para tomar decisões, pedindo repetidamente conselhos e garantias; necessidade de apoio excessivo
Evitativa	Constante tensão e apreensão; insegurança e baixa autoestima; inibição em situações sociais novas; sentimento social de inaptidão ou inferioridade; medo excessivo de crítica, desaprovação ou rejeição
Obsessivo--compulsivo	Preocupação com pormenores perdendo a finalidade da atividade; perfeccionismo que interfere na realização de tarefas; comportamento hiperconsciencioso e escrupuloso; rigidez e inflexibilidade, dificuldade de adaptação; incapacidade de se liberar de objetos ou situações corriqueiras; dúvida e cautela excessiva
Borderline	Instabilidade afetiva; sentimentos crônicos de vazio; relacionamentos pessoais intensos, mas muito instáveis; esforços excessivos para evitar abandono (real ou imaginário); perturbação da identidade; impulsividade acentuada; ameaça de suicídio, comportamento de multilação; dificuldade em controlar cólera intensa e explosões

Fonte: Adaptado de DMS-5, 2013.[1]

O tratamento ideal consiste em, além de fármacos para administrar sintomas secundários à psicopatologia (depressão e ansiedade), propostas psicoterápicas que auxiliem no manejo das consequências e dos prejuízos individuais e familiares. A adesão à psicoterapia é algo que merece atenção, pois muitos dos pacientes não têm uma crítica sobre o seu funcionamento psíquico e do que causam ao outro. Dificilmente recebem alta e as melhoras são discretas, fato que pode desestimular os profissionais a manterem o investimento no tratamento.

Referências

1. American Psychiatric Association (APA). Diagnostic and Statistical Manual of Mental Disorders (DSM-5). Washington: APA; 2013.
2. Taylor WD. Clinical practice. Depression in the elderly. N Engl J Med. 2014;371:1228.
3. Steffens DC, Skoog I, Norton MC, Hart AD, Tschanz JT, Plassman BL et al. Prevalenceof depression and its treatment in an elderly population: the Cache County study. Arch Gen Psychiatry. 2000;57:601-7.
4. Cole MG, Dendukuri N. Risk factors for depression among elderly community subjects: a systematic review and meta-analysis. Am J Psychiatry. 2003;160:1147-56.
5. Polsky D, Doshi JA, Marcus S, Oslin D, Rothbard A, Thomas N, Thompson CL. Long-term risk for depressive symptoms after a medical diagnosis. Arch Intern Med. 2005;165:1260-6.
6. American Psychiatric Association. Manual de Diagnóstico e Estatística dos Transtornos Mentais. 5. ed. Porto Alegre: Artmed; 2014.
7. Barnes DE, Yaffe K, Byers AL, McCormick M, Schaefer C, Whitmer RA. Midlife vs late-life depressive symptoms and risk of dementia: differential effects for Alzheimer disease and vascular dementia. Arch Gen Psychiatry. 2012;69:493-8.
8. Hoehn-Saric R, Hazlett RL, McLeod DR. Generalized anxiety disorder with early and late onset of anxiety symptoms. Compr Psychiatry. 1993;34:291-8.
9. Kaplan HI, Sadock BJ. Compêndio de psiquiatria dinâmica. 3. ed. Porto Alegre: Artes Médicas; 1986. p. 316-33.
10. Junior AS, Neto MRL. Depressão na terceira idade. Apresentação clínica e abordagem terapêutica. 2. ed. São Paulo: Lemos; 1999.
11. Serafim AP, Castellana GB, Barros DM. Transtornos da personalidade em idosos. In: Forlenza OV, Radanovic M, Aprahamian I (orgs.). Neuropsiquiatria geriátrica. 2. ed. São Paulo: Atheneu; 2014. p. 200-5.
12. Kamkhagi D. Alterações sociais e psicológicas na terceira idade. In: Forlenza OV, Radanovic M, Aprahamian I (orgs.). Neuropsiquiatria geriátrica. 2. ed. São Paulo: Atheneu; 2014. p. 27-32.

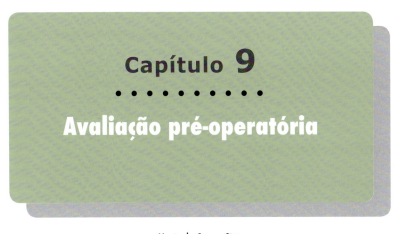

Capítulo 9

Avaliação pré-operatória

Maria do Carmo Sitta
Sileno de Queiroz Fortes Filho
Joseanne Maria Rodrigues Teixeira

O aumento da expectativa de vida no Brasil e no mundo resulta no aumento de intercorrências cirúrgicas. Nesse contexto, é importante conhecer as particularidades do pré-operatório do idoso e desenvolver estratégias para melhorar a qualidade da avaliação cirúrgica do paciente geriátrico.[1,2] Nos idosos, o grau de comorbidades e a queda da reserva funcional podem afetar a capacidade de tolerar as complicações pós-operatórias.[2,3]

A incidência de doenças crônicas e de incapacidades está aumentada no idoso. Naqueles com mais de 65 anos, apenas 20% não têm problemas associados e cerca de 30% apresenta mais que três diagnósticos.[4] Deve-se também ressaltar que algumas patologias podem ser atípicas ou silenciosas, como a angina, a insuficiência cardíaca diastólica ou o hipotireoidismo. O baixo grau de atividade física ou a inatividade também são capazes de dificultar a avaliação de sua capacidade funcional.[3]

A história clínica e os antecedentes pessoais de patologias, medicamentos e cirurgias anteriores constituem os principais itens considerados na avaliação perioperatória global do idoso. Habitualmente, solicitam-se eletrocardiograma de repouso, radiografia de tórax e os exames laboratoriais de hemograma, ureia, creatinina, sódio, potássio, glicemia e coagulograma. Com uma boa história, exame físico e exames básicos, pode-se predizer com segurança os riscos pré-operatórios.[4]

Várias escalas são utilizadas para essa avaliação, mas serão destacadas neste capítulo as principais utilizadas pelo Grupo de Interconsultas do Serviço de Geriatria do Hospital das Clínicas da Faculdade de Medicina da Universidade de São Paulo (PROAPI-Geriatria-HCFMUSP).[4]

Avaliação funcional

Na avaliação funcional do idoso, leva-se em consideração as escalas de atividades básicas em instrumentais da vida diária (Quadro 9.1), que permitem a avaliação e a quantificação do grau de independência e de autonomia do idoso.[3]

Quadro 9.1. Escalas de funcionalidade: independência e autonomia (Katz)

Atividades básicas de vida diária	Atividades instrumentais de vida diária
1. Tomar banho 2. Vestir-se 3. Higiene pessoal 4. Transferência de local 5. Continência 6. Alimentar-se sozinho Total: ___ /6	1. Usar o telefone 2. Deslocar-se (táxi, ônibus, automóvel) 3. Fazer compras 4. Preparar refeições 5. Fazer os trabalhos de casa 6. Lavar pequenas peças de roupa 7. Administrar as próprias medicações 8. Gerenciar o próprio dinheiro 9. Trabalhos manuais Total: ___ /9

As escalas de equivalente metabólico (Quadro 9.2) possibilitam quantificar a capacidade aeróbia do indivíduo e do seu grau de condicionamento físico. Certamente, os indivíduos mais independentes e de melhor capacidade física têm condições de maior sucesso no período perioperatório.[4]

Quadro 9.2. Índice de capacidade funcional de Duke

Equivalente metabólico (EM)	Tipo de atividade
Excelente (> 7 EM)	Futebol, natação, tênis, corridas
Moderado (4 a 7 EM)	Corridas de curta distância Caminhadas a 6,4 km/hora
Ruim (1 a 4 EM)	Pouca atividade. Cuidar de si mesmo, vestir-se Caminhadas curtas (dois quarteirões) com velocidade de, no máximo, 4,8 km/hora
< 1 EM	Acamado
Desconhecido	-

Escalas de avaliação do risco cirúrgico
Risco global

A escala do risco cirúrgico da American Society of Anesthesiology (ASA), ainda muito utilizada, leva em consideração o risco de mortalidade geral de acordo com a idade e o *status* de doença sistêmica associada (Tabela 9.1). Comprovadamente, a sua classificação está associada a maior mortalidade perioperatória.[6]

Risco cardíaco

A estratificação de risco pré-operatório que usa a informação clínica disponível é um importante componente de qualquer estratégia de prevenção de eventos cardiovasculares. Sabendo-se que os eventos cardiovasculares correspondem a cerca de um terço dos óbitos no perioperatório, foi necessário desenvolver escalas para a avaliação de risco específico do sistema cardiovascular.[4-7] Atualmente, o fluxograma proposto pela American College of Cardiology (ACC) (Figura 9.1) é um dos mais utilizados, incluindo os pacientes geriátricos.[4,8,9]

Tabela 9.1. Escala de risco da ASA (American Society of Anesthesiology) e risco cirúrgico associado

I. Indivíduo saudável < 70 anos

II. Doença sistêmica leve – sem limitação funcional ou > 70 anos

III. Doença sistêmica grave – limitação funcional definida

IV. Doença sistêmica incapacitante, constituindo ameaça constante à vida

V. Moribundo – não deve sobreviver 24 horas com ou sem a cirurgia

VI. Doador de órgão

IDADE	CLASSE I	CLASSE II	CLASSE III	CLASSE IV
< 1 ano	04%	04%	27%	43%
1 a 30 anos	06%	08%	22%	28%
31 a 50 anos	02%	11%	25%	37%
51 a 70 anos	01%	08%	29%	39%
> 70 anos	–	05%	25%	45%

Os testes não invasivos que empregam o eletrocardiograma de esforço, a cintilografia miocárdica com tálio com estresse físico ou farmacológico (dipiridamol) ou o ecocardiograma de estresse com dobutamina podem melhorar a estimativa do risco de complicações cardiológicas, principalmente em cirurgias não cardíacas.[4] Esses testes se mostram importantes sobretudo na avaliação de pacientes com risco intermediário, mas não naqueles já classificados como de baixo risco. Os estudos ainda não esclareceram qual o tempo ideal da manutenção do tratamento. Os efeitos adversos são raros e incluem o aparecimento de bradicardia e hipotensão, raramente exigindo a suspensão do medicamento.[7,10]

São consideradas contraindicações para o uso de betabloqueador no perioperatório:[10]

» Bradicardia prévia (frequência cardíaca < 60 bpm).
» Bloqueio atrioventricular.
» Estenose aórtica moderada e grave.

- » Insuficiência cardíaca congestiva (ICC) descompensada.
- » Doença pulmonar obstrutiva crônica (DPOC) descompensada ou com antecedente de descompensação frequente.

Risco pulmonar

O risco de complicações pulmonares pós-operatórias em pacientes com DPOC grave é cerca de 4 a 6 vezes maior, parecendo estar mais relacionado com o tipo de cirurgia (torácica ou abdominal alta) e ao tempo cirúrgico do que com a idade do paciente. Todos os indivíduos devem ser tratados agressivamente se estiverem descompensados para que se encontrem no ato cirúrgico em seu melhor estado. A utilização de antibióticos deve ser criteriosa, pois, se indiscriminada, não reduz o risco de pneumonia no pós-operatório.[2,11]

Pacientes portadores de doença pulmonar

Estudos recentes evidenciaram que pacientes com asma bem controlada não apresentam risco elevado de complicações pulmonares no pós-operatório. No mais representativo estudo realizado com pacientes com asma submetidos a cirurgias em geral, não foram contabilizados incidentes como morte, pneumotórax ou pneumonia, e houve poucos eventos de broncoespasmo e laringoespasmo. Não há nível de função pulmonar abaixo do qual uma cirurgia estaria absolutamente contraindicada, exceto quando de grandes ressecções pulmonar.[3,12]

Destacam-se a seguir os principais preditores de risco pulmonar relacionados à natureza do procedimento cirúrgico (Quadro 9.3).

Quadro 9.3. Fatores de risco relacionados ao procedimento

Cirurgia torácica ou abdominal alta (principal)*

Duração da cirurgia > que 3 horas (> 4 horas o risco de pneumonia é de 40%)

Anestesia geral (considerar bloqueio regional, se possível)

Anestesia combinada – geral e bloqueio, se possível

* Risco menor para procedimentos videolaparoscópicos.

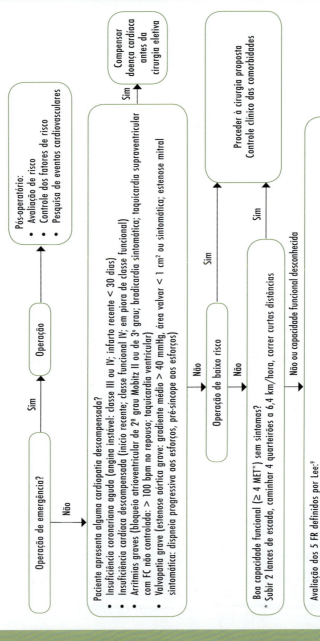

Figura 9.1. Algoritmo de avaliação do risco cardiovascular

```
≥ 3 FR                    1 a 2 FR                      0 FR e cirurgia não vascular         Proceder à cirurgia proposta
(paciente de alto risco)  (paciente de risco intermediário)  (paciente de baixo risco)       Controle clínico de comorbidades
```

INTRODUÇÃO DE MEDIDAS PROTETORAS:

Betabloqueador
- Manter nos pacientes que já fazem uso
- Introduzir para cirurgia vascular e nos pacientes com ≥ 2 FR ou coronariopatia isolada
- Titular dose de betabloqueadores objetivando FC 60 a 70 bpm e avaliar tolerância pela PA; introdução ideal no ambulatório e manter até o 30º dia PO (avaliar indicação de manutenção pelas comorbidades)

Estatina
- Indicado para cirurgias vasculares, pacientes coronariopatas e pacientes de alto risco
- Manter naqueles que já utilizam
- Atorvastatina 20 mg/dia ou sinvastatina 40 mg/dia
- Introduzir 2 semanas antes e manter até 30º dia PO (avaliar indicação de manutenção pelas comorbidades)

Ácido acetilsalicílico
- Considerar manter, principalmente em operações vasculares e pacientes coronariopatas (profilaxia secundária)
- Realização de testes não invasivos se houver probabilidade de alterar a conduta

MONITORAMENTO DE ISQUEMIA MIOCÁRDICA NO PÓS-OPERATÓRIO:
- Pacientes de risco moderado ou alto: ECG no PO imediato, 1º e 2º dia PO
- Paciente de alto risco: coleta de troponina no 1º, 3º e 7º dia PO ou antes da alta hospitalar
- Colher marcador de isquemia se alteração nova em ECG, precordialgia ou instabilidade hemodinâmica no perioperatório
- Cirurgia vascular: ECG no PO imediato, 1º e 2º dia PO e troponina nos 1º, 3º e 7º dia PO ou antes da alta hospitalar 40 mg/dia

FC: frequência cardíaca; FR: fator(es) de risco; PA: pressão arterial; AVE: acidente vascular encefálico; AIT: ataque isquêmico transitório; MET: metabolic equivalent task; PO: pós-operatório; ECG: eletrocardiograma.

PARTE 1 – O IDOSO NO CONSULTÓRIO

Tabagismo

O uso do tabaco está associado a maior incidência de complicações pulmonares pós-operatórias (cerca de quatro vezes mais frequente nos pacientes fumantes em relação aos que interromperam o uso do tabaco pouco tempo antes da cirurgia), mesmo não havendo doença pulmonar associada. Pacientes que interromperam o tabagismo por mais de 6 meses antes do procedimento apresentam o mesmo risco daqueles que nunca fumaram.[3,12]

Recomendações

As principais indicações para a realização da espirometria de acordo com as recomendações internacionais (American College of Physicians) são:
- » Obrigatória em todos os pacientes candidatos à ressecção pulmonar.
- » Cirurgia abdominal alta com história de tabagismo ou dispneia.
- » Suspeita de doença pulmonar (dispneia de causa incerta).
- » Pacientes com doença pulmonar obstrutiva.
- » Revascularização miocárdica com história de tabagismo importante.

Orientações perioperatórias

Algumas recomendações devem ser seguidas com o objetivo de reduzir a incidência de complicações pós-operatórias, como cessar o tabagismo pelo menos 8 semanas antes do procedimento e otimizar a terapêutica nos pacientes com DPOC descompensada, utilizando inalações com ipratrópio, tiotrópio inalatório, broncodilatadores (se necessário), corticosteroides (desde que não aumentem o risco de infecções), xantinas (se necessário) e antibiótico (em caso de quadro infeccioso vigente). Nos asmáticos, empregar broncodilatadores e corticosteroides.

Deve-se orientar fisioterapia respiratória com exercícios que estimulem a respiração profunda em indivíduos com risco elevado de complicações pulmonares, como aqueles que foram submetidos a cirurgias torácicas, abdominais altas e aórticas, tanto no pré quanto no pós-operatório. O controle adequado da dor está associado à redução das taxas de complicações pulmonares. É preciso evitar procedimentos cirúrgicos com duração superior a 3 horas, o uso de bloqueadores neuromusculares de longa duração e preferir anestesia com bloqueios regionais. Quando possível, optar pela via laparoscópica, desde que não incremente o tempo cirúrgico.[3]

Para estimar o risco pulmonar pré-operatório, desenvolveram-se diferentes escalas. A escala de Canet é muito utilizada para estimar o risco pulmonar em pacientes que serão submetidos a cirurgias não cardíacas – pela somatória de pontos de diversos parâmetros, possibilita a estratificação do risco (Tabela 9.2).[12]

Tabela 9.2. Avaliação de risco pulmonar de Canet

Fatores de risco	*Odds ratio* (IC 95%)	Pontos
Idade (anos)		
≤ 50	1	0
51 a 80	1,4 (0,6 a 3,3)	3
> 80	5,1 (1,9 a 13,3)	16
SatO$_2$ pré-operatória		
≥ 96	1	0
91 a 95	2,2 (1,2 a 4,2)	8
< 90	10,7 (4,1 a 28,1)	24
Infecção respiratória no último mês	5,5 (2,6 a 11,5)	17
Anemia pré-operatória (Hb ≤ 10 g/dL)	3,0 (1,46 a 6,5)	11
Incisão cirúrgica		
Periférica	1	0
Abdominal alta	4,4 (2,3 a 8,5)	15
Intratorácica	11,4 (4,9 a 26,0)	24
Duração da cirurgia (horas)		
≤ 2	1	0
> 2 a 3	4,9 (2,4 a 10,1)	16
> 3	9,7 (4,7 a 19,9)	23
Cirurgia de emergência	2,2 (1,0 a 4,5)	8

(Continua)

Tabela 9.2. Avaliação de risco pulmonar de Canet (continuação) – Estratificação

Total de pontos	Risco pulmonar	Complicações
< 26 pontos	Risco baixo	1,6%
26 a 44 pontos	Risco intermediário	13,3%
≥ 45 pontos	Risco alto	42,1%

Fonte: Canet et al., 2010.[12]

Risco de trombose venosa profunda e tromboembolismo pulmonar

O risco de tromboembolismo venoso (TEV) depende de uma série de fatores relacionados ao procedimento cirúrgico e de fatores de risco associados ao paciente, como aumento da idade, TEV prévio, presença de malignidade ou obesidade etc.[3,11] Apesar de significativos avanços na prevenção e no tratamento do TEV, a embolia pulmonar permanece sendo a mais comum causa passível de prevenção de morte hospitalar.[13,14]

A escala de avaliação do risco de trombose venosa profunda (TVP) e tromboembolismo pulmonar (TEP) não difere da habitualmente utilizada em pacientes mais jovens (Tabela 9.3).

Idade acima de 60 anos e maior prevalência de patologias neoplásicas e ortopédicas classificam o idoso como de alto risco para TVP/TEP na grande parte das cirurgias e tornam a prevenção adequada essencial para o sucesso do perioperatório e para a redução da mortalidade. Em cerca de 20% dos pacientes cirúrgicos, de acordo com as diretrizes da American College of Chest Physicians (ACCP) para estratificação de risco, estimava-se que 15%, 24% e 17% eram, respectivamente, moderado, alto e baixo risco para TEV.[14] As recomendações para o tratamento estão listadas na Tabela 9.4. Em geral, deve-se iniciar a profilaxia não farmacológica desde a internação e a farmacológica 12 horas antes da cirurgia. Recomenda-se que pacientes com sangramento ou patologia com alto risco de sangramento só iniciem a profilaxia no pós-operatório quando cessar o risco hemorrágico. O mesmo é indicado para cirurgias em que o sangramento intraoperatório possa comprometer o sucesso do ato cirúrgico, especialmente as cirurgias neurológicas, oftalmológicas, otorrinolaringológicas e de cabeça e pescoço.[14]

Tabela 9.3. Risco de trombose venosa profunda (TVP) e tromboembolismo pulmonar (TEP)

Risco de TVP-TEP	Baixo (≤ 1 ponto)	Moderado (2 a 4 pontos)	Alto (> 4 pontos)
• ≥ 40 anos (1) • ≥ 60 anos (2) • Tabagismo (1) • Obesidade (1) • Estrógenos ou ACO (1) • Neoplasia (2) • Gravidez e puerpério (1)	• Imobilização (2) • Trombofilia (2) • Síndrome nefrótica (1) • Policitemia (2) • Doença autoimune (1) • Leucemias (1) • Antecedente de TVP/TEP (2)	• IAM não complicado (1) • IAM complicado (2) • AVCI (2) • Edema, varizes, úlcera e estase de MMII (2) • Diabetes (1) • ICC (2) • Infecções (1)	• Antecedentes familiares de TVP/TEP (2) • Cirurgia de grande porte < 6 m (1) • Queimaduras extensas (2) • Anticorpo antifosfolípede (2) • Cirurgia ≤ 60 min (1) • Cirurgia > 60 min (2) • Cirurgia de quadril, joelhos, prótese, fraturas de osso longo ou múltiplas, politrauma (> 4)

ACO: anticoncepcional oral; IAM: infarto agudo do miocárdio; AVCI: acidente vascular cerebral isquêmico; ICC: insuficiência cardíaca congestiva; MMII: membros inferiores. Deve-se proceder à soma dos pontos entre parênteses ( ) dos fatores de risco listados na tabela para a classificação em risco baixo, moderado ou alto.

Tabela 9.4. Profilaxia de acordo com o risco calculado de trombose venosa profunda (TVP)/tromboembolismo pulmonar (TEP)

Risco baixo	Risco moderado	Risco alto
Medidas não farmacológicas: • Movimentação ativa de membros inferiores • Deambulação precoce • Meias elásticas de média compressão até as coxas ou • Compressão pneumática intermitente	**Medidas farmacológicas:** • Enoxaparina 20 mg SC 1 vez/dia • Nadroparina 0,3 mL SC 1 vez/dia • Dalteparina 2.500 UI SC 1 vez/dia • Heparina 5.000 UI SC 2 vezes/dia (Sempre associar as medidas não farmacológicas)	**Medidas farmacológicas:** • Enoxaparina 40 mg SC 1 vez/dia • Nadroparina 0,6 mL SC 1 vez/dia • Dalteparina 5.000 UI SC 1 vez/dia • Heparina 5.000 UI SC 3 vezes/dia (Sempre associar as medidas não farmacológicas)

SC: subcutânea.

O risco de sangramento é maior em pacientes com antecedentes de coagulopatia, em geral por deficiência genética dos fatores da cascata de coagulação, plaquetopenias ou uso de medicamentos que interfiram na agregação plaquetária (p. ex., ácido acetilsalicílico, dipiridamol, ticlopidina e clopidogrel), os quais deverão ser suspensos por 7 a 15 dias antes da realização da cirurgia.[14]

Risco renal

Esse risco é aumentado no idoso em virtude da diminuição progressiva do *clearance* com a idade. Comorbidades como diabetes melito insulinodependente, doença vascular periférica, insuficiência cardíaca congestiva e DPOC são algumas das doenças associadas constantemente a insuficiência renal aguda nos pós-operatório, variáveis consideradas pelo risco renal (Tabela 9.5). Deve-se proceder a exames de rotina de ureia, creatinina, urina I com cultura e *clearance* de creatinina (quando indicado).

Tabela 9.5. Risco de insuficiência renal aguda no pós-operatório de cirurgia não cardíaca

Fatores de risco	Hazard ratio (IC 95%)
Cirurgia intraperitoneal	3,3 (2,4 a 4,7)
Insuficiência renal • Leve (creatinina 1,2 a 1,9 mg/dL) ou • Moderada (creatinina ≥ 2,0 mg/dL)	3,1 (2,5 a 3,9) 3,2 (2,8 a 3,7)
Ascite	3,0 (2,2 a 4,0)
Insuficiência cardíaca congestiva	2,0 (1,4 a 3,0)
Cirurgia de emergência	1,9 (1,5 a 2,3)
Idade ≥ 56 anos	1,7 (1,4 a 2,2)
Hipertensão	1,5 (1,2 a 1,9)
Sexo masculino	1,4 (1,2 a 1,7)
Diabetes melito • Uso de medicação oral ou • Uso de insulina	1,3 (1,0 a 1,7) 1,7 (1,3 a 2,3)

Estratificação de risco

Classe de risco	Risco de lesão renal aguda	Hazard ratio (IC 95%)
Classe I (0 a 2 fatores de risco) – Baixo	0,2%	
Classe II (3 fatores de risco) – Baixo	0,8%	4,0 (2,9-5,4)
Classe III (4 fatores de risco) – Moderado	1,8%	8,8 (6,6-11,8)
Classe IV (5 fatores de risco) – Alto	3,3%	16,1 (11,9-21,8)
Classe V (≥ 6 fatores de risco) – Alto	8,9%	46,3 (34,2-62,6)

Reconhece-se como de alto risco quando a creatinina é maior que 1,2 mg/dL ou a relação ureia/creatinina é maior que 40. Pacientes com creatinina acima de 2,0 mg/dL devem ser avaliados por um especialista em Nefrologia e colocados em vigilância dialítica para prevenir qualquer complicação ou surpresa no pós-operatório.[15] Os medicamentos potencialmente nefrotóxicos, como os aminoglicosídeos e os anti-inflamatórios não hormonais devem ser evitados, bem como os contrastes iodados. Em caso de necessidade de realização de exame com contraste iodado, dar preferência aos contrastes não iônicos, com possibilidade de instituir a profilaxia com N-acetilcisteína, embora controversa, na dose de 1.200 a 1.600 mg via oral a cada 12 horas, na véspera, no dia e no dia posterior à realização do exame em associação à hidratação parenteral.[16] As orientações preventivas são listadas no Quadro 9.4.

Quadro 9.4 - Orientações para redução do risco renal

Evitar uso de medicações nefrotóxicas (p. ex., anti-inflamatórios)

Manter hidratação venosa adequada em caso de jejum ou baixa ingestão oral

Em pacientes de alto risco, sugerir acompanhamento com a Nefrologia no pós-operatório, em razão da possibilidade de terapia de substituição renal

Para uso de contraste venoso:
- Hidratação venosa com SF 0,9%, 1 mL/kg/hora, 12 horas antes e depois do procedimento
- Em situações de emergências e alto risco de nefropatia por contraste, prescrever bicarbonato de sódio 8,4% 150 mL + SG 5%, 850 mL, e correr essa solução a 3 mL/kg/hora 1 hora antes e a 1 mL/kg/hora 6 horas depois
- N-acetilcisteína 1.200 mg, VO, 12 horas antes e após o procedimento (uso controverso)

Risco de *delirium*

Segundo o *Diagnostic and Statistical Manual of Mental Disorders* (DSM-IV, em português "Manual Diagnóstico e Estatístico de Transtornos Mentais"), o *delirium* se caracteriza por alteração da consciência, dificuldade de focalizar a atenção, prejuízo cognitivo, pensamento desorganizado e possibilidade de associação a distúrbios da percepção. Desenvolve-se em um curto período (de horas a dias), com tendência à flutuação ao longo do dia. Associa-se a condições clínicas patológicas, intoxicação por substâncias ou efeito adverso da medicação.[11]

Durante a hospitalização, cerca de 30% dos pacientes idosos desenvolvem quadro de *delirium*. Entre os pacientes cirúrgicos, esse risco varia de 10 a 50%, associando-se a idosos mais frágeis e a procedimentos mais complexos, como cirurgia cardíaca.[17]

Os fatores risco para *delirium* podem ser divididos entre aqueles que aumentam a vulnerabilidade do indivíduo e os que precipitam o distúrbio. Entre os principais fatores predisponentes, estão doenças do sistema nervoso central, como demência, acidente vascular encefálico e doença de Parkinson. Outros fatores são idade avançada e déficit sensorial.

Potencialmente, qualquer condição médica é capaz de precipitar *delirium* em uma pessoa suscetível. Múltiplas causas básicas podem ser identificadas,[17] como:

» Distúrbio hidroeletrolítico (desidratação, hipo/hipernatremia, hipercalcemia).
» Infecções (urinárias, respiratórias, de pele e das partes moles).
» Toxicidade por medicamentos.
» Alterações metabólicas (hipoglicemia, hipotireoidismo, uremia, insuficiência hepática).
» Baixo débito cardíaco (choque, insuficiência cardíaca, infarto miocárdico).
» Hipoxemia.

Os fatores ambientais podem também ter participação importante como fatores desencadeantes,[18] sendo os principais:

» Perda da referência de tempo e espaço (ausência de iluminação natural, calendário, relógio).
» Imobilidade (inclui o uso de contenção física).
» Uso de sonda vesical.
» Privação do sono.
» Troca de quarto frequente.
» Estar em unidade de cuidado intensivo ou unidade de tratamento crônico.

No contexto cirúrgico, o tipo de anestesia não parece influenciar no risco de *delirium*. No entanto, hematócrito baixo no pré-operatório (< 30%), dor não tratada e retenção urinária podem constituir causas de agitação e confusão mental aguda. Um estudo prospectivo com 361 pacientes com mais de 50 anos mostrou que alto escore de dor em uma escala visual analógica associa-se a um aumento da incidência de *delirium* no 2º dia pós-operatório. Opioides têm um baixo risco de produzir *delirium*, com exceção da meperidina. Portanto, não se deve hesitar em tratar efetivamente a dor do paciente idoso com o uso de analgésicos, inclusive os opioides, se necessário.

Idade e demência compreendem importantes fatores não modificáveis e interagem de maneira sinérgica com os fatores reversíveis. Idosos frágeis e com déficit cognitivo devem ser cuidadosamente triados para fatores precipitantes no pré-operatório.[17]

Diagnóstico

O *Confusion Assessment Method* (CAM) descrito no Quadro 9.5 compreende uma ferramenta simples que pode ser associada a observações clínicas, história, exame físico e neurológico para diagnóstico de *delirium*. Em pacientes cirúrgicos, essa ferramenta tem sensibilidade de 94,1% e especificidade de 96,4%.[19]

A busca de fatores precipitantes do *delirium* inclui avaliação de hematócrito, glicemia, eletrólitos, ureia, creatinina, cálcio, urinálise, oximetria de pulso e eletrocardiograma, além de inventário da medicação em uso. A investigação pode avançar de acordo com a suspeita clínica.

Quadro 9.5. *Confusion Assessment Method – Severity* (CAM-S)

1. Início agudo – 0 ausente/1 presente
2. Distúrbio de atenção: 0 ausente/1 leve/2 evidente
3. Pensamento desorganizado: 0 ausente/1 leve/2 evidente
4. Alteração do nível de consciência: 0 ausente/1 leve/ 2 evidente

Escore: 0 (ausente); 1 (leve); 2 (moderado); ou 3 a 7 (grave) pontos.

Tratamento

O tratamento do *delirium* baseia-se em dois objetivos simultâneos: manejo das alterações de comportamento; buscar ativamente e tratar fatores desencadeantes. Quando a condição aguda responsável pelo *delirium* é identificada, deve-se instituir a terapia específica. Deve-se prover suporte e reabilitação para prevenir déficit cognitivo ou funcional remanescente.[18]

Estratégias de prevenção do *delirium*, caracterizando e minimizando fatores de risco, são efetivas. No nosso grupo, HCFMUSP, tem-se preconizado a utilização rotineira de oxigenoterapia (2 L/min) nas primeiras 48 horas do pós-operatório, mesmo quando o indivíduo não apresenta sinais de dispneia ou descompensação respiratória.[20] Essa medida colabora para manter estável a saturação de oxigênio sanguínea e, associada a boa hidratação, analgesia e níveis adequados de sódio, potássio e de hemoglobina, mostra-se efetiva na prevenção do *delirium* pós-operatório.

Comportamento agitado ou agressivo é visto em menos de um terço dos pacientes com *delirium*, mas pode constituir risco, por exemplo, de quedas. Pronto controle de sintomas é necessário para prevenir lesões e possibilitar a avaliação e o tratamento. Haloperidol em baixas doses (0,5 a 1,0 mg via oral, intravenoso ou intramuscular) pode ser usado no controle da agitação ou dos sintomas psicóticos, mas raramente induzir sedação e hipotensão.[21]

Pacientes idosos demenciados estão mais propensos a efeitos extrapiramidais graves por haloperidol, incluindo acatisia, uma agitação motora que pode se confundir com piora do *delirium*, e a potencialmente fatal síndrome neuroléptica maligna. Os neurolépticos atípicos, como risperidona e olanzapina, apresentam menores efeitos adversos e mostram eficácia semelhante à do haloperidol em estudos retrospectivos, mas não estão estudados no período perioperatório.

O ambiente hospitalar caracterizado por ruídos, má iluminação, ausência de janelas e uso de contenção física contribui para a piora do quadro. Contato sensorial frequente e orientação verbal de alguém familiar ao paciente diminuem a agitação. A abordagem com equipe multidisciplinar colabora para a prevenção do declínio funcional. Deve-se manter a hidratação e a nutrição adequadas, melhorar a mobilidade, tratar a dor e minimizar o risco de pneumonia aspirativa. A abordagem da equipe precisa incluir os familiares e os cuidadores, aliviando inseguranças e esclarecendo dúvidas, posto que o *delirium* pode requerer semanas para se resolver.[18]

A mortalidade estimada para 6 meses e 1 ano pode chegar, respectivamente, a 14 e 22%; cerca de duas vezes maior da referente aos pacientes sem *delirium*. O *delirium* prolonga internações, favorece o declínio funcional e aumenta o risco para institucionalização. Vale investir todos os esforços para prevenir e minimizar o impacto dessa condição na morbimortalidade perioperatória.[18,20]

Risco nutricional

Trata-se de um dos fatores mais importantes da avaliação pré-operatória; para a triagem, utiliza-se a Miniavaliação Nutricional (MAN) (Quadro 9.6). Em casos de perda de peso e desnutrição grave, deve-se solicitar a avaliação compartilhada da Nutrologia. Os pacientes com perda de peso e doença oncológica podem se beneficiar de suplementação nutricional e dieta imunomoduladora, especialmente se iniciadas 7 dias antes da cirurgia.[21-23]

Quadro 9.6. Triagem: miniavaliação nutricional

Item	Pontuação
O consumo de alimentos diminuiu nos últimos 3 meses em razão de perda de apetite, problemas digestivos, dificuldades para mastigar ou deglutir?	0 – Diminuição grave 1 – Diminuição moderada 2 – Não houve diminuição
Perda de peso nos últimos 2 meses	0 – Superior a 3 kg 1 – Não sabe informar 2 – Entre 1 e 3 kg 3 – Não perdeu peso
Mobilidade	0 – Restrito ao leito ou à cadeira de rodas 1 – Deambula, mas é incapaz de sair de casa sem ajuda 2 – Deambula normalmente e é capaz de sair de casa sem ajuda

(Continua)

Quadro 9.6. Triagem: miniavaliação nutricional (continuação)

Item	Pontuação
Teve algum estresse psicológico ou doença aguda nos últimos 3 meses?	0 – Sim 2 – Não
Problemas neuropsicológicos	0 – Tem demência e/ou depressão grave 1 – Demência leve 2 – Sem problemas
Índice de massa corpórea [peso (kg)/altura (m)^2]	0 – IMC < 19 1 – 19 < IMC < 21 2 – 21 < IMC < 23 3 – IMC > 23

≥ 12: normal; ≤ 11: risco de desnutrição.
Fonte: Adaptado de Rubenstein et al., 2001.[23]

A atenção global e compartilhada ao idoso constitui a melhor estratégia para garantir o sucesso no atendimento, colaborar para diminuir o tempo de internação e prevenir complicações do pós-operatório. A parceria entre cirurgião, anestesista e clínico-geriatra é fundamental para esse cuidado, além da participação de toda a equipe interdisciplinar, que colabora na prevenção de escaras, reabilitação pulmonar, reabilitação motora, deglutição, nutrição e reinserção social do paciente. Essas escalas podem colaborar para estabelecer os riscos e a melhor conduta para cada idoso no perioperatório.

Referências

1. Chow WB, Rosenthal RA, Merkow RP, Ko CY, Esnaola NF; American College of Surgeons National Surgical Quality Improvement Program; American Geriatrics Society. Optimal preoperative assessment of the geriatric surgical patient: a best practices guideline from the

American College of Surgeons National Surgical Quality Improvement Program and the American Geriatrics Society. J Am Coll Surg. 2012;215(4):453-66.

2. McGory ML, Kao KK, Shekelle PG, Rubenstein LZ, Leonardi MJ, Parikh JA et al. Developing quality indicators for elderly surgical patients. Ann Surg. 2009; 250(2):338-47.

3. Sitta MC, Machado AN, Apolinário D, Garcez-Leme LE. Avaliação perioperatória do idoso. Geriatria & Gerontologia. 2008;2(2):86-94.

4. Fleisher LA, Beckman JA, Brown KA, Calkins H, Chaikof E, Fleischmann KE et al. ACC/AHA 2007 Guidelines on Perioperative Cardiovascular Evaluation and Care for Noncardiac Surgery: executive Summary. A Report of the American College of Cardiology/American Heart Association Task Force on Practice Guidelines. Circulation 2007;116:1971-96.

5. Machado AN, Sitta MC, Jacob Filho W, Garcez-Leme LE. Prognostic factors for mortality among patients above the 6th decade undergoing non-cardiac surgery: cares – clinical assessment and research in elderly surgical patients. Clinics. 2008;63:151-6.

6. American Society of Anesthesiologists [homepage na Internet]. Disponível em: www.asahq.org.

7. Cohn, SL, Fleisher LA. Evaluation of cardiac risk prior to noncardiac surgery. UpToDate, abril. 2017. [Internet]. Disponível em: www.uptodate.com/contents/evaluation-of-cardiac--risk-prior-to-noncardiac-surgery.

8. Ford MK, Beattie WS, Wijeysundera DN. Systematic review: prediction of perioperative cardiac complications and mortality by the Revised Cardiac Risk Index. Ann Intern Med. 2010;152:26-35.

9. Fleisher AL, Beckman JA, Brown KA, Calkins H, Chaikof EL, Fleischmann KE et al. ACC/AHA 2007 Guidelines on Perioperative Cardiovascular Evaluation and Care for Noncardiac Surgery: A Report of the American College of Cardiology/American Heart Association Task Force on Practice Guidelines (Writing Committee to Revise the 2002 Guidelines on Perioperative Cardiovascular Evaluation for Noncardiac Surgery). Circulation. 2007;116;e418-e500.

10. Devereaux PJ, Scott Beattie W, Choi PTL, Badner NH, Guyatt GH, Villar JC et al. How strong is the evidence for the use of perioperative Beta-blockers in noncardiac surgery? Systematic review and meta-analysis of randomised controlled trials. BMJ. 2005;331:313-21.

11. Prado LKP, Machado AN, Curiatti JAE, Sitta MC. Delirium. Rev Bras Med. 2008;1:28-33.

12. Canet J, Gallart U, Gomar C, Paluzie G, Vallès J, Castillo J et al. Prediction of postoperative pulmonary complications in a population-based surgical cohorte. Anesthesiology. 2010;113:1338-50.

13. Caprini JA. Risk assessment as a guide for the prevention of the many faces of venous thromboembolism. Am J Surg. 2010;199:S3.

14. Menaka P, Douketis JD. Prevention of venous thromboembolic disease in surgical patients. UpToDate. [Internet]. Disponível em: www.uptodate.com/contents/prevention-of-venous-thromboembolic-disease-in-surgical-patients/abstract/67.

15. Thakar CV. Perioperative acute kidney injury. Adv Chronic Kidney Dis. 2013;20(1):67-75.

16. Barrett, BJ, Parfrey, PS. Clinical practice. Preventing nephropathy induced by contrast medium. N Engl J Med. 2006;354:379-86.

17. Fortes-Filho SQ, Apolinario D, Melo JÁ, Suzuki I, Sitta MC, Garcez-Leme Le. Predicting delirium after hip fracture with a 2-min cognitive screen: prospective cohort study. Age Ageing. 2016;45 (5):713-7.

18. Inouye SK. Delirium in older persons. N Engl J Med. 2006;354:1157.

19. Fabbri RMA, Moreira MA, Garrido R, Almeida OP. Validity and reliability of the Portuguese version of the Confusion Assessment Method (CAM) for the detection of delirium in the elderly. Arq Neuro-Psiquiatr. 2001;59:175-9.

20. Aakerlund, LP, Rosenberg, J. Postoperative delirium – treatment with supplementary oxygen. British Journal of Anaesthesia. 1994;72:286.

21. Song GM, Tian X, Liang H, Yi LJ, Zhou JG, Zeng Z et al. Role of enteral immunonutrition in patients undergoing surgery for gastric cancer: a systematic review and meta-analysis of randomized controlled trials. Medicine (Baltimore). 2015;94(31):e1311.

22. Bharadwaj S, Trivax B, Tandon P, Alkam B, Hannouneh I, Steiger E. Should perioperative immunonutrition for elective surgery be the current standard of care? Gastroenterol Rep. 2016 4(2):87-95.

23. Rubenstein LZ, Harker JO, Salva A, Guigoz Y, Vellas B. Screening for undernutrition in geriatric practice: developing the short-form mini nutritional assessment (MNA-SF). J Geront. 2001;56A:M366-3

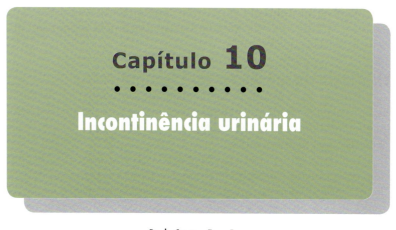

Capítulo 10
Incontinência urinária

Paula Cristina Eiras Poço
Pâmela Peres Baptistella
Venceslau Antônio Coelho

Introdução

Define-se incontinência urinária como uma perda involuntária de urina. Trata-se de uma condição comum e subnotificada aos profissionais de saúde em todo o mundo.

Os sintomas de trato urinário baixo crescem em prevalência durante o envelhecimento. Um estudo brasileiro[1] encontrou a prevalência de 16,5% entre idosos de 60 a 74 anos e 33,3% naqueles com 75 anos ou mais. A prevalência também foi associada a outros fatores, como sexo feminino, autopercepção de saúde ruim/regular, maior grau de dependência funcional, obesidade, diabetes, depressão e acidente vascular encefálico prévio.

A incontinência urinária afeta negativamente a qualidade de vida, promovendo, muitas vezes, maior isolamento social, sentimentos de invalidez, impotência e se associando até mesmo à disfunção sexual.[2,3] De modo não menos importante, a incontinência está associada a maior risco de quedas e fraturas, hospitalização e institucionalização.[4,5]

A prevalência elevada, as possíveis consequências e a existência de terapias voltadas a essa condição justificam sua ampla abordagem durante a avaliação geriátrica.[6]

Fisiologia da micção normal (simplificada)[7]

Para exercer sua função adequadamente (armazenar involuntariamente e eliminar voluntariamente urina sem que haja sintomas), a bexiga e a uretra precisam ter sustentação anatômica adequada e funções neurofisiológicas preservadas.

O fechamento uretral é mantido por fatores intrínsecos, cujo principal componente corresponde à uretra, e fatores extrínsecos, que incluem a fáscia endopélvica e os músculos do assoalho pélvico.

A bexiga e a uretra têm inervação simpática, parassimpática e somática (que inerva o esfíncter externo da uretra). O sistema nervoso simpático se inicia na medula entre T11 e L2/3 e apresenta ação periférica mediada pela noradrenalina em seus receptores alfa (uretra e colo vesical) e beta (corpo da bexiga). O sistema nervoso parassimpático se inicia entre S2 e S4 e tem ação periférica mediada pela acetilcolina em seus receptores muscarínicos tipos 2 e 3 localizados no corpo da bexiga e no esfíncter interno da uretra (onde sua ação é mediada por óxido nítrico). A inervação somática surge na medula sacral, que, pelo nervo pudendo, age via acetilcolina em receptores musculares nicotínicos. A sensibilidade da região perineal se integra ao sistema nervoso central no nível da medula sacral.

Enchimento

Durante a fase de enchimento, a distensão vesical causa de maneira reflexa na medula um aumento do tônus simpático (relaxamento do corpo e contração do esfíncter interno da uretra) e do tônus do esfíncter externo da uretra.

Esvaziamento

Durante a fase de esvaziamento, impulsos em vias superiores (ponte) resultam na ativação do sistema parassimpático (contração do detrusor e relaxamento do esfíncter interno da uretra) e na inibição do sistema simpático.

Alterações do envelhecimento

Dados extraídos de estudos urodinâmicos em idosos sem doença evidenciam que a sensibilidade vesical e a contratilidade encontram-se diminuídas nessa população, com aumento de contrações involuntárias não inibidas durante a fase de enchimento e diminuição da pressão de fechamento da uretra (em especial na mulher).[6,7]

Avaliação da incontinência

Na avaliação inicial da incontinência urinária, tanto em homens quanto em mulheres, faz-se necessária a caracterização, por anamnese detalhada, da classificação do tipo de incontinência, além da identificação de possíveis condições subjacentes e de causas potencialmente reversíveis de incontinência (Figura 10.1).[8-10]

Na anamnese, deve-se buscar condições e comorbidades associadas a aumento do risco de incontinência (medicações, diabetes, obesidade, doença neurológica, cirurgias pélvicas, hábito intestinal etc.) ou a quadros potencialmente reversíveis. No caso de mulheres, é preciso questionar número de gestações e partos.[11] E, em homens, deve-se investigar doenças prostáticas, disfunção sexual e o antecedente de cirurgia ou radiação.

Os sintomas urinários a abordar são frequência e volume urinário, fatores precipitantes, gravidade da incontinência e presença de hesitação, noctúria, fluxo intermitente ou lento, esvaziamento incompleto, vazamento contínuo de urina e esforço para urinar.[12]

Para investigar causas potencialmente reversíveis, existe um mnemônico: "DIAPPERS" [D = *delirium*; I = infecção urinária; A = atrofia uretral e vaginal; P = *pharmaceuticals* (medicações); P = *psychologic disorders* (distúrbios psicológicos); E = excesso de fluxo urinário (como diabetes ou insuficiência cardíaca); R = restrição na mobilidade; S = *stool impactation* (impactação fecal)].

O tipo de incontinência é classificado por meio da anamnese, podendo ser usados questionários já padronizados, como o 3IQ.[13]

Em mulheres, é necessária avaliação pélvica e ginecológica para a identificação de atrofia vaginal, massa pélvica ou prolapso de órgãos pélvicos. Os homens devem ser verificados quanto a fimose, parafimose e balanite, infecções de pele ou massas escrotais, hérnias inguinais, além da avaliação da próstata.

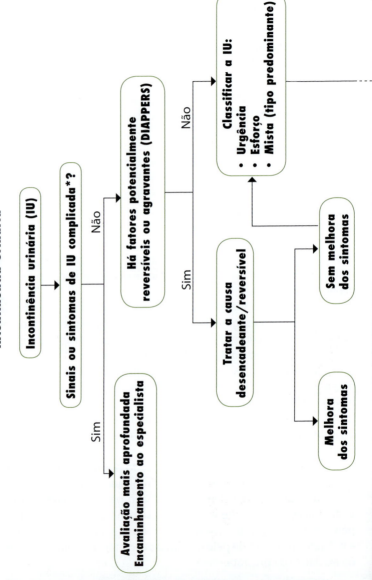

Figura 10.1. Algoritmo de abordagem da incontinência urinária

Tratamento inicial (todos os tipos de IU):
- Estilo de vida (perda de peso alimentação, cessar tabagismo)
- Exercícios para musculatura pélvica
- Treinamento vesical
- Estrogênio tópico (mulheres após menopausa)

- Melhora dos sintomas
- Sem melhora dos sintomas
  - Esforço
    - Encaminhar para outro tratamento:
      - Pessários
      - Cirurgia
  - Urgência
    - Terapia medicamentosa
      - Melhora dos sintomas
      - Sem melhora dos sintomas
        - Encaminhar para especialista

Fonte: Adaptada de Staskin et al., 2005.[8]

Uma urinálise deve ser executada em todos os pacientes com incontinência urinária. Cultura da urina deve ser solicitada quando suspeita de infecção. Indica-se a citologia urinária em pacientes sem infecção de trato urinário (ITU) que apresentem hematúria macroscópica ou hematúria microscópica com fatores de risco para malignidade (história de tabagismo ou neoplasia de próstata). O estudo urodinâmico não deve ser solicitado rotineiramente, sendo reservado para quadros de suspeita de incontinência associada a disfunção do detrusor ou em casos refratários. Do mesmo modo, a avaliação de resíduo pós-miccional não é necessária na rotina, mas deve sê-lo na suspeita de retenção urinária ou esvaziamento incompleto.

O diário miccional consiste em uma ferramenta possível para determinar se a incontinência está associada a uma elevada ingestão de líquidos e, também, para ajudar a avaliar a gravidade de cada componente da incontinência. Compõe-se de registros diários de frequências e volumes de ingesta hídrica e de eliminação e perda urinária.[14-16]

Quando encaminhar para um especialista

» Dor abdominal ou pélvica na ausência de infecção do trato urinário.
» Hematúria macroscópica ou microscópica com fatores de risco para malignidade na ausência de infecção urinária.
» Suspeita de fístula vesicovaginal ou divertículo uretral.
» Achados anormais do exame físico, como massa pélvica ou prolapso de órgãos pélvicos.
» Novos sintomas neurológicos além da incontinência.
» Incerteza no diagnóstico ou quadros refratários.
» História de cirurgia reconstrutiva pélvica ou irradiação pélvica.
» Suspeita de incontinência de transbordamento, particularmente no contexto de condições subjacentes (p. ex., condições neurológicas, diabetes).

Incontinência urinária tipo urgência

A incontinência tipo urgência (ou urgeincontinência) surge após a sensação de urgência (caracterizada por uma vontade intensa e súbita de urinar, de difícil controle) em situações em que o paciente muitas vezes não consegue chegar ao banheiro a tempo.[17] A urgeincontinência faz parte do espectro clínico da bexiga hiperativa (síndrome clínica caracterizada por urgência, com ou sem incontinência, aumento da frequência e noctúria).

Os mecanismos responsáveis pela bexiga hiperativa são mal compreendidos. Está associada a contrações não inibidas durante a fase de enchimento da bexiga, o que também é conhecido como hiperatividade do detrusor, diagnosticada em estudo urodinâmico (cistometria).[18] Essas contrações podem ocorrer por alterações nas aferências sensitivas, no processamento central[19] ou até mesmo por disfunção do músculo detrusor.

Faz-se necessária, ainda, a distinção dos quadros de hiperatividade do detrusor em associação à hipocontratilidade vesical. Essa relação representa um desafio ao diagnóstico (pela coexistência de sintomas de urgeincontinência e de jato fraco ou esvaziamento incompleto) e ao tratamento dos pacientes, pelo maior risco de desenvolvimento de retenção urinária.[20] Nos pacientes com hipocontratilidade do detrusor, pode ocorrer também a incontinência por transbordamento, que surge pelo aumento da pressão intravesical suplantando a capacidade de continência da uretra, mesmo sem uma contração adequada do detrusor.

Urgeincontinência na mulher

Na mulher, a urgeincontinência pode guardar relação com a queda dos níveis de estrógeno e suas alterações sobre o trofismo do urotélio. Pode também estar relacionada com prolapso e cirurgias prévias (ocorre em 15 a 29% das pacientes em pós-operatório).[21]

Urgeincontinência no homem

No homem, pode ter relação com patologias prostáticas, como hiperplasia prostática benigna, prostatite e cirurgias de próstata.

Tratamento

Os sintomas de urgeincontinência frequentemente não cessam totalmente mesmo com tratamento adequado, e a melhor resposta depende de modificações no estilo de vida ou do uso de medicações nem sempre bem toleradas. Deve-se sempre lembrar de evitar a cascata iatrogênica.

Terapia não farmacológica

Terapia de primeira linha, atua nos fatores de risco.[22] Deve ser pensada para todos os pacientes:

- » Alteração na dieta: evitar tanto a ingesta hídrica deficitária quanto exagerada, ambas prejudiciais (aumento de acidez da urina ou aumento do volume urinário); evitar ingesta de qualquer líquido de 2 a 3 horas antes de se deitar à noite; e evitar alimentos com potencial "irritativo" sobre o sistema urinário (álcool, cafeína, bebidas gaseificadas, adoçantes e comidas apimentadas).
- » Controle do peso.
- » Regularização do hábito intestinal.
- » Cessação do tabagismo.
- » Diurese programada: intervalos fixos para esvaziar a bexiga, independentemente da vontade, evitando o surgimento de sintomas. A diurese programada compreende um dos fundamentos para o treinamento vesical que será descrito adiante.
- » Treinamento vesical: baseia-se na diurese programada inicialmente com intervalos curtos (30 minutos a 1 hora), com progressivo aumento do tempo de intervalo (até cerca de 3 horas).
- » Técnicas de supressão de urgência: aliam respiração profunda com distratores cognitivos para utilização no momento em que o paciente sente a urgência. Quando o sintoma de urgência for considerado controlado, o paciente deve andar calmamente até o banheiro para urinar.
- » Fisioterapia pélvica: pode auxiliar na supressão da incontinência no momento de urgência.

Terapia farmacológica

- » Estrógeno: importante nas mulheres por conta da associação de sintomas de urgeincontinência com a atrofia do urotélio.
- » Antagonistas muscarínicos: desfavorecem as contrações não inibidas na bexiga (receptores M2 e M3). Entretanto, as ações em receptores muscarínicos de outros sítios fazem com que as medicações sejam mal toleradas em quase metade dos pacientes. Compreendem efeitos colaterais relatados: boca seca, constipação, palpitações, hipotensão postural, tontura e alterações cognitivas (alterações da memória, sonolência, alucinações, confusão, *delirium* etc.). Atualmente, estão disponíveis seis medicações: oxibutinina, tolterodina, fesoterodina, trospium, darifenacina e solifenacina. Nenhuma se mostrou mais efetiva que a outra, mas diferem em termos de efeitos colaterais. As formulações de liberação estendida têm menos efeitos

adversos que as de liberação rápida. As medicações mais específicas para receptores M2 e M3 são darifenacina e solifenacina. *Trospium* compreende uma molécula que não penetra a barreira hematoencefálica, o que, teoricamente, poderia trazer vantagens. Essa medicação não está disponível atualmente no Brasil.

» Agonista beta-adrenérgico: mais recentemente desenvolvido, trata-se de um agonista de receptores beta 3 que atua desfavorecendo contrações não inibidas. A única medicação dessa classe disponível é o mirabegron, ainda com algumas incertezas sobre efeitos colaterais. Seu principal efeito colateral consiste no aumento da pressão, sendo contraindicado em pacientes com descontrole pressórico ou com intervalo QT longo, insuficiência renal com *clearance* abaixo de 15 mL/kg/minuto, insuficiência hepática Child-Pugh C.

Terapias de terceira linha

As alternativas de terceira linha se baseiam em modulação neural, sendo três as mais estudadas, todas com nível baixo de evidência: eletroestimulação do nervo tibial posterior, neuromodulação sacral e bloqueio químico temporário do detrusor pelo uso de toxina botulínica.

Incontinência urinária de esforço (ou estresse)

Caracteriza-se pela perda urinária decorrente do aumento da pressão intra-abdominal (tosse, espirro, atividade física) na ausência de contrações vesicais.

Incontinência urinária de esforço em mulheres[23]

Os principais mecanismos que propiciam a perda urinária são:

» Hipermobilidade uretral, que decorre da fraqueza do suporte anatômico da musculatura e dos ligamentos pélvicos e acarreta na incapacidade de fechamento adequado contra a parede vaginal anterior.
» Deficiência esfincteriana intrínseca: o esfíncter não contrai adequadamente, tornando-se insuficiente. As principais causas são atrofia da mucosa e lesão neuromuscular.

Esses mecanismos, isoladamente ou em associação, promovem a incontinência urinária. Os principais fatores de risco para incontinência de esforço em mulheres são obesidade, partos vaginais, hipoestrogenismo e cirurgias pélvicas prévias.

Incontinência urinária de esforço em homens[24]

Condição incomum de encontrar em homens, ocorre geralmente por insuficiência esfincteriana intrínseca secundária a cirurgias prostáticas ou pélvicas ou trauma raquimedular.

Tratamento[25]

Terapia não farmacológica

Compreende a fisioterapia uroginecológica, composta principalmente pelos exercícios de Kegel, exercícios ativos que visam ao reestabelecimento da estática pélvica por meio do treinamento perineal e do ganho de consciência corporal. Estudos demonstraram que esse tratamento propicia cura ou melhora importante dos sintomas em 3 a 6 meses e, pelo baixo custo e fácil acesso, tornou-se a primeira linha de tratamento para incontinência urinária de esforço. Para melhor eficácia dos exercícios, eles devem ser realizados regular e corretamente. Pode-se usar cones vaginais para auxiliar a realização da fisioterapia. O uso de *biofeedback* e a estimulação elétrica representam técnicas que incentivam o treinamento e auxiliam no ganho de consciência corporal; porém, estão pouco disponíveis e estudos não demonstraram superioridade em relação ao treinamento-padrão.

Terapia farmacológica

As medicações utilizadas no tratamento da incontinência urinária de esforço têm pouca eficácia e potenciais efeitos colaterais, tendo, portanto, papel coadjuvante para o controle dos sintomas. A principais medicações consiste em:

- » Estrogênio tópico: com o objetivo de melhorar a atrofia da mucosa genital, promove a melhora de sintomas em curto prazo. Porém, não há evidência de benefícios desse tipo de tratamento em longo prazo.
- » Antidepressivos tricíclicos: utilizados em virtude dos efeitos anticolinérgicos e alfa-agonistas dessa classe de medicações. Devem ser indicados com cautela, pelo grande leque de efeitos adversos.

» Duloxetina: antidepressivo inibidor da recaptação de serotonina e norepinefrina. Age em receptores alfa-adrenérgicos e aumenta a contratilidade do esfíncter estriado uretral. Os principais efeitos adversos são sintomas gastrintestinais, que geralmente fazem o paciente descontinuar o tratamento.

Terapia cirúrgica

Tratamento escolhido apenas para quadros de incontinência urinária refratários ao uso de medidas farmacológicas e não farmacológicas.[26]

Os tratamentos cirúrgicos podem ser diversos e consistir em reposicionar a bexiga, o colo vesical e a uretra proximal em posição retropúbica (a colpofixação retropúbica) ou em cirurgias de porte menor, como a cirurgia de alça, também conhecida como *sling*.[27,28] No último tipo, na vigência de aumento da pressão intra-abdominal, a uretra é forçada contra essa faixa, fechando-se e mantendo a continência.

As taxas de cura ou melhora variam de 49 a 92%, embora acompanhadas de alta incidência de retenção urinária e de bexiga hiperativa secundária.

Incontinência urinária mista

Caracterizada pela coexistência de mais de um tipo de incontinência urinária no mesmo paciente, trata-se da condição mais frequente em idosas, em decorrência da hiperatividade do músculo detrusor em associação à deficiência esfincteriana.

O tratamento deve priorizar a condição mais grave (urgência ou esforço), consistindo nas medidas anteriormente mencionadas.

Incontinência urinária no idoso frágil

Os idosos frágeis têm como particularidade a maior probabilidade de coexistência de comorbidades e disfunções que interferem tanto no diagnóstico quanto no tratamento da incontinência.[29,30] É importante ressaltar que melhorias parciais na continência impactarão positivamente na qualidade de vida dos pacientes e cuidadores, devendo ser perseguidas.

Como ponto de partida, sempre lembrar-se de buscar causas potencialmente reversíveis (DIAPPERS) e revisar as medicações que podem, direta ou indiretamente, aumentar os episódios de incontinência (Quadro 10.1).

Quadro 10.1. Medicações que podem estar associadas à função vesical alterada

Medicações	Efeitos na função da bexiga
Anti-histamínicos de 1ª geração (p. ex., difenidramina e hidroxizina)	Diminuição da contratilidade vesical (efeito anticolinérgico)
Benzodiazepínicos (p. ex., clonazepam)	Efeito relaxante muscular (diminuição da contratilidade vesical) e efeito sedativo
Opioides (p. ex., morfina e fentanil)	Diminuição da sensação de repleção vesical e aumento do tônus do esfíncter da uretra
Inibidores da enzima conversora de angiotensina (p. ex., enalapril e captopril)	Possível causa de tosse crônica Diminuição da contratilidade vesical
Alfabloqueadores (p. ex., tansulosina)	Diminuição do tônus do esfíncter da uretra
Diuréticos (p. ex., furosemida)	Aumento da produção de urina
Neurolépticos de 1ª geração (p. ex., haloperidol)	Diminuição da contratilidade vesical (efeito anticolinérgico). Podem aumentar a incontinência de estresse por ação sobre receptores alfa ou dopa centrais (estimulando a micção)
Relaxantes musculares (p. ex., ciclobenzaprina, baclofeno)	Diminuição da contratilidade vesical (efeito anticolinérgico)
Estrógeno oral	Aumento da incontinência
Álcool	Diminuição da contratilidade vesical
Cafeína	Aumento da contratilidade e do ritmo de esvaziamento vesical

Tratamento não farmacológico

Assim como no idoso não frágil ou no jovem, as medidas não farmacológicas são muito importantes. Algumas delas, entretanto, deverão sofrer adaptações, já que, entre os idosos frágeis, muitos não terão capacidade cognitiva para aprender novos comportamentos ou não terão capacidade física para desempenhar aspectos do autocuidado sozinhos. Intervenções que combinem micções programadas e exercício (incorporando exercícios na rotina do cuidado) podem ser úteis para o cuidado e devem ser desenhadas para as capacidades e habilidades específicas de cada paciente, visando sempre a melhora da qualidade de vida.

Tratamento farmacológico

A maior preocupação quanto à prescrição de medicações para o controle da incontinência urinária é a chamada carga colinérgica (antimuscarínicos em particular), que pode estar relacionada com declínio cognitivo.

Como conclusão, deve-se focar primeiro na identificação de causas reversíveis e na melhora da qualidade de vida a partir de medidas não farmacológicas para apenas então discutir o risco-benefício do tratamento medicamentoso com paciente e familiares.

Referências

1. Tamanini JTN, Lebrão ML, Duarte YAO, Santos JLF, Laurenti R. Análise da prevalência e fatores associados à incontinência urinária entre idosos do Município de São Paulo, Brasil: Estudo SABE. Cad Saúde Pública. 2009;25(8):1756-62.
2. Tannenbaum C. Associations between urinary symptoms and sexual health in older adults. Clin Geriatr Med. 2015;31(4):581-90.
3. Wilson MM. Urinary incontinence: a treatise on gender, sexuality, and culture. Clin Geriatr Med. 2004;20(3):565-70.
4. Brown JS, Vittinghoff E, Wyman JF, Stone KL, Nevitt MC, Ensrud KE, Grady D. Urinary incontinence: does it increase risk for falls and fractures? Study of Osteoporotic Fractures Research Group. J Am Geriatr Soc. 2000;48(7):721-5.
5. Morrison A, Levy RV. Fraction of nursing home admissions attributable to urinary incontinence. Value Health. 2006;9(4):272-4.

6. Gibson W, Wagg A. New horizons: urinary incontinence in older people. Age Ageing. 2014;43(2):157-63.

7. Berek JS. Berek & Novak – Tratado de Ginecologia. 14. ed. Rio de Janeiro: Guanabara Koogan; 2008.

8. Staskin D, Hilton P, Emmanuel A et al. Initial assessment of incontinence. In: Abrams P, Cardozo L, Khoury S, Wein A (eds.). Incontinence 3rd International Consultation on Incontinence. Health Publication; 2005. p. 485.

9. Gormley EA, Lightner DJ, Burgio KL, Chai TC, Clemens JQ, Culkin DJ et al. Diagnosis and treatment of overactive bladder (non-neurogenic) in adults: AUA/SUFU guideline. J Urol. 2012;188:2455.

10. Gormley EA, Lightner DJ, Faraday M, Vasavada SP; American Urological Association; Society of Urodynamics, Female Pelvic Medicine. Diagnosis and treatment of overactive bladder (non-neurogenic) in adults: AUA/SUFU guideline amendment. J Urol. 2015;193:1572.

11. Wood LN, Anger JT. Urinary incontinence in women. BMJ. 2014;349:g4531.

12. Abrams P, Andersson KE, Birder L, Brubaker L, Cardozo L, Chapple C et al. Fourth International Consultation on Incontinence Recommendations of the International Scientific Committee: Evaluation and treatment of Urinary incontinence, pelvic organ prolapse, and fecal incontinence. Neurourol Urodyn. 2010;29:213.

13. Brown JS, Bradley CS, Subak LL, Richter HE, Kraus SR, Brubaker L et al. The sensitivity and specificity of a simple test to distinguish between urge and stress urinary incontinence. Ann Intern Med. 2006;144:715.

14. Holroyd-Leduc JM, Tannenbaum C, Thorpe KE, Straus SE. What type of urinary incontinence does this woman have? JAMA. 2008;299:11446.

15. Parsons M, Amundsen CL, Cardozo L, Vella M, Webster GD, Coats AC; Bladder Research Team. Bladder diary patterns in detrusor overactivity and urodynamic stress incontinence. Neurourol Urodyn. 2007;26:800.

16. Huang AJ. Nonsurgical treatments for urinary incontinence in women: summary of primary findings and conclusions. JAMA Intern Med. 2013;173:1463.

17. Wagg AS, Cardozo L, Chapple C, De Ridder D, Kelleher C, Kirby M et al. Overactive bladder syndrome in older people. BJU Int. 2007;99(3):502-9.

18. Yared JE, Gormley EA. The role of urodynamics in elderly patients. Clin Geriatr Med. 2015;31(4):567-79.

19. Sakakibara R, Panicker J, Fowler CJ, Tateno F, Kishi M, Tsuyusaki Y et al. Is overactive bladder a brain disease? The pathophysiological role of cerebral white matter in the elderly. Int J Urol. 2014;21(1):33-8.

20. Taylor JA 3rd, Kuchel GA. Detrusor underactivity: Clinical features and pathogenesis of an underdiagnosed geriatric condition. J Am Geriatr Soc. 2006;54(12):1920-32.
21. Willis-Gray MG, Dieter AA, Geller EJ. Evaluation and management of overactive bladder: strategies for optimizing care. Res Rep Urol. 2016;8:113-22.
22. Wyman JF, Burgio KL, Newman DK. Practical aspects of lifestyle modifications and behavioural interventions in the treatment of overactive bladder and urgency urinary incontinence. Int J Clin Pract. 2009;63(8):1177-91.
23. Goode PS, Burgio KL, Richter HS. Incontinence in older women. JAMA. 2010;303(21):2172-81.
24. Robert G, Descazeaud A, Azzouzi R. Impact of lower urinary tract symptoms on discomfort in men aged between 50 and 80 years. Urol Int. 2010;84:424-9.
25. Bettez M, Tu LM, Carlson K, Corcos, J, Jolivet M, Bailly G. 2012 update: Guidelines for adult urinary incontinence collaborative consensus document for the Canadian Urological Association. Can Urol Assoc J. 2012;6(5):353-6.
26. Wall LL, Norton PA. Surgical management of stress urinary incontinence. In: Wall LL, Norton PA (eds.). Practical urogynecology. Baltimore: Williams & Wilkins; 1993. p. 153-90.
27. Horback NS. Suburethral sling procedures. In: Ostergard DR, Bent AE (eds.). Urogynecology and urodynamics: theory and practice. 4. ed. Baltimore: Williams & Wilkins; 1996. p. 569-79.
28. Chaikin DC, Rosenthal J, Blaivas JG. Pubovaginal fascial sling for all types of stress urinary incontinence: long-term analysis. J Urol. 1998;160(4):1312-6.
29. Wagg A, Gibson W, Ostaszkiewicz J, Johnson T 3rd, Markland A, Palmer MH et al. Urinary Incontinence in frail elderly persons: Report From the 5th International Consultation on Incontinence. Neurology and Urodynamics. 2015;34:398-406.
30. Samuelsson E, Odeberg J, Stenzelius K, Molander U, Hammarström M, Franzen K et al. Effect of pharmacological treatment for urinary incontinence in the elderly and frail elderly: a systematic review. Geriat Gerontol Int. 2015:15:521-34.

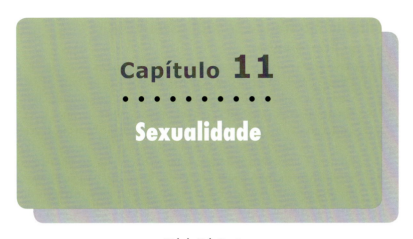

Capítulo 11

Sexualidade

Michele Melo Bautista
Gabriel Ribeiro dos Santos Júnior

Introdução

A sexualidade constitui um relevante indicador de saúde em idosos. A proporção de idosos com vida sexual ativa vem aumentando (50% dos homens e mais de 30% das mulheres, segundo trabalhos dos Estados Unidos e da Inglaterra), bem como a procura dos pacientes pelo médico geriatra com demandas relacionadas ao tema, reforçando a necessidade de preparo dos profissionais e a importância da abordagem ativa do assunto no consultório.

Este capítulo descreverá a fisiologia da função sexual no idoso, a abordagem da sexualidade no consultório, as principais disfunções sexuais e seus respectivos tratamentos.

Mudanças na função sexual associadas ao envelhecimento

O ciclo sexual normal é formado por cinco estágios:
1. Desejo (libido): refere-se aos pensamentos e às fantasias de atividade sexual. Ativado pelo hipotálamo e por estruturas límbicas no encéfalo. Mediado pela presença de testosterona.
2. Excitação: ativada por desejo forte e contato direto com o(a) parceiro(a), mediada por hormônios. Manifesta-se por ereção peniana nos homens e aumento do fluxo sanguíneo na vagina, no clitóris e no tecido mamário nas mulheres (além de lubrificação vaginal). Nessa fase, o estímulo nervoso e o fluxo sanguíneo promovem o aumento do tônus muscular e das frequências cardíaca e respiratória.
3. Platô: sensação de euforia sexual que precede o orgasmo, com produção de secreções pré-ejaculatórias em homens e elevação do útero e dos grandes lábios vaginais em mulheres.
4. Orgasmo: manifesta-se por ejaculação em homens e contrações da musculatura genital em mulheres.
5. Resolução: fase de relaxamento após o orgasmo, na qual há um período refratário à ocorrência de nova excitação.

Tanto a senescência quanto a senilidade trazem alterações que impactam na função sexual dos idosos, conforme mostram os Quadros 11.1 e 11.2.

Quadro 11.1. Alterações da sexualidade relacionadas com a senescência, conforme a fase do ciclo sexual

Fase	Homem	Mulher
Excitação	Diminuição da congestão vascular escrotal	Diminuição da congestão vascular genital e mamária
	Diminuição da elevação testicular	Diminuição das secreções vaginais
	Ereção peniana retardada	Excitação retardada

(Continua)

Quadro 11.1. Alterações da sexualidade relacionadas com a senescência, conforme a fase do ciclo sexual (continuação)

Fase	Homem	Mulher
Platô	Prolongado Diminuição das secreções pré-ejaculatórias	Redução da elevação do útero e dos grandes lábios
Orgasmo	Curta duração Redução da contração prostática e uretral	Curta duração Contrações uterinas e vaginais mais curtas e em menor quantidade
Resolução	Retração peniana e abaixamento testicular rápidos Período refratário prolongado	Rápida reversão ao estágio pré-excitatório

Quadro 11.2. Alterações da sexualidade relacionadas com a senilidade

Medicamentos (impotência ou perda da libido)

Doenças que promovem impotência

Depressão com perda de interesse em sexo

Perda funcional após cirurgia da próstata ou do útero

Barreiras físicas (cateteres ou outros dispositivos)

Perda de mobilidade (por artrite ou acidente vascular encefálico)

Alteração da imagem corporal (amputação de membros, mastectomia)

Abordagem da sexualidade no consultório

A sexualidade no idoso deve ser avaliada por um profissional treinado, com conhecimento e segurança na abordagem do assunto. É conveniente usar um instrumento de entrevista formal para identificar a presença e o grau de alterações ao longo dos diferentes estágios do ciclo sexual.

A anamnese deve apresentar linguagem acessível, evitar termos médicos e nunca conter julgamentos quanto à orientação sexual e à religiosidade do idoso, bem como ao seu desejo de ter relações sexuais. Devem ser obtidas as histórias médica e sexual completas, garantindo a privacidade ao paciente, que pode optar pela presença ou não do(a) parceiro(a) durante a anamnese.

A história médica inclui a identificação do paciente (com destaque para estado civil, religião e número de filhos), existência de comorbidades, medicações em uso e fatores de risco orgânicos e psicológicos para disfunção sexual. Na história sexual, é importante verificar a presença de relacionamentos (conjugais ou extraconjugais), frequência e qualidade dos atos sexuais (prévia e atual), antecedente de doenças sexualmente transmissíveis (DST), uso de preservativos e prática de masturbação.

O exame físico também deve ser completo, incluindo avaliação uroginecológica. Em casos específicos, alguns exames podem ser necessários (p. ex., exames para investigar disfunções hormonais e painel sorológico de DST, se houver comportamento de risco).

Diagnóstico e prevalência das disfunções sexuais no idoso

Pelos critérios diagnósticos do *Diagnostic and Statistical Manual of Mental Disorders* (DSM-V, em português "*Manual Diagnóstico e Estatístico de Transtornos Mentais*"), caracteriza-se a disfunção sexual quando alterações da resposta sexual (em qualquer fase do ciclo) não atribuíveis ao envelhecimento normal estão presentes por um período mínimo de 6 meses consecutivos e resultam em prejuízo do bem-estar do paciente. O diagnóstico exige a exclusão de problemas mais bem explicados por transtorno mental não sexual ou por perturbação grave no relacionamento, violência do(a) parceiro(a) ou outros estressores. O paciente pode apresentar múltiplas disfunções sexuais simultaneamente.

Em homens, a principal disfunção sexual é a erétil, acometendo até 40% dos casos (60 a 70% entre os que têm mais de 70 anos). Hipogonadismo sintomático e distúrbios de ejaculação compreendem disfunções menos frequentes (menos de 10%).

Nas mulheres, o transtorno do desejo/excitação sexual feminino tem prevalência de 45%. O transtorno de dor gênito-pélvica aparece em 40% das idosas, e distúrbios do orgasmo em quase 40% dos casos.

Princípios gerais do tratamento das disfunções sexuais no idoso

O médico deve se atentar ao principal objetivo do tratamento, o de melhorar a qualidade do relacionamento do paciente com sua(eu) parceira(o).

O primeiro passo consiste em orientação e educação. O médico deve deixar claro que o desejo do idoso de manter relações sexuais e de falar sobre sexualidade compreende um ato completamente natural e reflete preocupação com a saúde e o bem-estar. É fundamental garantir privacidade e esclarecimento de dúvidas, bem como orientar práticas sobre sexo seguro e prevenção de DST, já que muitos idosos nunca receberam educação sexual previamente.

É importante convocar a(o) parceira(o) sexual do paciente para traçar estratégias para melhorar a relação, enfatizar que o prazer não é alcançado apenas pelo ato sexual propriamente dito e que outras estratégias, como massagens e masturbação, também são benéficas. Ressaltar a importância das preliminares, já que o estímulo necessário para a excitação na terceira idade é maior e mais demorado.

Pacientes com doenças crônicas devem ser orientados quanto ao uso adequado de medicamentos para tratá-las. Para lidar com limitações físicas e minimizar dor e fadiga, sugerir posições sexuais adaptadas.

Psicoterapia individual e terapia de casal representam estratégias que auxiliam no aumento da qualidade das relações e na melhora da autoestima.

Principais disfunções sexuais masculinas
Disfunção erétil (DE)

Define-se pela dificuldade de obter e/ou de manter uma ereção com rigidez adequada até o final da relação sexual em mais de 75% das vezes. A DE tem alta prevalência em idosos, com aumento diretamente proporcional à idade (afeta 67% dos idosos acima de 70 anos); entretanto, menos de 5% dos homens recebem tratamento (pela não abordagem do assunto pelo paciente e/ou pelo médico).

Mais de 150 milhões de homens no mundo todo têm algum grau de DE. A prevalência é similar em todos os grupos étnicos, independentemente do ambiente geográfico. Pelo aumento da expectativa de vida, calcula-se que a prevalência de DE nos Estados Unidos aumentará em 30% até o ano de 2025.

Etiologia

A DE pode ter causas vasculares (diabetes melito, hipertensão arterial sistêmica, dislipidemia, doença coronariana e cerebrovascular, pós-radioterapia, tabagismo), neurogênicas (doença de Parkinson, esclerose múltipla, demências em geral, etilismo, pós-prostatectomia), anatômicas (fratura peniana e doença de Peyronie), psicogênicas (transtornos ansiosos e depressivos), medicamentosas (Quadro 11.3) ou mistas.

Os idosos costumam ter mais fatores orgânicos que psicogênicos, ao contrário dos jovens. Comumente, os idosos apresentam DE por etiologia mista.

Quadro 11.3. Principais medicações envolvidas na etiologia da disfunção erétil

Medicação	Fase do ciclo sexual afetada
Antidepressivos em geral, notadamente os inibidores seletivos de recaptação de serotonina	Desejo e orgasmo
Espironolactona	Excitação
Diuréticos tiazídicos	Excitação e platô
Bloqueadores adrenérgicos (clonidina, alfametildopa, propranolol)	Excitação e platô
Digitálicos (digoxina)	Excitação
Cetoconazol	Desejo e excitação
Cimetidina	Desejo e excitação
Metoclopramida	Excitação

Diagnóstico

O Índice Internacional de Função Erétil (IIEF) é um escore já validado no Brasil para diagnosticar DE e avaliar a efetividade do tratamento. Compõe-se de 15 questões em cinco domínios: função erétil, orgasmo, desejo sexual, satisfação sexual e satisfação geral. Cada questão tem valor que varia de 1 a 5, e a soma das respostas promove um escore final para cada domínio, com valores baixos indicando qualidade da vida sexual ruim.

Exames específicos, como o Doppler peniano, a arteriografia pélvica e os estudos neuroendocrinológicos, são solicitados apenas para casos sem explicação diante dos fatores de risco, o que é incomum no idoso.

Tratamento

Modificação de estilo de vida

Estudos mostram que a prática de atividade física aeróbica por pelo menos 150 minutos por semana melhora o desempenho sexual para a maioria dos idosos. A cessação de tabagismo e de etilismo, o controle dos fatores de risco cardiovasculares e a perda de peso supervisionada por profissionais (esta última, para idosos com sobrepeso ou obesidade) também auxiliam no tratamento da DE. Também deve ser avaliada a possibilidade de substituição das medicações de uso crônico envolvidas na etiologia da DE.

Terapêutica de primeira linha: inibidores da fosfodiesterase-5 (iFDE5)

Essas medicações constituem a primeira linha de tratamento da DE por sua eficácia, facilidade de uso e perfil de poucos efeitos colaterais. O uso dos iFDE5 se baseia no papel do óxido nítrico na vasodilatação peniana, mediada por guanosina monofosfato cíclico (GMPc), responsável por iniciar e manter uma ereção. A perda da ereção está relacionada com o catabolismo do GMPc pela enzima fosfodiesterase-5; os iFDE5 garantem maior atuação do GMPc, resultando em ereções mais efetivas e duradouras.

Os iFDE5 não serão eficazes se o idoso não realizar os estímulos físicos e emocionais necessários para uma ereção adequada. São contraindicados em pacientes em uso de nitratos, devendo ser prescritos com bastante cautela em pacientes que tomam bloqueadores alfa-adrenérgicos pelo risco de hipotensão. A Tabela 11.1 mostra as principais medicações dessa classe.

Tabela 11.1. Principais inibidores de fosfodiesterase-5

Princípio ativo	Marca de referência	Dose habitual	Instruções de uso	Duração do efeito	Efeitos colaterais	Interações medicamentosas
Sildenafila	Viagra®	50 a 100 mg	1 hora antes da relação sexual, sem ingesta alimentar	4 horas	Cefaleia, dispepsia, diarreia, rinite, epistaxe, distúrbios visuais (visão azulada)	Todos os inibidores do citocromo P450 (p. ex., inibidores de protease, certos antifúngicos e macrolídeos) aumentam as concentrações séricas dos inibidores de fosfodiesterase-5. Evitar uso de suco de toranja (*grapefruit*)
Vardenafila	Levitra®	5 a 10 mg	1 hora antes da relação sexual, sem ingesta alimentar	4 horas	Os mesmos do sildenafil, exceto alterações visuais	
Tadalafila	Cialis®	10 a 20 mg antes das relações ou 2,5 a 5 mg diariamente	1 hora antes da relação sexual, ou uso diário. Não há restrição de ingesta alimentar	Até 36 horas	Os mesmos do sildenafil, exceto alterações visuais	
Avanafila	Spedra®	100 a 200 mg	15 minutos antes da relação sexual, sem ingesta alimentar	6 a 18 horas	Os mesmos do sildenafil, exceto alterações visuais	

Terapêuticas de segunda linha
Dispositivos de ereção a vácuo

Apresentam três componentes básicos: (1) um cilindro transparente, normalmente de plástico, colocado no pênis e preso firmemente ao púbis; (2) um mecanismo para retirar o ar e produzir um vácuo que permitirá o retorno de sangue; (3) um anel de constrição colocado ao redor do cilindro enquanto se cria o vácuo e que desliza até a base do pênis.

Os dispositivos não são invasivos, têm baixas taxas de complicações e não apresentam restrições quanto à frequência de utilização. Contudo, exigem boa destreza manual, promovem a perda do ângulo agudo da ereção e induzem à descoloração do pênis. Recomenda-se a remoção do anel após um período máximo de 30 minutos. Os dispositivos podem causar contusão pela constrição e interferem na ejaculação, tornando-se comuns queixas de dor ou de falta de ejaculação anterógrada (40% dos casos). Pacientes em anticoagulação ou com discrasias sanguíneas devem ter cautela com relação ao uso.

Dispositivo intrauretral com alprostadil

O supositório de alprostadil (prostaglandina E1) produz relaxamento e dilatação arteriolar, com consequente ereção. Após a sua administração e massagem local, a ereção ocorre em 15 minutos, com duração de 30 a 60 minutos. A resposta terapêutica efetiva se dá em torno de 60% dos pacientes. O inconveniente refere-se à necessidade de habilidade na técnica de aplicação, o que restringe seu uso.

O efeito adverso mais frequente consiste em dor peniana durante a aplicação. Também podem ocorrer taquicardia, tontura e síncope pelo escape de alprostadil para a circulação. Na parceira, pode haver prurido, desconforto vaginal e indução de trabalho de parto, sendo contraindicado durante a gravidez.

Injeção peniana (intracavernosa)

A combinação de prostaglandina E1 (alprostadil), papaverina e fentolamina apresentou eficácia superior ao uso isolado de qualquer uma dessas substâncias, com menos efeitos colaterais.

Após a aplicação da medicação, deve-se massagear o corpo do pênis por 30 segundos, com ereção em 5 a 10 minutos. Deve-se restringir o uso dessa técnica para até três vezes por semana, diminuindo a probabilidade de eventos adversos (dor, hematoma ou fibrose peniana). A taxa de sucesso chega a 80%. Geralmente, os pacientes que não respondem ao tratamento são aqueles com DE arterial grave ou anormalidades venosas.

Terapêutica medicamentosa oral para disfunção erétil psicogênica

Para a DE psicogênica e o transtorno de humor associado, as opções terapêuticas que menos interferem na sexualidade são a trazodona, a mirtazapina, a bupropiona e a vortioxetina, com risco de disfunções sexuais como efeito colateral, respectivamente, em 8%, 25%, 5 a 15% e 2% dos pacientes. Há risco de priapismo (ereção prolongada, acima de 4 horas de duração) e de sonolência excessiva com o uso da trazodona, aumento do apetite e do peso com a mirtazapina e pouca eficácia antidepressiva da bupropiona usada como monoterapia. A vortioxetina ainda é uma medicação cara e pouco disponível.

Outras classes medicamentosas de uso oral

A ioimbina é um antagonista reversível dos receptores alfa-2-adrenérgicos, de ação central e periférica, com algum efeito na DE psicogênica (mas não em DE orgânica). Como efeitos adversos, apresenta náuseas, dispepsia, cefaleia, palpitações e poliúria, e os dados sobre sua eficácia na literatura são limitados.

A apomorfina compreende um agonista dopaminérgico com ação comprovada para DE em alguns estudos; porém, com baixa eficácia em idosos; náuseas e sintomas gastrintestinais são efeitos colaterais frequentes.

Tratamento psicológico

Acredita-se que quase todos os idosos afetados por DE tenham tanto fatores orgânicos quanto psíquicos. Mesmo com inúmeras terapias para DE orgânica, fatores psicogênicos não podem ser negligenciados. Os dados da história clínica que sugerem etiologia psicogênica incluem: início súbito, relacionado com algum evento da vida (separação conjugal, viuvez, aposentadoria etc.); manutenção de ereções noturnas ou matinais; DE intermitente; e história de conflitos de relacionamento familiar e conjugal. Entre as técnicas de terapia psicossexual, destacam-se a terapia comportamental, a cognitiva, a psicoanalítica e a psicoeducacional. A participação do paciente e do(a) parceiro(a) é fundamental para melhores resultados.

Hipogonadismo masculino

O hipogonadismo consiste em um reflexo da diminuição da espermatogênese e da produção de testosterona. A partir dos 50 anos, os níveis séricos de testosterona total (0,4 a 0,8% ao ano) e livre (1 a 2% ao ano) declinam, e o nível de globulina ligante de hormônios sexuais (SHBG) aumenta. Há menor variação dos níveis séricos de testosterona ao longo do dia – enquanto nos jovens existe um pico matinal, nos idosos tende a existir um nível em platô. Porém, mesmo com essas alterações, o hipogonadismo sintomático não é considerado fisiológico.

Além de impactar nas fases do ciclo sexual dos idosos (particularmente no desejo, na excitação e no platô), a queda patológica dos níveis de testosterona pode promover repercussões em outros sistemas – obesidade central, fadiga, perdas óssea e de massa e força muscular, diminuição da velocidade de marcha, anemia e distúrbios de humor e da cognição.

Etiologia e diagnóstico

A deficiência androgênica do envelhecimento masculino (DAEM), com componentes de hipogonadismo primário e secundário, não ocorre em todos os idosos, raramente apresenta sintomas típicos e não se manifesta em uma faixa etária estreita, características que dificultam o diagnóstico.

O critério para diagnóstico da DAEM baseia-se na coexistência de níveis séricos baixos de testosterona total ou livre com sinais e sintomas compatíveis com hipogonadismo. Os níveis séricos normais de testosterona total variam entre 300 e 800 ng/dL. Considera-se hipogonadismo com valores menores que 231 ng/dL, mas as repercussões clínicas tendem a aparecer com níveis inferiores a 150 ng/dL. A distinção entre hipogonadismo primário e secundário se faz pela dosagem do hormônio folículo-estimulante (FSH) e hormônio luteinizante (LH), que estarão aumentados apenas no hipogonadismo primário.

Em alguns casos, serão necessários a dosagem de SHBG e o exame da testosterona livre (que pode ser dosada pelo método de diálise ou calculada).

Tratamento

O tratamento do hipogonadismo se baseia na reposição de testosterona, com o objetivo de atingir níveis séricos normais (300-400 ng/dL em idosos, diferentemente do patamar de 500 a 600 ng/dL em jovens). No entanto, tem benefício comprovado somente para idosos com hipogonadismo sintomático. As opções de tratamento são descritas na Tabela 11.2.

Ejaculação retrógrada

A ejaculação retrógrada (que ocorre em direção à bexiga) está associada com cirurgias de próstata ou de bexiga ou uso de alfa-bloqueadores. O paciente não elimina sêmen pela uretra durante o orgasmo. O tratamento envolve orientação e analgesia se relato de dor. Em casos selecionados, pelo risco de infertilidade, a pseudoefedrina e a imipramina podem ser usadas.

Principais disfunções sexuais femininas

As principais disfunções sexuais na mulher idosa são descritas a seguir:
» Transtorno do desejo/excitação sexual feminino: diagnosticado se a idosa apresenta pelo menos três dos seguintes critérios: (1) interesse reduzido ou ausente em atividade sexual; (2) redução ou ausência de pensamentos eróticos/fantasias; (3) redução de iniciativa e refratariedade à intenção do parceiro de iniciar uma relação; (4) redução do prazer em pelo menos 75% das relações sexuais; (5) redução da excitação em resposta a qualquer tipo de estímulo (verbal, visual ou outros).
» Transtorno de dor genitopélvica: diagnosticado quando se apresentam dificuldades recorrentes ou permanentes com um dos seguintes aspectos: penetração vaginal durante o ato sexual; dor pélvica ou vulvar durante tentativas de penetração; medo marcado em sentir dor, em antecipação a ato sexual ou durante a penetração vaginal; e tensão dos músculos do assoalho pélvico durante a penetração.
» Transtorno do orgasmo feminino: caracteriza-se por ausência, demora ou pouca frequência de orgasmo ou intensidade muito reduzida das sensações orgásticas em pelo menos 75% das relações sexuais.

Diagnóstico

É importante obter uma história clínica completa, incluindo antecedentes ginecológicos e sexuais. Além dos itens já abordados para todos os pacientes com disfunções sexuais, deve-se fazer os seguintes questionamentos para as idosas: *status* menopausal; histórico gestacional; antecedente de cirurgias ou neoplasias pélvicas; dor pélvica ou vulvovaginal; sensação de vagina seca; sangramentos; incontinências urinária e fecal.

Em casos selecionados, pode-se lançar mão de exames complementares, como ultrassonografia transvaginal, culturas para gonorreia e clamídia (obtidas do colo uterino) e níveis séricos de TSH e prolactina. Não se recomenda de rotina a dosagem de hormônios andrógenos para mulheres.

Tratamento

Medidas não farmacológicas

Além das medidas gerais abordadas (educação, terapia de casal, psicoterapia), há benefício com as seguintes abordagens: fisioterapia com reabilitação pélvica (em casos de dor pélvica ou hipertonia do assoalho pélvico); tratamento das incontinências (urinária e fecal); uso de lubrificantes vaginais à base de água; e emprego de vibradores ou de livros com temas eróticos.

Medidas farmacológicas

Pode-se tentar reposição de testosterona por 3 a 6 meses em mulheres com transtorno do desejo hipoativo, que não obtiveram resultados com as medidas não farmacológicas. A referida reposição deve ser suspensa se a melhora não for atingida e não ser utilizada por mais de 24 meses, diante da ausência de estudos de segurança e eficácia.

» Estrogênios sistêmicos (combinados ou não com progesterona): somente têm benefício para pacientes com disfunção sexual associada ao climatério sintomático, devendo ser usados por período e contraindicados fora desse contexto. O estrogênio tópico pode ser empregado em casos de incontinência urinária e para atrofia vaginal com melhora da dispareunia.

» Ospemifeno: medicação oral aprovada pela Food and Drug Administration (FDA) como alternativa ao uso dos lubrificantes vaginais no tratamento da dispareunia associada à atrofia genital. No entanto, exige uso diário e não tem segurança comprovada para pacientes com fatores de risco para neoplasia mamária ou embolia pulmonar.

» Tibolona: um esteroide sintético com propriedades estrogênicas, progestagênicas e androgênicas, aprovado para uso em mulheres menopausadas na Europa, embora esteja associado a risco de neoplasia de mama e acidente vascular encefálico.

Tabela 11.2. Principais apresentações de testosterona utilizadas no tratamento do hipogonadismo masculino

Tipo de formulação	Substância	Posologia	Local de aplicação	Considerações
Testosterona intramuscular de longa duração	Enantato de testosterona (200 mg/mL) e cipionato de testosterona (100 ou 200 mg/mL)	100 a 200 mg a cada 2 semanas	Coxas (autoaplicação) ou nádegas (outra pessoa aplicando)	Podem causar grande flutuação dos níveis séricos de testosterona
Testosterona intramuscular de muito longa duração	Undecanoato de testosterona (250 mg/mL ou 1.000 mg/4 mL)	Dose inicial de 750 mg, seguida de 750 mg após 4 semanas, e depois 750 mg trimestralmente	Glúteo médio	Risco de embolia gordurosa associada à injeção
Adesivos transdérmicos	Testosterona transdérmica de 24 horas de duração (Androderm® ou Andropatch®)	1 a 2 adesivos/dia	Dorso, abdome, braço ou parte superior de coxa, em pele sem lesões	Risco de rash cutâneo, difícil adesão ao tratamento

Pomadas e géis tópicos (pele)	Testosterona tópica a 1%, 1,62% ou 2% (Testogel®, Androgel®)	1 dose/dia	Dorso, abdome, coxa ou axila, em pele sem lesões	Nem todos os idosos com hipogonadismo alcançam níveis séricos normais de testosterona com essa preparação
Testosterona oral	Undecanoato de testosterona (40 mg)	40 a 80 mg 2 vezes/dia (após café e após jantar)	Via oral	Efeitos colaterais gastrintestinais
Implante subcutâneo	Testosterona em implante (75 mg)	150 a 450 a cada 3 a 6 meses	Quadril (subcutâneo)	Necessidade de incisão para implante; risco de infecção e fibrose no local
Testosterona bucal tópica	Testosterona em goma (30 mg)	30 mg 2 vezes/dia	Cavidade oral	Má adesão, irritação pela goma

Referências consultadas

Allen NE, Key TJ, Dossus L, Rinaldi S, Cust A, Lukanova A et al. Endogenous sex hormones and endometrial cancer risk in women in the European Prospective Investigation into Cancer and Nutrition (EPIC). Endocr Relat Cancer. 2008;15:485.

Becher E, Torres LO, Glina S. Consenso Latino-Americano sobre DAEM. São Paulo: PlanMark; 2013.

Bhasin S, Cunningham GR, Hayes FJ, Matsumoto AM, Snyder PJ, Swerdloff RS et al. Testosterone therapy in men with androgen deficiency syndromes: an Endocrine Society Clinical Practice Guideline. J Clin Endocrinol Metab. 2010;95(6):2536-59.

Boolell M, Gepi-Attee S, Gingell JC, Allen MJ. Sildenafil, a novel effective oral therapy for male erectile dysfunction. Br J Urol. 1996;78:257.

Burke RM, Evans JD. Avanafil for treatment of erectile dysfunction: review of its potential. Vasc Health Risk Manag. 2012;8:517.

Canguven O, Bailen J, Fredriksson W, Bock D, Burnett AL. Combination of vacuum erection device and PDE5 inhibitors as salvage therapy in PDE5 inhibitor nonresponders with erectile dysfunction. J Sex Med. 2009;6:2561.

Caruso S, Rugolo S, Agnello C, Intelisano G, Di Mari L, Cianci A. Sildenafil improves sexual functioning in premenopausal women with type 1 diabetes who are affected by sexual arousal disorder: a double-blind, crossover, placebo-controlled pilot study. Fertil Steril. 2006;85:1496.

Ernst E, Pittler MH. Yohimbine for erectile dysfunction: a systematic review and meta-analysis of randomized clinical trials. J Urol. 1998; 159:433.

Fink HA, Mac Donald R, Rutks IR, Nelson DB, Wilt TJ. Sildenafil for male erectile dysfunction: a systematic review and meta-analysis. Arch Intern Med. 2002;162:1349.

Gonzáles AI, Sties SW, Wittkopf PG, Mara LS, Ulbrich AZ, Cardoso FL et al. Validação do Índice Internacional de Função Erétil (IIFE) para uso no Brasil. Arq Bras Cardiol 2013. Aug;101(2):176-82.

Gruenwald I, Shenfeld O, Chen J, Raviv G, Richter S, Cohen A et al. Positive effect of counseling and dose adjustment in patients with erectile dysfunction who failed treatment with sildenafil. Eur Urol. 2006;50:134.

Labrie F, Archer D, Bouchard C, Fortier M, Cusan L, Gomez JL et al. Effect of intravaginal dehydroepiandrosterone (Prasterone) on libido and sexual dysfunction in postmenopausal women. Menopause. 2009;16:923.

Modelska K, Cummings S. Female sexual dysfunction in postmenopausal women: systematic review of placebo-controlled trials. Am J Obstet Gynecol. 2003;188:286.

Morgentaler A, Zitzmann M, Traish AM, Fox AW, Jones TH, Maggi M et al. Fundamental concepts regarding testosterone deficiency and treatment: international expert consensus resolutions. Mayo Clin Proc. 2016;91(7):881-96.

Nijland EA, Weijmar Schultz WC, Nathorst-Boös J, Helmond FA, Van Lunsen RH, Palacios S et al. Tibolone and transdermal E2/NETA for the treatment of female sexual dysfunction in naturally menopausal women: results of a randomized active-controlled trial. J Sex Med. 2008;5:646.

Pace G, Silvestri V, Gualá L, Vicentini C. Body mass index, urinary incontinence, and female sexual dysfunction: how they affect female postmenopausal health. Menopause. 2009;16:1188.

Sayuk GS, Gott BM, Nix BD, Lustman PJ. Improvement in sexual functioning in patients with type 2 diabetes and depression treated with bupropion. Diabetes Care. 2011;34:332.

Spitzer M, Basaria S, Travison TG, Davda MN, Paley A, Cohen B et al. Effect of testosterone replacement on response to sildenafil citrate in men with erectile dysfunction: a parallel, randomized trial. Ann Intern Med. 2012;157:681.

Tsertsvadze A, Fink HA, Yazdi F, MacDonald R, Bella AJ, Ansari MT et al. Oral phosphodiesterase-5 inhibitors and hormonal treatments for erectile dysfunction: a systematic review and meta-analysis. Ann Intern Med. 2009;151:650.

van Anders SM. Testosterone and sexual desire in healthy women and men. Arch Sex Behav. 2012;41:1471.

Wierman ME, Arlt W, Basson R, Davis SR, Miller KK, Murad MH et al. Androgen therapy in women: a reappraisal – an Endocrine Society Clinical Practice Guideline. J Clin Endocrinol Metab. 2014;99(10):3489-510.

Capítulo 12

Promoção à saúde do idoso: imunização, rastreamento não oncológico e aconselhamento de hábitos de vida

Marcel Hiratsuka
Amanda Lagreca Venys de Azevedo
Anaísa Coutinho de Souza
Karoline Pedroti Fiorotti

Dentro de um conceito amplo, a promoção da saúde envolve ações educativas, identificação de fatores de risco e diagnóstico precoce de doenças, com o objetivo de incrementar a saúde e o bem-estar geral do indivíduo. Neste capítulo, serão abordados os temas imunização, rastreamento não oncológico e aconselhamento sobre mudanças de estilo de vida.

Imunização

As alterações imunológicas associadas ao envelhecimento aumentam o risco de infecções e, quando associadas ao declínio funcional e às comorbidades em idosos, promovem maiores taxas de hospitalizações e morbimortalidade. Os principais objetivos da vacinação em idosos consistem em reduzir o risco de quadros infecciosos graves, prevenir a descompensação de doenças crônicas de base e melhorar a qualidade e a expectativa de vida.

O esquema de imunização dos idosos segue as recomendações da Sociedade Brasileira de Imunizações (SBIm) e da Sociedade Brasileira de Geriatria e Gerontologia (SBGG).

Vacina influenza

Influenza é uma doença infecciosa do trato respiratório, altamente contagiosa, causada por um vírus da família *Orthomyxoviridae*, classicamente dividido em três tipos imunológicos – *Myxovirus influenzae* A, B e C, sendo apenas os tipos A e B de relevância clínica em humanos.

As vacinas disponíveis são constituídas por vírus inativados e fragmentados, podendo ser trivalentes ou tetravalentes, compostas de cepas influenza dois subtipos de A (H1N1 e H3N2) e um ou dois subtipos de B. O vírus apresenta elevada taxa de mutação, o que implica a necessidade de modificação anual da composição da vacina.

Em adultos jovens, a eficácia da vacina influenza é de cerca de 70 a 90%. Os anticorpos protetores são detectados cerca de 2 semanas após a vacinação. Em idosos, a prevenção de doença respiratória aguda é de, cerca de 60%; no entanto, os principais benefícios da vacina residem na capacidade de prevenir a pneumonia viral primária ou bacteriana secundária, a hospitalização e a morte.

- » Indicação: indivíduos a partir de 6 meses de vida, mas principalmente nos maiores de 60 anos e em outros grupos de risco (profissionais da saúde, gestantes, crianças abaixo dos 5 anos e portadores de doenças crônicas).
- » Doses: dose única anual, preferencialmente antes do início do outono.
- » Eventos adversos: a vacina é bem tolerada e apresenta bom perfil de segurança. Eventos locais são benignos e autolimitados. Podem ocorrer eventos sistêmicos leves, como febre, mal-estar e mialgia. Já as reações anafiláticas são raras e ocasionadas por hipersensibilidade aos componentes da vacina.
- » Disponibilidade: em unidades básicas de saúde para maiores de 60 anos, crianças de 6 meses a 5 anos, portadores de doenças crônicas (como pneumopatias, cardiopatias, hepatopatias, nefropatias, asma e diabetes), mães no pós-parto, gestantes, profissionais da saúde e doentes crônicos. Nas clínicas privadas de vacinação, para maiores de 6 meses.

Vacina pneumocócica

As infecções pneumocócicas são mais comuns nos extremos da vida, sendo as síndromes clínicas mais importantes causadas pelos pneumococos: a pneumonia, a bacteremia e a meningite.

As vacinas disponíveis são a polissacarídica 23-valente (VPP23) e a conjugada 13-valente (VPC13). A VPP23 contém 23 sorotipos do *Streptococcus pneumoniae* (1, 2, 3, 4, 5, 6B, 7F, 8, 9N, 9V, 10A, 11A, 12F, 14, 15B, 17F, 18C, 19A, 19F, 20, 22F, 23F e 33F), responsáveis por cerca de 90% dos casos de infecções pneumocócicas invasivas. Já a VPC13 contém os sorotipos 1, 3, 4, 5, 6A, 6B, 7F, 9V, 14, 18C, 19A, 19F e 23F, mas evidências mostram que a VPC13 proporciona anticorpos melhores e com efeito mais duradouro em adultos.

» Indicação: maiores de 60 anos.
» Dose: a SBIm e a SBGG recomendam a vacinação de rotina para maiores de 60 anos com a VPC13, seguida, após 6 a 12 meses, de VPP23. Para aqueles que anteriormente receberam uma dose de VPP23, respeitar o intervalo de 1 ano para aplicar a VPC13 e agendar uma segunda dose de VPP23 para 5 anos após a primeira VPP23. Se a segunda dose de VPP23 foi aplicada antes dos 65 anos, está recomendada uma terceira dose com intervalo mínimo de 5 anos.
» Eventos adversos: as duas vacinas são geralmente muito bem toleradas. Os eventos adversos mais comuns são locais (p. ex., dor e eritema.
» Disponibilidade: a VPP23 está disponível nos Centros de Referência para Imunobiológicos Especiais (CRIE) para idosos e indivíduos que fazem parte de grupos considerados de risco. Ambas as vacinas estão disponíveis em serviços privados de vacinação.

Vacina tétano

As vacinas disponíveis são a vacina adsorvida difteria e tétano adulto (dupla bacteriana – dT), apenas na rede pública, e a vacina adsorvida difteria, tétano, pertussis, acelular do adulto (tríplice bacteriana acelular do tipo adulto – dTpa), na rede privada. A dTpa está disponível na rede pública apenas para gestantes, a partir da 20ª semana.

» Indicação: idosos com esquema de vacinação básico para tétano completo devem fazer reforço com dTpa (idealmente) ou dT a cada 10 anos. No caso de indivíduos com esquema de vacinação básico para tétano incompleto, fazer uma dose de dTpa a qualquer momento e completar a vacinação básica com uma ou duas doses de dT de modo a totalizar três doses de vacina contendo o componente tetânico.

- » Eventos adversos: reações locais (dor, eritema, edema) e febre compreendem os eventos adversos mais observados.
- » Disponibilidade: a dT nas unidades básicas de saúde e a dTpa ou tétano somente nas clínicas privadas.

Vacina herpes-zóster

O herpes-zóster é uma doença potencialmente grave cuja incidência tem aumentado em razão do crescimento da expectativa de vida.

- » Indicação: recomendada para todas as pessoas com mais de 60 anos, mesmo aquelas que já apresentaram quadro de herpes-zóster. Nesses casos, aguardar intervalo mínimo de 1 ano, entre o quadro agudo e a vacinação.
- » Dose: única.
- » Eventos adversos: a vacina é geralmente bem tolerada; os eventos adversos locais compreendem os mais observados.
- » Disponibilidade: disponível apenas nas clínicas privadas.

Outras vacinas

Hepatite B
- » Indicação: deve ser administrada de rotina.
- » Doses: três doses, sendo a segunda 1 mês depois da primeira e a terceira 6 meses após a primeira (esquema 0-1-6 meses).

Febre amarela
- » Indicação: devem ser imunizados todos os residentes em área de risco, bem como habitantes de outras regiões maiores de 9 meses de idade que se dirijam às áreas de risco, de preferência no mínimo 10 dias antes da viagem.
- » Doses: única.

Rastreamento de condições não oncológicas

O rastreamento inclui anamnese, exame físico e solicitação individualizada e racional de exames complementares. Deve ser proposto quando o benefício do diagnóstico e tratamento precoces no paciente assintomático superarem os riscos do diagnóstico e do tratamento na doença manifestada. O rastreamento de outras condições importantes nos idosos, como risco nutricional, déficit cognitivo, transtornos de humor e da cognição e câncer, serão expostos em outros capítulos deste manual.

Déficits sensoriais

Embora comum em idosos, a diminuição da acuidade visual é pouco referida pelos próprios pacientes. Ela decorre de doenças comuns nessa faixa etária, como presbiopia, catarata, glaucoma, degeneração macular relacionada com idade e retinopatia diabética. Portanto, os pacientes devem ser questionados sobre déficits visuais e encaminhados ao oftalmologista anualmente. O teste de Snellen é um teste simples realizado no consultório que consiste em uma tabela instalada a 6 metros do paciente com letras "E" em diferentes posições e distribuídas em linhas com fontes progressivamente menores, e o sujeito deve indicar o sentido de cada letra. Cada olho deve ser testado separadamente, usando seus óculos e lente de contato para correção. Um resultado menor ou igual a 0,5 representa déficit visual, indicando o encaminhamento para avaliação especializada.

É importante também questionar ativamente o paciente e os familiares sobre a audição. A otoscopia faz parte do exame físico e deve ser realizada antes de qualquer teste de triagem. Pacientes com queixas ativas precisam ser encaminhados ao otorrinolaringologista. Aqueles sem queixas podem ser avaliados pelo teste do sussurro – o examinador posiciona-se a cerca de 60 cm do paciente (distância de um braço) e oclui com os dedos o ouvido não testado, sussurrando no ouvido contralateral três números aleatórios. O idoso que não conseguir repetir esses três números, em ambos ouvidos, deve ser encaminhado para avaliação com especialista.

Problemas odontológicos

Avaliações odontológicas devem ser recomendadas pelo menos a cada 6 meses. Sempre questionar sobre dificuldades na mastigação, presença de prótese dentária e ajuste, inspecionar cavidade oral e orientar sobre higiene.

Doenças cardiovasculares

Medidas de pressão arterial devem ser realizadas em todas as consultas, pelo menos uma vez por ano. A hipotensão ortostática é mais comum em idosos e precisa ser investigada com medidas nas posições deitada e em pé, respectivamente, com intervalo de 3 minutos.

Homens com história de tabagismo prévio ou atual devem realizar ultrassonografia de abdome total para rastreio de aneurisma de aorta abdominal entre 65 e 75 anos.

O uso de ácido acetilsalicílico para prevenção cardiovascular primária não está indicado. Para prevenção secundária (antecedente de evento cardiovascular prévio, doença aterosclerótica, angina ou acidente vascular encefálico isquêmico), recomenda-se uma dose de 75 a 100 mg por dia.

Doenças metabólicas e endocrinológicas

Recomenda-se glicemia de jejum e/ou hemoglobina glicada a cada 3 anos (se resultados anteriores normais) em idosos com um ou mais fatores de risco (sobrepeso ou obesidade, sedentarismo, história familiar de diabetes em parente de primeiro grau, hipertensão e dislipidemia).

Colesterol total e frações devem ser dosados em todos os pacientes a cada 5 anos, se exames prévios normais, ou a cada 3 anos, se valores limítrofes ou risco cardiovascular aumentado.

O rastreio periódico de doenças da tireoide por TSH é controverso. A maior prevalência de doenças da tireoide nos idosos e a dificuldade clínica no diagnóstico (apresentação atípica e sintomas que podem ser atribuídos ao envelhecimento normal) justificam a realização desse exame ao menos uma vez em mulheres idosas.

Osteoporose

As indicações de realização de densitometria óssea são mulheres acima de 65 anos ou abaixo de 65 anos na presença de fator de risco (uso crônico de corticosteroide, fratura patológica, história familiar de fratura de quadril, baixo peso, tabagismo e/ou álcool). O Instrumento de Avaliação do Risco de Fratura FRAX® (<https://www.shef.ac.uk/FRAX/tool.aspx?country=55>) fornece a probabilidade de fratura de quadril e fratura patológica nos próximos 10 anos, o que pode auxiliar na decisão. Deve ser repetida a cada 5 a 10 anos se normal ou osteopenia leve (*T score* –1,01 a –1,49) e a cada 3 a 5 anos se moderada (*T score* –1,5 a –1,99). Nos casos de osteopenia grave (*T score* –2,0 a –2,49) ou osteoporose, repetir a cada 2 anos. A recomendação em homens é controversa, podendo ser solicitada em maiores de 70 anos.

Não há indicação de dosagem de vitamina D na rotina de rastreamento primário, estando restrita a casos de osteopenia ou osteoporose, síndrome de fragilidade, risco de quedas, síndromes de má absorção intestinal, doença renal crônica e uso crônico de anticonvulsivantes, glicocorticoides ou antirretrovirais.

Aconselhamento sobre hábitos de vida saudáveis

Tabagismo

O tabagismo é um dos principais fatores de risco cardiovasculares, sobre o qual idosos devem ser questionados ativamente (tanto o pregresso quanto o atual). Os fumantes precisam ser aconselhados a interromper o hábito, independentemente da idade e da carga tabágica, pois os ganhos são percebidos precocemente após a cessação (melhora do olfato e paladar, da aptidão física, da função pulmonar etc.), mesmo naqueles muito idosos.

Etilismo

O consumo de álcool deve ser limitado à quantidade considerada segura – uma dose ao dia para mulheres e duas doses ao dia para homens – com provável efeito benéfico no risco cardiovascular. Uma dose equivale a 12 g de álcool, ou seja, uma lata de cerveja, um cálice de vinho ou uma dose de bebida destilada. Deve-se dar atenção ao risco do consumo (dependência, acidentes automobilísticos, risco de quedas), à interação com medicamentos de uso contínuo e a comorbidades que podem ser causadas e/ou exacerbadas pelo consumo de álcool (p. ex., hepatopatias, síndrome da apneia e hipopneia obstrutiva do sono, síndromes demenciais etc.). Não se recomenda estimular o consumo de álcool.

Atividade física

A inatividade física constitui o quarto fator de risco de mortalidade em todo o mundo, superado apenas por hipertensão arterial, tabagismo e diabetes melito. A atividade física beneficia pessoas de todas as idades e pode diminuir causas de diversas morbidades, diminuir a mortalidade e aumentar a probabilidade de um envelhecimento saudável.

Entende-se por atividade física qualquer contração muscular que produza ou não movimento corporal e que resulte em gasto energético maior do que os níveis de repouso. Como exemplo, pode-se citar caminhada, dança, jardinagem, subir escadas etc. O exercício físico, por sua vez, é considerado uma subcategoria de atividade física, comumente definido como uma sequência de movimentos de diferentes segmentos corporais, planejados para a obtenção de um objetivo programado.

Avaliação pré-participação

Embora uma avaliação médica pré-participação seja fundamental, a impossibilidade de acesso a ela não deve impedir a adoção de um estilo de vida ativo. Segundo o American College of Sport Medicine (ACSM) (Figura 12.1), a indicação de avaliação clínica para a prática de exercícios dependerá de quatro parâmetros:

1. Se já é praticante regular de exercícios (pelo menos 30 minutos de atividade moderada, 3 vezes por semana por 3 meses).
2. Antecedente de doença cardiovascular (doença vascular cardíaca, cerebral ou periférica) ou metabólica (diabetes melito tipos 1 ou 2) ou doença renal.
3. Sinais e sintomas durante o exercício.
4. Intensidade do exercício.

O ideal é que todo idoso candidato à prática de exercícios ou esportes em nível moderado/elevado de intensidade seja submetido a um exame médico que permita a detecção de outros fatores de risco, sinais e sintomas sugestivos de doenças cardiovasculares, pulmonares, metabólicas ou do aparelho locomotor, e do nível atual de atividade física.

O teste de ergométrico de esforço é frequentemente solicitado na avaliação médica, embora sua indicação para indivíduos assintomáticos seja controversa. Segundo a recomendação de 2002 da American Heart Association (AHA) e do American College of Sports Medicine (ACSM), as indicações de teste ergométrico, para pessoas assintomáticas, que iniciarão um programa de exercícios vigorosos são:

» Portadores de diabetes melito.
» Homens > 45 anos e mulheres > 55 anos com fatores de risco maiores (hipercolesterolemia, hipertensão arterial, tabagismo ou história familiar de doença cardiovascular prematura – antes dos 60 anos).

Contraindicações para a prática de atividade física

Um importante aspecto na prescrição de programa de exercícios é atentar-se às suas contraindicações (Quadro 12.1).

Quadro 12.1. Contraindicações absolutas e relativas para a prática de atividade física

Contraindicações absolutas para atividade física	Contraindicações relativas para atividade física
• Angina instável • PAS > 200 mmHg ou PAD > 120 mmHg em repouso • Estenose aórtica grave • Classe funcional IV da NYHA • Doença sistêmica aguda ou presença de febre • Arritmia atrial ou ventricular não controlada • Taquicardia sinusal não controlada (FC > 120 bpm) • Bloqueio AV de 3° grau sem marca-passo • Miocardite ou pericardite ativa • Embolia recente • Diabetes não controlado (glicemia de jejum > 300 mg/dL) • Problemas ortopédicos que possam se agravar com o exercício • Outros problemas metabólicos, como tireoidite, hipovolemia, hipo ou hiperpotassemia	• Classes I ou II NYHA; com FE < 30% • Capacidade física > 6 MET e FE > 30% • Pacientes sem sinais clínicos de IC e FE > 30% • Classe III da NYHA • Insuficiência aórtica • Cardiomiopatia hipertrófica; um episódio de morte súbita abortada • Teste ergométrico apresentando: capacidade física < 6 MET, sinais de isquemia durante o exercício abaixo de 6 MET; hipotensão intraesforço, taquicardia não sustentada durante o esforço • Extrassístoles ventriculares bigeminadas • Bloqueio AV de 3° grau • Cardiomiopatia hipertrófica obstrutiva • Distúrbios neuromusculares e osteoarticulares incapacitantes • Estenose aórtica moderada • Aneurisma ventricular

AV: atrioventricular; IC: insuficiência cardíaca; FC: frequência cardíaca; FE: fração de ejeção; MET: metabolic equivalente task; NYHA: New York Heart Association; PAD: pressão arterial diastólica; PAS: pressão arterial sistólica.
Fonte: Adaptado de Pescatello et al., 2014.[1]

Figura 12.1. Modelo de rastreamento d[...]

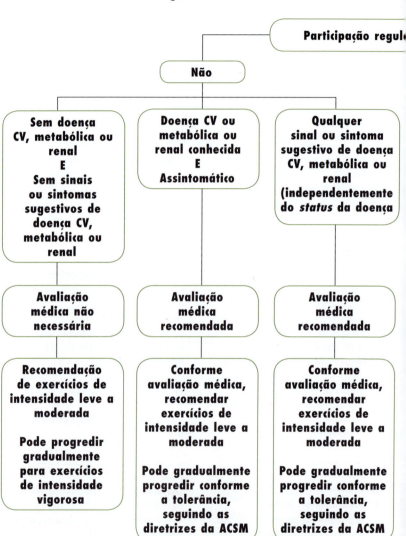

ACSM: American College of Sports Medicine; CV: cardiovascular.
Fonte: Adaptada de Pescatello et al., 2014.[1]

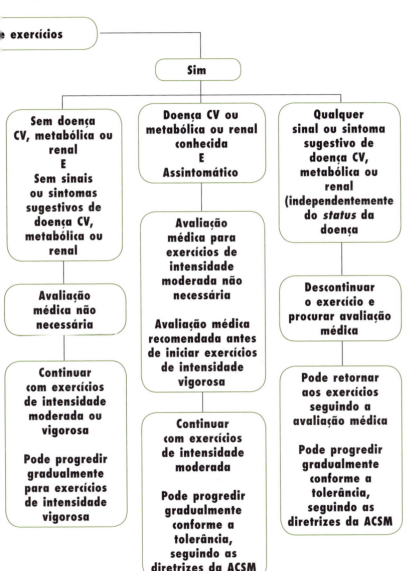

Prescrição de exercícios físicos

As recomendações gerais do ACSM para adultos com idade acima de 65 anos ou para indivíduos com idade entre 50 e 64 anos, com condições clinicamente significativas ou limitações físicas que afetam o movimento, compreendem a combinação de treinamento aeróbico, resistência, flexibilidade e equilíbrio. Uma prescrição de exercícios deve incluir os seguintes componentes que podem ser lembrados pelo método mnemônico FITT-Pro – **F**requência, **I**ntensidade, **T**ipo, **T**empo e **Pro**gressão.

Ainda, a escolha da modalidade de exercício deve valorizar prioritariamente as preferências pessoais e possibilidades do idoso, promover o lazer e a socialização, devendo ser, sempre que possível, em grupo e variadas.

Exercícios aeróbicos

Por definição, o exercício aeróbico envolve o uso de grandes grupos musculares e deve ser mantido por no mínimo 10 minutos. Exemplos de atividades aeróbicas incluem caminhadas rápidas, natação, aeróbica aquática, tênis, aulas de ginástica aeróbica, dança, andar de bicicleta e uso de equipamentos "cárdio" (máquinas elípticas, máquinas de subir escadas, bicicletas estacionárias).

É importante, ainda, considerar que o treinamento aeróbico para idosos com problemas de equilíbrio corpóreo ou deficiência muscular deva ser postergado até que exercícios específicos de equilíbrio e fortalecimento muscular restabeleçam essas funções.

Recomenda-se que o indivíduo execute atividades com:

» Frequência: ≥ 5 dias por semana para exercício aeróbico de intensidade moderada ou ≥ 3 dias por semana para exercício aeróbico de intensidade vigorosa, ou de 3 a 5 dias por semana para uma combinação de exercícios de intensidade moderada e vigorosa.
» Intensidade: em uma escala de 0-10 para o nível de esforço físico, 5-6 para exercício aeróbio de intensidade moderada, 7-8 para exercício aeróbio de intensidade vigorosa.
» Tempo: mínimo de 30 minutos ou até 60 minutos por dia para exercício aeróbico de intensidade moderada ou pelo menos 20 a 30 minutos por dia para exercício aeróbico de intensidade vigorosa. As atividades não podem ser divididas ao longo do dia em períodos mais curtos. Por exemplo, três caminhadas rápidas de 10 minutos por dia.
» Volume: deve atingir 150 minutos por semana de exercício de intensidade moderada ou 75 minutos por semana de exercícios de intensida-

de vigorosa. Os adultos mais velhos que estão acima do peso podem precisar do equivalente a 300 minutos por semana de atividade física de intensidade moderada em conjunto com uma dieta adequada.
» Progressão: pode ser individualizada com base na tolerância e na preferência.

As definições para atividade moderada e vigorosa dependem do condicionamento básico da pessoa e podem se basear em uma escala absoluta (quantidade de energia gasta por minuto de atividade) ou relativa (nível de exercício de uma pessoa ou a capacidade cardiorrespiratória). Dada a enorme heterogeneidade de níveis de aptidão em idosos, o uso de valores MET (*metabolic equivalente task*) absolutos para estimar a intensidade do esforço se torna inapropriado nessa população, podendo ser mais bem avaliada com base em uma escala relativa do esforço requerido. Na Tabela 12.1, estão os valores MET para uma variedade de atividades físicas.

Tabela 12.1. Estimativa da energia requerida em algumas atividades

Intensidade	Atividades no lar	Atividade física
Muito leve < 3 MET 30 a 40% FCmáx ou VO$_2$máx Discreto aumento de FC e FR	Cuidados pessoais. Trabalho de escritório, conduzir um automóvel	Alongamento, caminhar no plano, bicicleta fixa e sem resistência
Moderada 3 a 6 MET 40 a 60% FCmáx ou VO$_2$máx Aumento perceptível de FC e FR	Limpar janelas, juntar folhas no jardim	Caminhada rápida, bicicleta em terreno plano
Vigorosa ≥ 6 MET ≥ 60% FCmáx ou VO$_2$máx Grande aumento de FC e FR	Serrar, subir escadas, carregar objetos pesados	Corrida e esportes, como futebol, basquete etc.

FC: frequência cardíaca; FR: frequência respiratória; MET: metabolic equivalente task.
Fonte: Adaptada de Pescatello et al., 2014.[1]

As classificações de esforço percebido, por sua vez, podem utilizar uma escala de 0 a 10, com 0 considerado a quantidade de esforço usado enquanto sentado e 10 considerado o maior esforço possível; a atividade de intensidade moderada seria definida entre 5 e 6 e deve produzir um aumento notável na respiração e na frequência. Como regra geral, uma pessoa que faz exercício aeróbico de intensidade moderada pode falar, mas não cantar, durante a atividade. Uma pessoa fazendo exercício de intensidade vigorosa não pode dizer mais que algumas palavras sem parar para respirar.

Exercícios de treinamento de força

A ACSM recomenda que os idosos realizem atividades que treinam força e resistência pelo menos duas vezes por semana, em dias não consecutivos e que trabalhem os grupos musculares principais (abdome, braços, pernas, ombros e quadris). Os indivíduos devem se esforçar para realizar 10 a 15 repetições de cada exercício em um moderado a alto nível de intensidade (60 a 80% de 1 RM – maior carga possível em uma repetição) e gradualmente aumentar a resistência ao longo do tempo. Os programas de exercícios de força exigem acompanhamento por um profissional.

Exercícios de flexibilidade

Embora existam poucas pesquisas dedicadas a examinar o impacto da flexibilidade sobre os resultados de saúde ou, ainda, como efeito protetor para lesões, os exercícios de flexibilidade potencialmente aprimoram as capacidades funcionais dos indivíduos. Devem ser realizados duas vezes por semana durante pelo menos 10 minutos e objetivar grandes grupos musculares.

Exercícios de equilíbrio

Exercícios de equilíbrio melhoram a estabilidade e podem prevenir quedas e reduzir lesões associadas a elas nos idosos com risco moderado a alto. O ACSM recomenda o uso de atividades que incluam:

- » Aumento progressivo de posturas que gradualmente reduzam a base de suporte.
- » Movimentos dinâmicos que perturbam o centro de gravidade.
- » Exercícios que estressam os grupos musculares posturais.
- » Redução da entrada da informação sensorial.

Alguns programas usam uma combinação de diferentes técnicas, enfatizando a postura dinâmica, como movimentos de Tai Chi, exercícios de ioga em pé, movimentos de balé, exercícios de equilíbrio em uma perna, na ponta do pé, nos calcanhares, caminhar sobre objetos, subir e descer degraus de maneira lenta e caminhar em diferentes superfícies, como colchão de espuma, pisos irregulares e piso normal.

Referência

1. Pescatello LS, Arena R, Riebe D, Thompson PD. ACSM's guidelines for exercise testing and prescription. 9. ed. Philadelphia: Wolters Kluwer/Lippincott Williams & Wilkins; 2014.

Referência consultada

Riebe D, Franklin BA, Thompson PD, Garber CE, Whitfield GP, Magal M, Pescatello LS. Updating ACSM's recommendations for exercise preparticipation health screening. Med Sci Sport Exerc. 2015;47(11):2473-9.

Capítulo 13

Rastreamentos oncológicos

Theodora Karnakis
Ana Lumi Kanaji
Isabella Figaro Gattás Vernaglia

O princípio de um teste de rastreamento em Oncologia consiste em reduzir a mortalidade a partir da detecção e do tratamento de estádios iniciais de determinados tipos de câncer. Preconiza-se que, idealmente, os testes de rastreamento sejam sensíveis, específicos, pouco mórbidos, amplamente disponíveis e baratos. Ao passo que, para a população geral, as recomendações de rastreamento são amplamente conhecidas, na população idosa as condutas com relação ao rastreamento oncológico ainda promovem dúvidas e incertezas, como deve-se instituir condutas semelhantes para a heterogênea população dos idosos? A acurácia dos exames disponíveis é diferente na população idosa? Quando se deve deixar de fazer determinado rastreamento? Ou, então, até quando rastrear deixa de ser um benefício e se torna um gasto adicional para a saúde e uma fonte de estresse ao paciente e a sua família?

A necessidade de individualizar a decisão de rastreamento oncológico na população idosa é fundamental e deve se basear, de maneira personalizada, na saúde do indivíduo como um todo, em sua expectativa de vida e seus valores (Figura 13.1).

Figura 13.1. Avaliação pré-rastreamento

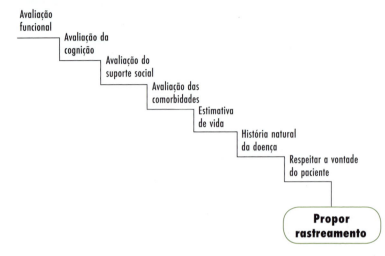

Ainda que não seja possível para o médico prever a expectativa de vida exata de determinado paciente, existem ferramentas que auxiliam nesse cálculo e fornecem uma estimativa da chance de um paciente viver mais ou menos em relação a uma pessoa comum da mesma idade. Tais estimativas possibilitam um melhor direcionamento da tomada de decisão, não apenas para rastreamento, mas também para a investigação diagnóstica e a conduta terapêutica.[1-3]

As tabelas e os escores existentes podem ser utilizados na prática clínica para o cálculo da mortalidade e estimativa de expectativa de vida de maneira prática e objetiva, auxiliando em uma avaliação inicial do paciente. Atualmente, estão disponíveis calculadoras *on-line* de expectativa de vida, que empregam um conjunto de instrumentos padronizados e que podem ser utilizadas para estimar um valor numérico para a expectativa de vida de um indivíduo, independentemente do câncer.[1-3]

Idosos com insuficiência cardíaca congestiva, doença renal terminal, doença pulmonar obstrutiva crônica com dependência de oxigênio, demência avançada ou dependências funcionais para as atividades básicas de vida diária estão no quartil baixo de expectativa de vida. Embora essa ainda não seja uma avaliação perfeita, ela permite melhores estimativas dos riscos e benefícios do rastreamento em comparação apenas ao que era utilizado pela idade cronológica.

Assim, diferenciar a idade funcional da idade cronológica é, hoje, fundamental para essa decisão. Por intermédio da avaliação geriátrica ampla, é possível identificar indivíduos com 65 anos ou mais funcionalmente dependentes com múltiplas comorbidades e provável expectativa de vida inferior a 5 anos que não se beneficiariam do rastreio. Contudo, há indivíduos com 80 anos ou mais totalmente independentes sem comorbidades que se beneficiariam em ser rastreados.

Outro ponto que se mostra fundamental na decisão do rastreamento da população idosa é a compreensão da história natural da doença oncológica e se ela apresenta diferenças na sua manifestação em comparação ao indivíduo mais jovem – ou seja, o comportamento do câncer é mais ou menos agressivo na população idosa? O câncer de mama, por exemplo, é uma doença bastante heterogênea que se manifesta com considerável variação de sua agressividade em todas as idades. Entretanto, mulheres idosas frequentemente expressam a doença (histologia e marcadores tumorais) com menor agressividade (Quadro 13.1).[4]

Por fim, também se deve considerar a acurácia do exame de rastreamento e se apresenta o mesmo benefício para o idoso quando comparado ao indivíduo jovem. No caso do câncer de mama, o envelhecimento também está associado à diminuição do tecido fibroglandular da mama, melhorando a acurácia da mamografia. A sensibilidade, a especificidade e a acurácia do exame mamográfico aumentam com a idade, estudos também sugerem diminuição da sensibilidade do exame manual com o avançar da idade (Quadro 13.1).[5,6]

Neste capítulo, serão abordadas as recomendações atuais de rastreamento de acordo com as principais diretrizes nacionais e internacionais para câncer de mama, de colo de útero, colorretal, de próstata e de pulmão.

Câncer de mama

Câncer mais incidente na população feminina em todo o mundo, também apresenta a maior mortalidade em mulheres. Corresponde a cerca de 25% de todos os tipos de cânceres diagnosticados anualmente no mundo inteiro. A estimativa do Instituto Nacional de Câncer (INCA) para o Brasil, em 2016, era de 57.960 casos novos, com um risco estimado de 56,2 casos a cada 100 mil mulheres.[7]

Quadro 13.1. Considerações do rastreamento oncológico na população idosa

Questão	Câncer colorretal	Câncer de mama	Câncer cervical	Câncer de próstata
Existe diferença no comportamento do câncer no idoso que reduza o benefício para detecção precoce/rastreio?	Não	Sim – maior incidência de tipo histológico menos agressivo e de crescimento lento	Não	Incerto
Existe diferença na acurácia dos testes de rastreamento realizados no idoso?	Sim – sigmoidoscopia é menos sensível Não – PSOF/colonoscopia	Sim – exame clínico menos sensível e mamografia mais sensível	Sim – citológico é menos sensível	Sim – PSA é menos sensível

PSOF: pesquisa de sangue oculto nas fezes; PSA: antígeno prostático específico.
Fonte: Adaptada de Freitas e Py, 2016.[6]

A idade é um fator de risco importante para a incidência do câncer de mama, atingindo seu pico entre 75 e 79 anos. Estima-se que, nos Estados Unidos, aproximadamente 41% dos casos de câncer de mama e 57% das mortes ocorram em mulheres com 65 anos ou mais.[8] No entanto, as mulheres com mais de 74 anos não são incluídas nos ensaios clínicos que avaliam a mamografia como teste de rastreio.[5] Somam-se a esse fato, a heterogeneidade das comorbidades e a expectativa de vida dessa população, o que dificulta ainda mais a avaliação dos riscos e benefícios do rastreamento.

Estudos observacionais favorecem a extensão do rastreamento do câncer de mama para mulheres com expectativa de vida de 10 anos ou mais. Na ausência de dados significativos, recomenda-se que a decisão seja individualizada para cada paciente com base na expectativa de vida e nas comorbidades, pesando-se os riscos e benefícios do rastreamento.[4] Para auxiliar na tomada de decisão e na discussão com o paciente, algumas informações sobre os testes de rastreio são importantes.

O método de escolha para o rastreamento do câncer de mama é a mamografia (convencional ou digital). Os demais métodos, como autoexame de mama, ressonância magnética, ultrassonografia de mama e tomossíntese mamária, não são recomendados para rastreamento.[9,10]

A incidência de câncer de mama aumenta com a idade, bem como a sensibilidade da mamografia. Dessa maneira, a probabilidade de prevenir morte por meio do rastreamento com mamografia é maior em idades mais avançadas.[5] Em um período de 10 anos, o rastreamento de 10 mil mulheres entre 60 e 69 anos previne 21 (IC 95%: 11 a 32) mortes por câncer de mama, enquanto, na faixa etária de 50 a 59 anos, esse número diminui para 8 (IC 95%: 2 a 17).[9]

Uma revisão de dados de ensaios clínicos realizada pelo grupo do U.S. Preventive Services Task Force (USPSTF) mostrou uma redução do risco relativo (RR) de mortalidade por câncer de mama de 0,86 (IC: 0,68 a 0,97) para mulheres entre 50 e 59 anos, 0,67 (IC: 0,55 a 0,91) para mulheres entre 60 e 69 anos e 0,80 (IC: 0,51 a 1,28) para aquelas entre 70 e 74 anos. Dados semelhantes foram obtidos na metanálise do EUROSCREEN Working Group: redução de RR entre 25 e 31% em mulheres com 50 a 69 anos.[11] No entanto, não há dados sobre mortalidade em pacientes mais idosas.

O risco mais importante do rastreamento consiste no diagnóstico de uma neoplasia que eventualmente não causaria danos à saúde do paciente durante a sua vida. O excesso de diagnóstico resulta em excesso de tratamento do câncer de mama (invasivo ou não), por vezes expondo a paciente a riscos desnecessários. As evidências atuais não permitem estimar qual a proporção do "excesso de diagnóstico" dos cânceres identificados por mamografia, assim como distinguir qual câncer progredirá ou não.[9] As estimativas variam conforme a fonte dos dados e o método utilizado. A melhor estimativa é de um ensaio clínico randomizado que avaliou o efeito do rastreamento com mamografia sobre a mortalidade por câncer de mama, sugerindo que, ao longo de 10 anos, o "excesso de diagnóstico" ocorrerá em 1 em cada 5 mulheres diagnosticadas com câncer de mama.[12]

Resultados falso-positivos são comuns e podem acarretar exames de seguimento invasivos, com potenciais danos psicológicos (p. ex., ansiedade), além de biópsias desnecessárias. Para uma mulher que inicia o rastreamento bienal com mamografia aos 50 anos, a probabilidade cumulativa em 10 anos de resultado falso-positivo é de 42% (IC 95%: 40,4 a 43,7), sendo de 6,4% (IC 95%: 5,6 a 7,2) para recomendação de biópsia desnecessária.[13] Mulheres acima de 75 anos submetidas a mamografias bienais têm probabilidade cumulativa de falso-positivo em 10 anos variando de 12 a 27%.[5]

Apesar de os dados serem inconclusivos sobre a redução de mortalidade em mulheres com 75 anos ou mais, dados de população entre 40 e 74 anos sugerem que é necessário em média um período de 10 anos de rastreamento para afetar a mortalidade por câncer de mama; dessa maneira, mulheres com expectativa de vida menor que 10 anos provavelmente não se beneficiariam do rastreio. Na tomada de decisão, deve-se considerar o risco de câncer de mama, a expectativa de vida, os valores e as preferências da paciente.

Apesar de o risco de câncer de mama aumentar com a idade, atingindo o pico entre 75 e 79 anos, não há uma ferramenta adequada para calcular o risco individual; assim, deve-se levar em conta fatores como história familiar de câncer de mama, doenças benignas da mama, obesidade, exposição prévia à radiação e densidade da mama.

Em resumo, a mulher idosa deve ter a oportunidade de tomar a decisão, compartilhada com seu médico, com base nas informações e na discussão de prognóstico.[5]

Câncer colorretal

Abrange tumores que acometem um segmento do intestino grosso, sendo tratável e, na maioria dos casos, curável, quando detectado precocemente. Uma revisão sistemática recente mostrou que o rastreio para o câncer colorretal por meio de uma variedade de exames pode resultar em uma redução de 20 a 30% na mortalidade específica da doença.[14] As opções de exames de rastreio para o câncer colorretal incluem: os testes baseados em amostras fecais – pesquisa de sangue oculto nas fezes (PSOF) pelo teste do guáiaco ou imunoquímico (*fecal immunochemical test* – FIT) anualmente ou a pesquisa do DNA fecal associada a um teste imunológico a cada 3 anos – e os testes de visualização direta, que englobam (no caso de resultados negativos) colonoscopia a cada 10 anos, colonografia por tomografia computadorizada ("colonoscopia virtual") a cada 5 anos e sigmoidoscopia flexível a cada 5 anos (ou a cada 10 anos associado ao FIT).

Os testes realizados com amostras fecais apresentam a grande vantagem de serem simples, rápidos e não exigirem preparo intestinal, anestesia e transporte ao local laboratório, pois as amostras são coletadas em casa. Diversos ensaios clínicos randomizados já demonstraram que a PSOF pelo teste do guáiaco reduz a mortalidade associada ao câncer colorretal.[14,15] O FIT, que detecta a presença de hemoglobina humana intacta nas fezes, apresenta uma sensibilidade maior em relação ao teste do guáiaco para detecção de câncer colorretal, além da vantagem de dispensar dieta específica pré-teste.[14,15] Contudo, ambos os testes de PSOF apresentam sensibilidade limitada pelo fato de que o método não detecta a lesão precursora ou maligna em si, mas sim se está sangrando ou não. Como o sangramento de uma lesão neoplásica é intermitente, mesmo o teste imunológico acaba sendo considerado um método de menor acurácia.

A pesquisa de DNA fecal procura produtos de mutações de genes (em geral, mais de 20 são testados) envolvidos no aparecimento do câncer do intestino. Esses genes e seus produtos estão presentes nas células intestinais esfoliadas a partir da mucosa intestinal e normalmente nas fezes, onde os testes podem detectá-los. Geralmente, o teste de pesquisa de DNA fecal está disponível em associação ao teste imuno-histoquímico de PSOF. Apesar de uma melhora na sensibilidade em relação ao FIT isolado, há um maior risco para o resultado de exames falso-positivos, o que promove um aumento no custo e risco do rastreamento em decorrência da indicação de colonoscopias desnecessárias.[16]

A maioria das diretrizes internacionais recomenda como método de preferência a colonoscopia a cada 10 anos (se resultado normal), sendo a pesquisa de sangue oculto nas fezes e a retossigmoidoscopia métodos opcionais.[15,17] Isso porque a colonoscopia representa a única maneira de rastrear o câncer colorretal, tornando possível a realização de uma ação que é a verdadeira responsável pela redução do risco de morte por câncer: a polipectomia endoscópica. Contudo, uma consideração importante a se fazer é com relação à segurança do procedimento. Especialmente em idosos, o tempo do procedimento é mais longo, há um maior risco de perfuração e maior chance de preparo intestinal inapropriado.[18] O preparo necessário para a limpeza adequada dos cólons exige o uso de altas doses de laxativos, o que pode, frequentemente, provocar desidratação com consequências graves em idosos frágeis. Assim, deve-se considerar a necessidade de internação para certos pacientes.

Não há unanimidade quanto à época em que tal rastreamento deve ser interrompido; dados da literatura apontam para o fato de que, apesar de a incidência do câncer colorretal aumentar com a idade, o rastreio em indivíduos muito idosos (80 anos ou mais) resulta em um ganho menor na expectativa de vida em comparação ao rastreio em indivíduos mais jovens.[19] A maioria das diretrizes norte-americanas recomenda que não seja realizado em pacientes com expectativa de vida inferior a 10 anos. O USPSTF não indica o rastreio em pacientes acima de 85 anos e naqueles entre 76 e 85 anos, a menos que considerações individuais favoreçam a triagem.[15]

Na falta de um consenso quanto à idade ou à expectativa de vida em que o rastreamento deva ser interrompido, mais do que nas outras neoplasias, recomenda-se que o médico indique a colonoscopia somente após uma avaliação geriátrica adequada, que leve em consideração a morbidade de um tratamento cirúrgico ou quimioterápico paliativo na eventualidade de um diagnóstico confirmado.

Câncer de pulmão

Dados do INCA mostram que o câncer de pulmão é o mais comum de todos os tumores malignos, apresentando aumento de 2% por ano na sua incidência mundial.[20] O aumento da incidência e da prevalência acompanhou o aumento do consumo de cigarro e derivados do tabaco no último século; 90% dos casos diagnosticados de câncer de pulmão estão associados ao tabagismo. Altamente letal, a sobrevida média cumulativa total em 5 anos varia entre 13 e 21% em países desenvolvidos e entre 7 e 10% naqueles em desenvolvimento. No fim do século 20, o câncer de pulmão se tornou uma das principais causas de morte evitáveis.

Em 2011, um grande estudo, o *National Lung Screening Trial* (NLST), avaliou o rastreio de neoplasia de pulmão em homens e mulheres com idades entre 55 e 74 anos, com antecedente de pelo menos 30 anos-maço de tabagismo (fumantes atuais ou que cessaram o tabagismo a menos de 15 anos) com tomografia computadorizada de tórax de baixa dosagem (TCBD) comparada à radiografia de tórax. O rastreio com TCBD diminuiu o risco relativo de mortalidade por todas as causas em 6,7% (IC 95%: 1,2 a 13,6%).[21] Uma análise secundária subsequente mostrou que os participantes do NLST com 65 anos ou mais tinham taxas ligeiramente mais altas de procedimentos invasivos para falso-positivos, quando comparados a participantes mais jovens (3,3 *versus* 2,7%).[22] A prevalência de câncer e as taxas de ressecção, entretanto, foram semelhantes nos dois grupos. Considerando esses achados, o USPSTF recomenda desde 2013 a realização de exames anuais de TCBD para indivíduos de alto risco com idade entre 55 e 80 anos, interrompidos quando o tempo de abstenção do tabagismo for igual ou superior a 15 anos ou a expectativa de vida for limitada.[23]

Ainda que represente hoje o método mais eficiente de rastreamento do câncer de pulmão, a TCBD apresenta importantes desvantagens. Além de se tratar de um método caro, pode incorrer em riscos relevantes. No estudo NLST, 95% dos exames que mostravam alguma alteração suspeita resultaram em falso-positivos (ou seja, as alterações não eram câncer), exigindo que o indivíduo retornasse após alguns meses para refazê-lo, e muitas vezes promovendo biópsias que não indicavam o câncer.[21]

De qualquer maneira, várias outras organizações também apoiam o rastreio do câncer de pulmão em idosos de alto risco, como o National Comprehensive Cancer Network (NCCN) e as sociedades norte-americanas de Pneumologia e de Oncologia Clínica (American College of Chest Physicians e American Society of Clinical Oncology) etc.

Câncer de próstata

No Brasil, o câncer de próstata é o segundo mais comum entre os homens (atrás apenas do câncer de pele não melanoma). Em valores absolutos e considerando ambos os sexos, trata-se do quarto tipo mais comum e o segundo mais incidente entre os homens. Mais do que qualquer outro tipo, é considerado um câncer da terceira idade, já que cerca de três quartos dos casos no mundo ocorrem a partir dos 65 anos.[24]

Entretanto, o rastreamento do câncer de próstata permanece ainda com algumas controvérsias. Em 2011, o USPSTF publicou uma recomendação contra o rastreio de câncer de próstata com dosagem anual de PSA.[25] O maior motivo para essa recomendação reside no fato de que, na imensa maioria dos casos, o câncer se comporta de maneira muito insidiosa, de modo que os portadores da doença acabam frequentemente morrendo de causas concorrentes e o rastreio não diminuiria a mortalidade associada ao câncer de maneira significativa, prejudicando muitos homens e beneficiando muito poucos. Seguindo essa mesma linha, o INCA não recomenda o rastreamento para o câncer de próstata.[10] Por sua vez, algumas diretrizes internacionais, inclusive a American Urological Association (AUA), ainda defendem que o rastreio deve ser considerado para homens com idades entre 55 e 69 anos, pesando-se os benefícios (prevenção da mortalidade do câncer de próstata em um homem para cada mil rastreados por mais de uma década) contra os danos potenciais associados à triagem e ao tratamento.[26] Recomenda-se, ainda, que a tomada de decisão seja compartilhada com o paciente e que a dosagem de PSA seja realizada a cada 2 anos. Entretanto, não há indicação de triagem de rotina com PSA em homens com idade superior a 70 anos ou a qualquer homem com menos de 10 a 15 anos de expectativa de vida.[26,27]

Não obstante, a AUA reconhece que a interpretação do nível de PSA de um paciente assintomático pode ser enviesada, devendo ser sempre individualizada. Portanto, a AUA já não recomenda um único limiar de PSA para a biópsia. Apesar de anteriormente terem sido utilizados limiares como 2,5 a 4,0 ng/mL, a AUA recomenda que a decisão de biópsia leve em conta os resultados do exame de toque retal do paciente, a idade, a etnia, as comorbidades e a história prévia de biópsia, além do nível sérico de PSA.

Ainda, a fim de aumentar a eficácia da interpretação da dosagem de PSA no sangue, é preciso utilizar algumas variáveis de desempenho, as quais incluem o PSA ajustado à idade, a densidade do PSA (em relação ao volume prostático), a velocidade do aumento de PSA (limiar de 0,35 ng/mL/ano para valores de PSA < 4 ng/mL e de 0,75 ng/mL/ano para PSA > 4 ng/mL) e a razão de PSA total/livre (valores acima de 25% sugerem ausência de câncer de próstata clinicamente significativo).[27]

Câncer de colo do útero

A mortalidade por câncer de colo de útero diminuiu drasticamente desde a implementação do rastreamento (Tabela 13.1). Mulheres com rastreamento citológico negativo entre 50 e 64 anos apresentam uma diminuição de 84% no risco de desenvolver um carcinoma invasivo entre 65 e 83 anos, se comparadas àquelas que não realizaram o rastreamento.[28]

Nos Estados Unidos, a incidência é de 6,6 casos por 100 mil mulheres, com mortalidade de 2,4 por 100 mil mulheres (dados de 2003 a 2007), mais frequente em mulheres entre 33 e 55 anos. Quanto à agressividade, o câncer cervical em idosas não parece ser mais agressivo ou progredir mais rapidamente em relação a mulheres jovens.[29]

No Brasil, recomendam-se exames periódicos até os 64 anos de idade, interrompendo-se quando houver pelo menos dois exames negativos consecutivos nos últimos 5 anos, desde que tais mulheres não tenham história prévia lesão cervical de alto grau. Mulheres com 65 anos ou mais que nunca foram submetidas ao exame citopatológico devem realizar dois exames com intervalo de 1 a 3 anos e ser dispensadas de exames adicionais se ambos forem negativos.[28]

Mulheres submetidas à histerectomia total por lesões benignas, sem história prévia de diagnóstico ou tratamento de lesões cervicais de alto grau podem ser excluídas do rastreamento, desde que apresentem exames anteriores normais.[29]

O USPSTF recomenda rastreamento para mulheres entre 21 e 65 anos a cada 3 anos. As evidências sugerem que encurtar o intervalo entre os exames traz pouco benefício e acrescenta um risco considerável de procedimentos adicionais, avaliação e tratamento de lesões transitórias. Aquelas mulheres que desejarem prolongar o intervalo entre os exames podem realizar combinação de citologia e teste para HPV a cada 5 anos. Mulheres com 65 anos ou mais não se beneficiam da continuidade do rastreamento, desde que tenham recebido rastreamento adequado e não tenham sido detectados fatores de alto risco para câncer de colo de útero (infecção por HIV, imunossupressão, tratamento prévio para lesão de alto grau ou câncer de colo de útero).[29]

A American Cancer Society (ACS) considera rastreamento adequado aquele com três citologias consecutivas negativas ou dois testes de HPV consecutivos negativos nos 10 anos anteriores à suspensão do rastreio, sendo o último teste negativo realizado nos 5 anos anteriores. A ACS ainda recomenda que o rastreamento deve continuar por 20 anos depois da regressão espontânea ou do tratamento adequado de lesão de alto grau, mesmo que exceda a idade de 65 anos. Pondera também que não se deve retomar o rastreamento em mulheres com 65 anos ou mais, mesmo que elas passem a ter um novo parceiro sexual.[30]

Tabela 13.1. Exames de rastreamento de alguns tipos de câncer e as respectivas diretrizes do USPSTF, da ACS e da AGS

Tipo de câncer	Exame de rastreamento	Frequência	USPSTF* Guideline	ACS** Guideline	AGS*** Recomendação
Colorretal	1. Pesquisa de sangue oculto nas fezes (PSOF): a. Teste do guáiaco ou imunológico (FIT) b. Pesquisa de DNA fecal + FIT 2. Sigmoidoscopia 3. Colonoscopia	1. PSOF: a. Anual b. A cada 3 anos 2. A cada 5 anos 3. A cada 10 anos	Rastreamento indicado dos 50 aos 75 anos. Dos 76 aos 85 anos: conduta individualizada (maior benefício: pacientes que nunca foram rastreados, sem comorbidades/ sem expectativa de vida limitada e que tolerariam um eventual tratamento oncológico)	Rastreamento ≥ 50 anos, parar quando de múltiplas comorbidades e expectativa de vida baixa	Não deve ser considerado para idosos sem antes considerar expectativa de vida e riscos associados ao rastreamento e a eventuais diagnósticos e tratamentos desnecessários
Mama	1. Mamografia Com ou sem exame manual	A cada 1 ou 2 anos	Mulheres: dos 50 aos 74 anos devem rastrear com mamografia a cada 2 anos	Mulheres ≥ 55: rastreio anual ou bienal Continuar sempre que apresentar boa saúde e expectativa de vida de 10 anos ou mais	Idem

Colo do útero	1. Citologia oncótica 2. Citologia + teste para HPV	1. A cada 3 anos 2. A cada 5 anos	Parar em mulheres ≥ 65 anos sem alto risco para câncer de colo de útero e rastreamento prévio adequado ou pacientes histerectomizadas (com retirada do colo uterino)	Início aos 21 anos; parar em mulheres > 65 com rastreio realizado nos últimos 10 anos, sem exame alterado; ou histerectomizadas (com retirada do colo uterino)	Idem
Próstata	PSA	A cada 2 anos	Não recomenda	Homens ≥ 50 anos: discutir risco-benefício com o paciente	Idem
Pulmão	Tomografia de tórax de baixa dosagem	Anual	Dos 55 aos 80 anos em tabagistas de ≥ 30 anos-maço (atuais ou cessação < 15 anos) Parar quando cessação ≥ 15 anos, quando expectativa de vida limitada ou não candidato à cirurgia torácica oncológica curativa	Dos 55 aos 74 anos em tabagistas de ≥ 30 anos-maço (atuais ou cessação < 15 anos)	Idem

*U.S. Preventive Services Task Force; **American Cancer Society; ***American Geriatric Society.
Fonte: Adaptada de Netto e Kitadai, 2015.[31]

Referências

1. Lee SJ, Lindquist K, Segal MR, Covinsky KE. Development and validation of a prognostic index for 4-year mortality in older adults. JAMA. 2006;295(7):801-8.

2. Suemoto CK, Ueda P, Beltrán-Sánchez H, Lebrão ML, Duarte YA, Wong R et al. Development and validation of a 10-year mortality prediction model: meta-analysis of individual participant data from five cohorts of older adults in developed and developing countries. Journals Gerontol Ser A Biol Sci Med Sci. August 2016:glw166.

3. ePrognosis. Calculators. University of California San Francisco. [Internet]. [Acesso em 2017 mar. 28]. Disponível em: http://eprognosis.ucsf.edu/.

4. Walter LC, Schonberg MA. Screening mammography in older women: a review. JAMA. 2014;311(13):1336-47.

5. Schonberg MA. Decision-making regarding mammography screening for older women. J Am Geriatr Soc. 2016;64(12):2413-2418.

6. Freitas EV de, Py L (eds.). Tratado de Geriatria e Gerontologia. 4. ed. Rio de Janeiro: Guanabara Koogan; 2016.

7. Brasil. Ministério da Saúde. Instituto Nacional de Câncer (INCA). Câncer – Tipo – Mama. [Internet]. [Acesso em 2017 mar. 29]. Disponível em: http://www2.inca.gov.br/wps/wcm/connect/tiposdecancer/site/home/mama.

8. Braithwaite D, Demb J, Henderson LM. Optimal breast cancer screening strategies for older women: current perspectives. Clin Interv Aging. 2016;11:111-25.

9. Siu AL; U.S. Preventive Services Task Force. Screening for Breast Cancer: U.S. Preventive Services Task Force Recommendation Statement. Ann Intern Med. 2016;164(4):279-96.

10. Brasil. Ministério da Saúde. Instituto Nacional de Câncer (INCA). Ações e Programas no Brasil – controle do câncer de mama. [Internet]. [Acesso em 2017 mar. 29]. Disponível em: http://www2.inca.gov.br/wps/wcm/connect/acoes_programas/site/home/nobrasil/programa_controle_cancer_mama/deteccao_precoce.

11. Nelson HD, Fu R, Cantor A, Pappas M, Daeges M, Humphrey L. Effectiveness of breast cancer screening: systematic review and meta-analysis to update the 2009 U.S. Preventive Services Task Force Recommendation. Ann Intern Med. 2016;164(4):244.

12. Marmot MG, Altman DG, Cameron DA, Dewar JA, Thompson SG, Wilcox M. The benefits and harms of breast cancer screening: an independent review. Br J Cancer. 2013;108(11):2205-40.

13. Hubbard RA, Kerlikowske K, Flowers CI, Yankaskas BC, Zhu W, Miglioretti DL. Cumulative probability of false-positive recall or biopsy recommendation after 10 years of screening mammography. Ann Intern Med. 2011;155(8):481.

14. Lin JS, Piper MA, Perdue LA, Rutter CM, Webber EM, O'Connor E et al. Screening for colorectal cancer: updated evidence report and systematic review for the US Preventive Services Task Force. JAMA. 2016;315(23):2576-94.

15. US Preventive Services Task Force; Bibbins-Domingo K, Grossman DC et al. Screening for Colorectal Cancer: US Preventive Services Task Force Recommendation Statement. JAMA. 2016;315(23):2564-2575.

16. Imperiale TF, Ransohoff DF, Itzkowitz SH, Levin TR, Lavin P, Lidgard GP et al. Multitarget stool DNA testing for colorectal-cancer screening. N Engl J Med. 2014;370(14):1287-97.

17. Burt RW, Cannon JA, David DS et al. Colorectal cancer screening. J Natl Compr Canc Netw. 2013;11(12):1538-75.

18. Lukens FJ, Loeb DS, Machicao VI, Achem SR, Picco MF. Colonoscopy in octogenarians: a prospective outpatient study. Am J Gastroenterol. 2002;97(7):1722-5.

19. Lin OS, Kozarek RA, Schembre DB, Ayub K, Gluck M, Drennan F et al. Screening colonoscopy in very elderly patients: prevalence of neoplasia and estimated impact on life expectancy. JAMA. 2006;295(20):2357-65.

20. Brasil. Ministério da Saúde. Instituto Nacional de Câncer (INCA). Câncer – Tipo – Pulmão. [Internet]. [Acesso em 2017 mar. 29]. Disponível em: http://www.inca.gov.br/wps/wcm/connect/tiposdecancer/site/home/pulmao.

21. National Lung Screening Trial Research Team, Aberle DR, Adams AM et al. Reduced lung-cancer mortality with low-dose computed tomographic screening. N Engl J Med. 2011;365(5):395-409.

22. Pinsky PF, Gierada DS, Hocking W, Patz EF, Kramer BS. National lung screening trial findings by age: medicare-eligible versus under-65 population. Ann Intern Med. 2014;161(9):627-33.

23. Retrouvey M, Patel Z, Shaves S. US Preventive Services Task Force. CT Lung Cancer Screening Recommendations: Community Awareness and Perceptions. J Am Coll Radiol. 2016;13(2):R35-R37.

24. Brasil. Ministério da Saúde. Instituto Nacional de Câncer (INCA). Câncer – Tipo – Próstata. [Internet]. [Acesso em 2017 mar. 29]. Disponível em: http://www2.inca.gov.br/wps/wcm/connect/tiposdecancer/site/home/prostata.

25. Moyer VA; U.S. Preventive Services Task Force. Screening for Prostate Cancer. U.S. Preventive Services Task Force Recommendation Statement. Ann Intern Med. 2012;157(2):120.

26. Carter HB, Albertsen PC, Barry MJ, Etzioni R, Freedland SJ, Greene KL et al. Early detection of prostate cancer: AUA Guideline. J Urol. 2013;190(2):419-26.
27. Prostate Cancer: Screening and Management: American Urological Association. [Internet]. [Acesso em 2017 mar. 29]. Disponível em: https://www.auanet.org/education/prostate-cancer-psa.cfm.
28. Brasil. Ministério da Saúde. Instituto Nacional de Câncer. Diretrizes Brasileiras para o Rastreamento do Câncer do Colo do Útero. Rio de Janeiro: INCA; 2016.
29. Moyer VA; U.S. Preventive Services Task Force. Screening for cervical cancer: U.S. Preventive Services Task Force recommendation statement. Ann Intern Med. 2012;156(12):880-91, W312.
30. Saslow D, Solomon D, Lawson HW, Killackey M, Kulasingam SL et al. American Cancer Society, American Society for Colposcopy and Cervical Pathology, and American Society for Clinical Pathology screening guidelines for the prevention and early detection of cervical cancer. CA Cancer J Clin. 2012;62(3):147-72.
31. Netto MP, Kitadai FT (eds.). A quarta idade: o desafio da longevidade. São Paulo: Atheneu; 2015.

Capítulo 14

Síndrome de fragilidade

Gisele Cristine Vieira Gomes
Fabiana Cassales Tosi
Claudia Kimie Suemoto
Sumika Mori Lin

Síndrome de fragilidade
Conceito e definição

A avaliação da síndrome da fragilidade (SF) é muito importante na prática geriátrica, pois identifica os pacientes idosos de maior risco para eventos adversos, como quedas, institucionalização, hospitalização e morte.[1] A SF foi descrita na década de 1960, quando se notou um contingente elevado de idosos física, psicológica e socialmente dependentes.[2] Desde então, com o aumento do envelhecimento populacional, o reconhecimento da SF pode ser útil para o direcionamento das ações e dos recursos de saúde para os indivíduos de maior risco, tanto em políticas coletivas quanto no atendimento individual ao paciente.[3]

Diversas definições foram elaboradas para a SF; contudo, somente em 2013, após um consenso, estabeleceu-se que a SF é uma síndrome médica com múltiplas causas e fatores contribuintes, tendo como marcadores a diminuição da força muscular e da reserva funcional, levando os idosos a um maior estado de vulnerabilidade, implicando maior morbimortalidade.[4]

Fisiopatologia

Existem duas teorias dominantes sobre as causas subjacentes da fragilidade:

1. **Teoria do Acúmulo de Déficits:**[5] sugere que a fragilidade resulta do acúmulo de doenças, sinais e sintomas potencialmente não relacionados, disfunções subclínicas e incapacidades em órgãos, partes e sistemas do corpo que, somados, são capazes de predizer mortalidade.
2. **Teoria do Fenótipo Físico de Fragilidade:**[6] descreve a fragilidade como uma "síndrome de declínio de energia em espiral", embasada por um tripé de alterações relacionadas com o envelhecimento, composta principalmente por sarcopenia, desregulação neuroendócrina e disfunção imunológica. Advoga-se que a SF é um processo fisiopatológico único, considerada um déficit primário que envolve a diminuição da função fisiológica e, eventualmente, dos mecanismos homeostáticos que podem promover alterações dos mecanismos biológicos básicos, que resultam na desregulação de múltiplos sistemas. A desregulação de diversos sistemas decorrentes do envelhecimento e da diminuição das interconexões pode provocar o esgotamento das reservas e comprometer a homeostase diante de estressores. Finalmente, essas alterações acarretam um espiral negativo de declínio das funções.

Os marcadores de fragilidade incluem: idade avançada, declínio da massa magra, força, resistência e equilíbrio, e baixa atividade física. A soma de alguns fatores é necessária para constituir o fenótipo de fragilidade. Muitos desses fatores estão associados e podem promover um ciclo de fragilidade associado ao declínio energético e de reservas.

A redução da massa muscular esquelética, conhecida como sarcopenia, promove a redução da captação de oxigênio (VO_2máx), da força de tolerância aos exercícios e do gasto energético, além de distúrbios na termorregulação e do aumento da resistência à insulina. A diminuição nos níveis de interleucina 2, das imunoglobulinas G e A, e da resposta mitogênica e o aumento na quantidade de células de memória imunológica são consequências da disfunção imunológica associadas à síndrome.[7]

Um modelo explicativo da fragilidade envolvendo alterações moleculares, fisiológicas e clínicas foi descrito por Walston e colaboradores.[7] Entre as mudanças moleculares, há variações gênicas expressas em estresse oxidativo, perdas mitocondriais, encurtamento de telômeros, danos ao DNA e envelhecimento celular com interação recíproca com doenças inflamatórias.

Sugerem-se como marcadores biológicos alguns mediadores da resposta inflamatória, além de hormônios, radicais livres, antioxidantes, macro e micronutrientes. Níveis elevados de interleucina 6 e proteína C-reativa estão associados ao desenvolvimento de incapacidades e à elevação da mortalidade.[8]

Acredita-se que o processo de envelhecimento afeta diversos sistemas fisiológicos em paralelo, porque a rede de sinalização que mantém a homeostase estável e a adequada distribuição/utilização de energia torna-se progressivamente menos eficiente e capaz de se adaptar a estressores. Ainda não foram descritos todos os componentes envolvidos; porém, o primeiro elemento requerido para a geração de energia é o oxigênio, que consiste na entrada do sistema. A saída do sistema é o gasto de energia, representado pela taxa metabólica de repouso e pela atividade cognitiva/física. A produção de energia durante o metabolismo aeróbio gera espécies reativas de oxigênio (ROS, estresse oxidativo) que são varridos por mecanismos antioxidantes. A estabilidade dinâmica do ambiente é mantida pelos efeitos combinados de hormônios e o sistema nervoso autônomo. Propõe-se que níveis de hormônios simples, como testosterona, DHEA-S e IGF-1, sejam preditores para síndrome metabólica, fragilidade e mortalidade. Dessa maneira, biomarcadores de inflamação e estado nutricional estão sendo estudados para compreender melhor a fragilidade e a incapacidade progressiva.[9]

Epidemiologia

De acordo com o estudo FIBRA realizado com idosos da comunidade de Belo Horizonte, em 2013, 9% foram considerados frágeis, 46% pré-frágeis e 45% robustos.[10] Em outros países em desenvolvimento, foram observadas prevalências da SF de 25%. Em uma metanálise que incluiu principalmente países desenvolvidos, como os da América do Norte e da Europa, a prevalência de fragilidade observada foi de 11% e de pré-fragilidade de 42%.[11] Portanto, condições econômicas e sociais desfavoráveis parecem constituir fatores de risco para a SF.

Também compreendem fatores de risco, idade maior que 75 anos, baixa escolaridade, depressão, insuficiência cardíaca, doenças respiratórias, desnutrição, anemia e baixa acuidade sensorial.[12]

Diagnóstico

O diagnóstico da SF é predominantemente clínico, por meio de escalas descritas a seguir. Os marcadores biológicos descritos no item "Fisiopatologia" são utilizados principalmente em pesquisa, não podendo ser empregados como substitutivos ao diagnóstico clínico. Atualmente, existem 67 instrumentos descritos na literatura médica para o diagnóstico da SF, embora poucos amplamente utilizados. A seguir, são apresentados alguns dos instrumentos mais importantes. Os dois primeiros instrumentos são os mais citados. Por serem de maior complexidade, podem se voltar para o uso em ambientes especializados ao cuidado do idoso e em centros de pesquisa. Os dois últimos podem ter uma aplicação mais abrangente e prática, podendo ser facilmente utilizados sem exigir extensos treinamentos ou prática:

» Critério Fenotípico de Fragilidade:[6] baseado nas teorias biológicas, trata-se do principal instrumento utilizado em pesquisas. Os critérios de avaliação fundamentam-se nos seguintes itens: lentificação, avaliada pelo teste de velocidade de marcha com distância sugerida de 4,6 metros; fraqueza, avaliada pelo teste de força de preensão palmar ajustada segundo gênero e índice de massa corporal; exaustão, avaliada pelo autorrelato de fadiga indicado por duas questões da *Escala de Depressão do Centro de Estudos Epidemiológicos*;[13] perda de peso não intencional de ≥ 4,5 kg ou 5% do peso corporal no ano anterior e inatividade física, avaliadas pela *Escala Internacional de Atividade Física* (IPAQ).[13] A presença de 3 ou mais itens indica indivíduo frágil, 1 ou 2 itens pré-frágil e 0 item robusto (Tabela 14.1).

» Índice de Fragilidade (IF):[5] mais complexo e clinicamente abrangente, é ideal para uso no qual há extenso prontuário ou banco de dados. O instrumento baseou-se em uma avaliação geriátrica ampla e a versão original é composta por 70 itens que englobam a avaliação das condições clínicas e de doenças. Faz-se a soma de itens comprometidos, divididos pelo número total de itens, sendo o indivíduo considerado frágil se 25% itens estiverem alterados. Quanto maior a presença de déficits, maior a correlação com perda funcional e morte. Sugere-se a realização do IF a partir de qualquer avaliação geriátrica ampla com pelo menos 30 itens.

Tabela 14.1. Critério Fenotípico de Fragilidade para o diagnóstico da síndrome de fragilidade

Item avaliado	Valor de corte
Fraqueza muscular	Homens: IMC ≤ 24: ≤ 29* IMC 24,1 a 26: ≤ 30 IMC 26,1 a 28: ≤ 30 IMC > 28: ≤ 32 Mulheres: IMC ≤ 23: ≤ 17 IMC 23,1 a 26: ≤ 17,3 IMC 26,1 a 29: ≤ 18 IMC > 29: ≤ 21
Diminuição da velocidade de marcha	Homens: ≤ 173 cm de altura: ≥ 7 segundos** > 173 cm de altura: ≥ 6 segundos Mulheres: ≤ 159 cm de altura: ≥ 7 segundos > 159 cm de altura: ≥ 6 segundos
Inatividade física	Ser considerado inativo segundo o IPAQ***
Exaustão	Perguntar quantas vezes se sentiu dessa maneira na última semana**** "Senti que tudo o que fiz me parecia um esforço" "Não consegui levar as coisas adiante" Resultado: 0: se raramente ou nenhuma vez 1: se 1 a 2 dias 2: se 3 a 4 dias 3: se a maior parte do tempo Considera-se positivo se a resposta for 2 ou 3 para ambas as perguntas
Perda de peso	Perda de 4,6 kg no último ano de maneira não intencional

3 ou mais pontos = fragilidade; 1 ou 2 itens = pré-fragilidade; 0 item = robusto.
* Força de preensão palmar aferida em dinamômetro, em mão dominante.
** Distância de 4,6 m, passada usual podendo ser utilizado dispositivo de marcha. *** Feito a partir do questionário do IPAQ. **** Tradução livre.
Fonte: Itens extraídos do questionário CES-D.[6]

» Escala SOF (Study of Osteoporotic Fractures):[14] extremamente simples e prática de utilizar, compõe-se por três itens que avaliam nutrição avaliada pela perda de peso não intencional no último ano, força muscular avaliada pela capacidade do indivíduo de se levantar e sentar da cadeira cinco vezes sem auxílio dos membros superiores e exaustão avaliada pela pergunta "você se sente cheio de energia?". Com 1 ponto, o indivíduo é considerado pré-frágil, com 2 e 3 pontos frágil (Quadro 14.1).

» FRAIL (proveniente do mnemônico em inglês *Fadigue*, *Resistance*, *Aerobic*, *Illness* e *Loss of weight*): é simples e de rápida aplicação.[15] Compõe-se por cinco perguntas diretas sobre os seguintes domínios: cansaço, resistência, aeróbico, doenças e perda de peso, nos últimos 6 meses. Pacientes com 3 ou mais pontos recebem o diagnóstico de fragilidade, enquanto aqueles com 1 ou 2 pontos são classificados como pré-frágeis (Quadro 14.2). Trata-se de um instrumento sugerido para rastreio em indivíduos com perda ponderal de 5% do peso corporal total nos últimos 6 meses ou em maiores de 70 anos de idade.

Enfatiza-se que as medidas mais eficazes na abordagem do idoso com SF ocorrem entre os idosos com pré-fragilidade e fragilidade sem perda funcional. Assim, realizar o diagnóstico de fragilidade em idosos internados, institucionalizados ou com perda funcional pode não reverter em expressivos ganhos de saúde. Por sua vez, buscar ativamente a SF dentro de populações aparentemente sem vulnerabilidade pode indicar idosos em risco, que, com medidas simples, podem ter benefícios e até mesmo ter revertida sua fragilidade.[12] Além de diagnosticar a SF, é necessário um olhar geriátrico global para a identificação de possíveis causas que precipitem ou promovam a síndrome de fragilidade.

Tratamento

Pelo fato de a SF ser multidimensional, o tratamento deve ser multiprofissional e direcionado a cada componente identificado.

Quadro 14.1. Escala SOF (Study of Osteoporotic Fractures)

Perda de peso sem intenção > 5% do peso nos últimos 12 meses	Presente (1 ponto)
Incapacidade de se levantar da cadeira por 5 vezes consecutivas sem o apoio das mãos	Presente (1 ponto)
Pergunta do GDS: "Você se sente cheio de energia?"	Responde não (1 ponto)

2 ou 3 itens = fragilidade; 1 item = pré-fragilidade; 0 = robusto.
Fonte: Ensrud et al., 2008.[14]

Quadro 14.2. Escala mnemônica FRAIL

Fadiga	Você se sente cansado?
Aeróbico	Não consegue andar uma quadra sem ajuda?*
Doenças	Você tem cinco doenças ou mais das listadas a seguir? Hipertensão arterial, diabetes melito, câncer (excluindo câncer de pele), doença pulmonar obstrutiva crônica, doença coronariana ou infarto do miocárdio, insuficiência cardíaca congestiva, asma, artrite, acidente vascular encefálico, insuficiência renal crônica
Resistência	Não consegue subir um lance de escadas sem ajuda?*
Perda de peso	Você perdeu mais que 5% do seu peso nos últimos 6 meses?

3 ou mais pontos = fragilidade; 1 ou 2 itens = pré-fragilidade; 0 item = robustez.
*Podem ser utilizados objetos como bengala e órteses, mas não a ajuda de outras pessoas.

Manejo de comorbidades

Uma vez identificadas as comorbidades associadas à fragilidade, é importante fazer o seu controle adequado. São pertinentes objetivos mais liberais no controle metabólico em idosos frágeis, sendo nocivos episódios de hipotensão e hipoglicemia. O uso de estatinas deve ser ponderado de acordo com a expectativa de sobrevida. Em casos de hipertensão arterial sistêmica, o emprego de bloqueadores dos receptores de angiotensina pode ter benefícios pelo bloqueio do sistema renina angiotensina que está anormalmente ativado, tendo sido observada melhora de marcadores inflamatórios em modelos animais de fragilidade.

Manejo farmacológico

A adequação farmacológica tem muita importância pela maior prevalência de reação adversa medicamentosa nessa população, sendo fundamentais os medicamentos capazes de causar sintomas no trato gastrintestinal, como cálcio, metformina, hidralazina, opioides, inibidores da recaptação de serotonina e anticolinesterásicos. São importantes também os medicamentos relacionados ao sistema nervoso central, com monitoramento de sintomas como sedação, tremores e alucinações. Sugere-se, ainda, a utilização dos critérios de Beers, frequentemente atualizados pela American Geriatrics Society, que contemplam as principais evidências relativas a eventos adversos medicamentosos em idoso. Para guiar as decisões terapêuticas relativas ao uso de fármacos, a regra "*start low and go slow*" é ainda mais verdadeira do que em populações de idosos robustos. Não existe, até o momento, terapia farmacológica específica curativa.

Nutrição

A desnutrição é um importante componente, inclusive estando presente dentro dos critérios diagnósticos da SF caracterizada pela perda de peso. Fica claro, portanto, que o principal desafio consiste frequentemente na recuperação ou na preservação do peso. Os principais nutrientes envolvidos são todos os macroelementos, sendo importante a ingesta adequada de carboidratos, proteínas e gorduras. Baixos níveis séricos de vitaminas C, D e E estão associados a maior prevalência de fragilidade. Os oligoelementos são importantes, devendo ser obtidos principalmente dos alimentos. Se não forem alcançados níveis ótimos desses oligoelementos, pode-se utilizar formulações industriais.

O objetivo de ingesta calórica diária universal é de cerca de 30 a 35 kcal/kg de peso corporal. Quando há perda de peso, pode-se aumentar o objetivo calórico diário, acrescentando-se o uso de alimentos de alto valor calórico, como fontes de gordura (p. ex., azeite de oliva, amendoim e, também, carboidratos e proteínas). Para uma melhor absorção, sugere-se a distribuição em 5 a 6 refeições. Em idosos frágeis com obesidade, não se aconselha perda ponderal sem o rigoroso acompanhamento nutricional concomitante à atividade física para anabolismo, pois o emagrecimento em populações idosas implica perda de massa muscular.

Um importante componente é o aporte proteico de cerca 1,2 g/kg de peso corporal. As proteínas de alto valor biológico podem ser mais benéficas, estando contidas principalmente nas proteínas de origem animal. A distribuição da ingesta proteica também é importante, podendo-se fazer uso de fontes de laticínios, leguminosas e castanha para os intervalos de refeições e desjejum.

A suplementação alimentar pode ser empregada quando já houver a instituição de adequada orientação nutricional; contudo, sem a resposta adequada. Pode ser utilizada ainda em fase de reabilitação, como em pós-operatórios e pós-internações para recuperação de peso e massa muscular ou em pacientes com dificuldades mastigatórias. O aspecto odontológico deve ser sempre observado, tornando-se necessário avaliar com cuidado a realização de grandes procedimentos dentários em idosos com SF pelo risco de emagrecimento em decorrência da dificuldade de mastigação, mesmo que transitória.

Atividade física

A orientação para a prática regular de atividades físicas independente da faixa etária de um indivíduo, integra grande parte dos manuais médicos voltados à promoção e à prevenção em saúde, compreendendo uma estratégia terapêutica para o controle de diversas doenças crônicas.

De modo geral, recomenda-se prescrever a idosos frágeis a prática de atividade física tanto quanto suas condições de saúde permitirem e em um nível de esforço compatível com suas habilidades e possibilidades.

Uma das capacidades físicas mais importantes e desenvolvidas nos exercícios físicos destinados a essa população é a força muscular, cujo treinamento com moderada a alta intensidade pode ser bem tolerado por idosos frágeis, com resultados positivos sobre o ganho de força, massa muscular, tarefas funcionais e melhora na velocidade de marcha. Os exercícios podem ser realizados em máquinas de musculação específicas, com pesos livres, faixas elásticas ou, ainda, com o próprio peso corporal do indivíduo, incluindo a prática de atividades relacionadas com a vida diária (p. ex., o movimento de "rolar na cama" e "sentar-se e levantar-se"). Já os programas compostos por múltiplos componentes da aptidão física, em que se desenvolve uma combinação de exercícios que abrangem força muscular, resistência aeróbia, equilíbrio, coordenação e flexibilidade, parecem ser as intervenções mais eficazes para melhorar o estado de saúde geral de idosos frágeis. Nesse tipo de abordagem, os benefícios alcançados relacionam-se a melhora da incidência de quedas, velocidade de marcha, equilíbrio e força muscular, além de impactos positivos sobre desfechos cognitivos, emocionais e sociais.

Embora a fragilidade não seja um impedimento à adoção de um estilo de vida mais ativo, torna-se fundamental a avaliação médica das condições físicas desses idosos, identificando fatores de risco, como doenças agudas e crônicas descompensadas, insuficiência nutricional, ou limitações musculoesqueléticas que possam contraindicar a prática de exercícios físicos.

A realização de exames específicos, como o teste ergométrico, usado para determinar a tolerância ao esforço e a ocorrência de isquemia miocárdica induzida pelo exercício, não tem sido considerada um meio eficaz para diagnosticar risco cardíaco em idosos frágeis. Idosos sintomáticos e com doenças crônicas, como doença cardiovascular, hipertensão ou diabetes, devem ser acompanhados pelo médico e liberados para a prática supervisionada de exercícios físicos, prescritos de acordo com as limitações e o condicionamento físico existentes.

Referências

1. Clegg A, Young J, Iliffe S, Rikkert MO, Rockwood K. Frailty in elderly people. Lancet. 2013;381(9868):752-62.
2. O'Brien TD et al. Some aspects of community care of the frail and elderly: the need for assessment. Gerontol Clin (Basel). 1968;10(4):215-27.

3. Vellas B, Cestac P, Moley JE. Implementing frailty into clinical practice: we cannot wait. J Nutr Health Aging. 2012;16(7):599-600.

4. Morley JE, Vellas B, Abellan van Kan G, Anker SD, Bauer JM, Bernabei R et al. Frailty consensus: a call to action. J Am Med Dir Assoc. 2013;14(6):392-7.

5. Rockwood K, Mitnitski A. Frailty in relation to the accumulation of deficits. The Journals of Gerontology: Series A. 2007;62(7):722-7.

6. Fried LP, Tangen CM, Walston J, Newman AB, Hirsch C, Gottdiener J et al. Frailty in older adults: evidence for a phenotype. J Gerontol A Biol Sci Med Sci. 2001;56(3):M146-56.

7. Walston J, Hadley EC, Ferrucci L, Guralnik JM, Newman AB, Studenski SA et al. Research agenda for frailty in older adults: toward a better understanding of physiology and etiology: summary from the American Geriatrics Society/National Institute on Aging Research Conference on Frailty in Older Adults. J Am Geriatr Soc. 2006;54(6):991-1001.

8. Ferrucci L, Cavazzini C, Corsi A, Bartali B, Russo CR, Lauretani F et al. Biomarkers of frailty in older persons. J Endocrinol Invest. 2002;25(10 Suppl.):10-5.

9. Fried L, Walston J, Ferruci L. Frailty syndrome. In: Hazzard's Principle of geriatric medicine and gerontology. 6. ed. McGraw-Hill; 2009. p. 631-45.

10. Vieira RA, Guerra RO, Giacomin KC, Vasconcelos KS de S, Andrade AC de S, Pereira LSM et al. [Prevalence of frailty and associated factors in community-dwelling elderly in Belo Horizonte, Minas Gerais State, Brazil: data from the FIBRA study]. Cad Saúde Pública. 2013;29(8):1631-43.

11. Collard RM, Boter H, Schoevers RA, Oude Voshaar RC. Prevalence of frailty in community-dwelling older persons: a systematic review. J Am Geriatr Soc. 2012;60(8):1487-92.

12. Ng TP, Feng L, Nyunt MS, Larbi A, Yap KB. Frailty in older persons: multisystem risk factors and the Frailty Risk Index (FRI). J Am Med Dir Assoc. 2014;15(9):635-42.

13. Benedetti TRB, Antunes P de C, Rodríguez-Añez CR, Mazo GZ, Petroski EL. Reprodutibilidade e validade do Questionário Internacional de Atividade Física (IPAQ) em homens idosos. Rev Bras Med Esporte. 2007;13:11-6.

14. Ensrud KE, Ewing SK, Taylor BC, Fink HA, Cawthon PM, Stone KL et al. Comparison of 2 frailty indexes for prediction of falls, disability, fractures, and death in older women. Arch Intern Med. 2008;168(4):382-9.

15. Abellan van Kan G, Rolland YM, Morley JE, Vellas B. Frailty: toward a clinical definition. J Am Med Dir Assoc. 2008;9:71-2.

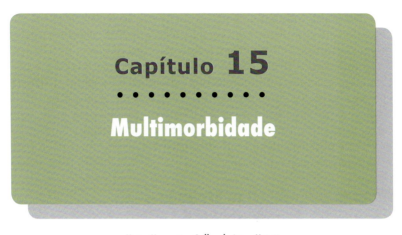

Capítulo 15

Multimorbidade

Naira Hossepian Salles de Lima Hojaij
Luis Fernando Rangel
Fabio Campos Leonel
Marcos Oliveira Martinelli

Os conceitos de cuidados em saúde sofreram modificações significativas nas últimas décadas. O envelhecimento populacional, oriundo da transição demográfica no mundo a partir do século 20, foi acompanhado pela emergência das chamadas condições crônicas de saúde. A "Medicina do curar", em que todos os esforços do entendimento de uma única doença procuravam a busca incessante de sua cura, cedeu espaço à "Medicina do cuidar", na qual os esforços passaram a se direcionar para o controle de problemas de saúde que se perpetuam no indivíduo.

Preocupada com esse novo perfil epidemiológico de saúde no mundo, a Organização Mundial da Saúde (OMS) enfatizou, em 2003, que:

> as condições crônicas de saúde devem ser vistas como o desafio da saúde no século 21, e que novas estratégias devem ser rapidamente implementadas para melhores resultados em sua prevenção e tratamento.[1]

No Brasil, o grupo responsável pelo estudo multicêntrico e observacional *Global Burden of Disease* (GBD), em 2015, mostrou que as doenças crônicas não transmissíveis foram responsáveis por 75,87% das mortes e por 70,94% da carga de doenças do país.[2] O GBD é realizado em 195 países do mundo com o objetivo de analisar sistematicamente as causas de mortalidade e o impacto das doenças na saúde da população mundial e regional. Desde o seu início em 1990, vem trazendo contribuições periódicas para o entendimento de tendências em saúde populacional no mundo, aplicáveis ao desenvolvimento de estratégias de ação em saúde.

Multimorbidade como evolução do conceito de comorbidade

O primeiro autor que chamou a atenção para a condição de várias doenças no mesmo indivíduo foi Alvan R. Feinstein, em 1970, quando alertou sobre a falta de atenção taxonômica adequada pela ciência clínica em relação às inter-relações e aos efeitos de múltiplas doenças em um mesmo indivíduo. Naquela época, o autor definiu comorbidade como "qualquer entidade clínica adicional distinta que ocorre durante o curso clínico de um paciente que tem o seu índice de doenças sob estudo".[3]

Com a preocupação de refletir melhor a prática clínica, van den Akker ampliou o conceito em 1996, definindo multimorbidade como "a ocorrência simultânea de múltiplas doenças ou condições médicas em um mesmo indivíduo, com suas inter-relações e implicações na saúde".[4] Mais recentemente, em 2005, Fortin a redefiniu como "a coexistência de duas ou mais condições crônicas, em que uma não é necessariamente mais importante que a outra".[5]

A grande importância do surgimento do conceito de multimorbidade refere-se ao reconhecimento de que a presença de duas ou mais doenças em um indivíduo tem um impacto maior que a ocorrência de alguma delas isoladamente, ou seja, a de que existe um efeito sinérgico nas doenças, com consequências maiores que o esperado somente por seu efeito aditivo (Figura 15.1). O conceito de multimorbidade, desse modo, é mais coerente com uma Medicina baseada em cuidados focados no paciente, e não mais em doenças isoladas.

Figura 15.1. Conceito de multimorbidade: efeito sinérgico das condições ou doenças crônicas de saúde no indivíduo

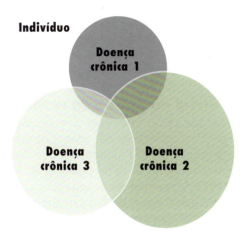

Prevalência de multimorbidade na população idosa

A prevalência da multimorbidade em idosos apontada nos diversos estudos é muito variável. Segundo uma revisão sistemática de Marengoni e colaboradores, a ocorrência de duas ou mais doenças crônicas em pacientes acima de 60 anos varia de 55 a 98%.[6] Essa variabilidade é explicada por diferenças de metodologia para a obtenção de dados (revisão de prontuários, relato de pacientes, investigação ativa etc.) e pelos diferentes contextos clínicos em que se realizaram esses levantamentos. Apesar da variabilidade, é clara a relação entre a prevalência de multimorbidade e o avançar da idade, como demonstrou Barnett e colaboradores em um grande estudo epidemiológico: 64,9% dos indivíduos entre 65 e 84 anos e 81,5% dos indivíduos com 85 anos ou mais.[7]

No Brasil, a Pesquisa Nacional de Saúde (PNS) realizada em 2013,[8] planejada e executada pelo Instituto Brasileiro de Geografia e Estatística (IBGE), o maior inquérito populacional sobre questões de saúde e doenças crônicas não transmissíveis do Brasil, apontou 47,1% de prevalência de duas ou mais condições crônicas na população idosa. Dois estudos anteriores, realizados na cidade de São Paulo, avaliaram a prevalência de doenças crônicas autorreferidas: o projeto EPIDOSO, que avaliou longitudinalmente idosos nos anos 1991 e 1992; e o projeto multicêntrico SABE (Saúde, Bem-estar e Envelhecimento), patrocinado pela Organização Pan-Americana de Saúde (OPAS) e implementado no ano 2000. Em amostras semelhantes de cerca de 2 mil idosos, ambos encontraram mais de 90% de idosos que referiam pelo menos uma doença e 30 a 50%, três ou mais condições crônicas de saúde.

Importância clínica do estudo da multimorbidade

A multimorbidade, como fenômeno ou síndrome, vem sendo estudada de maneira mais consistente nas últimas duas décadas, com as análises apontando impactos significativos na saúde, como: aumento de mortalidade; aumento do número de hospitalizações, do tempo de permanência hospitalar e de readmissões hospitalares; aumento na indicação de institucionalização e de necessidade de suporte social; aumento no grau de incapacidades; piora em índices de qualidade de vida e de capacidade funcional; piora na magnitude de resposta imune; maior risco de iatrogenia e má adesão terapêutica; maior frequência de interações farmacológicas e não farmacológicas; e maior dificuldade na acurácia diagnóstica de doenças.

A despeito da importância desse tema, os estudos se deparam com a dificuldade em medir a multimorbidade e seus efeitos, já que há uma complexidade inerente aos processos biológicos que se sobrepõem, além da infinidade de diferentes associações de doenças no mesmo indivíduo. Além disso, deve-se considerar que a multimorbidade tem diferente impacto para o estudo de desfechos distintos, como discutido a seguir.

Índices de multimorbidade

Diferentes constructos de avaliação de multimorbidade foram desenvolvidos tendo em vista objetivos distintos. Não se deve esperar que uma escala de multimorbidade que pretenda predizer perda funcional seja composta pelas mesmas doenças que outro instrumento que tenha por objetivo prever mortalidade. Por esse motivo, o desfecho clínico que se pretende estudar deve ser o guia para a escolha da escala de multimorbidade.

Não há consenso nos índices que medem multimorbidade, tanto em relação ao número e ao tipo de doenças incluídas quanto ao peso dado a elas de acordo com a gravidade ou o impacto que elas promovem no indivíduo. Pode-se detectar algumas razões para a falta de consenso entre os índices de multimorbidade, sendo a mais importante a complexidade do próprio fenômeno, que dificilmente pode ser traduzido em uma simples lista de doenças. Outras razões dizem respeito aos diferentes objetivos propostos pelos diferentes índices, como mortalidade, incapacidade e qualidade de vida. Além disso, diferentes níveis de assistência e populações diversas requerem foco em diferentes tipos e pesos de doenças.

Além da simples lista de doenças, os índices de multimorbidade mais utilizados são: *Charlson Comorbidity Index* (CCI); *Index of Co-Existent Diseases* (ICED); *Functional Comorbidity Index* (FCI); e *Illness Rating Scale for Geriatrics* (CIRS-G), derivado do *Cumulative Illness Rating Scale* (CIRS).

Charlson Comorbidity Index (CCI)

Em 1986, Charlson e colaboradores[9] publicaram um índice de comorbidade com o objetivo de estimar o prognóstico de pacientes com base em suas comorbidades, possibilitando, assim, uma maior alocação de indivíduos com múltiplas doenças em estudos longitudinais, com maior validação externa. Esse mesmo grupo, ao analisar o seguimento de 10 anos de sua coorte, notou que, além das comorbidades, a idade tinha impacto importante na mortalidade. Isso motivou a inclusão dessa variável no índice de Charlson e nova validação do escore em 1994.

O CCI é útil ao estimar mortalidade em 1 ano para pacientes internados. Quando ajustado para a idade, o CCI pode fazer esta estimativa em 5 anos. Trata-se de uma ferramenta de fácil acesso e prática.

Index of Co-Existing Disease (ICED)

Greenfield et al.,[10] em 1993, estudaram o impacto das comorbidades em complicações pós-operatórias em 1 ano, analisando uma coorte retrospectiva de pacientes que foram submetidos à artroplastia total de quadril. Propôs-se um sistema de pontuação que levasse em conta as comorbidades, bem como o impacto na funcionalidade decorrente delas.

A ferramenta também foi utilizada para predizer mortalidade em 1 ano em pacientes com doença renal crônica, mostrando ter boa acurácia também para essa população.

Todavia, estudos evidenciam grande variabilidade entre examinadores diferentes no uso do ICED.

Functional Comorbidity Index (FCI)

Índice desenhado para prever queda funcional, consiste em uma lista de 18 condições clínicas, sendo obtido pela contagem simples das doenças presentes no indivíduo. Há a possibilidade de atribuir pesos às doenças com uma discreta melhora do desempenho da escala, que o autor não sugere pela perda de praticidade.

Cumulative Illness Rating Scale for Geriatrics (CIRS-G)

Índice muito estudado na população geriátrica, foi adaptado da escala CIRS para a população geriátrica em 1991 por Miller e colaboradores[11] Posteriormente, esse último modelo foi adaptado por Parmelee e colaboradores,[12] e, então, validado para prognosticar idosos frágeis e institucionalizados em 24 meses, mostrando boa correlação com mortalidade, internação hospitalar e funcionalidade.

Apesar de muito utilizado, esse índice apresentava limitações para o uso em situações médicas agudas, o que deixou de ser um impeditivo após a demonstração de que a inclusão dessas intercorrências para a pontuação não alterava o prognóstico estimado.

Em 2008, mostrou-se uma correlação importante da última versão modificada desse índice com o prognóstico em 18 meses de idosos internados em um hospital terciário, além de correlação com reinternação e com funcionalidade, aferida pelo índice de Barthel e por dados de avaliação geriátrica ampla (Escala de Depressão Geriátrica e Miniexame do Estado Mental).

Assim, apesar de compreender um índice que exige mais tempo e profissionais treinados para a sua realização, tem extensa validação na literatura para pacientes idosos em diversos ambientes (hospitalizados, institucionalizados) e prevê outros importantes desfechos além da mortalidade.

A seguir, estão disponibilizados os dois índices mais utilizados no estudo de multimorbidade em populações idosas, o CCI e o CIRS-G (Quadros 15.1 e 15.2).

Quadro 15.1. Índice de Charlson (CCI)

Condição		Pontos
Infarto do miocárdio*		1
Insuficiência cardíaca congestiva		1
Doença arterial periférica**		1
Doença cerebrovascular (acidente isquêmico transitório/acidente vascular encefálico)		1
Demência		1
Doença pulmonar crônica		1
Doença do tecido conjuntivo		1
Doença ulcerosa péptica		1
Hemiplegia		2
Doença renal moderada ou severa		2
Leucemia aguda ou crônica		2
Linfoma		2
Doença hepática	Leve (sem hipertensão portal)	1
	Moderada ou grave	3
Diabetes melito	Sem lesão de órgão-alvo***	1
	Com lesão de órgão-alvo	2
Tumor sólido	Sem metástases****	2
	Metastático	6
AIDS (não somente HIV+)		6

Total sem ajuste por idade

Adicionar um ponto a cada década de vida depois dos 40 anos (50 anos = 1 ponto/60 anos = 2 pontos e assim por diante)

Total com ajuste por idade

* História, não inclui se somente alterações do eletrocardiograma.
** Inclui aneurisma de aorta ≥ 6 cm. *** Não inclui se controlado com dieta. **** Não inclui se mais de 5 anos do diagnóstico.
Fonte: Adaptado de Charlson et al., 1994.[13]

Quadro 15.2. Índice CIRS-G

Pontuação	
	0 – Nenhum problema
	1 – Problema leve atual ou significativo no passado
	2 – Incapacidade moderada ou terapia inicial necessária
	3 – Incapacidade severa ou constante, problema crônico incontornável
	4 – Acometimento grave, tratamento imediato necessário, incapacidade completa
	Coração
	Vascular
	Hematopoiético
	Respiratório
	Olhos, ouvidos, nariz, faringe, laringe
	Digestório alto
	Digestório baixo
	Fígado
	Renal
	Geniturinário
	Musculoesquelético/tegumentar
	Neurológico
	Endocrinometabólico/mamas
	Psiquiátrico
	Número de categorias pontuadas
	Total geral
	Gravidade (total geral/categorias pontuadas)
	Número de categorias com nível 3
	Número de categorias com nível 4

Fonte: Adaptado de Parmelee et al., 1995.[12]

Cuidado ao idoso com multimorbidade

O cuidado ao idoso com múltiplas condições crônicas de saúde envolve metas e objetivos que vão além dos consensos estabelecidos de controle de doenças. Na coexistência de múltiplas condições crônicas, os objetivos passam a ser mais direcionados para a melhoria do desempenho e da capacidade funcional, com minimização de riscos, embora ainda se preocupe com o controle das doenças e a redução da mortalidade. Nessa nova perspectiva, é de fundamental importância valorizar as preferências do paciente para o compartilhamento de escolhas na tomada de decisão clínica, além da participação efetiva da família e de eventuais terceiros envolvidos no cuidado do idoso.

No sentido de orientar esses cuidados, um painel de especialistas da American Geriatrics Society – *Expert Panel on the Care of Older Adults with Multimorbidity* – publicou, em 2012, alguns princípios norteadores para os cuidados ao idoso com multimorbidade:[14]

1. Eleger e incorporar preferências do paciente.
2. Interpretar e incorporar evidências científicas.
3. Considerar o prognóstico do paciente.
4. Considerar a complexidade e a viabilidade das decisões.
5. Escolher estratégias que otimizem benefícios, minimizem prejuízos e reforcem qualidade de vida.

Por meio desse olhar diferenciado sobre o idoso com multimorbidade, o cuidado médico aproxima-se dos verdadeiros objetivos de uma Medicina centrada no paciente, em que as suas escolhas e preferências, aliadas ao engajamento de toda a equipe multidisciplinar e da família, conseguem trazer reais benefícios em sua saúde com foco em qualidade de vida.

Referências

1. Organização Mundial da Saúde. Cuidados inovadores para condições crônicas: componentes estruturais de ação: relatório mundial. Brasília: Organização Mundial da Saúde; 2003.

2. GBD 2015 Mortality and Causes of Death Collaborators. Global, regional, and national life expectancy, all-cause mortality, and cause-specific mortality for 249 causes of death,

1980-2015: a systematic analysis for the Global Burden of Disease Study 2015. Lancet. 2016;388:1459-544.

3. Feinstein AR. The pre-therapeutic classification of co-morbidity in chronic disease. J Chronic Dis. 1970;23:455-68.

4. van den Akker M, Buntinx F, Roos S, Knottnerus JA. Comorbidity or multimorbidity: what's in a name? A review of the literature. Eur J Gen Pract. 1996;2:65-70.

5. Fortim M, Bravo G, Hudon C, Vanasse A, Lapointe L. Prevalence of multimorbidity among adults seen in family practice. Ann Fam Med. 2005;3:223-8.

6. Marengoni A, Angleman S, Melis R, Mangialasche F, Karp A, Garmen A et al. Aging with multimorbidity: A systematic review of the literature. Ageing Res Rev. 2011;10:430-9.

7. Barnett K, Mercer SW, Norbury M, Watt G, Wyke S, Guthrie B. Epidemiology of multimorbidity and implications for health care, research, and medical education: a cross-sectional study. Lancet. 2012;380:37-43.

8. Ministério do Planejamento, Orçamento e Gestão. Instituto Brasileiro de Geografia e Estatística (IBGE), Diretoria de Pesquisas, Coordenação de População e Indicadores Sociais, Uma Análise das Condições de Vida da População Brasileira 2013. [Internet]. [Acesso em: 2017 abr. 6]. Disponível em: http://biblioteca.ibge.gov.br/visualizacao/livros/liv66777.pdf.

9. Charlson ME, Ales KA, Pompei P, MacKenzie CR. A new method of classification of prognostic comorbidity for longitudinal studies: development and validation. J Chron Disease. 1987;40:373-83.

10. Greenfield S, Apolone G, McNeil BJ, Cleary PD. The importance of co-existent disease in the occurrence of postoperative complications and one-year recovery in patients undergoing total hip replacement. Med Care. 1993;31:141-54.

11. Miller MD, Paradis CF, Houck PR, Mazumdar S, Stack JA, Rifai AH et al. Rating chronic medical illness burden in geropsychiatric practice and research: Application of the Cumulative Illness Rating Scale. Psychiatry Res. 1992;41:237-48.

12. Parmelee PA, Thuras PD, Katz IR, Lawton MP. Validation of the cumulative illness rating scale in a geriatric residential population. J Am Geriatr Soc. 1995;43:130-7.

13. Charlson ME, Szatrowski TE, Peterson J, Gold J. Validation of a combined comorbidity index. J Clin Epidemiol. 1994;47:1245-51.

14. Boyd CM, McNabney MK, Brandt N, Correa-de-Araujuo R, Daniel M, Epplin J et al. Guiding principles for the care of older adults with multimorbidity: an approach for clinicians: American Geriatrics Society Expert Panel on the Care of Older Adults with Multimorbidity. J Am Geriatr Soc. 2012;60:E1-E25.

Referências consultadas

Boyd CM, Fortin M. Future of Multimorbidity research: How should understanding of multimorbidity inform health system design? Public Health Reviews. 2010;32.

Diederichs C, Berger K, Bartels DB. The measurement of multiple chronic diseases – a systematic review on existing multimorbidity indices. J Gerontol A Biol Sci Med Sci. 2011;66A(3):301-11.

Fortin M, Stewart M, Poitras ME, Almirall J, Maddocks H. A systematic review of prevalence studies om multimorbidity: toward a more uniform methodology. Ann Fam Med. 2012;10:142-51.

Groll DL, To T, Bombardier C, Wright JG. The development of a comorbidity index with physical function as the outcome. J Clin Epidemiol. 2005;58(6):595-602.

Huntley AL, Johnson R, Purdy S, Valderas JM, Salisbury C. Measures of multimorbidity and morbidity burden for use in primary care and community settings: a systematic review and guide. Ann Fam Med. 2012;10(2):134-41.

Imamura K, McKinnon M, Middleton R, Black N. Reliability of a comorbidity measure: The Index of coexistent disease (ICED). J Clin Epidemol. 1997;50:1011-6.

Institute for Health Metrics and Evaluation (IHME). GBD Compare Data Visualization. Seattle, WA: IHME, University of Washington, 2016. [Internet]. [Acesso em: 2017 abr. 6]. Disponível em: http:// vizhub.healthdata.org/gbd-compare.

Lebrão ML, Laurenti R. Saúde, bem-estar e envelhecimento: o estudo SABE no Município de São Paulo. Rev Bras Epidemiol. 2005;8(2):127-41.

Linn BS, Linn MW, Gurel L. Cumulative illness rating scale. J Am Geriatr Soc. 1968;16(5):622-6.

Mistry R, Gokhman I, Bastani R, Gould R, Jimenez E, Maxwell A et al. Measuring medical burden using CIRS in older veterans enrolled in UPBEAT, a psychogeriatric treatment program: A pilot study. J Gerontol A Biol Sci Med Sci. 2004;59A:1068-75.

Nicolucci A, Cubasso D, Labrozzi D, Mari E, Impicciatore I, Procaccini DA et al. Effects of coexistent diseases onsurvival of patients undergoing dialysis. ASAIO Journal. 1992;M291-5.

Nunes BP, Flores TR, Mielke GI, Thumé E, Facchini LA. Multimorbidity and mortality in older adults: A systematic review and meta-analysis. Arch Gerontol Geriatrics. 2016;67:130-8.

Ramos LR, Toniolo-Neto J, Cendoroglo MS, Garcia JT, Najas MS, Perracini M et al. Two-year follow-up study of elderly residents in S.Paulo, Brazil: methodology and preliminary results. Rev Saúde Pública. 1998;32(5):397-407.

Salvi F, Miller MD, Grilli A, Giorgi R, Towers AL, Morichi V et al. A manual of guidelines to score the modified cumulative illness rating scale and its validation in acute hospitalized elderly patients. J Am Geriatr Soc. 2008;56(10):1926-31.

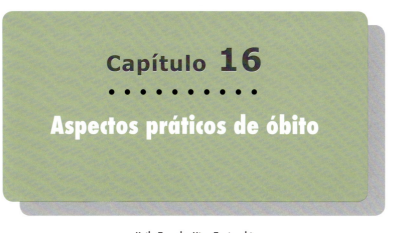

Capítulo 16
Aspectos práticos de óbito

Keila Tomoko Higa Taniguchi
Bianca Perez
Helena Maria de Freitas Medeiros

Introdução

O óbito de um paciente atendido no consultório ou em domicílio, ou seja, fora do hospital, requer que o médico e a equipe de saúde que o atendem saibam lidar com detalhes tanto do ponto de vista clínico quanto do ponto de vista burocrático – para que possibilitem um atendimento digno e que esse momento seja o menos traumático para aqueles que o vivenciam.

Quanto à parte clínica, o profissional deve saber as diferenças de evolução de cada doença, além das possíveis consequências das multimorbidades (ver Capítulo 15) para poder orientar o paciente e os familiares quanto aos eventuais desfechos e ao caminho que podem percorrer até lá. A comunicação torna-se imprescindível, e saber como e quando falar sobre notícias difíceis representa uma habilidade fundamental ao profissional que lida com pacientes com doenças graves incuráveis e ameaçadoras de vida.

Essa comunicação do diagnóstico e da evolução da doença é importante para que o indivíduo consiga decidir ou opinar sobre o que gostaria que fosse feito quanto ao seu tratamento e, também, quanto ao que gostaria que fosse feito no caso de não ter mais consciência para decidir. Esses desejos podem estar na forma de testamento vital ou escrito em prontuário pelo médico que atende o paciente.

Se for desejo do paciente de falecer no domicílio, é necessário considerar alguns fatores para torná-lo possível. As últimas horas podem ser de difícil manejo principalmente para alguns sintomas, como dispneia e sangramento. É importante considerar as circunstâncias sociais e o acesso à medicação, aos insumos e aos equipamentos. Na ausência desses recursos, não é possível confortar o paciente nem seu cuidador. Por isso, a decisão do local de óbito pode mudar a qualquer momento. Os profissionais devem apoiar a família e/ou o cuidador para que tudo aconteça do modo mais tranquilo possível, evitando traumas ou sentimentos de culpa futuros.

Após o óbito, deve-se preparar o corpo e orientar as medidas legais e póstumas. E, por fim, na fase de luto do cuidador/familiar, acolher e desmistificar qualquer situação em que o cuidador/familiar se sentiu culpado por fazer ou deixar de fazer algo pelo paciente. Muitas vezes, o luto pode ser patológico, situação em que se deve encaminhar o cuidador/familiar para acompanhamento adequado.

Por que e como prognosticar?

Durante o manejo de um paciente com doença grave avançada e ameaçadora à vida, é fundamental que a equipe médica saiba prognosticar e tenha habilidade para informar sobre a evolução esperada de cada quadro clínico. O ato de prognosticar envolve três habilidades que todo médico deve ter: formular o prognóstico, comunicá-lo e utilizá-lo na tomada da decisão clínica.[1]

É importante conversar sobre o prognóstico com o próprio paciente e os familiares para que eles possam estabelecer metas, prioridades e expectativas de cuidado. Ao contrário de pacientes com câncer avançado, que costumam seguir um curso praticamente previsível de declínio clínico e funcional nos últimos meses de vida, portadores de doenças crônicas podem ficar estáveis por longos períodos e, então, sofrer exacerbações imprevisíveis.[2] Estimar o prognóstico e a evolução desse tipo de paciente consiste em uma tarefa difícil, uma vez que diversos fatores estão envolvidos, como julgamento clínico, achados clínicos, presença de comorbidades, resposta terapêutica, velocidade de declínio funcional e fatores psicossociais.[3,4]

Uma maneira de avaliar a funcionalidade desses pacientes e, com isso, o impacto negativo das doenças na sua qualidade de vida, consiste em utilizar as escalas de avaliação das atividades básicas de vida diária (Katz) e das atividades instrumentais (Lawton). Para complementar a avaliação, estima-se a *performance-status*, que mostrou ser uma ferramenta útil na avaliação de sobrevida de portadores de doenças crônicas. Existem algumas escalas utilizadas para essa avaliação, como a *Escala de Performance de Karnofsky* (*performance* menor que 50% indica terminalidade), a *Palliative Performance Scale* (PPS) (declínio de 70% para 60% indica prognóstico de menos de 6 meses de vida, queda de 20% para 10% sugere terminalidade) e a *Escala de Desempenho de Zubrog* (ECOG) (ECOG 4 indica possível necessidade de hospitalização). Apesar de úteis para avaliação funcional, essas escalas foram inicialmente desenvolvidas para pacientes oncológicos, o que pode promover um subdiagnóstico de pacientes portadores de doenças crônicas avançadas.[5]

Prognóstico nas doenças mais prevalentes

Insuficiência cardíaca

O prognóstico desses pacientes pode ser tão ruim ou pior que o de vários tipos de câncer. Pacientes com dispneia em repouso (classificação funcional da New York Heart Association – NYHA classe IV) têm sobrevida em 1 ano de 30 a 40%.[6] Determinar com acurácia a sobrevida em 6 meses é quase impossível, dada a trajetória imprevisível da doença e das descompensações.[7] E a taxa de morte súbita varia de 15 a 20%.[6]

Doença pulmonar obstrutiva crônica

Em geral, o perfil de pacientes com maior probabilidade de morrer em 6 a 12 meses inclui aqueles com doença grave, obstrução irreversível do fluxo, capacidade para exercício e *performance-status* gravemente comprometidas ou em declínio, idade avançada, doença cardiovascular ou outra morbidade concomitante e história de hospitalização recente por causa aguda.[8] O *NHO Medical Guideline for Non-Cancer Disease* sugere como critérios de doença avançada a presença de hipoxemia, hipercapnia, evidência de *cor pulmonale* e taquicardia.[7]

Demência

A trajetória da demência por Alzheimer segue um declínio funcional e cognitivo previsível. O início da incapacidade para deambular sem ajuda indica que o paciente está entrando na fase final da doença. Porém, a fase final pode ser prolongada e os principais eventos que precipitam a morte são pneumonia aspirativa, infecção do trato urinário e infecção de lesões por pressão.[9,10] Os principais fatores prognósticos, indicativos de sobrevida de 6 meses nesses pacientes compreendem desnutrição, perda ponderal, anorexia e disfagia.[11]

Doença renal crônica

Com o início da terapia renal substitutiva, a sobrevida de pacientes com doença renal terminal melhorou, embora ainda seja menor que a da população em geral. Pacientes dialíticos anúricos, se não submetidos à hemodiálise, costumam ter sobrevida de apenas poucos dias. No entanto, aqueles que produzem mesmo que pequenas quantidades de urina podem ter sobrevida de semanas sem diálise.

Pacientes oncológicos

São critérios de doença oncológica avançada: piora de *performance-status*, presença de metástases e/ou outras comorbidades avançadas, persistência de sintomas, apesar do tratamento, ou fragilidade que impeça iniciar ou dar continuidade ao tratamento.[12,13] A avaliação geriátrica ampla (AGA) tem se mostrado uma ferramenta muito importante na abordagem do paciente idoso com câncer, auxiliando, inclusive, na escolha dos pacientes candidatos a tratamento mais agressivo.[14]

Testamento vital

O testamento vital,[15] ou diretivas antecipadas de vontade, é uma declaração escrita do conjunto de desejos prévia e expressamente manifestados pelo paciente, quando em plena consciência mental, sobre os cuidados e tratamentos aos quais deseja ou não ser submetido no momento em que estiver impossibilitado de se manifestar. Foi regulamentado pela Resolução n. 1.995 do Conselho Federal de Medicina

(CFM) em agosto de 2012.[16] Segundo a Resolução, as diretivas antecipadas do paciente prevalecerão sobre qualquer outro parecer não médico, inclusive sobre os desejos de familiares, e orienta que o médico deve registrar em prontuário as diretivas que lhe foram diretamente comunicadas pelo paciente.

Nos casos em que não são conhecidas as diretivas antecipadas de vontade do paciente, não há representante designado, familiares disponíveis ou na falta de consenso entre estes, a Resolução orienta que o médico deve recorrer à Comissão de Ética Médica do hospital ou ao Conselho Regional e Federal de Medicina para fundamentar sua decisão sobre conflitos éticos. O fundamento legal do testamento vital é o respeito à autonomia do paciente, direito previsto no artigo 15 do Código Civil.

Especialistas no assunto orientam que os principais temas a serem discutidos em um testamento vital e que devem ter suas linhas de conduta registradas são os casos de perda de consciência (sem a possibilidade de recuperá-la), coma (na possibilidade de lesão cerebral permanente), perda das funções vitais de qualquer natureza e ocorrência de sequela que tornará o paciente totalmente dependente de um cuidador permanentemente. Condutas como a retirada de suporte vital, a não oferta de suporte vital, a não reanimação ou a suspensão de tratamento inútil também fazem parte da limitação consentida de tratamento. Orientações sobre assistência religiosa e o que fazer com o próprio corpo após o óbito também podem fazer parte das diretivas antecipadas de vontade. Não são válidas manifestações que solicitem a eutanásia ou o desligamento de máquinas sem que se constate a morte cerebral.

A Resolução n. 1.995/2012 do CFM não determina obrigatoriedade de registro em cartório ou presença de testemunhas para que as diretivas antecipadas de vontade tenham validade. No entanto, o autor Ernesto Lippman, em seu livro *Testamento vital: o direito à dignidade*,[15] expõe que a validade do testamento vital cumpre os mesmos requisitos que os demais testamentos informais e, portanto, deve ser digitado, impresso e assinado pelo testador sem quaisquer rasuras. O autor fala também que, para evitar qualquer contestação jurídica, o documento deve ser assinado por três testemunhas ou registrado em cartório (nesse caso, com duas testemunhas).

É importante que o paciente designe pelo menos um responsável para representá-lo e ser seu porta-voz perante a equipe médica. Essa pessoa deverá tomar todas as decisões estabelecidas nas diretivas antecipadas de vontade e será responsável também por comunicar à equipe médica sobre a existência do testamento vital.

As últimas horas de vida

Essa fase, comumente denominada últimas 48 horas, não tem a precisão temporal dessa nomeação, mas é o momento em que se identifica que o paciente está em fase final de vida e os sintomas se exacerbam e se modificam rapidamente.

Nesse momento, é importante intensificar os cuidados para proporcionar o maior conforto possível para o paciente, suavizando a sua agonia. Evitar tratamentos fúteis e repensar os tratamentos utilizados para tratamento de doenças crônicas, como hipertensão, diabetes e depressão. Também não se justificam medidas preventivas para trombose ou protetor gástrico.

Deve-se priorizar o controle de sintomas; para isso, é fundamental o acesso a medicamentos e insumos, como o oxigênio em alguns casos. Se for decidido em conjunto que a morte se dará no domicílio, é importante prever os possíveis sintomas e já deixar medicações e orientar sobre o modo de usar.

Alguns medicamentos, como morfina, neurolépticos (haloperidol, clorpromazina) e benzodiazepínicos (midazolam), têm efeitos para vários sintomas e podem ser prescritos para ter no domicílio nas últimas horas. A obtenção dessas medicações (ampolas) para uso subcutâneo pode ser difícil. Geralmente, as equipes de atenção domiciliares públicas ligadas a hospitais e, também, os *home care* privados têm essas medicações. Outra via de acesso seria a retal, pois, nesses casos, o paciente pode se encontrar inconsciente, situação em que não se indica a via oral. A farmácia clínica magistral auxilia muito nesse sentido.

Deve-se informar o cuidador/familiar quanto aos sintomas dessa fase ativa de morte, alertando-os de que o paciente pode perder a consciência, ter a respiração ruidosa e que os movimentos respiratórios podem ser longos e suspirosos ou muito superficiais e pausados, as extremidades ficam frias e cianóticas e a pele pálida. Até o paciente parar de respirar, o batimento cardíaco para e, após a morte, a expressão facial relaxa.

Óbito no domicílio

O médico deve examinar o corpo para constatar o óbito e, se houver qualquer indício de trauma ou causa externa, não poderá preencher a declaração de óbito (DO); nesse caso, o corpo deve ser encaminhado ao Instituto Médico-Legal (IML).

Os impressos para DO são distribuídos pelas Secretarias Municipal e Estadual de Saúde (Ministério da Saúde). Na capital de São Paulo, pode-se adquirir a DO, mediante agendamento, no Programa de Aprimoramento das Informações de Mortalidade no Município de São Paulo (PRO-AIM).[17] Cabe ao médico ter consigo o impresso e preenchê-lo com os documentos do paciente para que não haja erro no preenchimento. Pois, uma vez lavrada a certidão, só poderá ser retificada por decisão judicial.

O preparo do corpo pode ser feito pela equipe de saúde (médico ou enfermagem) se não houver impedimento religioso ou cultural da família. Realizam-se a limpeza e o posicionamento do corpo; colocam-se tampões com algodão em orifícios para evitar a saída de odores fétidos, sangue ou secreção; retiram-se sondas, cateteres, drenos e cânulas; coloca-se prótese dentária (se houver) e fixa-se a mandíbula com ataduras; veste-se o corpo com roupa de preferência da família ou previamente estabelecida pelo falecido; e cobre-se o corpo com lençol até a chegada da agência funerária.

Orientações legais e póstumas

A iminência da morte suscita infinitos sentimentos entre o paciente e seus familiares.

Nesse momento, a rede de suporte social é essencial, tanto em relação ao suporte das equipes de saúde que atendem o paciente e sua família quanto familiares, amigos e a comunidade, no sentido de assegurar, minimamente, condições de conforto material e emocional.[18]

Em meio a esse contexto, tornam-se necessários o acolhimento e a escuta qualificada, no sentido de vislumbrar demandas de ordem prática que exigem orientações, encaminhamentos e providências para a melhor organização da família.

Cabe à equipe como um todo e, ao assistente social, em particular, ter discernimento quanto ao melhor momento para prestar tais orientações, levando em consideração a organização familiar, a progressão da doença e da assimilação do paciente e familiar quanto às orientações. Tal conduta é primordial no sentido de avaliar o momento correto de abordar questões burocráticas com o paciente e seus familiares, evitando mais angústia e, assim, fragilizando o vínculo estabelecido entre paciente, família e equipe.[19]

Assim, as orientações prestadas pelo assistente social devem ser claras, pautadas em legislações vigentes e convergir com as demandas manifestadas pelo paciente e por sua família. Tais questões legais podem demandar tempo; assim, deve-se orientar com brevidade e respeitar a opinião do paciente e de seus familiares.

De maneira didática, serão elencadas orientações de ordem legal/previdenciárias e, posteriormente, orientações póstumas:

» Regulamentação do estado civil: organizar documentações (como alteração do estado civil em documentos) e averbar os termos de divórcio na certidão de casamento, incluindo a determinação de pensão alimentícia. Outro aspecto importante consiste em regularizar a celebração de casamento religioso e união estável em cartório, inclusive homoafetiva, o que facilitará providências previdenciárias e de outras ordens.

» Representação civil: ao paciente considerado apto para as ações da vida civil; porém, com impossibilidade de se locomover ou outros impeditivos, orienta-se a procuração outorgada para movimentação de proventos (INSS) ou *Procuração* ampliada, registrada em cartório, que confere maior abrangência de autoctonia e resoluções por parte do procurador. A procuração pode ser realizada, também, em caso de dificuldade de locomoção do paciente, no domicílio, instituição de longa permanência para idosos (ILPI) ou no hospital, sendo solicitado o comparecimento do tabelião em tais locais. Caso o paciente apresente comprometimento cognitivo e impossibilidade de manifestar sua vontade, considerado incapaz para os atos da vida civil, pontua-se a *Curatela*, que despende maior tempo, uma vez que se trata de um processo judicial com a intervenção de um advogado contratado ou advogado público direcionado pela Defensoria Pública nos casos de famílias com renda de até 3 salários mínimos. A Curatela objetiva a defesa do paciente e de seu patrimônio, tornando seu familiar ou outra pessoa indicada pelo juiz como seu responsável legal.[20]

- » Regularização de bens: organizar/regularizar questões com imóveis financiados ou dívidas pendentes, sendo necessário registro em cartório.
- » Seguro de vida: é necessária alteração ou manutenção dos segurados/dependentes nas apólices de seguro e regularizar a situação.
- » Retirada de FGTS/PIS/PASEP: o saque de tais benefícios se dá mais rapidamente mediante relatório médico, o que facilita medidas práticas e financeiras do paciente e de sua família, especialmente quando o primeiro é o provedor do lar. Para a retirada do benefício, o paciente ou familiar deve apresentar relatório médico atestando o diagnóstico e os documentos pessoais do titular, como RG, CPF, inscrição no PIS/PASEP e carteira de trabalho.

Quanto às questões previdenciárias, constam:
- » Auxílio-doença: a partir do 16º dia de afastamento e respeitando 12 contribuições, pode-se solicitar o auxílio-doença. A carência é dispensada em casos de pacientes que apresentem doenças como neoplasia maligna, alienação mental, nefropatia grave, hepatopatia grave, cardiopatia leve, doença de Parkinson etc. O paciente que se encontra internado pode requerer perícia hospitalar para o processo de solicitação de auxílio-doença ou perícia domiciliar ao paciente que está impossibilitado de se apresentar ao INSS.[21]
- » Aposentadoria por invalidez: dependendo do estado clínico do paciente e do período de auxílio-doença, este pode ser convertido em aposentadoria por invalidez por meio de avaliação/perícia médica do INSS pautada em laudos médicos e exames. Caso o paciente torne-se dependente de cuidados de terceiros, tem o direito ao Benefício de Assistência Permanente com acréscimo de 25% em seu benefício, sendo este restrito à aposentadoria por invalidez.
- » Benefício de Prestação Continuada (BPC): benefício regulamentado pela Lei Orgânica da Assistência Social (LOAS – Lei n. 8.742/1993), que confere 1 salário mínimo ao idoso a partir de 65 anos e à pessoa com deficiência que não contam com meios de prover a própria manutenção ou família que provenha. A renda *per capita* da família não deve ultrapassar um quarto do salário mínimo. O benefício é revisto bienalmente e cessa com o óbito do titular, não gerando pensão a dependentes.[22]

- » Pensão por morte: trata-se de benefício dispensado aos dependentes após a morte do titular. Não há necessidade de carência; conforme a Previdência Social, os dependentes habilitados (naturais) são cônjuge, companheiro(a) e filhos menores de 21 anos, não emancipados ou inválidos. O prazo para requerimento é de 30 dias após o óbito, sendo necessárias a documentação do titular/dependentes e a Certidão de Óbito.

Na ocasião de óbito, outras orientações são prestadas à família, respeitando a ocasião e direcionando as informações ao familiar que se apresente em condições emocionais mais favoráveis para a abordagem por se tratar de um momento de extrema dor; contudo, deve-se orientar questões práticas/burocráticas. Assim:

- » Em caso de falecimento de causa natural no domicílio, o médico responsável pela assistência ao paciente deve atestar o óbito. Na impossibilidade de tal situação, o familiar deve comparecer à Delegacia de Polícia próxima da residência informando a ocorrência do óbito para lavrar um Boletim de Ocorrência (BO). Na sequência, será acionado o Centro de Operações Policiais (CEPOL) e haverá a remoção do corpo para o Serviço de Verificação de Óbito (SVO), onde será definida a causa da morte e fornecida a DO. Em caso de falecimento por causa externa, o corpo será encaminhado ao IML.[23]
- » Posteriormente, o familiar comparece a uma agência do serviço funerário municipal para contratação do funeral (sepultamento ou cremação) com os seguintes documentos: certidão de nascimento (solteiros e menores) ou certidão de casamento, RG, CPF, cartão do PIS/PASEP, carteira profissional, titulo eleitoral, a DO assinada por um médico para sepultamento e, no caso de cremação, dois médicos devem assinar o atestado e documentos do jazigo ou plano funerário (quando houver). Vale lembrar que somente podem ser cremadas, sem ordem judicial, pessoas que tiveram morte natural.
- » Para os casos de sepultamento em outros municípios, o óbito deve ser registrado no Cartório de Registro Civil mais próximo da ocorrência do óbito e o familiar se dirigir ao serviço funerário municipal

que procederá ao translado do corpo até o serviço funerário da cidade de origem.

» Conforme a Lei Municipal n. 11.083/1991, é possível solicitar o sepultamento gratuito. Nesse caso, o familiar deve informar na agência do serviço funerário que providenciará o translado do corpo para cemitério municipal; porém, nessa situação, a família terá o direito de velar o corpo por somente em 2 horas.

» Aos familiares que optarem pela cremação ou atendendo a manifestação expressa do paciente quanto ao ato, a DO deve apresentar a assinatura de dois médicos e os familiares se dirigirem ao crematório municipal.

» O Tratamento Fora de Domicílio (TFD) disposto pela Portaria n. 55 de 24/02/1999 assegura, por meio da Secretaria de Saúde da cidade de origem do paciente, o translado e as despesas decorrentes no caso de óbito. Assim, o familiar deve comunicar o fato na agência funerária que realiza o translado da urna até o aeroporto.[24]

» A Certidão de Óbito é um documento fornecido pelo Cartório de Registro Civil da região onde ocorreu o óbito. A agência do serviço funerário encaminha os dados da pessoa falecida e do contratante do sepultamento ao cartório. Após 5 dias úteis, o familiar pode retirar a Certidão de Óbito, a fim de providenciar a pensão por morte, seguro de vida, entre outras pendências.

Outro aspecto fundamental consiste na visita de luto, realizada alguns dias após o sepultamento, com o objetivo de oferecer suporte aos familiares, respeitando o período de luto, acolhendo demandas e, cuidadosamente, abordando assuntos burocráticos emergentes, orientando questões como as providências quanto à pensão por morte.

Acima de tudo, acolher e orientar a família nesse momento delicado, conciliando, contudo, a dor da perda com a retomada gradativa da rotina e da reorganização da própria família.

Assim, cabe à equipe como um todo o acolhimento do paciente e de sua família durante todo o processo de doença e posterior ao óbito, bem como competem ao Assistente Social vislumbrar o cenário familiar e trabalhar as possibilidades, acolhendo e orientando os direitos e os meios de acessá-los.

Referências

1. Glare P. Predicting survival in patients with advanced disease. In: Oxford Textbook of Palliative Medicine. 5. ed. United Kingdom; 2015.

2. Lynn J, Harrell FE, Cohn F, Wagner D, Connors AF Jr. Prognoses of seriously ill hospitalized patients on the days before death: Implications for patient care and public policy. New Horiz. 1997;5:56-71.

3. Glare P, Sinclair CT. Palliative medicine review: Prognostication. Journal of Palliative Medicine. 2008;11:84-103.

4. Boyd K, Murray SA. Recognising and managing key transitions in the end of life care. BMJ. 2010;341:640-52.

5. Hurria A, Cohen HJ. Comprehensive geriatric assessment for patients with cancer. UpToDate; 2017.

6. Ho KK, Anderson KM, Kannel WB, Grossman W, Levy D. Survival after the onset of congestive heart failure in Framingham Heart Study subjects. Circulation. 1993;88(1):107-15.

7. The NHO Medical Guidelines for Non-Cancer Disease and Local Medical Review Policy: Hospice Access for Patients with Diseases Other Than Cancer. Stuart, Brad. Co-published simultaneously in The Hospice Journal (The Haworth Press, Inc.). 1999;14:139-54.

8. Hansen-Flaschen J. Chronic obstructive pulmonary disease: the last year of life. Respiratory Care. 2004;49(1):90-7.

9. Hanrahan P, Raymond M, McGowan E, Luchins, DJ. Criteria for enrolling dementia patients in hospice: a replication. American Journal of Hospice & Palliative Care. 1999;16(1): 395-400.

10. Luchins DJ, Hanrahan P, Murphy K. Criteria for enrolling dementia patients in hospice. Journal of the American Geriatrics Society. 1997;45(9):1054-9.

11. Brown MA, Sampson EL, Jones L, Barron AM. Prognostic indicators of 6-month mortality in elderly people with advanced dementia: a systematic review. Palliative Medicine. 2012;27(5):389-400.

12. Piper BF, Borneman T, Sun VC, Koczywas M, Uman G, Ferrell B, James RL. Assessment of Cancer-Related Fatigue: Role of the Oncology Nurse in Translating NCCN Assessment Guidelines into Practice. Clin J Oncol Nurs. 2008 Oct;12(5):37-47.

13. Balducci L, Cohen HJ, Engstrom PF, Ettinger DS, Halter J, Gordon LI et al. Senior adult oncology clinical practice guidelines in oncology. J Natl Compr Canc Netw. 2005;3(4):572-90.

14. Karnakis T, Nogueira-Costa R, Saraiva MD. Câncer no idoso. In: Freitas EV de, Py L. Tratado de Geriatria e Gerontologia. 4. ed. Rio de Janeiro: Guanabara Koogan; 2016.

15. Lippman E. Testamento vital: o direito à dignidade. São Paulo: Matrix; 2013.

16. CFM. Resolução n. 1.995 do Conselho Federal de Medicina publicada no D.O.U de 31 de agosto de 2012, Seção I, p. 269-70.

17. Prefeitura de São Paulo. Informações para retirada de Declaração de Óbito. [Internet]. [Acesso em: 2018 jan. 18]. Disponível em: http://www.prefeitura.sp.gov.br/cidade/secretarias/saude/epidemiologia_e_informacao/index.php?p=30796.

18. Neri AL. Suporte familiar. In: Palavras-chave em gerontologia. Campinas: Alínea; 2014. p. 129-34.

19. Oliveira IB. Suporte ao paciente e à família na fase final da doença. In: Carvalho HT, Parsons H (orgs.). Manual de cuidados paliativos. 2. ed. São Paulo: Academia Nacional de Cuidados Paliativos; 2012.

20. Governo do Estado de São Paulo. Defensoria Pública do Estado de São Paulo. [Internet]. [Acesso em: 2017 fev. 24]. Disponível em: http://www.redededefesadedireitos.com.br/assistencia-juridica/defensoria-publica-do-estado.

21. Brasil. Ministério da Economia. Instituto Nacional do Seguro Social (INSS). Orientações previdenciárias. [Internet]. [Acesso em: 2017 fev. 24]. Disponível em: www.previdencia.gov.br/servicos-ao-cidadao/todos-os-servicos/auxilio-doenca.

22. BRASIL. Lei n. 8742, de 7 de dezembro de 1993. Lei Orgânica da assistência Social (LOAS) – Dispõe sobre a organização da Assistência Social e dá outras providências. [Internet]. [Acesso em: 2017 fev. 24]. Disponível em: http://www.cresssp.org.br.

23. Prefeitura de São Paulo. Serviço Funerário Municipal de São Paulo. Guia de Orientação Pública. O que fazer em caso de morte? [Internet]. [Acesso em: 2017 fev. 24]. Disponível em: http://www.prefeitura.sp.gov.br/cidades/secretarias.

24. Brasil. Portaria n. 55, de 24 de fevereiro de 1999 que dispõe sobre a rotina do Tratamento Fora de Domicílio no Sistema Único de Saúde e dá outras providências. [Internet]. [Acesso em: 2017 fev. 24]. Disponível em: http://bvsms.saude.gov.br/bvs/saudelegis/sas/1999.

Parte 2

O idoso no serviço de urgência e emergência

Capítulo 17

Apresentação atípica de urgências no idoso

Luiz Antonio Gil Junior
Rafael Sasdelli Silva Pereira

Introdução

Assim como ocorre em outros setores, a transição demográfica traz um impacto relevante nas visitas aos prontos-socorros (PS) e nos custos hospitalares.[1] É imprescindível, desse modo, a alteração do modo de pensar e planejar os esforços, seja em um ambiente hospitalar, ambulatorial ou de PS, dado que o paciente idoso difere em muito do jovem e as enfermidades ditas normais podem apresentar-se de maneira completamente diversa no paciente acima de 60 anos.

Os idosos representam 10% da população; porém, dados dos Estados Unidos demonstram que os idosos representam 43% das visitas ao PS, com chance de internação hospitalar cerca de 3,8 vezes maior em relação ao paciente jovem, maior estadia em hospital quando internado, mais internações em unidades de terapia intensiva (UTI) e complexidade mais elevada em protocolos de triagem de gravidade em PS.[1] Um estudo de Yim e colaboradores,[2] comparando as demandas de pacientes jovens e idosos em PS, demonstrou que 45% dos idosos eram internados em comparação a 15% dos jovens e que idosos apresentavam maior número de exames laboratoriais e de imagem solicitados e maior tempo de permanência na unidade de emergência.

Considerando que, em 2009, houve cerca de 20 milhões de atendimentos de idosos em PS nos Estados Unidos e o custo estimado de uma internação hospitalar nesse país é de cerca de 10 mil dólares,[3] pode-se estimar o impacto econômico e social que tal tipo de paciente tem no sistema de saúde brasileiro, apesar de não haver dados referentes ao custo estimado do atendimento a idosos no país.

Poucos dados brasileiros disponíveis demonstram algumas características desse tipo de atendimento: em um estudo no PS de emergência de um hospital público em São José dos Campos,[4] encontrou-se uma prevalência de atendimentos em idosos de cerca de 30% do total, dados um pouco mais elevados que os 12 a 24% encontrados em trabalhos norte-americanos.

Apresentação atípica de doenças nos idosos

O idoso apresenta respostas diferentes a cada aspecto do processo de adoecimento em comparação ao paciente jovem por uma série de motivos. Assim, reconhecer as apresentações atípicas é fundamental no atendimento de urgência.

É inerente ao envelhecimento a perda progressiva da reserva funcional em todos os órgãos e sentidos. A capacidade cognitiva e, consequentemente, as habilidades executivas lentificam-se com a idade; a função hipotalâmica e o controle da temperatura corpórea se alteram, com tendência a temperaturas corporais mais baixas; a farmacocinética e a farmacodinâmica se alteram, modificando completamente o metabolismo dos medicamentos; o sistema imunológico torna-se progressivamente mais debilitado, entre inúmeras outras alterações.

Não se pode esquecer dos aspectos sociais que influenciam no atendimento do idoso agudamente enfermo: é frequente o caso de idosos que moram sozinhos ou que têm núcleos familiares restritos de cuidados. E, ainda, idosos que procuram o PS acompanhados de cuidadores que fazem parte de equipe de saúde. Alguns apresentam alterações cognitivas não diagnosticadas, o que promove má adesão às medidas terapêuticas. Outros apresentam alterações visuais, impossibilitando a leitura de prescrições médicas e a identificação de comprimidos prescritos. Aliados a isso, as multimorbidades e o número de medicamentos prescritos aumentam o risco de interações medicamentosas e de reações adversas.

Doença a doença

Em geral, o idoso no PS apresenta-se com queixas inespecíficas nem sempre indicativas do processo patológico que o acomete.

Em uma pesquisa em um hospital terciário da Tailândia,[5] houve apresentação atípica de doenças em 28% dos doentes em comparação a manifestações típicas de sua mesma doença. A apresentação atípica, em geral, referia-se à falta de febre ou dor em patologias que geralmente causam esses sintomas e infecção urinária[6] e demência foram relacionadas significativamente com a maior prevalência de sintomas atípicos em idosos (respectivamente, OR: 4,66 e OR: 3,48).

Algumas doenças mais importantes e suas apresentações no pronto atendimento de paciente idosos serão descritas a seguir (excluindo *delirium* como manifestação atípica e suspeita de maus-tratos, já que serão abordados nos Capítulos 20 e 21, respectivamente). Não será abordado o tratamento dessas condições, pois constituirá motivo de análise em outros capítulos.

Infecções

Além de prevalentes, infecções são responsáveis por um número significativo de hospitalizações, morbimortalidade e custo bastante elevado ao sistema de saúde.

Não raramente, idosos são associados a sintomas atípicos, como quedas e alteração da marcha, piora do estado geral, confusão mental, perda de peso, inapetência e prostração. Somados a isso, a polifármacia e a menor temperatura corpórea do paciente idoso, o diagnóstico de infecção pode ser bastante desafiador, ainda mais em um ambiente de PS.

Infecção do trato urinário (ITU)

Trata-se de uma condição comum na população idosa e responsável por grande parte de visitas ao PS.

O aumento da frequência de ITU em idosos se dá não só pela idade *per se*, mas também pela maior presença de fatores relacionados com a incidência de ITU, como incontinência urinária e fecal, bexiga neurogênica, diabete melito, prostatismo e cateteres vesicais de longa permanência.

Os sintomas típicos de ITU consistem em frequência, urgência, disúria, incontinência nova e dor ou aumento de sensibilidade suprapúbica ou costovertebral. A probabilidade de apresentação de sintomas típicos de ITU foi 40% menor em comparação a idosos com adultos e 51% menor em comparação a muitos idosos com adultos jovens. A apresentação de alteração do estado mental foi de 1,94 vez maior em idosos em relação a adultos e 2,49 vezes maior em muitos idosos, quando comparados aos jovens.

Quando analisados pacientes institucionalizados que visitaram PS, encontraram-se 70% de menor probabilidade de sintomas no geral, quatro vezes mais probabilidade de apresentação com alteração no estado mental e uma chance 1,63 vez maior de apresentar febre no primeiro atendimento.[7]

Pneumonia

Infecções pulmonares baixas são mais frequentes em idosos, tanto por problemas funcionais da deglutição (disfagia) quanto por alteração de mecanismos inerentes de defesa do organismo (menor batimento ciliar de epitélio pulmonar e menor reflexo de tosse e produção de muco).

O quadro clínico típico da pneumonia (dispneia, tosse com expectoração purulenta e febre) nem sempre ocorre em pacientes idosos. Riquelme e colaboradores[8] fizeram um levantamento de idosos com pneumonia em um hospital de Barcelona e encontraram a prevalência de 32% de todos os sintomas na entrada. Kobashi e colaboradores[9] encontraram somente 52% dos seus pacientes com tosse, 47% com febre e 47% com catarro. Cerca de 30% dos participantes dos estudos apresentavam-se em PS com sintomas atípicos, como dispneia, alteração de nível de consciência e sintomas gastrintestinais. Esses dados corroboram análises que comparam os sintomas e a gravidade da pneumonia do adulto jovem e do idoso, em que se percebe maior prevalência de quadros com maior gravidade e maior incidência de quadros sem sintomas típicos.

Além disso, estudos demonstram baixa acurácia diagnóstica de métodos de imagem geralmente solicitados. Em uma avaliação de pacientes residentes em Instituição de Longa Permanência (ILP), a acurácia do diagnóstico de pneumonia do RX de tórax foi significativamente menor que a da TC tórax (149 casos *versus* 208 casos, respectivamente; $p < 0,0001$).[10]

Síndrome coronariana aguda/infarto agudo do miocárdio/insuficiência cardíaca

Mesmo com os avanços na Medicina moderna e nas novas terapêuticas, as doenças cardiovasculares continuam sendo a principal causa de morte em idosos no Brasil e no mundo. Apesar do grande número de estudos existentes sobre o tema, os idosos são sub-representados nos grandes estudos e as condutas ainda são muito guiadas por extrapolação de dados obtidos em pacientes mais jovens.

Nos quadros de infarto do miocárdio em idosos, o sintoma mais típico ainda é a dor torácica. Contudo, aumenta a prevalência de paciente apresentando-se com sintomas atípicos, como dispneia, diaforese, náuseas e vômitos e síncope, variando de 19 a 49% daqueles que entram em pronto atendimento. Essa proporção de pacientes sem dor torácica é ainda maior em mulheres que homens (42% *versus* 30,7%)[11,12] e em octogenários (77% *versus* 41% comparando > 80 anos com < 65 anos, respectivamente). É também bastante comum que os próprios pacientes idosos subestimem os seus sintomas, o que aumenta a prevalência de infartos silenciosos para até 60% em pacientes acima de 85 anos.[13,14]

A insuficiência cardíaca pode causar confusão, agitação, anorexia, fraqueza, fadiga, perda de peso ou letargia; e os pacientes podem não relatar dispneia. A falta de ar pode causar agitação noturna em pacientes que também têm demência. O edema periférico é menos específico em idosos que em pacientes jovens. Em pacientes acamados, o edema pode ocorrer na área sacral, e não nos membros inferiores.

Tromboembolismo pulmonar (TEP)

Os sintomas mais comuns de TEP em idosos encontrados em uma revisão sistemática[15] foram dispneia (59 a 90%), taquipneia (46 a 74%), taquicardia (29 a 76%) e dor torácica (26 a 59%), e os principais fatores de risco compreenderam repouso em leito (15 a 67%) e trombose venosa profunda (15 a 50%). Contudo, também encontrou-se um aumento na prevalência de tromboembolismo pulmonar silente (i.e., sem sintomas) com o aumento da idade, chegando a cerca de 40% em indivíduos com 70 anos ou mais, em comparação a 14% em indivíduos com menos de 40 anos.[16]

Isso dificulta o diagnóstico, e as ferramentas bem estabelecidas, como o escore de Wells, apesar de ainda serem indicadas para uso, diminuem sua acurácia em comparação a pacientes jovens. Em estudo prévio, em uma população de 300 pacientes maiores de 60 anos, dos quais 44% viviam em ILP, o escore de Wells teve um índice de falha de cerca de 6% para TEP em 3 meses.[17]

Faz-se necessário também o ajuste de valores de corte em alguns testes, como o D-dímero, com valores de corte por vezes 10 vezes maiores em pacientes com mais de 50 anos[17] e não há dados validando o seu uso em pacientes acima de 80 anos, e alguns estudos encontraram uma queda de sensibilidade para até 4,5%. A sensibilidade e a especificidade da angiotomografia com contraste aparentemente não são influenciadas pela idade.

Reação adversa a medicamentos

A farmacocinética e a farmacodinâmica do idoso e os riscos da prescrição são tão relevantes que serão discutidos em diferentes capítulos deste manual. No atendimento de urgência, deve-se sempre lembrar de mudanças recentes na medicação: a inserção de novos fármacos, mudanças de doses ou a retirada abrupta podem ser causas de procura ao serviço de emergência sob as mais diversas queixas.

Em um levantamento na Itália com mais de 3.400 idosos atendidos em PS italianos, houve interação medicamentosa potencial em 62% das prescrições, sendo 9% consistentes como a causa de atendimento no PS.[18] Em outro levantamento, as reações adversas a medicamentos em idosos consistiam em 37% de todas reações e os principais medicamentos responsáveis foram antibióticos, anti-inflamatórios não esteroidais e medicamentos para doenças cardiovasculares.

Outras doenças

Diversas outras condições, como abdome agudo, bacteremia e meningite, podem ter apresentações atípicas, como confusão mental, agitação, dores difusas e sintomas inespecíficos.

O hiperparatireoidismo pode causar sintomas não específicos, como fadiga, disfunção cognitiva, instabilidade emocional, anorexia, constipação intestinal e hipertensão. Os sintomas característicos estão geralmente ausentes.

O hipertireoidismo pode não causar sinais característicos, mas sim sinais e sintomas discretos, incluindo taquicardia, perda de peso, fadiga, fraqueza, palpitação, tremor, fibrilação atrial e insuficiência cardíaca.

Uma das apresentações clássicas nos idosos com hipertireoidismo é a apatia (tireotoxicose apática).

Sugestões de abordagem do idoso no pronto atendimento

A avaliação geriátrica ampla (AGA) está relacionada com melhores desfechos em longo prazo e menor número de visitas ao PS após a alta;[19] no entanto, apesar de fazer jus à complexidade do paciente idoso, tem um tempo de aplicação longo, tornando-se inviável no pronto atendimento.

Ainda compreende um objeto de estudo a criação de uma escala capaz de prever o desfecho de idosos atendidos em emergência. Algumas propostas mais estudadas, como a escala ISAR[20] (*Identification of Seniors at Risk*), obtiveram resultados conflitantes em literatura para a capacidade de prever desfechos como óbito e nova visita à emergência em 30 dias (Quadro 17.1). A avaliação de algumas escalas de triagem para fragilidade na emergência também não encontrou resultados significativos.

Quadro 17.1. Escala *Identification of Seniors at Risk* (ISAR)

ISAR	Não	Sim
1. Antes do problema que o(a) trouxe aqui, você precisava de ajuda nas tarefas do dia a dia?	0	1
2. Depois do problema que o(a) trouxe aqui, você tem precisado de mais ajuda para cuidar de si mesmo(a)?	0	1
3. Você ficou internado(a) em um hospital por no mínimo uma noite nos últimos 6 meses?	0	1
4. Em geral, você tem algum problema sério de visão que não pode ser corrigido com óculos?	0	1
5. Em geral, você tem problemas sérios com sua memória?	0	1
6. Você toma mais de cinco remédios diariamente?	0	1

> 2 pontos indicariam submeter o idoso à AGA.

No idoso, é preciso valorizar queixas subjetivas, como inapetência ou perda de funcionalidade aguda, alteração cognitiva e quedas em detrimento de sintomas específicos. É preciso obter as informações de um acompanhante próximo para melhorar a acurácia da anamnese, manter um alto grau de suspeição para doenças silentes capazes de interferir no desfecho e utilizar exames subsidiários sempre que julgar necessário, uma vez que muitas condições manifestam-se de maneira atípica nessa faixa etária.

No Quadro 17.2, há um resumo da apresentação atípica de urgências no idoso.

Quadro 17.2. Apresentação atípica de urgências no idoso

Doença	Apresentação esperada em adultos jovens	Apresentação em idosos
Quadros infecciosos	Febre, taquicardia, leucocitose	Prostração/piora do estado geral, inapetência, quedas, alteração de estado mental
Síndrome coronariana aguda	Dor torácica típica, sudorese	Sintomas atípicos com dispneia, dor epigástrica, náuseas. Pode ser silente
Tromboembolismo pulmonar	Dessaturação, dispneia, dor torácica ventilatório dependente	Pode ter como única manifestação a queda de saturação e ter sintomas vagos respiratórios
Quadros abdominais	Dor abdominal com características que variam conforme o quadro que a causa	Dor inespecífica, por vezes sem localização preferencial, obstipação, inapetência, queda do estado geral

(Continua)

Quadro 17.2. Apresentação atípica de urgências no idoso (continuação)

Doença	Apresentação esperada em adultos jovens	Apresentação em idosos
Reação adversa a medicamentos	Incidência menor geralmente relacionada com alto consumo do medicamento	Pode ocorrer em baixas doses e simular qualquer outro quadro de doenças
Hipertireoidismo	Agitação, taquicardia, sudorese, perda de peso	Sintomas apáticos com fadiga, lentificação
Hipotireoidismo	Lentificação, ganho de peso, intolerância ao frio	Confusão, agitação psicomotora, simula por vezes quadro depressivo
Depressão	Humor depressivo, anedonia	Má adesão medicamentosa, queixas vagas gastrintestinais ou de sono, isolamento social

Referências

1. Legramante JM, Morciano L, Lucaroni F, Gilardi F, Caredda E, Pesaresi A et al. Frequent use of emergency departments by the elderly population when continuing care is not well established. PLOS ONE. 2016;11(12):e0165939.
2. Yim VWT, Graham CA, Rainer TH. A comparison of emergency department utilization by elderly and younger adult patients presenting to three hospitals in Hong Kong. International Journal of Emergency Medicine. 2009;2(1):19-24.

3. Samaras N, Chevalley T, Samaras D, Gold G. Older patients in the emergency department: a review. Ann Emerg Med. 2010;56(3):261-9.

4. Ribeiro RM, Cesarino CB, Ribeiro RCHM, Rodrigues CC, Bertolin DC, Pinto MH et al. Caracterização do perfil das emergências clínicas no pronto atendimento de um hospital de ensino. Rev Min Enferm. 2014;18(3):533-8.

5. Limpawattana P, Phungoen P, Mitsungnern T, Laosuangkoon W, Tansangworn N. Atypical presentations of older adults at the emergency department and associated factors. Arch Gerontol Geriatr. 2016;62:97-102

6. Cortes-Penfield NW, Trautner BW, Jump RLP. Urinary tract infection and asymptomatic bacteriuria in older adults. Infect Dis Clin North Am. 2017;31(4):673-88.

7. Caterino JM, Ting SA, Sisbarro SG, Espinola JA, Camargo CA. Age, nursing home residence, and presentation of urinary tract infection in U.S. Emergency Departments, 2001–2008. Acad Emerg Med. 2012;19:1173-80.

8. Riquelme R, Torres A, el-Ebiary M, Mensa J, Estruch R, Ruiz M et al. Community-acquired pneumonia in the elderly. Clinical and nutritional aspects. Am J Respir Crit Care Med. 1997;156(6):1908-14.

9. Kobashi Y, Okimoto N, Matsushima T, Soejima R. Clinical analysis of community-acquired pneumonia in the elderly. Intern Med. 2001;40(8):703-7.

10. Miyashita N, Kawai Y, Tanaka T, Akaike H, Teranishi H, Wakabayashi T et al. Detection failure rate of chest radiography for the identification of nursing and healthcare-associated pneumonia. Journal of Infection and Chemotherapy. 2015;21(7):492-6.

11. Metlay JP, Schulz R, Yi-Hwei Li, Singer DE, Marrie TJ, Coley CM et al. Influence of age on symptoms at presentation in patients with community-acquired pneumonia. Arch Intern Med. 1997;157(13):1453-9.

12. McCune C, McKavanagh P, Menown IB. A review of current diagnosis, investigation, and management of acute coronary syndromes in elderly patients. Cardiology and Therapy. 2015;4(2):95-116.

13. El-Menyar A, Zubaid M, Sulaiman K, AlMahmeed W, Singh R, Alawi A et al. Atypical presentation of acute coronary syndrome: A significant independent predictor of in-hospital mortality. J Cardiol. 2011;57(2):175-71.

14. Brieger D, Eagle KA, Goodman SG, Steg PG, Budaj A, White K, Montalescot G; GRACE Investigators. Acute coronary syndromes without chest pain, an underdiagnosed and undertreated high-risk group: insights from the global registry of acute coronary events. Chest. 2004;126(2):461-9.

15. Tyler K, Stevenson D. Silent pulmonary embolism in patients with deep venous thrombosis: a systematic review respiratory emergencies in geriatric patients. Emergency Medicine Clinics of North America. 2016;34(1):39-49.

16. Schouten HJ, Geersing G-J, Oudega R, van Delgen JJ, Moons KG, Koek HL. Accuracy of the wells clinical prediction rule for pulmonary embolism in older ambulatory adults. J Am Geriatr Soc. 2014;62(11):2136-41.

17. Masotti L, Ray P, Righini M, Le Gal G, Antonelli F, Landini G et al. Pulmonary embolism in the elderly: a review on clinical, instrumental and laboratory presentation. Vasc Health Risk Manag. 2008;4(3):629-36.

18. Marino A, Capogrosso-Sansone A, Tuccori M, Bini G, Calsolaro V, Mantarro S et al.; ANCESTRAL-ED Study Group. Expected and actual adverse drug-drug interactions in elderly patients accessing the emergency department: data from the ANCESTRAL-ED study. Expert Opinion on Drug Safety. 2016;15(Supl. 2).

19. Caplan GA, Williams AJ, Daly B, Abraham K. A randomized, controlled trial of comprehensive geriatric assessment and multidisciplinary intervention after discharge of elderly from the emergency department – The DEED II Study. Journal of the American Geriatrics Society, 2004;52:1417-23.

20. Yao J-L, Fang J, Lou Q-Q, Anderson RM. A systematic review of the identification of seniors at risk (ISAR) tool for the prediction of adverse outcome in elderly patients seen in the emergency department. International Journal of Clinical and Experimental Medicine. 2015;8(4):4778-86.

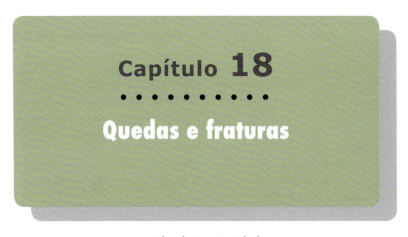

Kelem de Negreiros Cabral
Aline Thomaz Soares

Introdução, epidemiologia e consequências das quedas em idosos

A queda representa uma das grandes síndromes geriátricas e um evento marcante na vida do idoso. Pode potencializar um declínio funcional, constituir uma manifestação de alguma doença ou sinalizar uma patologia aguda.

Define-se como o deslocamento não intencional do corpo para um nível inferior à posição inicial com incapacidade de correção em tempo hábil, determinado por circunstâncias multifatoriais e comprometendo a estabilidade.

Sua incidência aumenta consideravelmente com a idade; cerca de um terço dos idosos acima de 65 anos cai pelo menos uma vez ao ano e, em aproximadamente 50% dos casos, as quedas são recorrentes.

A maioria delas resulta de uma interação complexa entre diversos fatores que comprometem os sistemas envolvidos com a manutenção do equilíbrio, associando-se a alterações fisiológicas próprias do envelhecimento, condições patológicas, efeitos adversos de medicações ou uso concomitante de medicamentos, riscos ambientais, calçados ou comportamentos inadequados.

As consequências, além de escoriações, contusões e possíveis fraturas, incluem o medo de cair, a restrição das atividades e, consequentemente, o isolamento social, o declínio na saúde e o aumento do risco de institucionalização.[7,8] Além do prejuízo físico e psicológico, provocam um enorme impacto financeiro, aumentando os custos com cuidados de saúde.

Em resumo, a queda funciona como um gatilho para um mecanismo cumulativo e efeito em cascata de eventos prejudiciais à saúde e à qualidade de vida dos idosos.

Quedas e fraturas

Em torno de 5 a 10% das quedas em idosos da comunidade apresentam consequências graves, como fratura ou traumatismos cranioencefálico, e são responsáveis por admissões frequentes em unidades de emergência. Cerca de 95% das fraturas de quadril decorrem de uma queda.

A mortalidade após 1 ano da ocorrência de fratura de fêmur é em torno de 30%, e idade mais avançada e sexo masculino são considerados os grupos de maior risco. Entre os que sobrevivem à fratura, 25 a 75% não recuperam o *status* funcional anterior à queda/fratura.

Fatores de risco para quedas

Habitualmente, os fatores de risco são categorizados como intrínsecos (relacionados com o indivíduo) e extrínsecos. Ou, ainda, como modificáveis e não modificáveis, o que permite não só identificar idosos de maior risco, como também aqueles que mais se beneficiariam de intervenções capazes de modificar alguns desses fatores.

Fatores intrínsecos
Sociodemográficos

A incidência de quedas aumenta com a idade (≥ 75 anos) e naqueles com história prévia de uma ou mais quedas no ano anterior (nível de evidência (NE): A/não modificável); sexo feminino e pele branca

(NE – B/não modificável) e os que moram sozinhos ou têm baixo suporte social (NE – C/possivelmente modificável).

Capacidade físico-funcional

Evidências de associação com limitação para as atividades de vida diária, com comprometimento na mobilidade e/ou déficit de marcha caracterizado por redução de velocidade, da cadência ou do comprimento da passada (NE – A/modificável) e, também, para alteração de equilíbrio (NE – B/modificável).

Distúrbios sensoriais e neuromusculares

Déficits visuais têm mostrado diferentes graus de associação com quedas. Os estudos apontam maior risco para aqueles com perda de visão de contraste e redução na percepção de profundidade (NE – A/modificável) e redução de acuidade visual (NE – B/modificável).[1] Diminuição da sensibilidade vibratória e tátil (NE – A), redução da força muscular e um maior tempo de reação (NE – A).

Fatores psicológicos

Medo de cair (NE – A/modificável), déficit de atenção (NE – B/modificável) e comportamentos de risco (NE – C/modificável) estão associados a um maior risco de queda.

Condições de saúde e doenças crônicas

Muitas quedas podem resultar de doenças crônicas ou, ainda, sinalizar a presença de condições agudas. Várias doenças crônicas têm sido estudadas e há maior associação entre quedas e algumas condições neurológicas, como acidente vascular encefálico, declínio cognitivo e doença de Parkinson (NE – A). Depressão, incontinência urinária, osteoartrose, deformidades nos pés e tontura (NE – B) estão na lista das doenças crônicas que também aumentam esse risco, mas com menor grau de associação, bem como hipotensão postural (NE – C).

Medicações

A maioria das evidências emerge de pesquisas observacionais, com poucos estudos controlados e de amostras pequenas, além de, consequentemente, validade questionável.

Polifarmácia

O uso de quatro ou mais medicações está associado a diversos desfechos adversos em Geriatria, como o evento queda. Existem evidências de que esse risco esteja ligado a reações adversas a medicações, às interações medicamentosas ou à sua prescrição inadequada (NE – A/modificável).

Psicotrópicos

Nessa classe, os benzodiazepínicos são aqueles com maior associação de risco. Os antidepressivos também podem predispor quedas pela ação sedativa e psicomotora. O risco de cair ainda aumenta com o uso de antipsicóticos, guardando linearidade com o aumento da dose (NE – A/modificável).

Fatores extrínsecos

Dividem-se em fatores ambientais e aqueles relacionados com atividades. Ambientes inseguros, mal planejados, com defeitos de construção ou barreiras arquitetônicas promovem um grande risco àqueles que lá transitam.

Fatores ambientais representam risco importante para quedas no contexto doméstico e em seu entorno, em especial para idosos ativos.

Em idosos da comunidade, uma grande proporção de quedas acontece em casa e os riscos ambientais estão frequentemente arrolados como causa. Entretanto, há pouca evidência de que as residências dos idosos caidores apresentem mais perigo que as moradias dos não caidores.

A relação entre a capacidade funcional do idoso e o meio em que vive é importante para determinar o risco de cair.

A avaliação da segurança doméstica e a modificação dos riscos encontrados foram efetivas em reduzir a taxa de quedas e o risco de cair. Essas intervenções foram mais eficazes em idosos com risco aumentado de cair, incluindo aqueles com dano visual. Também se mostram mais efetivas quando realizadas por um terapeuta ocupacional.

A presença de obstáculos nas ruas e calçadas aumenta a probabilidade de tropeçar, havendo interação complexa entre a percepção visual do obstáculo e a implementação de estratégias de superação (elevação da ponta do pé, flexibilidade articular de quadril, joelhos e tornozelos, passo mais largo, gasto de tempo maior sobre uma única perna etc.).

Além dos fatores ambientais, outros fatores extrínsecos têm sido avaliados, como calçados, órteses (óculos) e dispositivos auxiliares de marcha (bengala, andador, muleta).

Óculos multifocais podem predispor pessoas idosas a cair, já que prejudicam a percepção de profundidade e a sensibilidade de contraste a distância no campo visual inferior, impedindo-as de detectar obstáculos no ambiente.

Conforme o modo como são usados, os dispositivos auxiliares de marcha podem ter impacto positivo ou negativo sobre o risco de cair.

Avaliação do idoso caidor e do risco de cair

A admissão do idoso no pronto atendimento em consequência da queda pode representar uma oportunidade para identificar idosos de alto risco para novos eventos e instituir medidas de intervenção.

A diretriz de avaliação geriátrica no departamento de emergência desenvolvido pelo American College of Emergency Physicians, a American Geriatrics Society, a Emergency Nurses Association e a Society for Academic Emergency Medicine orienta que a avaliação inicial do idoso que se apresenta com queixa de queda no pronto atendimento comece com a seguinte pergunta: "Se o(a) paciente fosse um(a) jovem de 20 anos saudável, ele(a) teria caído?". Se a resposta for "não", esse indivíduo necessita da avaliação geriátrica ampla direcionada para a identificação dos múltiplos fatores de risco para quedas.

A abordagem desse indivíduo na emergência deve incluir, além de história clínica cuidadosa, medidas objetivas do exame clínico e teste funcional. A anamnese detalhada e com um inquérito direcionado para queda representa o elemento-chave na avaliação do idoso caidor. Entre os dados mais importantes, destacam-se local da queda, quedas anteriores, dificuldade para se levantar e tempo que permaneceu no chão, mecanismo da queda, sintomas prodrômicos, perda da consciência, uso de álcool, medicamentos, capacidade funcional, uso adequado de calçados e comorbidades (principalmente Parkinson, diabetes, depressão e fratura de quadril prévia).

Pelo fato de a queda ser uma condição multifatorial, torna-se imprescindível enfatizar as multimorbidades e avaliar as interações entre os fatores intrínsecos, extrínsecos, farmacológicos, ambientais e precipitantes que afetam o risco de quedas em idosos (Figuras 18.1 e 18.2).

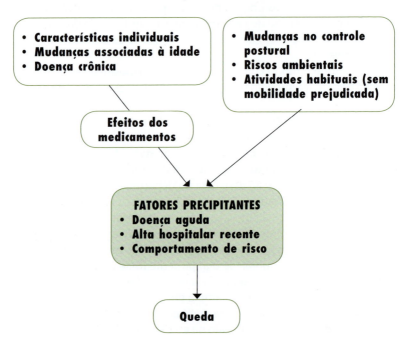

Fonte: Adaptada de Summary of the Updated American Geriatrics Society/ British Geriatrics Society, 2011.

É importante sempre buscar a identificação de fatores precipitantes ou outros diagnósticos diferenciais que não apenas a perda da homeostase do controle postural. Entre os diagnósticos diferencias, pode-se citar o exemplo de crise epiléptica ou acidente vascular encefálico, situação na qual o idoso pode dar entrada no pronto atendimento como queixa de "queda" ou "quase queda".

Embora não se recomende um conjunto de exames complementares para os idosos na emergência em virtude da queda, quando possível, é desejável realizar um eletrocardiograma, um hemograma, eletrólitos e nível sérico de medicamentos. Os exames de imagem devem ser direcionados pela história clínica.

Figura 18.2. Detectando os fatores relacionados com quedas

Distúrbio neuromuscular
- Fraqueza muscular de membros inferiores
- Fraqueza muscular de apreensão
- Dor em joelho ou quadril
- Problemas nos pés
- Tempo de reação

Estado funcional
- Comprometimento nas atividades de vida diária
- Necessidade de dispositivo auxiliar de marcha
- Inatividade

Comprometimento sensorial
- Comprometimento visual
- Equilíbrio corporal, marcha e mobilidade

Saúde mental (cognição e humor)
- Declínio cognitivo
- Depressão
- Medo de cair

Sociodemografia e funcionamento social
- Sexo feminino
- Idade ≥ 75 anos
- Não casado
- Raça branca
- Baixa renda
- Morar sozinho

Condições clínicas
- Acidente vascular encefálico prévio
- Diabetes
- Queixa de tontura
- Hipotensão postural
- Sarcopenia
- Anemia
- Insônia
- Incontinência urinária
- Osteoartrite
- Osteoporose
- História prévia de quedas
- História prévia de fratura
- Neuropatia
- Hospitalizações prévias
- Polifarmácia
- Uso de medicamentos com ação em sistema nervoso central

Fonte: Adaptada de Summary of the Updated American Geriatrics Society/British Geriatrics Society, 2011.

O Quadro 18.1 apresenta os principais mecanismos de quedas, achados clínicos relevantes e diagnósticos diferencias a serem pensados, além de sugestões de testes e exames complementares que ajudariam na investigação diagnóstica de quedas a ser realizada pelo geriatra. Nem toda avaliação complementar sugerida deve ser realizada no pronto atendimento, mas o paciente precisa ser orientado e encaminhado para o devido seguimento.

Quadro 18.1. Mecanismos de quedas, possíveis achados clínicos e sugestões de investigação

Mecanismo	Achados clínicos relevantes	Testes clínicos e exames complementares
	1. Alteração da função visual: Declínio da estereopsia Declínio da sensibilidade ao contraste Declínio da acuidade visual Condições a serem lembradas: catarata, retinopatia diabética, glaucoma, degeneração macular da retina, uso de óculos bifocal ou multifocal	Teste de Snellen Teste de sensibilidade ao contraste visual Avaliação do oftalmologista Glicemia, Hb glicada
	2. Dificuldade de passar pela fase de balanceio da marcha (foot clearance): Alterações de marcha em pacientes neurológicos Dor e instabilidade articular Fraqueza muscular de membros inferiores (especialmente do músculo tibial anterior) Condições a serem lembradas: acidente vascular encefálico, doença de Parkinson e outros parkinsonismos, osteoartrite de joelho	Teste de força muscular Teste de sensibilidade cutâneo plantar por meio de monofilamento Teste com diapasão Radiografia de joelhos Dosagem de 25 (OH) vitamina D Glicemia e Hb glicada
Tropeço	3. Alteração sensitivo-motora: sensibilidade cutânea, vibratória e proprioceptiva Condição a ser lembrada: polineuropatias	

	4. Alteração na cognição: Dificuldade no planejamento motor Dificuldade no ajuste antecipatório do equilíbrio corporal Julgamento inapropriado das condições do ambiente Déficit de atenção Condições a serem lembradas: comprometimento cognitivo leve, síndromes demenciais, ansiedade, medicamentos que provoquem sonolência excessiva ou diminuam o estado de atenção e prontidão	Bateria breve de rastreio cognitivo Miniexame do estado mental *Timed Up and Go test* (TUG) com dupla tarefa
Escorregão	1. Alteração dos ajustes reativos do equilíbrio corporal Condições a serem lembradas: doença de Parkinson e outros tipos de parkinsonismo ou em pacientes com alterações de tônus muscular, situações que podem desencadear reações automáticas, eventualmente diminuídas	*Nudge Test* (teste do empurrão)
Falseamento da perna	1. Fraqueza muscular 2. Dor em membros inferiores ou na coluna lombar 3. Fadiga muscular periférica 4. Instabilidade articular de joelho Condições a serem lembradas: síndrome femoropatelar, síndrome da cauda equina, sequela de acidente vascular encefálico	Teste de força muscular Teste de sentar e levantar-se da cadeira (5 vezes o mais rápido possível) Teste de sentar e levantar-se da cadeira em 1 minuto (resistência periférica à fadiga muscular)

(Continua)

Quadro 18.1. Mecanismos de quedas, possíveis achados clínicos e sugestões de investigação (continuação)

Mecanismo	Achados clínicos relevantes	Testes clínicos e exames complementares
Queda súbita da própria altura ou queda inexplicada	1. Perda súbita do controle postural (drop attack) Condições a serem lembradas: compressão da artéria basilar por osteófitos na coluna cervical, insuficiência vertebrobasilar (aterosclerose), hipersensibilidade do seio carotídeo, bradiarritmias (doença do nó sinusal e bloqueio atrioventricular) ou taquiarritmias, crise epiléptica, doença vascular cerebral aguda (acidente isquêmico transitório ou acidente vascular encefálico), doença coronariana	Radiografia de coluna cervical Doppler de carótidas e vertebrais Tomografia computadorizada de crânio ou Ressonância magnética (RM) de encéfalo e angio-RM de crânio e vasos cervicais Eletrocardiograma/Holter Eletroencefalografia
Anteropulsão	1. Perda da estabilidade postural anteriormente Condição a ser lembrada: hipofunção vestibular bilateral (habitualmente, o paciente apresenta queixa de tontura associada)	Avaliação do otorrinolaringologista
Retropulsão	1. Perda da estabilidade postural posteriormente Condições a serem lembradas: síndromes vestibulares centrais, ataxia cerebelar, hipercifose dorsal	Avaliação do otorrinolaringologista RM de encéfalo
Desequilíbrio durante a marcha	1. Desequilíbrio laterolateral 2. Incoordenação da marcha 3. Escoliose 4. Alterações e dor nos pés Condições a serem lembradas: neuropatia periférica, vestibulopatia periférica, parkinsonismos	Avaliação qualitativa da marcha Exame clínico dos pés (propriocepção, sensibilidade tátil e vibratória)

A atividade que o idoso estava realizando no momento da queda também pode fornecer algumas informações valiosas para o raciocínio clínico:

- » Estendendo a cabeça (ao subir escada, pendurar roupa no varal, pegar roupas na prateleira): pode sugerir insuficiência vertebrobasilar, vertigem cervical, hipercifose dorsal com retropulsão do limite de estabilidade ou hipersensibilidade do seio carotídeo.
- » Levantando da cama ou da cadeira: sugere instabilidade postural (hipotensão postural) ou fraqueza muscular.
- » Sentando: sugere fraqueza muscular e/ou instabilidade articular.
- » Virando o corpo sobre o próprio eixo, mudando de direção ou de velocidade: sugere disfunção vestibular ou condições neurológicas centrais.

Avaliação físico-funcional

Tendo em vista que a etiologia das quedas é multifatorial, com aspectos biológicos, psicológicos e ambientais, admite-se que não exista um único teste físico-funcional capaz de predizer de maneira robusta o risco de queda, embora muitos instrumentos de avaliação da mobilidade e do equilíbrio corporal tenham sido desenvolvidos com esse propósito. Três testes físico-funcionais, compostos por várias tarefas motoras, envolvendo equilíbrio corporal e marcha, têm sido relatados na literatura de modo mais consistente e sistemático: *Timed up and go test* (TUG), escala de Berg (BBS – *Berg Balance Scale*), e escala de equilíbrio e marcha de Tinetti (POMA – *Performance Oriented Mobility Assessment*).

Vários outros testes físicos, como o de sentar-se e levantar-se da cadeira (*five times sit-to-stand test*), o de subir e descer um degrau (*five step test*), o de alternar passos no degrau (*alternate step test*) e o de manter os pés um na frente do outro (*Tanden test*), são usados para rastrear a funcionalidade física com o objetivo de avaliar o risco de cair.

Entretanto, para avaliação do idoso caidor no pronto atendimento, a diretriz de avaliação geriátrica no departamento de emergência sugere apenas a realização do TUG, apesar da baixa capacidade discriminativa e preditiva do uso isolado de instrumentos de avaliação. O TUG consiste em levantar-se de uma cadeira-padrão com braços, andar 3 metros lineares, girar sobre o próprio corpo, caminhar de volta para a cadeira e sentar-se, de maneira segura e o mais rápido possível. Pode ser realizado com qualquer dispositivo de auxílio à marcha e com calçados habituais. Uma recente revisão sistemática com metanálise identificou que o TUG tem baixa capacidade discriminativa entre caidores e não caidores saudáveis e com boa funcionalidade física. Não é possível recomendar um ponto de corte que discrimine caidores e não caidores para o TUG em idosos que vivem na comunidade (NE – A). No entanto, considera-se um ponto de corte de 12 segundos como um rastreio para a avaliação mais aprofundada se o idoso tiver caído ao menos uma vez nos últimos 12 meses.

Apesar da dificuldade de avaliar o medo de cair no ambiente de pronto atendimento, sabe-se que estados de ansiedade e medo de cair têm um impacto no equilíbrio corporal, constituindo-se em fatores que contribuem para o aumento do risco de quedas. Disso decorre a necessidade de avaliar como o idoso se percebe no dia a dia, de acordo com as suas reais capacidades físicas, sensoriais, cognitivas e emocionais. Recomenda-se também a investigação de problemas cognitivos, especialmente relacionados com a função executiva.

Os objetivos da avaliação do paciente que caiu devem ser o tratamento adequado das lesões decorrentes do trauma, o diagnóstico e a intervenção nos fatores predisponentes de quedas e, por fim, a prevenção de complicações da queda e de possíveis futuras quedas.

Infelizmente, predizer futuras quedas no atendimento de emergência representa um grande desafio em virtude da complexidade e da longa avaliação necessária. O pronto atendimento tem o papel de iniciar a avaliação direcionada para quedas de maneira adequada, tratar as lesões decorrentes do trauma e encaminhar para o devido seguimento. Estudos têm mostrado que procedimentos e ações padronizadas podem ter um impacto importante em reduzir quedas futuras.

A presença de uma equipe multidisciplinar apresenta um papel importante na avaliação desse idoso. Todos os pacientes admitidos no hospital depois de uma queda deveriam ser avaliados por um fisioterapeuta e/ou um terapeuta ocupacional.

Estratégias de prevenção de quedas em idosos da comunidade

Tendo em vista que quedas em idosos resultam da presença e combinação de diversos fatores de risco, as estratégias de prevenção disponíveis para reduzir a taxa de quedas e suas consequências devem ser direcionadas aos múltiplos fatores identificados por meio de uma avaliação multidimensional.

A American Geriatric Society (AGS) propôs um algoritmo para a prevenção de quedas em idosos da comunidade, apresentado na Figura 18.3, que auxiliará na abordagem desse paciente.

Todas as intervenções multifatoriais para idosos residentes na comunidade devem ter um programa de exercício que inclua treino de equilíbrio, marcha e força, sendo em grupo ou individual (no último caso, os exercícios podem ser executados no domicílio). Além dos exercícios, outros componentes particularmente efetivos na redução de quedas são: modificação ambiental; redução de medicações, principalmente medicamentos psicoativos; correção de problemas nos pés e nos calçados; correção de déficits visuais; hipotensão postural e outras condições clínicas e cardiovasculares. Para idosos com déficit cognitivo, não há evidências suficientes de que essas estratégias reduzem o risco de quedas.

Exercícios (nível de evidência A)

Exercícios para prevenção de quedas estão dentro da categoria de treino funcional ou exercícios terapêuticos. Englobam o treino das estratégias sensoriais e motoras do equilíbrio corporal, treino de marcha, fortalecimento muscular, melhora da mobilidade e estimulação cognitiva em situações de atenção dividida. Os treinos devem ser prescritos e supervisionados por um fisioterapeuta ou um educador físico treinados, com duração mínima de 12 semanas e frequência semanal de 1 a 3 vezes. A revisão e o ajuste da prescrição devem ser regulares visando à melhor capacidade funcional possível para cada idoso, levando em conta seu nível de funcionalidade, o risco individual, as atitudes e crenças e o nível de atividade (grau de exposição). O programa de exercícios deve incluir o treino de força, a marcha e o equilíbrio corporal, podendo contemplar modalidades, como Tai-Chi-Chuan, ioga e realidade virtual.

Ajuste de medicamentos (nível de evidência B)

Medicamentos psicotrópicos (benzodiazepínicos, indutores do sono, neurolépticos, antidepressivos, antiepilépticos) e a polifarmácia (quatro ou mais medicações) têm sido associados a risco de quedas; por isso, a prescrição do idoso caidor deve ser revisada periodicamente.

Figura 18.3. Algoritmo para prevenção de quedas em idosos da comunidade

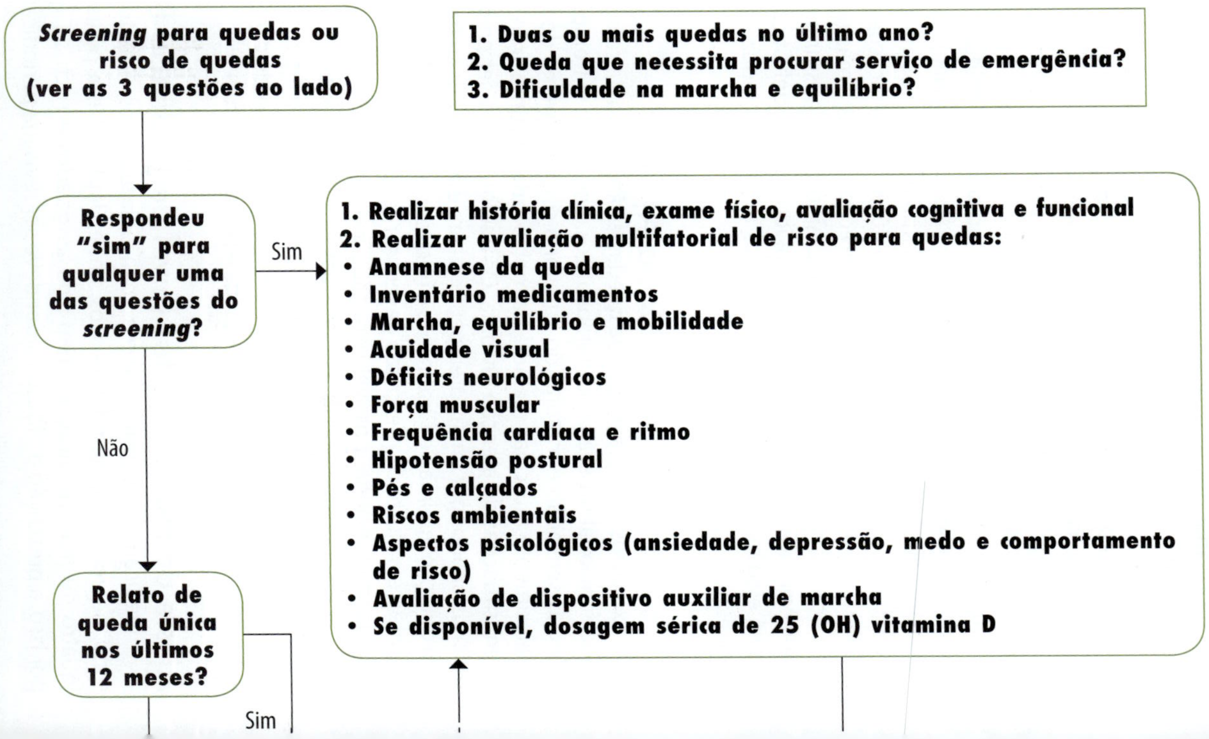

1. Duas ou mais quedas no último ano?
2. Queda que necessita procurar serviço de emergência?
3. Dificuldade na marcha e equilíbrio?

Screening para quedas ou risco de quedas (ver as 3 questões ao lado)

↓

Respondeu "sim" para qualquer uma das questões do *screening*?

— Sim →

1. Realizar história clínica, exame físico, avaliação cognitiva e funcional
2. Realizar avaliação multifatorial de risco para quedas:
   - Anamnese da queda
   - Inventário medicamentos
   - Marcha, equilíbrio e mobilidade
   - Acuidade visual
   - Déficits neurológicos
   - Força muscular
   - Frequência cardíaca e ritmo
   - Hipotensão postural
   - Pés e calçados
   - Riscos ambientais
   - Aspectos psicológicos (ansiedade, depressão, medo e comportamento de risco)
   - Avaliação de dispositivo auxiliar de marcha
   - Se disponível, dosagem sérica de 25 (OH) vitamina D

— Não ↓

Relato de queda única nos últimos 12 meses?

— Sim →

Avaliar marcha, equilíbrio e força

↓

Identificadas anormalidades na marcha, na força ou no desequilíbrio?

- Não → **Reavaliar anualmente**
- Sim ↓

Algum achado com necessidade de intervenção?

- Não → **Reavaliar anualmente**
- Sim ↓

Intervenção direcionada para fatores de risco identificados:
1. Suspender ou reduzir medicamentos
2. Exercícios prescritos individualmente
3. Correção de déficits visuais (incluindo catarata)
4. Manejar hipotensão postural
5. Manejar frequência cardíaca e anormalidades de ritmo
6. Suplementação de vitamina D
7. Cuidados com pés e calçados
8. Modificações ambientais
9. Promover educação e informação

Fonte: Adaptada e modificada de Summary of the Updated American Geriatrics Society/British Geriatrics Society, 2011.

As evidências mostram que a retirada gradual ou o ajuste de dose de medicamentos podem constituir uma intervenção efetiva, se aplicados isoladamente das outras medidas; entretanto, sempre deve fazer parte da intervenção multifatorial para idosos residentes na comunidade. Se houver contraindicação clínica para a descontinuidade de uma medicação associada a alto risco de quedas, sempre se deve considerar a redução da dose. Embora acredite-se que os inibidores seletivos de recaptação de serotonina (ISRS) sejam geralmente mais seguros em idosos que os antidepressivos tricíclicos, em termos de prevenção de quedas as evidências mostram que os ISRS aumentam o risco de queda tanto quanto os tricíclicos.

Reposição de vitamina D (nível de evidência A)

A deficiência de vitamina D (colecalciferol) é comum entre os indivíduos idosos e, quando presente, se associa a déficit de força muscular e maior risco de quedas. As evidências mostram benefícios na suplementação de colecalciferol, associado ou não a cálcio, na redução da taxa e no risco de quedas no subgrupo de idosos que apresentam alto risco de queda e deficiência de vitamina D (NE – A). Análogos (calcitriol e alfacalcidol) podem ser efetivos, com evidência, contudo, limitada; além disso, seu uso é associado a significativo aumento da incidência de hipercalcemia.

Um grupo de trabalho da AGS publicou em janeiro de 2014 o resumo das recomendações do consenso sobre vitamina D para prevenção de quedas e suas consequências. O objetivo do consenso consistiu em auxiliar os profissionais da atenção primária a alcançarem a concentração mínima de 30 ng/mL (75 nmol/L) de vitamina D a partir de todas as fontes – alimentos, suplementação e exposição solar. Essa deve ser a meta mínima a atingir em idosos, particularmente em idosos frágeis, que estão em risco de lesões e fratura, na comunidade ou institucionalizados. Esse consenso ainda apontou que a redução das lesões relacionadas com as quedas pode ser obtida com segurança até a dose diária de suplementação de colecalciferol de 1.000 UI/dia e não exigiria medir as concentrações séricas de vitamina D em idosos no início da suplementação nem no monitoramento, desde que na ausência de condições que aumentariam o risco de hipercalcemia (p. ex., doença renal crônica, alguns tipos de câncer, sarcoidose). Cabendo ao médico a decisão de realizar ou não a dosagem sérica de 25 (OH) vitamina D.

Existem evidências de significativa redução de risco, assim como o fato de a vitamina D ser barata, facilmente disponível e segura; idosos com suspeita de hipovitaminose D e alto risco de quedas devem receber reposição de vitamina D rotineiramente.

Correção de déficits visuais
Cirurgia de catarata (nível de evidência B)
Em mulheres idosas, quando indicada, a cirurgia de correção da catarata no primeiro olho parece reduzir a taxa de quedas; entretanto, esse resultado não é observado na segunda cirurgia.

Outras intervenções visuais
São insuficientes as evidências a favor ou contra em recomendar a inclusão de intervenções visuais dentro de um programa multifatorial de prevenção de quedas (nível de evidência I).

Indivíduos idosos devem ser orientados a não usar lentes multifocais enquanto caminham, particularmente em escadas (NE – C). Lentes simples (monofocais) reduzem quedas em idosos que apresentam a maioria das atividades fora de casa, mas aumentam o risco de quedas em idosos frágeis.

Marca-passo (nível de evidência B)
Reduz a taxa de quedas em indivíduos com hipersensibilidade do seio carotídeo que apresentam quedas recorrentes inexplicadas.

Correção da hipotensão postural (nível de evidência B)
Avaliação e tratamento da hipotensão postural devem ser incluídos como componentes da intervenção multifatorial para prevenir quedas em idosos. Entre as intervenções sugeridas, estão hidratação, meias elásticas, cintas abdominais e uso de medicamento (fludrocortisona) e controle da hipertensão arterial sistêmica.

Modificações ambientais (nível de evidência A)
A avaliação e a modificação ambiental são efetivas em reduzir a taxa de quedas e devem estar incluídas na avaliação multifatorial do

idoso caidor. Essas intervenções são mais efetivas quando realizadas por um terapeuta ocupacional. A intervenção deve abranger diminuição dos riscos domiciliares, promoção de segurança na realização das atividades da vida diária e avaliação da necessidade de instalação de dispositivos, como barra de segurança no banheiro, corrimão nas escadas e corredores e melhorar a iluminação do ambiente.

Cuidado com pés e calçados (nível de evidência C)

Identificação de problemas nos pés (unhas encravadas, deformidades nos dedos e unhas, úlceras) e tratamento apropriado devem ser incluídos na avaliação e na intervenção multifatorial para prevenção de quedas. Os idosos devem ser aconselhados a usar sapatos com saltos baixos e alta superfície de contato com o chão.

Terapia nutricional (nível de evidência I)

Suplementação nutricional não parece reduzir o risco de quedas.

Educação em quedas (nível de evidência C)

Educação de pacientes e cuidadores pode ser considerada prevenção primária ou secundária e é importante para auxiliar na aderência das outras estratégias de prevenção de quedas (modificação ambiental, escolha de calçados, aderência aos exercícios). Deve ser considerada parte de intervenção multifatorial para idosos caidores da comunidade; entretanto, como medida isolada, parece não ser efetiva (nível de evidência D).

Intervenção psicológica (nível de evidência I)

Não existe evidência que a terapia cognitivo-comportamental tenha efeito na taxa de queda ou na redução de risco de cair.

Referências consultadas

Bateni H, Maki BE. Assistive devices for balance and mobility: benefits, demands, and adverse consequences. Arch Phys Med Rehabil. 2005;86(1):134-45.

Berdot S, Bertrand M, Dartigues JF, Fourrier A, Tavernier B, Ritchie K et al. Inappropriate medication use and risk of falls – a prospective study in a large community-dwelling elderly cohort. BMC Geriatr. 2009;9:30.

Berg K, Wood-Dauphinee S, Williams JI. The Balance Scale: reliability assessment with elderly residents and patients with an acute stroke. Scand J Rehabil Med. 1995;27(1):27-36.

Bischoff-Ferrari HA, Dawson-Hughes B, Orav EJ, Staehelin HB, Meyer OW, Theiler R et al. Monthly high-dose vitamin D treatment for the prevention of functional decline: a randomized clinical trial. JAMA Intern Med. 2016;176(2):175.

Carpenter CR, Avidan MS, Wildes T, Stark S, Fowler S, Lo AX. Predicting community-dwelling older adult falls following an episode of emergency department care: a systematic review. Acad Emerg Med. 2014;21:1069-82

Close JC, Lord SR. Fall assessment in older people. BMJ. 2011;343:d5153.

Coppin AK, Shumway-Cook A, Saczynski JS, Patel KV, Ble A, Ferrucci L et al. Association of executive function and performance of dual-task physical tests among older adults: analyses from the InChianti study. Age Ageing. 2006;35(6):619-24.

Cumming RG, Ivers R, Clemson L, Cullen J, Hayes MF, Tanzer M et al. Improving vision to prevent falls in frail older people: a randomized trial. J Am Geriatr Soc. 2007;55(2):175-81.

Darowski A, Chambers SA, Chambers DJ. Antidepressants and falls in the elderly. Drugs Aging. 2009;26(5):381-94.

Deandrea S, Lucenteforte E, Bravi F, Foschi R, La Vecchia C, Negri E. Risk factors for falls in community-dwelling older people: a systematic review and meta-analysis. Epidemiology. 2010;21(5):658-68.

Delbaere K, Close JC, Brodaty H, Sachdev P, Lord SR. Determinants of disparities between perceived and physiological risk of falling among elderly people: cohort study. BMJ. 2010;341:c4165.

Delbaere K, Close JC, Mikolaizak AS, Sachdev PS, Brodaty H, Lord SR. The Falls Efficacy Scale International (FES-I). A comprehensive longitudinal validation study. Age Ageing. [Research Support, Non-U.S. Gov't Validation Studies]. 2010;39(2):210-6.

Gates S, Fisher JD, Cooke MW, Carter YH, Lamb SE. Multifactorial assessment and targeted intervention for preventing falls and injuries among older people in community and emergency care settings: systematic review and meta-analysis. BMJ. 2008;336(7636):130-3.

Gates S, Smith LA, Fisher JD, Lamb SE. Systematic review of accuracy of screening instruments for predicting fall risk among independently living older adults. J Rehabil Res Dev. 2008;45(8):1105.

Gillespie LD, Robertson MC, Gillespie WJ, Sherrington C, Gates S, Clemson LM et al. Interventions for preventing falls in older people living in the community. Cochrane Database Syst Rev. 2012;9:CD007146.

Haran MJ, Cameron ID, Ivers RQ, Simpson JM, Lee BB, Tanzer M et al. Effect on falls of providing single lens distance vision glasses to multifocal glasses wearers: VISIBLE randomised controlled trial. BMJ. 2010;340:c2265.

Hill KD, Wee R. Psychotropic drug-induced falls in older people: a review of interventions aimed at reducing the problem. Drugs Aging. 2012;29(1):15-30.

Inouye SK, Studenski S, Tinetti ME, Kuchel GA. Geriatric syndromes: clinical, research, and policy implications of a core geriatric concept. J Am Geriatr Soc. 2007;55(5):780-91.

Kalyani RR, Stein B, Valiyil R, Manno R, Maynard JW, Crews DC. Vitamin D treatment for the prevention of falls in older adults: systematic review and meta-analysis. J Am Geriatr Soc. 2010;58(7):1299-310.

Leipzig RM, Cumming RG, Tinetti ME. Drugs and falls in older people: a systematic review and meta-analysis: II. Cardiac and analgesic drugs. J Am Geriatr Soc. 1999;47(1):40-50.

Li W, Keegan TH, Sternfeld B, Sidney S, Quesenberry CP, Jr., Kelsey JL. Outdoor falls among middle-aged and older adults: a neglected public health problem. Am J Public Health. 2006;96(7):1192-200.

Lord SR. Visual risk factors for falls in older people. Age Ageing. 2006;35(Suppl. 2):ii42-ii5.

Menant JC, Steele JR, Menz HB, Munro BJ, Lord SR. Optimizing footwear for older people at risk of falls. J Rehabil Res Dev. 2008;45(8):1167-81.

Miyamoto ST, Lombardi Junior I, Berg KO, Ramos LR, Natour J. Brazilian version of the Berg balance scale. Braz J Med Biol Res. 2004;37(9):1411-21.

Pighills AC, Torgerson DJ, Sheldon TA, Drummond AE, Bland JM. Environmental assessment and modification to prevent falls in older people. J Am Geriatr Soc. 2011;59(1):26-33.

American Geriatrics Society. Recommendations abstracted from the American Geriatrics Society Consensus Statement on Vitamin D for Prevention of Falls and Their Consequences. J Am Geriatr Soc. 2013 Dec 18.

Rosenberg M, Carpenter CR, Bromley M, Caterino JM, Chun A, Gerson L et al. Geriatric emergency department guidelines. Ann Emerg Med. 2014;63:e7-25.

Rubenstein LZ, Josephson KR. Falls and their prevention in elderly people: what does the evidence show? Med Clin North Am. 2006;90(5):807-24.

Salter AE, Khan KM, Donaldson MG et al. Community-dwelling seniors who present to the emergency department with a fall do not receive Guideline care and their fall risk profile worsens significantly: a 6-month prospective study. Osteoporos Int. 2006;17:672-83.

Schoene D, Wu SM, Mikolaizak AS, Menant JC, Smith ST, Delbaere K et al. Discriminative ability and predictive validity of the timed up and go test in identifying older people who fall: systematic review and meta-analysis. J Am Geriatr Soc. 2013;61(2):202-8.

Scott V, Votova K, Scanlan A, Close J. Multifactorial and functional mobility assessment tools for fall risk among older adults in community, home-support, long-term and acute care settings. Age Ageing. 2007;36(2):130-9.

Sherrington C, Whitney JC, Lord SR, Herbert RD, Cumming RG, Close JC. Effective exercise for the prevention of falls: a systematic review and meta-analysis. J Am Geriatr Soc. 2008;56(12):2234-43.

Summary of the Updated American Geriatrics Society/British Geriatrics Society clinical practice guideline for prevention of falls in older persons. J Am Geriatr Soc. 2011;59(1):148-57.

Tinetti ME, Baker DI, King M, Gottschalk M, Murphy TE, Acampora D et al. Effect of dissemination of evidence in reducing injuries from falls. N Engl J Med. 2008;359(3):252-6.

Tinetti ME, Kumar C. The patient who falls: "It's always a trade-off". Jama. 2010 Jan 20;303(3):258-66.

Tirrell G, Sri-on J, Lipsitz LA, Camargo CA, Jr, Kabrhel C, Liu SW. Evaluation of older adult patients with falls in the emergency department: discordance with national guidelines. Acad Emerg Med. 2015;22:461–467.

Woolcott JC, Richardson KJ, Wiens MO, Patel B, Marin J, Khan KM et al. Meta-analysis of the impact of 9 medication classes on falls in elderly persons. Arch Intern Med. 2009 Nov 23;169(21):1952-60.

Wyman JF, Croghan CF, Nachreiner NM, Gross CR, Stock HH, Talley K et al. Effectiveness of education and individualized counseling in reducing environmental hazards in the homes of community-dwelling older women. J Am Geriatr Soc. 2007 Oct;55(10):1548-56.

Yardley L, Beyer N, Hauer K, Kempen G, Piot-Ziegler C, Todd C. Development and initial validation of the Falls Efficacy Scale-International (FES-I). Age Ageing. [Research Support, Non-U.S. Gov't Validation Studies]. 2005 Nov;34(6):614-9.

Capítulo 19
Queixas comuns no pronto atendimento

José Renato das Graças Amaral
Iasmyn de Aquino Godinho

Introdução

Os serviços de pronto atendimento (PA) destinam-se à prestação de assistência médica a emergências e urgências decorrentes de doença aguda ou acidentes. Na prática, a demanda por PA visa, na maior parte das vezes, a avaliações ambulatoriais não agendadas para afecções imprevistas. Em serviços saturados, como no Sistema Único de Saúde (SUS) brasileiro, não raramente muitos pacientes usam o PA como ambulatório para controle de afecções crônicas. À dificuldade em conseguir um atendimento ambulatorial continuado, somam-se a rapidez e a capacidade de realização de exames e resolução de casos complexos no PA, o que possivelmente explica a grande procura por essa modalidade de atendimento, mesmo entre usuários de planos de saúde.

A demanda por serviços de PA tem aumentado globalmente nas últimas décadas. Fatores como urbanização, aumento de epidemias e o envelhecimento da população concorrem para tal quadro. A complexidade dos casos também aumentou, sobretudo pela maior prevalência de doenças crônicas. Não é raro um leito de PA ser ocupado, durante um turno de 24 horas, sequencialmente por um portador de insuficiência cardíaca descompensada, um idoso com fratura de quadril, um paciente com pneumonia comunitária, outro em crise asmática e ainda mais um com complicação de tratamento quimioterápico.

Nesse cenário, os idosos despontam como uma das populações que, proporcionalmente, mais procuram o PA. São triados em categorias mais prioritárias que populações mais jovens, isto é, chegam ao PA com mais critérios de gravidade que os demais adultos e, uma vez no atendimento de urgência, seu tempo de permanência é maior, bem como as taxas de internação (quase o dobro da de adultos mais jovens) e de mortalidade.

Avaliações médicas tradicionais podem não ser adequadas aos pacientes idosos em virtude de estes terem apresentações atípicas de doenças e extensa lista de diagnósticos diferenciais para queixas comuns. O comprometimento cognitivo pode dificultar a obtenção de uma história precisa. E o idoso pode associar queixas novas a morbidades prévias ou comuns na sua faixa etária (p. ex., acreditar que desconforto torácico ocorre em decorrência de sintomas prévios de refluxo ou lombalgia intensa resultada de quadro de osteoartrose de longa data).

Principais queixas

As queixas mais frequentes que os idosos trazem ao PA são diversificadas, variando bastante conforme as características do serviço estudado. A questão da apresentação atípica de doenças é considerada em outra parte desta obra, bem como determinados quadros clínicos comuns em idosos que procuram o PA – nomeadamente quedas e fraturas (Capítulo 18) e *delirium* (Capítulo 20) –, não sendo, portanto, abordados neste capítulo.

Dispneia

A sensação de falta de ar compreende o sintoma não associado a trauma que mais frequentemente justifica a procura por PA por idosos em várias populações estudadas, podendo ser atribuída tanto a problemas respiratórios quanto a circulatórios (ou ambos). O aumento da frequência respiratória e a faixa etária já colocam os portadores de dispneia em categorias mais prioritárias de atendimento, sobretudo se, à admissão, constatar-se hipóxia à oximetria de pulso.

A dispneia em idosos é consequência, em geral, da associação de mais de uma morbidade. Entre as principais, destacam-se:

- » Infecções virais: destas, as que mais comumente causam dispneia são as síndromes gripais – o vírus influenza gera cerca de 35 mil óbitos anuais nos Estados Unidos, 90% destes em pacientes com mais de 65 anos. Dos idosos com síndrome clínica de influenza, boa parte necessita de suporte em unidade de terapia intensiva.
- » Infecções bacterianas: idosos da comunidade apresentam pneumonias por bactérias atípicas (*Streptococcus pneumoniae*, *Haemophilus influenzae*) e, menos comumente, bacilos Gram-negativos (*Legionella pneumophila* e *Mycoplasma pneumoniae*). Já pacientes residentes em instituição de longa permanência têm risco aumentado de infecção por *Klebsiella* e *Pseudomonas aeruginosa*. Pacientes acamados e portadores de disfagia apresentam maior risco de pneumonia por aspiração, com infecção por bactérias anaeróbias.
- » Descompensação de doenças crônicas: muitos dos idosos que vêm ao PA com queixa de dispneia já têm histórico de doença cardíaca ou respiratória prévia, apresentando-se em crise clínica de condições como doença pulmonar obstrutiva crônica (DPOC) ou insuficiência cardíaca (IC). Não raramente, uma dessas condições crônicas é diagnosticada justamente a partir de uma exacerbação aguda identificada no setor de emergência. Ademais, a dispneia pode representar uma manifestação de equivalente anginoso.
- » Tromboembolismo pulmonar (TEP): idosos são mais predispostos a apresentar TEP, principalmente no período pós-operatório e em vigência de neoplasia. Os sintomas são pouco específicos. Quando comparados a pacientes jovens, os idosos apresentam menor incidência de dor pleurítica e maior ocorrência de síncope. O uso do escore de Wells tem menor acurácia em pacientes idosos, e a dosagem do D-dímero em idosos está sujeita a diversos interferentes, o que aumenta grandemente o número de exames falso-positivos.

Sintomas cardiovasculares

Em várias casuísticas, sintomas como dor torácica, palpitações, hipotensão postural e síncope figuram em conjunto como os principais motivos de admissão (observa-se a exclusão do sintoma dispneia).

- » Dor torácica: ainda que de causas benignas, quando recorrentes promovem atendimentos repetidos em PA e quadro de grande ansiedade nos pacientes e familiares. Anamnese adequada e exame físico cuidadoso são fundamentais para a diferenciação de processos graves e potencialmente graves daqueles de causas benignas. Isso se faz importante para possibilitar um alívio adequado da dor, garantir atendimento rápido a causas graves e evitar internações e processos investigativos extensos e iatrogênicos em outras situações. O Quadro 19.1 mostra os principais diagnósticos diferenciais de dor torácica no paciente idoso.

Quadro 19.1. Causas de dor torácica

Afecções cardiovasculares	Infarto agudo do miocárdio, angina, aneurisma de aorta torácica, tromboembolismo pulmonar, valvulopatias, pericardiopatia
Afecções gastrintestinais	Doença de refluxo gastresofágico, espasmo esofagiano, hérnia hiatal
Afecções musculoesqueléticas	Processos miofasciais, afecções osteoarticulares, síndrome do desfiladeiro torácico
Outras	Pneumonias, afecções de pleura, herpes-zóster, alterações psicossomáticas

» Síncope: síncopes em idosos podem ser secundárias a efeitos adversos de medicação, a situações como desidratação, à doença cardíaca estrutural, a disfunções do sistema nervoso autônomo ou a uma combinação desses fatores. Como nem sempre a história do evento pode ajudar a esclarecer a sua etiologia, é importante revisar os antecedentes clínicos e as medicações em uso e avaliar a possibilidade de cardiopatia estrutural e o risco de arritmias potencialmente graves.

Febre

A febre é um sintoma que, mesmo isoladamente, costuma ensejar a procura pelo PA, despontando como um dos principais motivos desse tipo de admissão.

Alterações da termorregulação próprias do envelhecimento, doenças e até mesmo medicações (p. ex., opioides, tricíclicos, benzodiazepínicos) podem fazer com que idosos apresentem temperatura basal menor. Diante disso, no paciente idoso, o correto seria considerar a febre um aumento de temperatura maior que 1° da temperatura basal, e não uma temperatura maior que 37,7°. Esse conceito é pouco utilizado na prática de atendimento nos PA em virtude da impossibilidade de obter, na maioria das vezes, a temperatura basal de cada indivíduo.

Paciente idosos apresentam ainda maior incidência de hipotermia e podem ter menor variação de temperatura basal diante de um insulto inflamatório.

Vale lembrar ainda que, no paciente idoso, febre recorrente pode constituir uma manifestação isolada ou associada à perda ponderal de doenças, como abscesso abdominal, tuberculose, endocardite e infecção de vias biliares.

Dor abdominal

Também figura entre as principais queixas dos idosos no PA, com ou sem associação a outros sintomas de trato digestório ou urogenital. Quando comparados a doentes jovens, idosos têm risco oito vezes maior de mortalidade associada a dor abdominal, principalmente quando não se identifica a causa da dor. O aumento da mortalidade entre idosos resulta de fatores como alta incidência de comorbidades, dificuldade em estabelecer o diagnóstico pelo fato de as queixas serem muito vagas, menor relação entre sinais clínicos e condições abdominais agudas (p. ex., menor incidência de febre e possibilidade de hipotermia, menor sensibilidade dos sinais de descompressão brusca) e as apresentações variáveis de doenças.

Os diagnósticos perigosos e comuns que devem ser considerados em idosos incluem dissecção de aneurisma da aorta abdominal, dissecção aórtica torácica estendida, isquemia mesentérica, infarto do miocárdio, úlcera gastroduodenal, obstrução intestinal, perfuração intestinal, doença aguda da vesícula ou das vias biliares, pancreatite, diverticulite, volvo, hérnia encarcerada, abcesso intra-abdominal, ruptura ou infarto esplênico e pielonefrite. Pacientes idosos podem necessitar de observação prolongada para o correto diagnóstico de dor abdominal.

Reação adversa a medicamentos

A multiplicidade de patologias, presença de polifarmácia e alterações do metabolismo de fármacos decorrentes do próprio envelhecimento fazem com que pacientes idosos apresentem incidência elevada de reações adversas a medicamentos.

Embora não se trate de uma queixa, vale registrar que, ao cabo da investigação diagnóstica, muitos dos sintomas trazidos por idosos ao PA, como sintomas neurológicos, cardiovasculares ou disfunções metabólicas, revelam-se secundários ao efeito adverso de medicamentos. Estudos dos Estados Unidos mostram que 10% dos atendimentos no ambiente de emergências em pacientes idosos ocorreram em razão de reações adversas a medicamentos.

Avaliações devem, então, incluir investigação de medicações utilizadas e mudanças de prescrição realizadas recentemente. Deve-se, ainda, questionar o uso de substâncias sem prescrição formal, utilizadas frequentemente pelos pacientes no Brasil.

Diferentes iniciativas tentam catalogar e orientar sobre medicações inapropriadas para idosos e podem ser consultadas no ambiente de PA, como os critérios de Beers (2015) e *STOP criteria*.

Causas externas

Traumas aparecem como a principal causa de procura de PA por idosos em diferentes estudos. A principal causa externa que motiva a procura por PA é o trauma de baixa energia, principalmente por queda da própria altura. Entre os traumas de grande energia, destacam-se os atropelamentos.

Pacientes idosos apresentam maior mortalidade e necessidade de internação diante de um insulto traumático.

Em virtude da especificidade dos pacientes idosos, existem orientações específicas para essa faixa etária no atendimento inicial ao trauma. São considerados sinais de maior gravidade e risco de complicações: Glasgow com pontuação ≤ 14 com evidência de lesão cerebral traumática; pressão arterial sistólica < 100 mmHg; queda de qualquer altura com evidência de lesão cerebral traumática; ser atingido por veículo motorizado; múltiplas regiões do corpo feridas; e fratura de osso longo conhecida.

Miscelânea

Entre as queixas não traumáticas, além das já listadas, encontram-se sintomas como fraqueza, tonturas, dores do aparelho musculoesquelético, alterações comportamentais, distúrbios urinários e gastrintestinais, déficits neurológicos e lesões cutâneas. A prevalência relativa desses achados, novamente, varia bastante conforme a população estudada.

Implicações do atendimento no ambiente de pronto-socorro

Após atendimentos por intercorrências agudas, pacientes idosos podem evoluir com piora de funcionalidade e aumento de dependência, promovendo um desafio no planejamento do cuidado e da alta dessas pessoas nos PA. Outro desafio seria a garantia da presença de familiares e acompanhantes, que, apesar de assegurada por lei, é muitas vezes dificultada pelas condições de infraestrutura e funcionamento dos PA.

O uso da avaliação geriátrica ampla parece auxiliar na identificação de necessidades específicas dos idosos e em seu melhor atendimento.

Cerca de um terço dos pacientes idosos atendidos em ambiente de PA recebem prescrição de novos medicamentos. A investigação de iatrogenias e a vigilância de interações medicamentosas e efeitos colaterais de medicações são fundamentais.

Dados nacionais

No Brasil, existem poucos estudos que caracterizem o perfil dos usuários de serviços de PA. Avaliações de alguns serviços isolados mostraram que a principal causa de atendimento do idoso nos PA nacionais referiu-se a acidentes por causas externas. Os eventos mais frequentes foram quedas, seguidas por acidentes de trânsito e agressão física. Considerando-se apenas queixas clínicas, a principal causa de procura de PA entre os idosos brasileiros foi dor, seguida de náuseas e vômitos, dispneia, fraqueza muscular e descompensação de doenças de base (principalmente neoplasias, cardiopatia e hipertensão arterial).

As casuísticas nacionais trazem dados concordantes com a literatura estrangeira, evidenciando que os idosos apresentam queixas mais complexas, maior número de morbidades, maior risco de fragilidade social e, muitas vezes, pior estado de saúde. Diante disso, tendem a utilizar mais os serviços de urgência e emergência. Considerando-se os pacientes usuários frequentes dos serviços de atendimento de urgência (comparecem ao PA por pelo menos quatro vezes ao ano), os idosos constituem cerca de 42% dessa população. Entre os pacientes que utilizam o PA por 12 ou mais vezes ao ano, os idosos também representam a maioria (65%).

Conclusões

O processo de envelhecimento populacional e a maior expectativa de vida trazem consigo um aumento do número de idosos atendidos nos PA.

O atendimento desses pacientes se mostra desafiador por diferentes motivos: complexidade e variedade de queixas; alterações fisiológicas em virtude do processo de senescência modificando alterações de exame físico e anamnese, o que, por sua vez, dificulta os diagnósticos; inadequação de infraestrutura de PA; e escassez de recursos, promovendo a necessidade de critérios para sua distribuição, quando, muitas vezes, os pacientes idosos são preteridos na alocação de recursos.

Torna-se, então, importante a identificação de pacientes idosos nos PA, com avaliação individualizada e adequação de tratamento de acordo com as necessidades de cada indivíduo e faixa etária.

Referências consultadas

Durso SC (ed.). Geriatric Review Syllabus. 9. ed. New York: American Geriatrics Society; 2016.

Ellis G, Marshall T, Ritchie C. Comprehensive geriatric assessment in the emergency department. Clin Interv Aging. 2014;9:2033-43.

Hofman MR, van den Hanenberg F, Sierevelt IN, Tulner CR. Elderly patients with an atypical presentation of illness in the emergency department. Neth J Med. 2017;75(6):241-6.

Lui FY, Davis KA. Trauma and musculoskeletal system dysfunction in the critically Ill elderly. In: Principles of geriatric critical care. Cambridge; 2017.

Oliveira MR, Renato PV, Cordeiro HPC, Pasinato MT. A mudança de modelo assistencial de cuidado ao idoso na Saúde Suplementar: identificação de seus pontos-chave e obstáculos para implementação. 2016;26(4):1383-94.

Rosenberg M, Rosenberg L. The Geriatric Emergency Department. Emerg Med Clin North Am. 2016;34(3):629-48.

Samaras N, Chevalley T, Samaras D, Gold G. Older patients in the emergency department: a review. Ann Emerg Med. 2010;56:261-9.

Silva APF, Silva LL. Perfil epidemiológico dos idosos atendidos pelo serviço de atendimento móvel de urgência (SAMU) na cidade de Maceió - AL. Cadernos de Graduação - Ciências Biológicas e da Saúde Fits. 2013;1(2):135-43. Souza JAG, Ilgesias ACRG. Trauma no idoso. Rev Assoc Med Bras. 2002;48(1).

Tenório DM, Camacho ACLF. Identificação dos agravos de saúde que levam os idosos ao serviço de emergência. Rev Enferm UFPE [on line]. 2015.

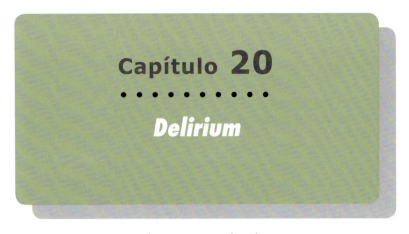

Capítulo 20
Delirium

Thiago Junqueira Avelino-Silva
Milton Roberto Furst Crenitte
Flávia Barreto Garcez Carvalho

Introdução

Delirium é uma intercorrência aguda e potencialmente grave, caracterizada por alteração súbita do estado mental, com desatenção, flutuação do nível de consciência e desorganização do pensamento. Trata-se de uma condição comum em idosos hospitalizados, na maior parte das vezes desencadeada por insultos agudos, indicando uma vulnerabilidade orgânica e cognitiva do indivíduo acometido.

Ainda, compreende uma condição particularmente comum em pacientes internados em unidades de terapia intensiva, em pós-operatório, e em cuidados paliativos. Estima-se também que até 17% dos idosos que chegam aos serviços de emergência estejam em *delirium*. Além disso, dados apontam para uma ocorrência global de *delirium* que pode chegar a 64% dos idosos hospitalizados por intercorrências clínicas. No Brasil, Avelino-Silva e colaboradores[1] verificaram, em uma coorte de 1.409 idosos agudamente enfermos hospitalizados, que houve *delirium* em 60% das internações.

Considerando a relevância epidemiológica e clínica dessa condição, que representa uma verdadeira urgência geriátrica, torna-se necessário conhecer os seus fatores desencadeantes e, principalmente, as maneiras mais eficazes de prevenção e tratamento.

Fisiopatologia

Um episódio *delirium* se instala em um contexto de grande complexidade fisiopatológica. Diversos mecanismos estão associados a essa disfunção cerebral aguda, incluindo desequilíbrio de neurotransmissores, lesão da barreira hematoencefálica, atuação de citocinas inflamatórias periféricas e centrais, predisposição genética e ação de estressores ambientais.

Apesar de ainda não se conhecer por completo como esses mecanismos se combinam para desencadear *delirium*, de modo geral se aceita que, frente a quadros inflamatórios agudos (p. ex., sepse), a liberação de citocinas culmine no surgimento de apoptose neuronal, ativação da micróglia e disfunção endotelial. Essas alterações, somadas às próprias degenerações vasculares e teciduais presentes no envelhecimento, são capazes de produzir as manifestações clínicas observadas em pacientes com *delirium*.

Outras condições comuns em idosos agudamente enfermos, como hipóxia, distúrbios hidroeletrolíticos e uso de medicamentos com ação em sistema nervoso central, também podem afetar a neurotransmissão, reduzindo a atividade colinérgica e aumentando o tônus dopaminérgico. Esse desequilíbrio também é entendido como um dos principais substratos fisiopatológicos presentes em episódios de *delirium*.

Por fim, é importante ressaltar que as alterações bioquímicas e celulares observadas em casos de *delirium* podem promover prejuízos permanentes na cognição e na funcionalidade dos idosos acometidos, especialmente em casos recorrentes.

Fatores predisponentes e precipitantes

A complexidade fisiopatológica descrita se reflete no que se conhece sobre a instalação do *delirium* do ponto de vista clínico, e, embora possa ter uma única causa, na maioria dos casos, sua etiologia é multifatorial. Sabe-se que o *delirium* geralmente resulta da combinação de fatores predisponentes e precipitantes, processo no qual outras síndromes geriátricas estão frequentemente envolvidas (Quadro 20.1). Dentre elas, destacam-se os quadros demenciais, que aumentam em até oito vezes o risco de idosos internados sofrerem *delirium*.

Quadro 20.1. Fatores de risco de *delirium* a partir de modelos validados em diferentes cenários clínicos ou cirúrgicos

Fatores predisponentes	Fatores precipitantes
• Alteração cognitiva/demência • Depressão • Comorbidades • Alteração visual e ou auditiva • Declínio funcional • História de acidente vascular encefálico ou de acidente isquêmico transitório • História de etilismo • História de *delirium* prévio • Idade acima de 70 anos	• Medicações sedativas, psicoativas, hipnóticas ou polifarmácia • Uso de restrição mecânica • Uso de sonda urinária • Desidratação • Desnutrição/albumina baixa • Complicações iatrogênicas • Procedimentos cirúrgicos • Infecções • Distúrbios metabólicos • Insuficiências em grandes sistemas (renal, hepática, pulmonar, cardíaca) • Infarto agudo do miocárdio

Isso possivelmente ocorre porque indivíduos com demência (fator predisponente) têm uma menor reserva cognitiva e, portanto, são mais vulneráveis ao desenvolvimento da disfunção cerebral aguda. Por exemplo, a administração de uma única dose de medicação psicotrópica (fator precipitante) pode ser suficiente para desencadear *delirium* nesses indivíduos. Por sua vez, pacientes com menor vulnerabilidade precisam ser expostos a insultos mais nocivos ou múltiplos fatores para desenvolver *delirium*.

O entendimento do papel dos diversos fatores de risco para a instalação de *delirium* é fundamental para o seu manejo adequado, principalmente porque o tratamento de um único fator associado ao quadro costuma ser insuficiente para garantir a sua resolução. Assim, intervenções em vários ou em todos os seus fatores predisponentes e precipitantes são essenciais.

A avaliação de medicamentos utilizados também não deve ser deixada de lado na investigação dos fatores precipitantes de *delirium*. Tanto a polifarmácia quanto o uso de medicações de ação anticolinérgica ou de ação psicoativa aumentam o risco de desenvolvimento do problema. Sedativos hipnóticos, ansiolíticos, narcóticos e bloqueadores H2 compreendem alguns exemplos adicionais de medicações com esse potencial.

Quadro clínico e diagnóstico

O diagnóstico de *delirium* é clínico, exigindo uma observação cuidadosa dos pacientes para garantir sua detecção precoce. Estudos sugerem que o *delirium* é uma condição frequentemente negligenciada, recomendando que a vigilância sobre sua ocorrência seja sistemática e utilize critérios bem definidos. A 5ª edição do *Diagnostic and Statistical Manual of Mental Disorders* (DSM, em português "*Manual Estatístico e Diagnóstico de Transtornos Mentais*") define o diagnóstico de *delirium* com base em cinco critérios:

1. Distúrbio de atenção (capacidade reduzida para direcionar, focalizar, manter e mudar foco de atenção) e da consciência (menor orientação para o ambiente).
2. Instalação aguda (normalmente de horas a poucos dias), com mudança em relação ao estado cognitivo basal e tendência de oscilar quanto à intensidade ao longo do dia.
3. Distúrbio adicional na cognição (p. ex., déficit de memória, desorientação temporoespacial, linguagem).
4. Alterações citadas não são mais bem explicadas por um transtorno neurocognitivo preexistente.
5. Evidência na história clínica, no exame físico ou nos exames laboratoriais de que o distúrbio é consequência direta de outra condição médica ou substância.

Outras manifestações clínicas que corroboram para o diagnóstico de *delirium* são: alteração do ciclo sono-vigília; distúrbios de sensopercepção (principalmente alucinações visuais); e distúrbios psicomotores (hiperatividade ou hipoatividade). Este último componente pode ser utilizado para classificar o *delirium* de acordo com seu padrão de psicomotricidade em: hiperativo (agitação, agressividade, hipervigilância); hipoativo (letargia, sonolência, diminuição da atividade motora); e misto (alternância entre os padrões anteriores). O subtipo motor hipoativo é geralmente associado a pior prognóstico, provavelmente pela maior dificuldade diagnóstica e o maior risco de complicações, como broncoaspiração e lesões de pele por pressão.

O principal instrumento empregado para o diagnóstico de *delirium* é o *Confusion Assessment Method* (CAM), com sensibilidade e especificidade elevadas para detecção do quadro (94 a 100% e 90 a 95%, respectivamente). Ele pode ser utilizado em diferentes cenários clínicos, está validado para a língua portuguesa e é de fácil aplicação por profissionais treinados. A padronização do diagnóstico de *delirium* é fundamental para o cuidado adequado de idosos hospitalizados, de tal modo que, nas alas especializadas de diversos hospitais do mundo, o CAM integra o conjunto de sinais vitais verificados rotineiramente pela equipe de enfermagem.

Em sua versão mais utilizada, é considerado positivo para *delirium* quando os itens 1 e 2 estão presentes, adicionados ao item 3 e/ou 4, conforme descrito no Quadro 20.2.

Quadro 20.2. *Confusion Assessment Method – Short Version* (CAM)

	Característica	Dados da anamnese
1	Início agudo	Houve mudança aguda no estado mental de base do paciente?
2	Distúrbio da atenção*	O paciente teve dificuldade em focalizar a atenção (p. ex., distraiu-se facilmente) ou em acompanhar o que estava sendo dito? Se alterado, esse comportamento variou durante a entrevista, isto é, tendeu a surgir e desaparecer ou aumentar e diminuir de gravidade?

(Continua)

Quadro 20.2. Confusion assessment method – Short Version (CAM) (continuação)

	Característica	Dados da anamnese
3	Pensamento desorganizado#	O pensamento do paciente era incoerente ou desorganizado, com conversação dispersiva ou irrelevante, fluxo de ideias pouco claro ou ilógico, ou mudança imprevisível do assunto?
4	Alteração do nível de consciência	Em geral, como você classificaria o nível de consciência do paciente? (alerta/hipervigilante/letárgico/estupor/coma) – positivo para qualquer resposta a não ser alerta

*Pode ser avaliado utilizando o mnemônico "SAVEAHAART": pede-se ao paciente que aperte a sua mão sempre que ouvir a letra "A". Se ele obtiver mais de 2 erros, considera-se critério positivo. Considera-se erro quando o indivíduo aperta a mão na letra incorreta ou deixa de apertar no momento correto.
#Perguntas como "O peixe voa?" ou "Se eu jogar uma pedra na água, o que acontece com ela?" também podem ser utilizadas para identificar desorganização do pensamento.
Fonte: Adaptado de Ely et al., 2001.[2]

Medidas de prevenção

Estudos indicam que o *delirium* representa uma condição que pode ser evitada em 30 a 40% dos casos. Inouye e colaboradores[3] estudaram a eficácia de um modelo de intervenções não farmacológicas para prevenção de *delirium* e observaram uma redução significativa no número e na duração dos episódios de *delirium* em idosos hospitalizados. A partir de sua experiência, desenvolveram o HELP (*Hospital Elder Life Program* – disponível em: <www.hospitalelderlifeprogram.org>), um programa interdisciplinar de prevenção primária que propõe ações específicas sobre cinco fatores de risco para *delirium* (Quadro 20.3). Além de diminuir a incidência de *delirium*, tem como objetivos adicionais a melhoria dos indicadores de assistência hospitalar à saúde dos idosos e a redução de custos relacionados com a internação.

Quadro 20.3. Intervenção multicomponente para prevenção de *delirium*

Fator de risco	Intervenções sugeridas
Declínio cognitivo	Atividades para orientação Atividades para socialização e estimulação cognitiva
Imobilização	Mobilizar precocemente Minimizar restrição no leito
Medicações psicoativas	Minimizar prescrição dessas medicações Desenvolver protocolos de ação não farmacológica para ansiedade e insônia
Insônia	Minimizar poluição sonora Adequar horários de medicações e procedimentos para evitar interrupção do sono
Déficit visual	Garantir ambientes bem iluminados e acesso a instrumentos adaptados Garantir acesso a óculos
Déficit auditivo	Garantir acesso a próteses auditivas Orientar a equipe em estratégias de comunicação
Desidratação	Reconhecer e intervir precocemente

Fonte: Adaptado de Inouye et al., 1999.[3]

Apesar da eficácia em cumprir esses objetivos, o conjunto de medidas propostas pelo HELP não tem o mesmo impacto na diminuição da intensidade dos sintomas de *delirium* ou na prevenção de recorrência após um evento inicial. Isso reforça a importância da prevenção primária de *delirium* como a estratégia mais adequada para minimização de seus efeitos sobre a saúde dos idosos.

Uma revisão e metanálise recente da Cochrane[4] confirmou a eficácia de programas que utilizam múltiplas intervenções não farmacológicas para prevenção de *delirium*, sugerindo uma redução média de 30% em sua incidência em ambientes com esse modelo de cuidados. Contudo, chama a atenção o fato de medidas farmacológicas, como administração de antipsicóticos, anticolinesterásicos ou agonistas da melatonina, não terem se mostrado eficazes na redução do número de casos de *delirium*.

Tratamento

Além do diagnóstico precoce, os cuidados iniciais para pacientes em *delirium* se fundamentam em três princípios básicos: segurança do paciente; identificação e tratamento de causas específicas; e controle dos sintomas.

Como muitos desses indivíduos sofrem alterações do nível de consciência e psicomotricidade, com dificuldade em expressar suas queixas, uma série de medidas deve ser tomada para evitar complicações adicionais: proteção de vias respiratórias e manutenção da oferta de oxigênio; glicemia capilar; manutenção da nutrição e da hidratação adequadas; controle de dor; prevenção de quedas; e prevenção de úlceras de pressão.

A identificação dos fatores precipitantes de cada episódio de *delirium* é fundamental para sua resolução. Ela depende de uma anamnese e um exame físico detalhados, devendo-se explorar com familiares/cuidadores o histórico de saúde do paciente, cognição e funcionalidade basais e mudanças nessas características, medicações em uso, surgimento de novas queixas ou sintomas. A investigação com exames complementares também costuma ser necessária, e a triagem inicial de caso de *delirium* inclui: hemograma completo; glicemia; função renal; eletrólitos, com destaque para sódio e cálcio; análise de urina; eletrocardiograma de repouso; e radiografia de tórax. Em casos selecionados, pode-se realizar exames adicionais, como função tireoidiana, vitamina B_{12}, exame toxicológico, líquido cefalorraquidiano, exames de neuroimagem e eletroencefalograma.

Controle de sintomas

Embora o *delirium* hipoativo seja habitualmente mais comum em idosos, são os casos de *delirium* hiperativo que costumam promover mais sofrimento em pacientes e ansiedade em familiares e profissionais de saúde, já que tem associação mais frequente com sintomas como alucinações, agitação e agressividade. O controle desses sintomas deve sempre se iniciar com medidas não farmacológicas (ver Quadro 20.3).

É essencial, ainda, que os familiares/cuidadores sejam envolvidos no processo de cuidados, auxiliando a tranquilizar e confortar pacientes acometidos, evitando-se ao máximo a utilização de restrição física ou química nesses casos.

Tratamento farmacológico

Medidas farmacológicas devem ser reservadas para situações específicas, como agitação psicomotora intensa, com risco para integridade física do paciente, familiares/cuidadores, e/ou equipe assistencial, ou com risco de interrupção de terapias essenciais (p. ex., ventilação mecânica), e sintomas psicóticos graves, com sofrimento psicológico significativo de paciente e/ou familiares.

Os antipsicóticos compreendem as medicações de escolha quando indicada a terapia farmacológica; porém, seu uso para o controle de sintomas de hiperatividade é *off-label*. O haloperidol consiste na alternativa mais estudada nesse contexto. Pode ser administrado por vias oral, intramuscular e intravenosa, e esta última produz uma ação rápida, com efeito que dura de 4 a 6 horas. No entanto, o uso intravenoso tem associação com a ocorrência de *torsades de pointes* e morte súbita, devendo estar acompanhado de monitoramento cardíaco ou eletrocardiogramas frequentes. A via intramuscular oferece maior segurança em relação à intravenosa, mas a ação medicamentosa pode levar até 20 minutos para ser notada e seus efeitos podem durar mais de 24 horas, aumentando o risco de superdosagem e eventos adversos tardios. A dose inicial recomendada é de 0,5 a 1 mg oral ou parenteral, podendo ser repetida a cada 30 minutos, até alcançar o objetivo de manter o paciente calmo e acordado. A dose terapêutica efetiva em idosos não costuma ultrapassar um total de 5 mg por dia da medicação. Também pode ser necessária a introdução de doses de manutenção, que devem somar metade do total administrado nas primeiras 24 horas da intervenção, com desmame a ser iniciado cerca de 48 horas após o controle dos sintomas.

Antipsicóticos atípicos (p. ex., quetiapina, risperidona, olanzapina) também podem ser empregados e têm menor potencial de provocar efeitos colaterais, como sintomas extrapiramidais. Entretanto, seu uso também pode estar associado a piores desfechos clínicos, reforçando a tese de que devem ser indicados principalmente quando a segurança do paciente está ameaçada.

Benzodiazepínicos não são recomendados como alternativa rotineira para o controle de sintomas de *delirium*, havendo maior risco de sedação excessiva, piora de déficits cognitivos basais e até mesmo perpetuação do estado confusional. Sua indicação se restringe aos casos de *delirium* causados por síndrome de abstinência alcoólica ou abstinência a benzodiazepínicos.

Finalmente, o efeito de outras medicações no tratamento de *delirium* hiperativo, como alfa-agonistas, inibidores seletivos de recaptação de serotonina, inibidores de acetilcolinesterase e sedativos não benzodiazepínicos, ainda tem resultados controversos na literatura; por isso, seu uso não é recomendado.

Prognóstico

Delirium é um dos principais fatores associados a desfechos desfavoráveis em idosos hospitalizados. Pode prolongar o tempo de hospitalização, promover declínio cognitivo e funcional, além de representar um fator de risco independente para o aumento da mortalidade hospitalar e pós-alta. Na enfermaria do Serviço de Geriatria do Hospital das Clínicas da Faculdade de Medicina da Universidade de São Paulo (HC-FMUSP), um estudo recente demonstrou uma alta taxa de mortalidade intra-hospitalar e no seguimento de 12 meses após a alta, sendo respectivamente de 29 e 26% para indivíduos com *delirium* isolado, e 32 e 37% para aqueles com *delirium* superposto à demência.

Além disso, outros trabalhos têm demonstrado uma forte associação entre *delirium* e piora cognitiva após a alta hospitalar. Isso parece acontecer tanto pela aceleração do declínio cognitivo de pacientes com quadros demenciais já instalados quanto por uma possível ação causal de *delirium* sobre o declínio cognitivo de pacientes previamente preservados.

Compreende-se, assim, a relevância do *delirium* para a sobrevida e a qualidade de vida do paciente idoso, e o seu substancial impacto no sistema de saúde como um todo. A prevenção e o diagnóstico precoces, por meio de uma abordagem sistematizada, conforme demonstrado na Figura 20.1, constituem pilares essenciais para garantir cuidados clínicos de qualidade e reduzir os desfechos negativos associados a essa grave condição.

Figura 20.1. Fluxograma de abordagem geral ao *delirium*

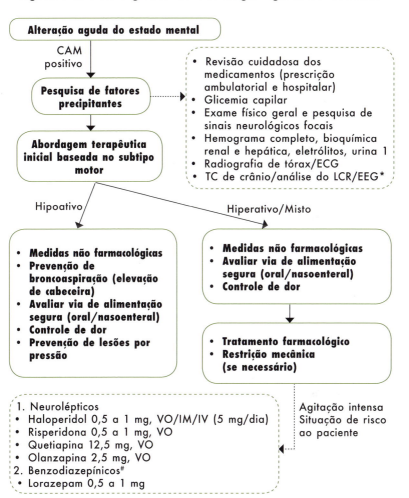

CAM: Confusion Assessment Method; ECG: eletrocardiograma; TC: tomografia computadorizada; LCR: líquido cefalorraquidiano; EEG: eletroencefalograma; VO: via oral; IM: intramuscular; IV: intravenosa.

* *Em casos selecionados: presença de sinais focais, delirium persistente ou prolongado, ausência de fatores precipitantes evidentes.*
# *Somente em caso de contraindicação absoluta a neurolépticos e na vigência de abstinência alcoólica ou abstinência a benzodiazepínicos.*

Referências

1. Avelino-Silva TJ, Campora F, Curiati JA, Jacob-Filho W. Association between delirium superimposed on dementia and mortality in hospitalized older adults: A prospective cohort study. PLoS Med. 2017 Mar 28;14(3):e1002264.

2. Ely EW, Margolin R, Francis J, May L, Truman B, Dittus R et al. Evaluation of delirium in critically ill patients: validation of the Confusion Assessment Method for the Intensive Care Unit (CAM-ICU). Crit Care Med. 2001;29:1370-9.

3. Inouye SK, Bogardus ST Jr, Charpentier PA, Leo-Summers L, Acampora D, Holford TR, Cooney LM. A multicomponent intervention to prevent delirium in hospitalized older patients. N Engl J Med. 1999;340:669-76.

4. Siddiqi N, Harrison JK, Clegg A, Teale EA, Young J, Taylor J, Simpkins SA. Interventions for preventing delirium in hospitalised non-ICU patients. Cochrane Database of Syst Rev. 2016;3.

Referências consultadas

American Psychiatric Association. Neurocognitive disorders. In: American Psychiatric Association. Diagnostic and Statistical Manual of Mental Disorders. Washington: American Psychiatric Association; 2013.

Avelino-Silva TJ, Jerussalmy CS, Farfel JM, Curiati JA, Jacob-Filho W. Predictors of in-hospital mortality among older patients. Clinics (São Paulo). 2009;64:613-8.

Fong TG, Davis D, Growdon ME, Albuquerque A, Inouye SK. The interface between delirium and dementia in elderly adults. Lancet Neurol. 2015;14(8):823-32.

Francis J, Young GB. Diagnosis of delirium and confusional states. 2017 May. [Acesso em: 2017 Jun 10]. UpToDate [Internet]. Filadélfia (PA): WoltersKluwer Health, 1992. Disponível em: http://www.uptodate.com/contents/delirium-and-acute-confusional-states-prevention-treatment-and-prognosis/.

Inouye SK, van Dyck C, Alessi C, Balkin S, Siegal A, Horwitz R. Clarifying confusion: the confusion assessment method. A new method for detection of delirium. Ann Intern Med. 1990;113:941-8.

Inouye SK, Westendorp RGJ, Saczynski JS. Delirium in elderly people. Lancet. 2014;383 (9920):911-22.

Marcantonio ER, Flacker JM, Wright RJ, Resnick NM. Reducing delirium after hip fracture: a randomized trial. J Am Geriatr Soc. 2001;49:516-22.

Pandharipande PP, Girard TD, Jackson JC, Morandi A, Thompson JL, Pun BT et al. Long-term cognitive impairment after critical illness. N Engl J Med. 2013;369(14):1306-16.

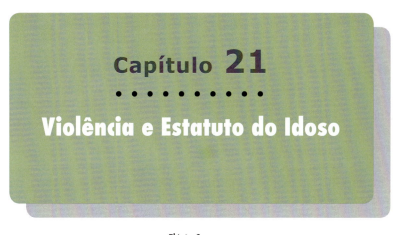

Capítulo 21

Violência e Estatuto do Idoso

Flávia Campora
Pedro Kallas Curiati

Introdução

Estima-se que o número de pessoas com idade igual ou superior a 65 anos no Brasil atingirá 32 milhões em 2025 e o país alcançará o sexto lugar no mundo em número de idosos.[1] Em 2050, as projeções são de que haverá mais idosos do que crianças e jovens de até 15 anos de idade.[1] Nesse contexto, a violência contra o idoso, abrangendo diferentes modalidades de abuso, negligência e exploração, adquire um potencial epidêmico, estando associada a depressão, comprometimento cognitivo, perda de capacidade funcional, menor qualidade de vida e maiores mortalidade e morbidade.[2-5]

Apesar de a violência contra o idoso não compreender um fenômeno recente, a consciência do problema e o interesse em examiná-lo são relativamente novos.[5] Profissionais da área da saúde que prestam assistência a indivíduos nessa faixa etária têm a oportunidade de atenuar as consequências negativas e a obrigação de identificar vítimas e intervir quando da suspeita de maus-tratos.[3]

Definições

A U.S. National Academy of Sciences propôs, em 2003, uma definição científica amplamente aceita, segundo a qual violência contra o idoso envolve:

1. Ações intencionais do cuidador ou do indivíduo com laços de confiança que causem dano ou criem sério risco de dano ao idoso vulnerável.
2. Falha do cuidador em satisfazer as necessidades básicas do idoso ou protegê-lo de dano.

A definição tem como pilares a ocorrência de dano, privação ou perigo desnecessário e a responsabilidade de uma pessoa com laços de confiança por causar ou falhar em prevenir o dano.[2,6]

Há consenso quanto à existência de cinco tipos principais de violência contra o idoso:[2,7]

3. Violência física, caracterizada por atos com a intenção de causar lesão ou dor físicas.
4. Violência verbal ou psicológica, caracterizada por atos com a intenção de causar prejuízo ou dor emocionais.
5. Violência sexual, caracterizada por contato sexual não consentido de qualquer maneira.
6. Exploração financeira, caracterizada por apropriação indevida de dinheiro ou propriedade.
7. Negligência, caracterizada pela falha do cuidador em suprir as necessidades de idoso dependente.

Epidemiologia

A prevalência da violência contra o idoso varia amplamente conforme as definições usadas, a população estudada e os instrumentos de avaliação empregados.[3] Acredita-se também que seja subestimada pelo fato de as informações decorrerem do relato dos próprios idosos e de a maior parte dos estudos excluírem indivíduos com demência, mais vulneráveis.[2,7]

Estima-se que a violência física atinja, em média, 2,8% dos idosos, a violência psicológica 3,3%, a violência sexual 0,7%, a exploração financeira 4,7%, e a negligência 3,1%, com prevalência agregada média de 7,1%.[2] Dessa maneira, um médico que preste assistência para a população idosa frequentemente se deparará com uma vítima de violência, mesmo que não perceba.[7] Cabe ressaltar que há associação significativa de maus-tratos com maiores mortalidade e morbidade.[6]

Fatores de risco

Os principais fatores de risco para violência contra o idoso são dependência funcional, saúde física precária, comprometimento cognitivo, baixa renda e isolamento social.[2,7] Apesar de haver menor evidência científica, sexo feminino, idade mais jovem, dependência financeira e etnia também estão associados.[2,7] Com exceção da demência, um importante fator de risco para a exploração financeira, não há evidência de que doenças específicas aumentem o risco de violência.[7]

Perpetradores de violência mais comumente são cônjuges ou filhos, do sexo masculino e com história pessoal de problemas de saúde física ou mental, problemas judiciais, isolamento social, problemas financeiros e estresse psicossocial.[2,7]

Avaliação clínica

Sinais de alarme

Lacerações, abrasões, hematomas e queimaduras de origem mal explicada e em localização não usual podem sugerir abuso.[3,7] Quando localizadas em punhos e tornozelos, podem indicar uso de contenção mecânica.[7] Cabe ressaltar que lesões de pele são comuns na ausência de violência, principalmente nos braços e no dorso das mãos.[3]

Fraturas de ossos longos em espiral e aquelas acometendo outras regiões que não o punho, o quadril e as vértebras em idoso que não seja etilista podem ser consideradas suspeitas para abuso.[3] Fraturas na mandíbula e no osso zigomático ocorrem mais comumente com soco no rosto, enquanto aquelas em órbita e ossos nasais acontecem mais frequentemente com queda.[7]

Observação direta de abuso verbal, sinais de intimidação, depressão, ansiedade e evidência de isolamento do idoso em relação a amigos e familiares previamente considerados de confiança devem direcionar para a avaliação quanto à ocorrência de violência psicológica.

Desnutrição, desidratação, úlceras de pressão e higiene insatisfatória podem compreender sinais de que as necessidades de um idoso vulnerável não têm sido supridas.[3,7]

Dor na região anogenital, evidência de doença venérea na cavidade oral ou na região anogenital, sangramento vaginal ou retal e lacerações ou hematomas em vulva, abdome e mamas devem levantar a suspeita de violência sexual.[3,7]

Perda da capacidade de pagar por serviços médicos, medicamentos, comida e produtos para a casa pode sugerir exploração financeira,[3,7] bem como transferência de propriedade por idoso que não tem capacidade de consentir com tal ato.[3,7]

Rastreamento

Apesar do grande número de instrumentos de rastreamento disponíveis para a pesquisa dos diferentes tipos de violência contra o idoso, nem todos são apropriados para diferentes ambientes e situações e não há evidência suficiente quanto à acurácia e à redução da exposição a abuso.[8] Além disso, faltam programas que permitam lidar com a situação abusiva e que sejam aceitáveis para a vítima, que pode preferir permanecer na situação de abuso do que ser alocada para uma instituição de longa permanência.[8] Ainda, os idosos com demência, que compõem o grupo de maior risco, muitas vezes não conseguem reportar ou corroborar a ocorrência de abuso, além de poderem acusar erroneamente o cuidador na vigência de psicose ou paranoia.[8] A concomitância de doenças crônicas em idosos pode promover tanto achados falso-positivos (p. ex., hematomas espontâneos erroneamente atribuídos a violência) quanto falso-negativos (p. ex., fraturas erroneamente atribuídas a osteoporose).[7] Por esses e por outros motivos, a U.S. Preventive Services Task Force concluiu que as evidências atuais são insuficientes para avaliar o balanço entre benefícios e riscos de rastrear indivíduos assintomáticos para violência e negligência.[2,8] Por sua vez, a American Medical Association (AMA) e a American Academy of Neurology recomendam rastrear especificamente indivíduos com idade superior ou igual a 65 anos para abuso.[2]

Uma abordagem prática e de fácil implementação para a atenção básica envolve submeter o idoso a três perguntas:

1. Você se sente seguro onde vive?
2. Quem prepara a sua comida?
3. Quem administra suas finanças?[2,9]

As respostas a essas perguntas podem promover um questionamento adicional.[2] Em caso de vítimas com comprometimento cognitivo ou com sinais de medo e apreensão, a informação poderá ser corroborada por achados do exame físico ou ser obtida de pessoas cuja motivação não esteja sendo questionada.[2,9]

Indica-se avaliação adicional quando houver suspeita de violência contra o idoso em anamnese, exame clínico ou perguntas de rastreamento. Essa avaliação deve abranger cognição, funcionalidade e estado mental, podendo ser compreendida pela avaliação geriátrica ampla.[2]

Intervenções

Intervenções médicas, sociais e legais podem ser oferecidas quando da identificação de um caso de violência contra o idoso.[2] O sucesso das iniciativas propostas depende muitas vezes de seu caráter interdisciplinar, do trabalho continuado, do uso de recursos da comunidade e da alocação de recursos.[7] Cabe ressaltar que, se a vítima conseguir entender e consentir, também poderá recusar as intervenções oferecidas.[2] Em caso de vítima com autonomia comprometida, medidas judiciais podem ser adotadas para garantir a proteção necessária.[2]

As principais tarefas do médico são o reconhecimento da violência contra o idoso, o conhecimento dos recursos disponíveis e a referência e a coordenação com esses recursos.[7] Na cidade de São Paulo, a Secretaria Municipal de Direitos Humanos e Cidadania, por meio da Coordenação de Políticas para Idosos, lançou em 2013 a Campanha pela Conscientização sobre a Violência Contra a Pessoa Idosa.[10] Nessa campanha, foram divulgados os principais canais para atendimento e denúncia de qualquer tipo de violência contra idosos:[10]

- » Disque-Denúncia: disque 100.
- » Grande Conselho Municipal do Idoso – Prefeitura da Cidade de São Paulo: Rua Líbero Badaró, 119, 1º andar – (11) 3113-9631/33/34/35/36/45 (gcmidoso@prefeitura.sp.gov.br).
- » Conselho Estadual do Idoso – Secretaria de Desenvolvimento Social do Governo do Estado de São Paulo: Rua Guaianeses, 1.058, Campos Elísios – (11) 3361-4222/3222-1229/3337-0838 (cei@desenvolvimentosocial.gov.br).

- » Grupo de Atenção Especial de Proteção ao Idoso – Ministério Público do Estado de São Paulo: Rua Riachuelo, 115 – (11) 3119-9944/9082/9083/9955 (caoidoso@mpsp.mp.br).
- » Núcleo Especializado de Direitos do Idoso e da Pessoa com Deficiência – Defensoria Pública do Estado de São Paulo: Avenida Liberdade, 32, 4º andar – (11) 3105-5799 (ramal 214)/3101-0678 (idosoepcd@defensoria.sp.def.br).
- » Comissão dos Direitos da Pessoa Idosa – Ordem dos Advogados do Brasil Secional São Paulo: Rua Anchieta, 35, Centro – (11) 3291-8212/8171 (direitos.idosos@oabsp.org.br).
- » Delegacias Especializadas de Proteção ao Idoso (DEPI):
  - 1ª DEPI: Estação República do Metrô, 1º piso, Centro – (11) 3237-0666.
  - 2ª DEPI: Av. Eng. George Corbisier, 322, Jabaquara – (11) 5017-0485/5011-3459.
  - 3ª DEPI: Rua Itapicuru, 80, 2º andar, Perdizes – (11) 3672-6231.
  - 4ª DEPI: Rua dos Camarés, 94, Carandiru – (11) 2905-2523.
  - 5ª DEPI: Rua Antonio Camardo, 69, Vila Gomes Cardim – (11) 2225-0287.
  - 6ª DEPI: Rua Padre José de Anchieta, 138, Santo Amaro – (11) 5541-9074.
  - 7ª DEPI: Av. Padre Estanislau de Campos, 750, Conj. Hab. Padre Manoel da Nóbrega – (11) 2217-0075/0224.
  - 8ª DEPI: Rua Osvaldo Pucci, 180, Jd. Nossa Senhora do Carmo – (11) 2217-1727.
- » Secretaria Municipal de Direitos Humanos e Cidadania – Prefeitura da Cidade de São Paulo (<www.prefeitura.sp.gov.br/direitoshumanos>).

Intervenções direcionadas para violência física ou sexual incluem avaliar, tratar e documentar a agressão, acionar o recurso comunitário pertinente e estabelecer um plano de segurança.[2,7] Aquelas direcionadas para violência psicológica abrangem encaminhar a vítima para cuidados psiquiátricos e acompanhamento por equipe de Serviço Social, reconhecer e tratar depressão e outros transtornos mentais, abordar o estresse do cuidador, educar o cuidador quanto ao cuidado aberrante, identificar cuidadores alternativos potenciais e abordar potencial abuso de drogas.[7] As direcionadas para exploração financeira incluem interromper a perda de recursos o quanto antes, considerar a necessidade de procurador ou guardião, acionar o recurso comunitário pertinente e alertar bancos e instituições financeiras da vulnerabilidade da vítima.[7] Intervenções direcionadas para negligência incluem disponibilizar cuidados de *home care*, abordar o estresse do cuidador, educar o cuidador quanto ao cuidado aberrante, identificar cuidadores alternativos potenciais, solicitar acompanhamento por equipe de Serviço Social para otimização de benefícios e recursos, considerar institucionalização e considerar programas de centro dia para idosos ou outras formas de alívio para o cuidador.[7]

Prevenção

A prevenção é fundamental no campo da violência contra o idoso. No entanto, a escolha por medidas preventivas é desafiadora em razão da falta de evidência científica quanto à sua eficácia.[2]

Um dos recursos mais usados em diferentes países são as linhas de atendimento telefônico (*helplines*) para indivíduos que buscam informação e assistência sobre a violência contra o idoso.[2] Medidas direcionadas para o cuidador incluem serviços para aliviar a sua sobrecarga, como serviços de limpeza da casa e preparação de refeições, centros-dia e grupos de suporte.[2] Medidas direcionadas para a exploração financeira incluem programas de manejo do dinheiro direcionados para indivíduos vulneráveis, socialmente isolados e com comprometimento cognitivo.[2] A provisão de abrigos de emergência, um dos marcos das políticas de prevenção à violência contra a mulher, pode ser aplicada para a população idosa, desde que adaptada às suas particularidades.[2]

Estatuto do Idoso

O envelhecimento é um direito, e a sua proteção, um direito social. A garantia desses direitos está respaldada na Lei n. 10.741, de 1º de outubro de 2003, também conhecida como Estatuto do Idoso.[1] Trata-se do resultado final do trabalho de entidades voltadas para a defesa dos direitos dos idosos, entre as quais a Sociedade Brasileira de Geriatria e Gerontologia, de profissionais das áreas de saúde, direitos humanos e assistência social e de parlamentares do Congresso Nacional.[11]

Entre os direitos fundamentais abrangidos, estão os direitos à vida, à liberdade, ao respeito, à dignidade, à alimentação, à saúde, educação, à cultura, ao esporte, ao lazer, à profissionalização, ao trabalho, à previdência social, à assistência social, à habitação e ao transporte.[1] Também são definidas medidas de proteção, políticas de atendimento, normas de acesso à justiça e penas para os crimes que vitimam idosos.[1]

Aspectos relevantes tratados pelo Estatuto do Idoso incluem reajuste dos benefícios da aposentadoria na mesma data do reajuste do salário mínimo, desconto de pelo menos 50% nas atividades culturais, de lazer e esportivas, gratuidade nos transportes coletivos públicos, prioridade na tramitação de processos e procedimentos dos atos e diligências judiciais e proibição de cobrança de valores diferenciados em razão da idade por planos de saúde.[1,11]

A pena aplicada a quem discriminar ou deixar de prestar assistência a pessoa idosa prevê reclusão de 6 meses a 1 ano e multa.[1] Abandonar idoso em hospitais, casas de saúde, entidades de longa permanência ou congêneres, ou não prover suas necessidades básicas, prevê detenção de 6 meses a 3 anos e multa.[1] Expor a perigo a integridade e a saúde física ou psíquica do idoso prevê detenção de 2 meses a 1 ano.[1] Reter o cartão magnético de conta bancária relativa a benefícios, proventos ou pensão do idoso, bem como qualquer outro documento, com o objetivo de assegurar recebimento ou ressarcimento de dívida, prevê detenção de 6 meses a 2 anos e multa.[1]

Conclusão

Em conclusão, a violência contra o idoso é um problema epidêmico, subdiagnosticado e complexo. A melhor medida para combatê-la é a prevenção, mas, quando da suspeita de abuso ou negligência, é fundamental que o médico ou qualquer outro profissional que lide com o idoso saiba quais recursos estão disponíveis na sua comunidade e como acioná-los.

Referências

1. Brasil, Ministério da Saúde. Estatuto do Idoso. 3. ed. Brasília: Ministério da Saúde; 2013.
2. Pillemer K, Burnes D, Riffin C, Lachs MS. Elder abuse: global situation, risk factors, and prevention strategies. The Gerontologist. 2016;56(S2):S194-S205.

3. Halphen JM, Dyer CB. Elder mistreatment: abuse, neglect, and finantial exploitation. UpToDate; 2017.
4. Lachs MS, Pillemer K. Elder abuse. Lancet. 2004;364(9441):1263-72.
5. Abolfathi Momtaz Y, Hamid TA, Ibrahim R. Theories and measures of elder abuse. Psychogeriatrics. 2013;13(3):182-8.
6. Wallace RB, Bonnie RJ. Elder mistreatment: abuse, neglect, and exploitation in na aging America. Washington: National Academies Press; 2002.
7. Lachs MS, Pillemer KA. Elder abuse. N Eng J Med. 2015;373(20):1947-56.
8. O'Brien JG. Screening for elder abuse and neglect. J Am Geriatric Soc. 2015;63(8):1689-91.
9. Lachs MS, Pillemer K. Abuse and neglect of elderly persons. N Engl J Med. 1995;332(7):437-43.
10. Secretaria de Direitos Humanos e Cidadania da Prefeitura da Cidade de São Paulo. Campanha contra violência ao idoso, 2013. [Internet]. Disponível em: www.prefeitura.sp.gov.br/cidade/secretarias/direitos_humanos/idosos/programas_e_projetos/index.php?p=151358.
11. Netto AJ. O que é o Estatuto do Idoso? Sociedade Brasileira de Geriatria e Gerontologia. Disponível em: https://sbgg.org.br/o-que-e-o-estatuto-do-idoso/.

Parte 3

O idoso internado

Capítulo 22

Aspectos fundamentais da farmacoterapia no idoso

Christine Grützmann Faustino
Maria Cristina Guerra Passarelli

Introdução

Os avanços da Medicina têm possibilitado que um número sem precedentes de indivíduos sobreviva até idades muito avançadas, e, entre as particularidades da população em envelhecimento, está a multimorbidade.[1] Mais de 50% dos pacientes idosos apresentam três ou mais doenças crônicas, o que resulta em uma chance maior de complicações, como piora da qualidade de vida, perda da funcionalidade, comprometimento cognitivo e óbito, que, além de implicarem no uso excessivo de medicamentos, afetam pacientes provenientes de todas as esferas do cuidado, como os internados, ambulatoriais e institucionalizados.[2] Dados relativos tanto a países desenvolvidos quanto àqueles em desenvolvimento mostram uso de no mínimo um medicamento por dia por até 90% dos pacientes,[3,4] ao passo que um terço utiliza cinco ou mais.[5] Depreende-se dessa informação que toda essa população está sob risco dos mais variados tipos de problemas decorrentes do uso de medicamentos, aspecto abordado neste capítulo. Cabe ainda considerar que o envelhecimento provoca alterações significativas na farmacologia clínica dos medicamentos, que devem ser levadas em conta no momento da prescrição, conforme descrito a seguir.

Alterações farmacocinéticas e farmacodinâmicas

As mudanças fisiológicas relacionadas com a idade podem influenciar a farmacocinética e a farmacodinâmica, em especial a metabolização hepática e a excreção renal. Consequentemente, tais alterações conseguem afetar a seleção, a dose e a frequência da administração dos medicamentos nos pacientes idosos.

Farmacocinética

Refere-se à mensuração e à interpretação de alterações nas concentrações de um fármaco, que ocorrem ao longo do tempo em um ou mais locais do organismo em relação à dose administrada ("o que o organismo faz com o fármaco").

Absorção

Algumas alterações sutis foram observadas no trato gastrintestinal de idosos. Sugere-se que há uma diminuição da secreção de ácido gástrico; porém, estudos recentes indicaram que a idade avançada não teve qualquer influência na secreção de ácido gástrico em indivíduos com *Helicobacter pylori* negativo ou na ausência de atrofia da mucosa gástrica. O esvaziamento gástrico é ligeiramente retardado e há diminuição do peristaltismo, e o tempo do trânsito colônico é retardado secundariamente à perda específica de neurônios.[6]

O envelhecimento está associado à diminuição do fluxo sanguíneo esplâncnico, da superfície intestinal e do transporte ativo, que pode diminuir a biodisponibilidade de alguns fármacos. Todas essas alterações são capazes de afetar potencialmente a absorção do fármaco, mas, em geral, não apresentam significado clínico.[6]

Distribuição

A gordura corporal aumenta em torno de 20 a 40%, e a água corporal total e a massa corporal magra diminuem em 10 a 15%. Como resultado, os fármacos lipofílicos, como o diazepam, podem ter aumento no volume aparente de distribuição e tempo de meia-vida prolongado. Contudo, fármacos polares, solúveis em água, tendem a apresentar menor volume de distribuição; consequentemente, as concentrações no plasma desses fármacos serão maiores (p. ex., digoxina). Entretanto, para a maioria dos fármacos, as alterações relacionadas com a composição corporal e à ligação às proteínas plasmáticas no envelhecimento não apresentarão efeito importante sobre o volume de distribuição.[6]

Metabolismo

O envelhecimento está associado à diminuição do volume hepático em cerca de 20 a 30% dos casos e à redução no fluxo sanguíneo hepático entre 20 e 50%. Nos idosos, o metabolismo de alguns fármacos pode ser reduzido em até 30%. A depuração do fármaco pelo citocromo P450, que realiza reações de fase I, é mais suscetível de ser prejudicada nos idosos, o que pode ser secundário à redução do fluxo sanguíneo hepático e do tamanho do fígado. As reações de conjugação do metabolismo de fase II, ao contrário, não são praticamente afetadas nos idosos.[6]

Excreção

Com o envelhecimento, a massa renal diminui em cerca de 25 a 30%. O fluxo sanguíneo renal diminui cerca de 1% ao ano após os 40 anos, e a taxa de filtração glomerular será reduzida entre 0,75 e 1,05 mL/min por ano. A diminuição do fluxo sanguíneo renal e a diminuição da taxa de filtração glomerular prejudicam a eliminação renal dos fármacos.[6]

Farmacodinâmica

Refere-se à relação entre a concentração do fármaco no local de ação e seus efeitos terapêuticos e adversos ("o que o fármaco faz no organismo"). O efeito de um fármaco no local de ação é determinado pela ligação com um receptor.

Com relação às alterações farmacodinâmicas, afirma-se que as pessoas idosas são mais sensíveis aos efeitos dos fármacos. Isso parece ser verdade em relação a alguns fármacos, entretanto, em outros casos, a sensibilidade pode diminuir. Por exemplo, os idosos podem ser mais sensíveis aos efeitos sedativos de determinados benzodiazepínicos, mas menos sensíveis aos efeitos dos fármacos com ações mediadas pelos receptores beta-adrenérgicos. A idade pode alterar a farmacodinâmica de alguns fármacos independentemente da concentração e de modo diferente entre os sexos.[6]

Polifarmácia

Embora o uso simultâneo de medicamentos seja amplamente referido como polifarmácia, não existe um consenso sobre qual número deve definir o termo. Em geral, a polifarmácia é definida de duas maneiras: a) quantitativa (uso concorrente de 2 a 9 medicamentos; e b) qualitativa (prescrição, administração ou uso de mais medicamentos do que o clinicamente indicado).[7]

A prevalência de polifarmácia relatada na literatura, entre 5 e 78%, varia em virtude das diferentes definições utilizadas e das amostras estudadas.[8] Poucos estudos examinaram a polifarmácia nos idosos hospitalizados. Um estudo de Hajjar e colaboradores analisou a prevalência de polifarmácia na alta hospitalar de acordo com duas definições. Entre os 384 pacientes estudados, 41,4% apresentaram pelo menos 5 a 8 medicações e 37,2%, 9 ou mais.[9]

Doenças cardiovasculares e outros tipos de doenças, sexo feminino, número de especialistas consultados, automedicação e número de visitas médicas por ano podem indicar risco aumentado de polifarmácia. Ainda não está claro se o avançar da idade representa um fator de risco.[10]

A polifarmácia está associada ao maior risco de surgimento de reações adversas aos medicamentos, interações medicamentosas, não adesão ao tratamento, síndromes geriátricas e aumento dos custos em saúde.[7,8]

Omissão terapêutica

Define-se omissão terapêutica ou subutilização de medicamentos a não prescrição de um medicamento indicado para tratamento ou prevenção de determinada doença ou condição, indicação esta bem subsidiada por diretrizes ou consensos, quando não há contraindicações conhecidas.[11] Embora bem menos estudada que a polifarmácia, sua prevalência tem sido considerada equivalente ou até mesmo superior, acometendo 44 a 57% dos pacientes hospitalizados, 22,7% dos ambulatoriais e até 61% dos institucionalizados.[11-13] A principal causa descrita é, simplesmente, o desconhecimento – das particularidades da doença em si, das recomendações mais recentes da literatura e até mesmo dos medicamentos mais adequados disponíveis[14] –, o que torna ainda mais relevante chamar a atenção para esse tema. Receio de provocar eventos adversos, como polifarmácia, interações medicamentosas e até mesmo má adesão também têm sido descritos como fatores associados à omissão terapêutica.[15] Parece haver relutância na introdução de esquemas terapêuticos complexos em idosos frágeis, visto que características como idade avançada, índice de Charlson elevado e comprometimento cognitivo e funcional constituem as principais características do perfil de maior risco;[14-17] há que se considerar, porém, que determinadas omissões podem acarretar consequências sérias, como aumento de morbimortalidade, hospitalização e institucionalização.[14,18]

Os tipos de omissão terapêutica mais prevalentes correspondem à falta de tratamento da insuficiência cardíaca com inibidores da enzima conversora de angiotensina, à não introdução de antiagregantes plaquetários nos pacientes portadores de doença arterial coronariana, à não anticoagulação da fibrilação atrial crônica e, principalmente, ao tratamento inadequado da osteoporose.[11,14,19,20] No caso específico da osteoporose, os dados são preocupantes: há relatos de prescrição de terapia antirreabsortiva para apenas 7,3% de idosas com fratura osteoporótica e de suplementos de cálcio e vitamina D para somente 6,6% dessas pacientes.[21] Prevalências de tratamento como essas são inaceitavelmente baixas; portanto, torna-se necessário conhecer técnicas e instrumentos capazes de incrementá-lo. A aplicação de ferramentas estruturadas tem demonstrado redução da taxa de omissão terapêutica em idosos hospitalizados,[22] principalmente os critérios START (*Screening Tool to Alert Doctors to Right Treatment*), publicados originalmente em 2008[23] e atualizados em 2015.[24]

Medicamentos potencialmente inapropriados para idosos

Critérios estabelecidos para definir os medicamentos cuja prescrição deveria preferencialmente ser evitada em pacientes idosos vêm sendo publicados no formato de consensos a partir da década de 1990, além de amplamente empregados na prática clínica e na educação médica.[25] Tais medicamentos pouco seguros, ou potencialmente inapropriados (MPI), guardam como características comuns o risco elevado de complicações graves, evidência insuficiente de benefícios e a existência de opções terapêuticas tão ou mais efetivas e com risco menor.[26] Os critérios de Beers, publicados originalmente em 1991 e atualizados em 1997, 2003, 2012 e 2015, são os mais conhecidos e utilizados em todo o mundo.[27-30] Em 2008, surgiram os critérios STOPP (*Screening Tool of Older People's Prescriptions*), visando também a contemplar a prescrição de MPI em idosos na Europa (conhecidos como critérios de Beers europeus), já que muitos dos medicamentos constantes da lista de Beers não estão disponíveis fora da América do Norte.[23]

Como classes de MPI muito empregadas por idosos, vale citar os anti-histamínicos, os benzodiazepínicos e os relaxantes musculares esqueléticos, todos com propriedades anticolinérgicas potentes, risco de sedação, quedas e fraturas.[30]

Vários fatores de risco para uso de MPI já foram descritos, entre eles o número de medicamentos (quanto maior o número, maior o risco), déficit cognitivo, depressão, multimorbidade e sexo feminino.[31-33] Já a prevalência da prescrição de MPI mostra variações conforme a procedência do paciente, variando entre 22 e 26,9% para pacientes ambulatoriais,[34,35] 42% para pacientes institucionalizados[36] e até 67% para os hospitalizados.[37] Em vários estudos realizados em populações provenientes de comunidades ou de instituições de longa permanência, o uso de MPI aumentou significativamente o risco de hospitalização.[34,36,38-41] Outra consequência grave da prescrição de MPI refere-se ao aumento do risco de reações adversas a medicamentos, o qual pode chegar ao dobro em pacientes hospitalizados.[37]

Reações adversas a medicamentos

Define-se por reação adversa a resposta nociva e não intencional ao uso de um medicamento em associação a doses normalmente empregadas em seres humanos para profilaxia, diagnóstico ou tratamento de doenças ou para modificação de uma função fisiológica.[42] As reações adversas a medicamentos (RAM), importante causa de morbimortalidade, acometem 10 a 20% de todos os pacientes hospitalizados,[43] constituem a própria causa das admissões hospitalares em 3 a 6% dos pacientes de todas as idades[44-47] e em 3 a 24% da população idosa, e podem prorrogar a internação e aumentar seus custos.[48-51] Se fossem agrupadas, seriam classificadas em quinto lugar entre todas as causas de óbito.[52]

De todos os fatores que influenciam a suscetibilidade a reações adversas, a terapia com múltiplos medicamentos tem sido a mais consistentemente implicada,[48,53] o que chama a atenção para a importância da polifarmácia nesse contexto. Em um estudo nacional, apresentaram significância estatística como fatores de risco para RAM, além da prescrição de múltiplos medicamentos, a presença de multimorbidade e o uso de MPI.[37] Longas permanências hospitalares também estão associadas a aumento do risco de RAM, o que poderia ser justificado pela maior oportunidade para o uso de medicamentos.[54]

Como exemplos comuns de RAM na prática médica, cabe citar o sangramento digestivo pelos anti-inflamatórios não hormonais,[55] a hipotensão ortostática e o consequente aumento do risco de quedas associado ao emprego de todos os medicamentos com propriedades anticolinérgicas[56] e a insuficiência renal aguda provocada por antibióticos aminoglicosídeos,[57] todos correspondendo a situações com elevada gravidade.

Interações medicamentosas

Trata-se de um evento clínico no qual os efeitos de um fármaco são alterados pela presença de outro fármaco, nutriente, doença ou outro agente químico (p. ex., tabaco).

As interações medicamentosas potenciais são comuns em pacientes idosos. Em um estudo com 1.601 indivíduos idosos que vivem em seis países europeus, a população idosa usou, em média, sete medicamentos por pessoa; 46% dos doentes tinham pelo menos uma interação fármaco-fármaco potencialmente e clinicamente relevante e 10% dessas interações foram consideradas potencialmente graves.[58]

Digoxina, diuréticos, antagonistas dos canais de cálcio, hipoglicemiantes orais, antidepressivos tricíclicos, antiarrítmicos, varfarina, anti-inflamatórios não esteroidais (incluindo ácido acetilsalicílico), fenitoína, antiácidos, teofilina, inibidores da bomba de prótons e antipsicóticos aparecem frequentemente em listas de interações potenciais.[6]

Os idosos apresentam alto risco de ocorrência de interações medicamentosas em razão da polifarmácia, da multimorbidade e da alteração do estado nutricional, o que pode afetar as propriedades farmacocinéticas e farmacodinâmicas dos fármacos.[7]

As interações medicamentosas podem diminuir a eficácia ou aumentar o risco de toxicidade de um fármaco. Como resultado, o prescritor pode alterar a dose ou adicionar mais medicamentos, aumentando ainda mais o risco de outras interações e reações adversas.[7]

Orientações gerais

A seguir, foram listadas algumas estratégias para prevenir a prescrição de medicamentos desnecessários, as interações medicamentosas e as reações adversas em pacientes idosos:[59]

- » Escolha o medicamento que é reconhecidamente o mais eficiente e seguro. Lembre-se de que os medicamentos não são sempre a única maneira de tratar um paciente.
- » Prescreva o menor número possível de medicamentos. Elimine aqueles que não têm nenhum benefício. Tente não iniciar dois medicamentos ao mesmo tempo.
- » Prefira medicamentos com um esquema de administração mais simples. Prescreva uma dose diária, se possível.
- » Atente-se para interações medicamentosas ao adicionar um novo medicamento ao regime terapêutico.
- » Avalie a função renal, adapte a dose do medicamento e prescreva de acordo com o horário de administração recomendado.
- » Reconheça que um sinal clínico ou sintoma pode ser uma reação adversa. Não adicione um medicamento para combater a reação adversa de outro.
- » Elimine os medicamentos de uso "se necessário" que não tenham sido utilizados no último mês.
- » Familiarize-se com uma fonte de informações sobre interações medicamentosas.
- » Avalie a função cognitiva.
- » Utilize uma abordagem interdisciplinar: envolva a família, o cuidador e o farmacêutico.

Referências

1. Marengoni A, Angelman S, Melis R, Mangialasche F, Karp A, Garmen A et al. Aging with multimorbidity: a systematic review of the literature. Ageing Res Rew. 2011;10:430-9.
2. American Geriatrics Society Expert Panel on the Care of Older Adults with Multimorbidity. Patient-centered care for older adults with multiple chronic conditions: a stepwise approach from the American Geriatrics Society. J Am Geriatr Soc. 2012;60:1957-68.
3. Guaraldo L, Cano FG, Damasceno GS, Rozenfeld S. Inappropriate medication use among the elderly: a systematic review of administrative databases. BMC Geriatrics. 2011;11:79-88.

4. Higashi T, Shekelle PG, Solomon DH, Knight EL, Roth C, Chang JT et al. The quality of pharmacologic care for vulnerable older patients. Ann Intern Med. 2004;40:714-20.

5. Eiras A, Teixeira MA, González-Montalvo JI, Castell MV, Queipo R, Otero A. Consumption of drugs in over 65 in Porto (Portugal) and risk of potentially inappropriate medication prescribing. Aten Primaria. 2016;48(2):110-20.

6. Shi S, Mörike K, Klotz U. The clinical implications of ageing for rational drug therapy. Eur J Clin Pharmacol. 2008 Feb;64(2):183-99.

7. Shah BM, Hajjar ER. Polypharmacy, adverse drug reactions, and geriatric syndromes. Clin Geriatr Med. 2012 May;28(2):173-86.

8. Maher RL, Hanlon J, Hajjar ER. Clinical consequences of polypharmacy in elderly. Expert Opin Drug Saf. 2014 Jan;13(1):57-65.

9. Hajjar ER, Hanlon JT, Sloane RJ, Lindblad CI, Pieper CF, Ruby CM et al. Unnecessary drug use in frail older people at hospital discharge. J Am Geriatr Soc. 2005 Sep;53(9):1518-23.

10. Fulton MM, Allen ER. Polypharmacy in the elderly: a literature review. J Am Acad Nurse Pract. 2005 Apr;17(4):123-32.

11. Tulner LR, van Campen JPCM, Frankfort SV, Koks CHW, Benijen JH, Brandjes DP, Jansen PA. Changes in undertreatment after comprehensive geriatric assessment: an observational study. Drugs Aging. 2010;27(1):831-43.

12. O'Mahony D, Gallagher PF, Ryan C, Byrne S. STOPP & START criteria: a new approach to detecting potentially inappropriate prescribing in old age. Eur Geriatr Med. 2010;1:45-51.

13. Ryan C, O'Mahony D, Kennedy J, Weedle P, Gallagher PF. Potentially inappropriate prescribing in an irish elderly population in primary care. Br J Clin Pharmacol. 2009;68(6):936-47.

14. Wright RM, Sloane R, Pieper CF, Ruby-Scelsi C. Underuse of indicated medications among physically frail older US veterans at the time of hospital discharte: results of a cross-sectional analysis of data from the Geriatric Evaluation and Management Drug Study. Am J Geriatr Pharmacother. 2009;7(5):271-80.

15. Kuzuya M, Masuda Y, Hirakawa Y, Iwata M, Enoki H, Hasegawa J et al. Underuse of medications for chronic diseases in the oldest of community-dwelling older frail Japanese. J Am Geriatr Soc. 2008;54:598-605.

16. Lang PO, Hasso Y, Drame M, Vogt-Ferrier N, Prudent M, Gold G et al. Potentially inappropriate prescribing including under-use among older patients with cognitive or psychiatric co-morbidities. Age Ageing. 2010;39:373-81.

17. Sloane PD, Gruber-Baldini AL, Zimmerman S, Roth M, Watson L, Boustani M et al. Medication undertreatment in assisted living settings. Arch Intern Med. 2004;164:2031-7.

18. Hanlon JT, Schmader KE, Ruby CM, Weinberger M. Subotimal prescribing in older inpatients and outpatients. J Am Geriatr Soc. 2001;49:200-9.

19. Kuijpers MAJ, van Marum RJ, Egberts ACG, Jansen PAF. Relationship between polypharmacy and underprescribing. Br J Clin Pharmacol. 2007;65:130-3.

20. Dalleur O, Spinewine A, Henrard S, Losseau C, Speybrock N, Boland B. Inappropriate prescribing and related hospital admissions in frail older persons according to the STOPP and START criteria. Drugs Aging. 2012;29:829-37.

21. Jennings LE, Auerbach AD, Maseli J, Pekow OS, Lindenauer PK, Lee SJ. Missed opportunities for osteoporosis treatment in patients hospitalized for hip fracture. J Am Geriatr Soc. 2010;58(4):650-7.

22. Gallagher PF, O'Connor MN, O'Mahony D. Prevention of potentially inappropriate prescribing for elderly patientes: a randomized controlled trial using STOPP/START criteria. Clin Pharmacol Ther. 2011;89(6):845-54.

23. Gallagher PC, Ryan C, Byrne S, Kennedy J, O'Mahony D. STOPP (Screening Tool of Older Person's Prescriptions) and START (Screening Tool to Alert Doctors to Right Treatment). Consensus Validation. Int J Clin Pharmacol Ther. 2008;46(2):72-83.

24. O'Mahony D, O'Sullivan D, Byrne S, O'Connor MN, Ryan C, Gallagher PC. STOPP/START criteria for potentially inappropriate prescribing in older people: version 2. Age Ageing. 2015;44:213-8.

25. Beers MH, Ouslander JG, Rollingher I, Reuben DB, Brooks J, Beck JC. Explicit criteria for determining inappropriate medication use in nursing home residentes. Arch Intern Med. 1991;151(9):1531-6.

26. McLeod PJ, Huang AR, Tamblyn RM, Gaytin DC. Defining inappropriate practices in prescribing for elderly people: a national consensus panel. Can Med Assoc J. 1997;156(3):385-91.

27. Beers MH. Explicit criteria for determining potentially inappropriate medication use by the elderly. An update. Arch Intern Med. 1997;157(14):1531-6.

28. Fick DM, Cooper JW, Wade WE, Waller JL, Maclean JR, Beers MH. Updating the Beers criteria for potentially inappropriate medication use in older adults. Arch Intern Med. 2003;163(22):2716-24.

29. The American Geriatrics Society 2012 Beers Criteria Update Expert Panel. American Geriatrics Society updated Beers criteria for potentially inappropriate medication use in older adults. J Am Geriatr Soc. 2012;60:616-31.

30. The American Geriatrics Society 20015 Beers Criteria Update Expert Panel. American Geriatrics Society 2015 updated Beers criteria for potentially inappropriate medication use in older adults. J am Geriatr Soc. 2015;63(11):2227-46.

31. Onder G, Landi F, Cesari M, Gambassi G, Carbonin P, Bernarbei R. Inappropriate medication use among hospitalized older adults in Italy: results from the Italian Group of Pharmacoepidemiology in the Elderly. Eur J Clin Pharmacol. 2003;59:157-62.

32. Fialová D, Topinková E, Gambassi G, Finne-Soveri H, Jonsson PV, Carpenter I et al. Potentially inappropriate medication use among elderly home care patients in Europe. JAMA. 2005;293(11):1348-58.

33. Goulding MR. Inappropriate medication prescribing for elderly ambulatory care patients. Arch Int Med. 2004;164:305-12.

34. Endres HG, Kaufmann-Kolle P, Steeb V, Bauer E, Bottner C, Thurmann P. Association between potentially inappropriate medication (PIM) use and risk of hospitalization in older adults: an observational study based on routine data comparing PIM use with use of PIM alternatives. PLoS One. 2016;11(2):e0146811.

35. Faustino CG, Passarelli MC, Jacob-Filho W. Potentially inappropriate medications among elderly Brazilian outpatients. São Paulo Med J. 2013;13(1):19-26.

36. Dedhiya SD, Hancock E, Craig BA, Doebbeling CC, Thomas J. Incident use and outcomes associated with potentially inappropriate medication use in older adults. Am J Geriatr Pharmacother. 2010;8(6):562-70.

37. Passarelli MC, Jacob-Filho W, Figueras A. Adverse drug reactions in an elderly hospitalised population: inappropriate prescription is a leading cause. Drugs Aging. 2005;22(9):767-77.

38. Price SD, Holman CD, Sanfilippo FM, Emery JD. Association between potentially inappropriate medications from the Beers criteria and the risk of unplanned hospitalization in elderly patients. Ann Pharmacother. 2014;48(1):6-16.

39. Albert SM, Colombi A, Hanlon J. Potentially inappropriate medications and risk of hospitalizations in retirees: analysis of a US retiree health claims database. Drugs Aging. 2010;27(5):407-15.

40. Lau DT, Kasper JD, Potter DE, Lyles A, Bennet RG. Hospitalization and death associated with potentially inappropriate medication prescriptions among elderly nursing home residents. Arch Intern Med. 2005;165(1):68-74.

41. Klarin I, Wimo A, Fastbom J. The association of inappropriate drug use with hospitalisation and mortality: a population-based study of the very old. Drugs Aging. 2005;22(1):69-82.

42. World Health Organization. International drug monitoring: the role of the hospital. Report of a WHO meeting. Geneve: WHO; 1969. p. 1-24 (Techical Report Series n. 425).

43. Pearson TF, Pittman DG, Longley JM. Factors associated with preventable adverse drug reactions. Am J Hosp Pharm. 1994;51(18):2268-72.

44. Melmon KL. Preventable drug reactions: causes and cures. N Engl J Med. 1971;284(24):1361-8.

45. Lucas LM, Colley CA. Recognizing and reporting adverse drug reactions. West J Med. 1991;156:172-5.

46. Muehlberger N, Scheneweiss S, Hasford J. Adverse drug reactions monitoring – cost and benefit considerations part I: frequency of adverse drug reactions causing hospital admissions. Pharmacoepidemiol Drug Saf. 1997;6(3):S71-S77.

47. Pirmohamed M, Breckenridge AM, Kitteringham NR. Adverse drug reactions. BMJ. 1998;316(7140):1295-8.

48. Onder G, Pedone C, Landi F. Adverse drug reactions as cause of hospital admissions: results from the Italian Group of Pharmacoepidemiology in the Elderly (GIFA). J Am Geriatr Soc. 2002;50(12):1962-8.

49. Classen DC, Pestotnik SL, Evans RS. Adverse drug events in hopitalized patients: excess length of stay, extra costs and attributable mortality. JAMA. 1997;227(4):301-6.

50. Moore N, Lecointre D, Noblet C. Frequency and cost of serious adverse drug reactions in a department of general medicine. Br J Clin Pharmacol. 1998;45(3):301-8.

51. Bordet R, Gautier S, Le Louet H. Analysis of the direct cost of adverse drug reactions in hospitalized patients. Eur J Clin Pharmacol. 2001;56:935-41.

52. Lazarou J, Pomeranz BH, Corey PN. Incidence of adverse drug reactions in hospitalized patients: a meta-analysis of prospective studies. JAMA. 1998;279(15):1200-5.

53. Atkin PA, Veitch PC, Veitch EM. The epidemiology of serious drug reactions among the elderly. Drugs Aging. 1999;14(2):141-52.

54. Carbonin P, Pahor M, Bernabei R, Sgadari A. Is age an independent risk fator of adverse drug reactions in hospitalized medical patients? J Am Geriatr Soc. 1991;39(11):1093-9.

55. Kim SH, Yun JM, Chang CB, Piao H, Yu SJ, Shin DW. Prevalence of upper gastrointestinal bleeding risk factors among the general population and ostearthritis patients. World J Gastroenterol. 2016;22(48):10643-52.

56. Rudolph JL, Salow MJ, Angelini MC, McGlinchey RE. The Anticholinergic Risk Scale and anticholinergic adverse effects in older persons. Arch Intern Med. 2008;168(5):508-13.

57. Morike K, Schwab M, Klotz U. Use of aminoglycosides in elderly patients. Drugs Aging. 1997;10(4):259-77.

58. Björkman IK, Fastbom J, Schmidt IK, Bernsten CB; Pharmaceutical Care of the Elderly in Europe Research (PEER) Group. Drug-drug interactions in the elderly. Ann Pharmacother. 2002 Nov;36(11):1675-81.

59. Boparai MK, Korc-Grodzicki B. Prescribing for older adults. Mt Sinai J Med. 2011;78(4):613-26.

Capítulo 23

Distúrbios hidroeletrolíticos e hidratação venosa

Leonardo da Costa Lopes
Arlety de Morais Carvalho Casale

Hiponatremia

Definida como Na$^+$ sérico < 135 mmol/L, compreende uma das causas mais comuns de distúrbios hidroeletrolíticos em paciente hospitalizados. Apresenta-se como um excesso de água em relação à concentração de sódio, quase sempre pelo aumento do hormônio antidiurético (ADH):

- » Aumento do ADH apropriado (hipovolemia ou hipervolemia com redução do volume arterial efetivo).
- » Aumento do ADH inapropriado (síndrome inapropriada do hormônio antidiurético – SIADH).

Raramente a hiponatremia apresenta-se com diminuição do ADH, como no caso de potomania e polidipsia primária. Há, ainda, a condição em que ocorre apenas baixa ingestão de solutos, apesar de ingestão adequada de líquidos, quando idosos são submetidos por tempo prolongado à alimentação líquida (síndrome do "chá com torradas").

Manifestações clínicas

Compreendem náuseas, vômitos, confusão, letargia e desorientação. Na hiponatremia grave (< 120 mmol/L), pode haver convulsões, herniação do sistema nervoso central (SNC) por edema cerebral, coma e até mesmo morte. Outros sinais e sintomas incluem cãibras, anorexia, diminuição de reflexos tendinosos profundos, reflexo patológico, hipotermia e paralisia pseudobulbar.

Diagnóstico

Investigar coexistência de etilismo, desnutrição, cirrose, uso de diuréticos, hipoxia, hipocalemia. Verificar balanço hídrico, perdas e aporte de fluido nos dias precedentes.

» Dosagem de osmolaridade plasmática: encontra-se diminuída na maior parte dos pacientes com hiponatremia.
» Dosagem de osmolaridade urinária: ajuda na diferenciação de polidipsia primária das outras causas de hiponatremia. Na primeira, há uma osmolaridade muito baixa (abaixo de 100 mOsm/kg) e outras causas apresentam acima de 300 mOsm/kg. Osmolaridade urinária acima de 400 mOsm/kg sugere importante ação do ADH na fisiopatologia.
» Dosagem de sódio plasmático e do sódio urinário: sódio urinário menor que 25 mEq/L sugere perda por vias extrarrenais (hiponatremia, hipovolemia) e maior que 40 mEq/L, indica secreção inapropriada do ADH.

Diagnósticos diferenciais
Hiponatremia hipovolêmica

Causa uma profunda ativação neuro-humoral, incluindo sistemas para manter a integridade circulatória, entre eles o sistema renina-angiotensina-aldosterona (SRAA), o sistema nervoso simpático e o ADH. A circulação de ADH estimula a retenção de água livre que acarreta a hiponatremia.

Hiponatremia hipervolêmica

Em geral, a hiponatremia é leve a moderada ([Na^+] = 125 a 135 mmol/L). Também apresenta uma ativação neuro-humoral e está relacionada com disfunção cardíaca, dilatação periférica em cirrose e hipoalbuminemia na síndrome nefrótica.

Hiponatremia euvolêmica

Sua principal causa é a SIADH, cuja etiologia varia entre malignidades, infecções pulmonares, trauma do sistema nervoso central (SNC) e acidente vascular encefálico (AVE), dor, náuseas e medicamentos (p. ex., opiáceos, barbitúricos, antidepressivos e tiazídicos).

Tratamento

A correção do sódio deve ser cautelosa, visto o risco de síndrome desmielinizante (quadriplegia espástica, disartria e disfagia), principalmente quando de uma variação maior que 9 mEq/L/dia.

Os pacientes com SIADH devem receber restrição hídrica (água livre < 1 L/dia). E espera-se uma variação sódio de 1,5 mEq/dia. Na hiponatremia com depleção do extracelular, deve-se administrar solução salina "fisiológica" (154 mEq de Na/L). Nos pacientes hiponatrêmicos, mas com excesso de sódio total (insuficiência cardíaca congestiva, cirrose, síndrome nefrótica), prescrevem-se restrição de água e sal e uso de diuréticos de alça (furosemida). No Quadro 23.1, estão descritos os princípios do tratamento do paciente hospitalizado com hiponatremia.

Quadro 23.1. Princípios do manejo do paciente hospitalizado com hiponatremia

1. Resolver a causa de base
2. Escolha da solução a ser utilizada para a correção do sódio:
   - Salina hipertônica = NaCl 3% = 513 mEq/L
   - Soro fisiológico 0,9%: 154 mEq/L
3. Fazer o cálculo da variação de Na a cada litro infundido. Este item é importante para não ultrapassar a meta diária de correção do Na e causar complicações ao tratamento

Hipernatremia/déficit de água

Definida pelo sódio plasmático acima de 145 mEq/L, raramente está associada a hipervolemia; nesse caso, é iatrogênica por reposição excessiva de solução salina ou bicarbonato de sódio. Comumente apresenta-se como déficit de volume de água por baixa ingesta, perda de água livre e excesso de sódio. Idosos com menos sede e difícil acesso a fluidos são os mais propensos a desenvolver hipernatremia.

Etiologia

No Quadro 23.2, são apresentadas as causas da hipernatremia.

Quadro 23.2. Causas de hipernatremia

Perda de água	• Perdas insensíveis e hipodipsia • Diabetes insípido central (deficiência de ADH) • Diabetes insípido nefrogênico (resistência ao ADH)

Perda de fluido hipotônico	• Perda renal: U_{osm} < 700 a 800
	  – Diurese osmótica (manitol, ureia)
	  – Diuréticos de alça
	  – Fase poliúrica da NTA e diurese pós-obstrutiva
	• Perdas extrarrenais: U_{osm} < 700 a 800
	  – Vômitos, sondagem nasogástrica
	  – Diarreia, uso de catárticos osmóticos
	  – Queimaduras

Sobrecarga de sódio	• Administração de soluções hipertônicas de sódio • Hiperaldosteronismo primário e síndrome de Cushing

Etiologia do diabetes insípido

» Central: deficiência de ADH – doença hipotalâmica ou hipofisária (congênita, trauma, tumor), idiopática, encefalopatia hipóxica, anorexia.

» Nefrogênica: pode ser congênita (mutação de receptores V2 e aquaporinas), por medicamentos (lítio, anfotericina, foscarnet, cidofovir), metabólica (hipercalcemia, hipocalemia grave, desnutrição proteica) ou tubulointersticial (diurese pós-obstrutiva, fase poliúrica da NTA, anemia falciforme, síndrome de Sjögren, amiloidose, gestação).

Diagnóstico

Deve ser determinado laboratorialmente:

» Osmolaridade urinária, sódio urinário, creatinina, ureia, status volêmico (sinais vitais, incluindo pressão em ortostase, turgor, turgência e pulso de veia jugular).

» Avaliação de glicose sérica e cálculo de *clearance* urinário de água livre auxiliarão na diferenciação entre diabetes insípido nefrogênico ou central.

Tratamento (Quadros 23.3 e 23.4)

Quadro 23.3. Princípios do manejo do paciente com hipernatremia

1. Sempre restaurar o acesso à água
2. Escolher a solução a ser utilizada para a correção do sódio:
   - Soro de tonicidade zero: solução glicosada
   - Soro a ½ (77 mEq/L): AD 1.000 mL + NaCl 20% – 20 mL
   - Soro a ¼ (38 mEq/L): AD 1.000 mL + NaCl 20% – 10 mL
3. Fazer o cálculo da variação de Na a cada litro infundido. Assim como no tratamento da hiponatremia, a velocidade de correção do sódio deve ser lenta para evitar comprometimento neurológico
4. A queda da [Na+] não pode exceder 0,5 mEq/L/h, para evitar edema cerebral

Quadro 23.4. Cálculo da reposição hidroeletrolítica

	Fórmulas	Objetivo
Déficit de água	[(Na sérico – 140)/140] × água corporal	Auxiliará na quantificação de água livre a ser restituída
Variação de Na a cada litro de soro	$\dfrac{Na^+ \text{ solução} - Na^+ \text{ paciente}}{\text{água corporal total} + 1}$	Auxilia na estimativa de líquido que deve ser dado por dia respeitando a velocidade de queda da [Na+] sérico – 0,5 mEq/L

Manejo específico do diabetes insípido
- » Central: DDAVP®.
- » Nefrogênico: hidroclorotiazida 12,5 a 50 mg; aumenta a absorção proximal no rim de água livre.
- » Nefrogênico induzido por lítio: pode responder ao amilorida (2,5 a 10 mg/dia) aumentando-se a ingesta hídrica.

Hipocalemia

Corresponde à diminuição do potássio total com valor K < 3,5 mEq/L. Sua etiologia está descrita no Quadro 23.5.

Quadro 23.5. Etiologia da hipocalemia

Mecanismo	Causa
Diminuição da ingesta	• Etilismo e idosos com baixa aceitação ou pouco acesso a alimentos
Redistribuição celular	• Acidobásica: alcalose metabólica • Hormonal: insulina, atividade simpática com estímulo B2 adrenérgico (pós-infarto, trauma cranioencefálico, teofilina), agonistas b2-adrenérgicos – broncodilatadores e tocolítico, antagonistas alfa-adrenérgicos, paralisia periódica tireotóxica • Status anabólico: uso de vitamina B_{12} e ácido fólico (hematopoiese), de fator de estimulação de colônias de macrófagos/granulócitos, nutrição parenteral total • Outros: pseudo-hipocalemia, hipotermia, paralisia periódica familiar hipocalêmica, intoxicação por bário

(Continua)

Quadro 23.5. Etiologia da hipocalemia (continuação)

Mecanismo	Causa

Aumento da perda de potássio	• Perda não renal: perdas gastrintestinais (diarreia/vômitos) e pela pele (suor); ureterossigmoidostomia
	• Perda renal:
	  – Aumento do fluxo urinário distal: diuréticos, diuréticos osmóticos, nefropatia perdedora de sal
	  – Aumento da secreção de potássio:
	    – Excesso de mineralocorticoides (hiperaldosteronismo primário, hiperaldosteronismo familiar, hiperaldosteronismo secundário, síndrome de Cushing)
	    – Ânions não reabsorvíveis no néfron distal (penicilina, bicarbonato, cetoacidose diabética)
	    – Alterações genéticas: síndrome de Bartter, síndrome de Gitelman
	• Outros: deficiência de magnésio, anfotericina B, síndrome de Liddle

Quadro clínico e propedêutica

Em geral, os sintomas aparecem quando $K^+ < 3,0$ mEq/L.

» Metabólicas: podem alterar o teste de tolerância à glicose. Comprometem a liberação de aldosterona e hormônio do crescimento.
» Cardiovasculares: irregularidades do ritmo cardíaco – batimentos ectópicos, alargamento QRS, depressão do segmento ST, diminuição de onda T e aparecimento de onda U, hipotensão postural.
» Neuromusculares: apatia, parestesia, paralisia flácida e até insuficiência respiratória. A fraqueza costuma aparecer com $K^+ < 2,5$ mEq/L. Podem induzir rabdomiólise, caso em que o diagnóstico pode ser mais difícil pela liberação do potássio intracelular.
» Gastrintestinais: náuseas, distensão abdominal, íleo paralítico.
» Renais: podem aparecer polidipsia e poliúria.

Tratamento

» Avaliar gravidade: solicitar eletrocardiograma. O risco de arritmias é maior nos pacientes idosos, com doença cardíaca orgânica, em uso de digoxina ou outras medicações antiarrítmicas.

» Identificar etiologia: diferenciar se há hipocalemia verdadeira, hipocalemia redistributiva e, também, hipomagnesemia. Na hipomagnesemia, essa deve ser também tratada para uma reposição de potássio efetiva.

» Estimativa de déficit de potássio: [K$^+$] sérico cai 0,27 mEq/L a cada redução de 100 mEq nas reservas corporais de K$^+$. Não se aplica à cetoacidose diabética ou hiperglicemia não cetótica, além das hipocalemias redistributivas.

» Monitoramento:
  – Eletrocardiográfico contínuo: indicado quando há arritmias associadas a hipocalemia, QT prolongado, problemas cardíacos de base que predispõem a arritmias [toxicidade por digoxina, infarto agudo do miocárdio (IAM), síndrome do QT longo]; e se reposição K$^+$ superior a 10 mEq por hora (Quadro 23.6).
  – Do K$^+$ sérico: coleta do K$^+$ a cada 4 a 6 horas para determinar resposta ao tratamento.

Hipercalemia

Trata-se de um distúrbio potencialmente grave, podendo promover parada cardiorrespiratória. O excesso de potássio é identificado por um aumento da concentração sérica desse íon (> 5 mEq/L). Sua etiologia está descrita no Quadro 23.7.

Quadro clínico, propedêutica e tratamento

Geralmente, a hipercalemia apresenta-se com fraqueza, adinamia, parestesias, paralisia muscular ascendente e respiratória. Podem ocorrer bradicardia, ectopias e parada cardiovascular. As alterações presentes no eletrocardiograma são: onda "T" apiculada e em "tenda", achatamento da onda "P", prolongamento do intervalo PR, alargamento do complexo QRS e depressão do intervalo ST, ritmo idioventricular, formação de onda sinusoidal e fibrilação ventricular ou assistolia. No Quadro 23.8, está descrito o tratamento dessa condição.

Quadro 23.6. Reposição de potássio

Gravidade da hipocalemia	Tratamento
Leve a moderada: 3,0 a 3,4 mEq/L	A reposição oral de 40 a 60 mEq aumenta em torno de 1 mEq/L os níveis de K no sangue • Apresentações: - KCl xarope 6%: 15 mL contêm 12 mEq. Dose usual: 10 a 20 mL, 3 a 4 vezes/dia - KCL comprimido (600 mg): 6 mEq/comprimido. Dose usual: 1 a 2 comprimidos, 3 a 4 vezes/dia - Citrato de potássio: Litocit® 10 mEq/comprimido. Dose usual: 1 comprimido, 3 vezes/dia • Perdas gastrintestinais: - Se hipocalemia com alcalose metabólica (vômitos): cloreto de potássio - Se hipocalemia com acidose metabólica (diarreia/acidose tubular): citrato de potássio ou acetato de potássio • Perdas renais: optar por poupadores de potássio - Amilorida 5 mg, 1 a 2 vezes/dia - Espironolactona no caso de hiperaldosteronismo primário
Grave (< 2,5 a 3,0 mEq/L) ou sintomática (arritmias, fraqueza intensa, rabdomiólise)	Terapia venosa: o regime deve ser mantido até concentração de K entre 3 e 3,5 mEq/L Idealmente administrar por bomba de infusão Cloreto de potássio [KCl 19,1%]: 2,5 mEq/mL. Diluir em soro fisiológico. Evitar glicosado para não piorar hipocalemia Velocidade ideal de infusão de 10 a 20 mEq/h Na hipocalemia com risco de vida: 40 mEq/h Efeitos adversos da infusão por veia periférica: dor, flebite se velocidade > 10 a 20 mEq/hora [K] máx. na veia periférica: 40 a 60 mEq/L Sugestão de diluição: - 1.000 mL SF 0,9% + 60 mEq de K⁺ - 100 mL água destilada + 10 mEq de K⁺ com acesso venoso central - 100 mL de água destilada + 40 mEq com acesso venoso central

Quadro 23.7. Etiologia da hipercalemia

Pseudo-hipercalemia	• Coleta inadequada (muito rápida, com hemólise das células, garrote muito apertado e muito tempo de espera para o processamento) • Leucocitose (> 100.000/mm^3) • Trombocitose (> 400.000/mm^3)
Redistribuição de potássio: o excesso de íons H$^+$ no organismo é trocado com íons K$^+$ pelas células. A cada 0,1 unidade de pH que diminui no sangue, há um aumento de 0,6 mEq/L de potássio sérico	• Acidose metabólica e respiratória • Hipoinsulinemia (diabetes melito tipo 1) • Medicamentos (AINE, BRA, IECA, betabloqueadores, intoxicação digitálica, succinilcolina, heparina, ciclosporina, trimetoprim, pentamidina, infusão de arginina) • Paralisia periódica hipercalêmica

Retenção de potássio com TFG < 10 mL/min	• Insuficiência renal aguda ou crônica:
	  – Oligúrica
	  – Sobrecarga de potássio exógena ou endógena:
	    – Hemólise, esmagamento
	    – Hipercatabolismo (infecção grave)

Retenção de potássio TFG > 20 mL/min	• Hipoaldosteronismo:
	  – Doença de Addison
	  – Hipoaldosteronismo hiporreninêmico (no diabetes melito)
	  – Inibição de prostaglandina sintetase
	• Aldosterona normal:
	  – Tubulopatias primárias
	    – Hereditárias
	    – Adquiridas: transplante renal, lúpus eritematoso sistêmico, amiloidose, anemia falciforme etc.
	• Medicamentos: diuréticos poupadores de potássio (espironolactona, triantereno, amilorida)
	• Ureterojejunostomia (o jejuno absorve o potássio eliminado na urina)

TFG: taxa de filtração glomerular; AINE: anti-inflamatórios não esteroidais; BRA: antagonistas dos receptores da angiotensina II; IECA: inibidores da enzima conversora de angiotensina.

Quadro 23.8. Tratamento da hipercalemia

Mecanismo	Tratamento
Antagonista do potássio na membrana celular	• Gluconato de cálcio 10%: diluir 10 a 20 mL em 100 mL de SF 0,9% ou SG 5% e correr em 2 a 5 minutos. Protege o miocárdio de arritmias graves – sempre realizar quando houver alterações eletrocardiográficas
Redistribuição do potássio: essencial para diminuir o potássio sérico de maneira rápida e emergencial	• Inalação com beta-2-agonista: diluir 10 gotas em 3 a 5 mL de soro fisiológicos 0,9% e inalar de até 4/4 horas • Solução polarizante: diluir 10 UI de insulina regular em 100 mL de SG 50% ou 500 mL de SG 10% e correr IV em 1 hora, podendo ser realizado de 4/4 horas • Bicarbonato de sódio: 1 mEq/kg de peso IV lento até de 4/4 horas
Eliminação do potássio do corpo	• Resina catiônica de troca: sorcal 30 g diluídos em 100 mL de manitol a 10 ou 20% de 8/8 horas. Se necessário, dobrar a dose • Diurético de alça: furosemida 0,5 a 1 mg/kg IV até 4/4 horas • Hemodiálise ou diálise peritoneal

SF: soro fisiológico; SG: soro glicosado; IV: intravenosa.

Hipomagnesemia

Define-se como magnésio (Mg) menor que 1,4 mEq/dL (0,7 mmol/L ou 1,7 mg/dL). O Mg é importante para a secreção eficaz de PTH, assim como para a responsividade renal e esquelética ao PTH. A hipomagnesemia crônica é frequentemente associada à hipocalcemia. Sua etiologia está descrita no Quadro 23.9.

Quadro 23.9. Causas de hipomagnesemia

Tipo de hipomagnesemia	Etiologia
Primária (hereditária)	Distúrbios de absorção (raros) e os de perda renal (síndromes de Bartter e Gitelman)
Secundária (adquirida): muito mais comum	Perdas renais em decorrência de expansão volêmica, hipercalcemia, diurese osmótica, diuréticos de alça, álcool Perdas gastrintestinais – vômitos e diarreia Aminoglicosídeos, cisplatina, ciclosporina, anfotericina B

Propedêutica e quadro clínico

Na maioria das vezes, é assintomática. Frequentemente, está acompanhada de outros distúrbios metabólicos, como hipocalemia, hipocalcemia e alcalose metabólica. No Quadro 23.10, são apresentadas as manifestações da hipomagnesemia.

Quadro 23.10. Manifestações da hipomagnesemia

Sistema acometido	Manifestações clínicas/laboratoriais
Neuromusculares	Hiperexcitabilidade neuromuscular (tremor, tetania, convulsões), fraqueza, apatia, delírio e coma
Cardiovasculares	Depleção moderada: alargamento do QRS, onda T apiculada Depleção grave: alargamento do intervalo PR, diminuição de onda T, arritmias ventriculares

(Continua)

Quadro 23.10. Manifestações da hipomagnesemia (continuação)

Sistema acometido	Manifestações clínicas/laboratoriais
Metabolismo do cálcio	Hipocalcemia, hipoparatireoidismo, resistência ao PTH e diminuição da síntese de calcitriol
Metabolismo do potássio	Hipocalemia

Tratamento

No Quadro 23.11, é descrito o manejo da hipomagnesemia.

Quadro 23.11. Manejo da hipomagnesemia

Gravidade	Reposição
Hipomagnesemia leve	Reposição via oral – doses divididas que totalizam 20 a 30 mmol/dia (40 a 60 meq/dia) – é eficaz.
Hipomagnesemia grave Magnésio < 0,5 mmol/L (< 1,2 mg/dL) ou se houver convulsões	Reposição intravenosa: Hemodinamicamente estáveis: sulfato de magnésio 10% – 1 a 2 g em 15 a 60 minutos. Diluir em SG 5% ou SF 0,9%
	Hemodinamicamente instáveis: Sulfato de magnésio 10% – 1 a 2 g em 2 a 15 minutos. Diluir em SG 5% ou SF 0,9%

Conversão: 1 g cloreto de Mg = Mg elementar 120 mg = Mg 9,85 mEq = Mg 4,93 mmol.
SF: soro fisiológico; SG: soro glicosado.

Hipermagnesemia

Condição rara. Define-se como Mg acima de 2,1 mEq/L (1 mmol/L e 2,6 mg/dL).

Etiologia

Uso de antiácidos, laxantes, enemas e infusões contendo magnésio, insuficiência renal ou rabdomiólise aguda. Outras causas são hiperparatireoidismo, hipercalcemia hipocalciúrica familiar, cetoacidose diabética, estados hipercatabólicos e insuficiência adrenal. No Quadro 23.12, é apresentada a correlação clínico-laboratorial na hipermagnesemia.

Quadro 23.12. Correlação clínico-laboratorial na hipermagnesemia

Fases	Sintomas e sintomas
Leve (Mg = 4,8 a 7,2 mg/dL ou 2 a 3 mmol/L)	Náuseas, rubor, dor de cabeça, letargia, sonolência e diminuição dos reflexos do tendão profundo
Moderada (Mg = 7,2 a 12 mg/dL ou 3 a 5 mmol/L)	Sonolência, hipocalcemia, ausência de reflexos tendinosos profundos, hipotensão, bradicardia e alterações no eletrocardiograma
Grave (Mg > 12 mg/dL ou > 5 mmol/L)	Paralisia muscular que resulta em quadriplegia flácida, apneia e insuficiência respiratória, bloqueio cardíaco completo e parada cardíaca

Tratamento

Suspender laxativos ricos em magnésio. Realizar enemas ou catárticos sem magnésio para a retirada de laxativos residuais. Diálise com banho contendo baixa concentração de magnésio ou, se associado a complicações com risco de vida, 100 a 200 mg de cálcio elementar IV durante 1 a 2 horas.

Hipofosfatemia

Na fase leve (P = 1 a 2,5 mg/dL), geralmente é assintomática. Quando grave (P < 1,5 mg/dL), pode promover fraqueza muscular, dormência e parestesia, além de confusão mental. A rabdomiólise pode provocar hipofosfatemia rapidamente progressiva, com fraqueza do diafragma e insuficiência respiratória. Nos Quadros 23.13 e 23.14, estão descritos, respectivamente, as causas e o manejo da hipofosfatemia.

Quadro 23.13. Causas da hipofosfatemia

Categoria	Etiologia
Diminuição da absorção intestinal	Deficiência de vitamina D, antiácidos de ligação ao fósforo, niacina, má absorção por esteatorreia ou diarreia crônica
Perdas urinárias	Hiperparatireoidismo, estados hiperglicêmicos, síndrome de Fanconi, raquitismo hipofosfatêmico ligado ao X, osteomalacia oncogênica, alcoolismo ou certas toxinas Medicamentos: acetazolamida, tenofovir, ferro IV, agentes quimioterápicos
Mudanças de fósforo de compartimentos extracelulares para intracelulares	Administração de insulina na cetoacidose diabética, hiperalimentação ou síndrome de realimentação Alcalose respiratória aguda
Síndromes de perda grave de fosfato renal primário	Raquitismo hipofosfatêmico ligado a X, raquitismo hipofosfatêmico autossômico dominante, osteomalacia oncogênica

Quadro 23.14. Manejo da hipofosfatemia

Tratamento	Medidas
Hipofosfatemia assintomática com fosfato sérico < 2,0 mg/dL	Fósforo via oral (até 2 g/dia em doses divididas) 1. Neutra-Phos: 75 mL de solução tem 250 mg de fósforo e 7,1 mEq de Na e K 2. Neutra-Phos-K: cápsula ou 75 mL de solução tem 350 mg de fósforo e 14,2 mEq de K
Hipofosfatemia Sintomática – tratamento conforme gravidade	Tratamento via oral Se fósforo sérico entre 1 e 1,9 mg/dL: • 30 a 80 mmol de fosfato/dia em doses divididas (1 mmol/kg de fosfato) (*1 mmol de fosfato = 3,1 mg de fósforo)
	Tratamento intravenoso Se P > 1,25 mg/dL: 0,08 a 0,24 mmol/kg durante 6 horas (até uma dose total máxima de 30 mmol) Se fósforo < 1,25 mg/dL: 0,25 a 0,50 mmol/kg ao longo de 8 a 12 horas Apresentações: fosfato de potássio: 93 mg de fósforo/mL e 4,4 mEq de potássio/mL (ampolas de 5 e 15 mL) Fosfato de sódio: 93 mg de fósforo/mL e 4 mEq de sódio/mL (ampolas de 15 e 30 mL)

Hiperfosfatemia

Definida como um nível > 1,8 mmol/L (> 4,5 mg/dL). As causas agudas estão muito relacionadas com síndrome de lise tumoral, rabdomiólise e incapacidade dos rins em excretar de maneira eficiente o fosfato do organismo. Sua etiologia está descrita no Quadro 23.15.

Quadro 23.15. Etiologia da hiperfosfatemia

Categoria	Etiologia
Distúrbios renais	Insuficiência renal aguda e crônica, acidose
Distúrbios extrarrenais	Acromegalia, rabdomiólise, hemólise, hipoparatireoidismo
Exógenas	Intoxicação por vitamina D, uso de bisfosfonatos
Pseudo-hiperfosfatemia	Paraproteinemias como mieloma múltiplo e macroglobulinemia de Waldeström Hiperlipidemia e contaminação por heparina sódica

Propedêutica, quadro clínico e tratamento

Há predomínio de sintomas neurológicos. Na hiperfosfatemia grave, podem ocorrer hipocalcemia e deposição de fosfato de cálcio nos tecidos. Conforme a localização das calcificações teciduais, podem surgir complicações graves crônicas ou agudas (p. ex., nefrocalcinose, arritmias cardíacas). No Quadro 23.16, há uma descrição do manejo da hiperfosfatemia.

Hipocalcemia

Define-se por queda do cálcio sérico abaixo de 8,8 mg/dL. É menos comum que a hipercalcemia. Na identificação da hipocalcemia, deve-se afastar situações que interferem na quantificação do cálcio sérico: a hipoalbuminemia pode reduzir o cálcio total; a alcalose metabólica aumenta a ligação do cálcio às proteínas, diminuindo o cálcio total. Em ambos os casos, a dosagem do cálcio iônico está normal. A etiologia dessa condição é apresentada no Quadro 23.17.

Quadro 23.16. Manejo da hiperfosfatemia

Medicamento	Apresentação
Hidróxido de alumínio Dose de 500 a 1.800 mg, 3 a 6 vezes/dia (O uso crônico desse medicamento pode promover intoxicação pelo metal)	Comprimidos mastigáveis de 230 mg Hidróxido de alumínio – solução oral 61,5 mg/mL
Carbonato de cálcio Dose de 8,5 g/dia (2,5 a 20 g/dia) Tomar 1 g junto às refeições	Comprimido mastigável de 1.250 mg a 500 mg de cálcio elementar
Sevelamer Indicado quando há hipercalcemia associada à hiperfosfatemia	Comprimido revestido 800 mg Dose conforme fósforo sérico, 3 vezes/dia

Quadro 23.17. Etiologia da hipocalcemia

Categoria	Etiologia
Hipoparatireoidismo	Esporádica; familiar; iatrogênica (pós-operação de cirurgia da tireoide, radioterapia na cervical), hemocromatose, doença de Wilson, hipomagnesemia, receptores de cálcio hipersensibilizados
Pseudo-hipoparatireoidismo	Comum na infância com resistência ao PTH

(Continua)

Quadro 23.17. Etiologia da hipocalcemia (continuação)

Categoria	Etiologia
Deficiência de vitamina D ou resistência	Nutricional/privação de luz solar Doenças intestinais, esteatorreia Medicamentos (anticonvulsivantes, rifamicina, cetoconazol, 5-FU/leucovorin); genética (1-alfa-hidroxilase, mutação de receptor de vitamina D)
Doença renal crônica	Diminuição da produção de 1,25(OH)2D, aumento de fósforo
Formação óssea acelerada	Pós-paratireoidectomia, pós-tratamento de deficiência grave de vitamina D
Sequestro de cálcio	Pancreatite, excesso de citrato (pós-transfusão de sangue), excesso de fósforo (rabdomiólise, lise tumoral), uso de bisfosfonatos
Outros	Queimaduras extensas, insuficiência renal aguda, heparina, protamina

Propedêutica e quadro clínico

» Irritabilidade neuromuscular: parestesia perioral, espasmos musculares, espasmo carpopedal, tetania, laringoespasmo, irritabilidade, depressão, psicose, convulsão. Sinais de Chvostek e Trousseau são frequentemente positivos. Aumento da pressão intracraniana e papiledema.
» Cardiovasculares: intervalo QT prolongado, hipotensão, arritmias.
» Gastrintestinais: cólicas intestinais e má absorção crônica.
» Raquitismo e osteomalacia: deficiência de vitamina D crônica leva a hipocalcemia e hipofosfatemia, com consequentes diminuição da mineralização óssea, dor óssea e fraqueza muscular.
» Osteodistrofia renal (deficiência de vitamina D e aumento de PTH na doença renal crônica): osteomalacia e osteíte fibrosa cística.

Diagnóstico e tratamento

Solicitar cálcio, albumina, cálcio iônico, 25-(OH)D, 1,25(OH)2D (no caso de insuficiência renal crônica ou raquitismo), creatinina, magnésio, fósforo, fosfatase alcalina, cálcio urinário. No Quadro 23.18, é apresentado o manejo da hipocalcemia.

Quadro 23.18. Manejo da hipocalcemia

Tipo de hipocalcemia	Conduta
Hipocalcemia sintomática	• Gluconato de cálcio 10% IV (1 a 2 g IV em 20 minutos) – diluir em 100 mL de SG 5% ou SF 0,9%. Correr em 10 minutos • Calcitriol (mais eficiente na hipocalcemia aguda)
Hipocalcemia assintomática e crônica	1. Cálcio oral (cálcio elementar 1 a 3 g/dia) – carbonato de cálcio 1.250 mg (contém 500 mg de cálcio elementar). Tomar, longe das refeições, 2 a 4 comprimidos, 3 vezes/dia 2. Vitamina D 1.000 UI/dia 3. Considerar calcitriol (0,25 a 1 mcg/dia) 4. Tiazídicos
Doença renal crônica	Cálcio oral, calcitriol, quelantes do fósforo

Hipercalcemia

Níveis séricos de cálcio total superiores a 10,5 mg/dL. A principal etiologia é o hiperparatireoidismo. Em segundo lugar, estão as malignidades. Entre os pacientes internados, 45% dos casos são provocados por neoplasia, 25% por hiperparatireoidismo primário e 10% associados ao hiperparatireoidismo terciário (doença renal crônica). No Quadro 23.19, é apresentada a etiologia da hipercalcemia, com seus mecanismos relacionados, e, no Quadro 23.20, há uma correlação entre níveis séricos de cálcio e sintomas/sinais.

Quadro 23.19. Etiologia da hipercalcemia e mecanismos relacionados

Categoria	Etiologia
Hiperparatireoidismo	1. Adenoma (85%), hiperplasia (15 a 20% espontânea e NEM 1/2A), carcinoma (< 1%) 2. Hiperparatireoidismo secundários a doença renal crônica – desenvolvimento de nódulo autônomo 3. Lítio – aumento do PTH
Malignidade Pulmão (35%) Mama (25%) Hematológicos (14%) Cabeça/pescoço (6%) Renal (3%) Próstata (3%) Outros (15%)	1. Peptídeo relacionado com o PTH (PTHrp) – aumento do cálcio (p. ex., câncer de células escamosas, pulmão, renal, mama e bexiga) 2. Aumento de citocinas e aumento de 1,25-(OH)2D3 (neoplasias hematológicas) 3. Osteólise local (mieloma múltiplo, câncer de mama) 4. Ativação extrarrenal 1-alfa-hidroxilase (aumenta calcitriol)
Hipercalcemia hipocalciúrica familiar (HHF)	Inatividade dos receptores sensíveis ao cálcio na paratireoide e rins → aumento do set point cálcio → aumenta o PTH
Excesso de vitamina D	1. Granulomas (sarcoidose, tuberculose, histiocitose, Wegener) – Ativação extrarrenal 1-alfa-hidroxilase (aumenta calcitriol) 2. Intoxicação exógena por vitamina D (50-100 vezes da necessidade fisiológica)
Aumento do turnover ósseo	Hipertireoidismo, imobilidade, Doença de Paget, vitamina A

(Continua)

Quadro 23.19. Etiologia da hipercalcemia e mecanismos relacionados (continuação)

Categoria	Etiologia
Medicamentos	Tiazídicos, uso de antiácidos a base de cálcio, ingestão excessiva de cálcio (síndrome do leite álcali), intoxicação por teofilina, teriparatida, vitamina A
Diversos	Insuficiência adrenal, feocromocitoma, nutrição parenteral, acromegalia, imobilização

Quadro 23.20. Correlação entre níveis séricos de cálcio e sintomas/sinais

Cálcio sérico	Sintomas e sinais
Cálcio sérico > 2,9 mmol/L (> 11,5 mg/dL)	Sintomas de sistema nervoso central e muscular (fadiga, fraqueza, letargia, depressão, confusão, hiporreflexia, diminuição do intervalo QT) ou trato gastrintestinal (dor abdominal, anorexia, náuseas, vômitos, constipação, pancreatite)
Cálcio sérico > 3,2 mmol/L (> 13 mg/dL)	Comprometimento da função renal, nefrolitíase, nefrocalcinose, diabetes insípido nefrogênico
Cálcio sérico > 3,7 mmol/L (> 15 mg/dL)	Coma e parada cardíaca

Diagnóstico

Exames iniciais
» Cálcio total (deve ser corrigido quando há albumina alterada – adicionar 0,8 mg/dL ao valor do cálcio para cada 1 g/dL de albumina abaixo do valor de referência).
» Fósforo, albumina, creatinina sérica e dosagem de PTH.

Exames adicionais
» *Clearance* de cálcio urinário de 24 horas, vitamina D (25OH vitamina D), gasometria venosa.
» Eletroforese de proteínas séricas e urinárias.
» Mamografia, radiografia ou tomografia de tórax.

Tratamento

No Quadro 23.21, é apresentado o tratamento da hipercalcemia aguda.

Quadro 23.21. Tratamento para hipercalcemia aguda

Tratamento	Início da ação	Duração do efeito	Comentários
Solução fisiológica (4 a 6 L/dia)	Horas	Durante o tratamento	Natriurese aumenta excreção renal de cálcio
Furosemida 20 a 40 mg de 6/6 horas a 12/12 horas	Horas	Durante o tratamento	Iniciar somente quando paciente já está hidratado
Pamidronato (30 a 90 mg IV dose única) Ácido zoledrônico (4 mg IV dose única)	1 a 2 dias	10 a 14 dias	Os bisfosfonatos inibem os osteoclastos. São usados na malignidade. Cuidado na insuficiência renal. Risco de osteonecrose de mandíbula

(Continua)

Quadro 23.21. Tratamento para hipercalcemia aguda (continuação)

Tratamento	Início da ação	Duração do efeito	Comentários
Calcitonina (2 a 8 UI/kg SC 6 a 12 horas)	Horas	2 a 3 dias	Desenvolve taquifilaxia rapidamente
Glicocorticoides (prednisona 20 a 40 mg VO)	Dias	Dias	Pode ser usado em algumas neoplasias, doenças granulomatosas e intoxicação por vitamina D

Hidratação venosa no idoso

Avaliação do estado de hidratação no idoso

As alterações de composição corporal no envelhecimento, com redução da água corporal total e proporcional, aumento da massa gordurosa, tornam a determinação do estado de hidratação no idoso desafiadora. A avaliação semiológica tradicional, que recorre a parâmetros, como frequência cardíaca, turgor da pele e grau de umidade das mucosas, tem pouca utilidade no envelhecimento, em virtude da existência de um estado mais vagotônico, das alterações colágenas e da redução global das secreções glandulares. Desse modo, é comum que uma avaliação clínica menos cuidadosa julgue como desidratado um idoso com estado normal de hidratação. O risco desse sobrediagnóstico favorece a ocorrência de iatrogenias terapêuticas.

A menor reserva hídrica e a menor capacidade de concentração urinária predispõem o idoso à desidratação. No ambiente hospitalar, é comum a admissão de idosos desidratados, mas também que desenvolvam desidratação ao longo da internação, em virtude de alterações no nível de consciência, pouco acesso à água, redução nos reflexos de sede, imobilidade, jejuns prolongados e condições que predispõem à perda volêmica, como diarreia e vômitos. Em situações em que não é possível administrar líquidos via oral, recorre-se à infusão venosa de soluções. A baixa tolerância, entretanto, a variações agudas da composição corporal torna essa intervenção potencialmente iatrogênica. Como exemplo, a mesma variação da natremia obtida pela infusão de 280 mL de água livre em um jovem de 70 kg pode ser observada ao se infundir a metade desse volume em uma mulher idosa de 45 kg.

Os riscos principais da hidratação venosa são as sobrecargas hídricas e salinas. No caso da sobrecarga hídrica, as principais consequências compreendem os edemas, a congestão pulmonar e a hiponatremia, haja vista que, no envelhecimento, existe também uma redução na capacidade de diluição urinária e a tolerância à infusão de volume está reduzida em virtude da menor capacidade de enchimento ventricular e do maior risco de hipoalbuminemia. A hiponatremia é bastante observada na prática clínica dos cuidados a idosos hospitalizados, já que as doenças agudas provocam elevação na secreção de hormônio antidiurético (ADH). Nas sobrecargas salinas, contudo, as complicações principais consistem no surgimento ou no agravamento da desidratação e em hipernatremia.

A estimativa da necessidade hídrica nos idosos varia em virtude da heterogeneidade dessa população. Em estado de hidratação normal, quando a reposição venosa de fluidos é indicada apenas para evitar a ocorrência de desidratação, há evidências de que 1.500 mL de fluidos são suficientes para manter estável a água corporal total, avaliada por impedanciometria. A necessidade de sódio está em torno de 6 g ao dia (naqueles que não necessitam de restrição de sódio). A diluição dessa quantidade de sal pelo volume administrado proporciona uma solução a 0,15%. A solução mais utilizada para infusão venosa (SF 0,9%), entretanto, é excessivamente hipertônica (osmolaridade 308 mEq/L) ao plasma. Ela induz sobrecargas salinas, acidose hiperclorêmica, reduz a motilidade gástrica e o fluxo sanguíneo renal. Não deve ser utilizada como forma usual de hidratação. A formulação comercialmente disponível mais isotônica ao plasma é a solução de Ringer (osmolaridade 294 mEq/L), correntemente usada como mais fisiológica no meio anestésico.

Sugerem-se algumas estratégias para uma hidratação segura:

» Uso rotineiro da solução ao meio (0,45%) que representa uma menor sobrecarga salina ao paciente idoso. Pode ser formulada pela

adição de 20 mL de NaCl 20% a cada 500 mL de soro glicosado ou água destilada.
» Adaptar a concentração da solução a ser administrada de acordo com a natremia diária do paciente. Nesse caso, níveis de sódio iguais ou superiores a 138 mEq/L permitem o uso de soluções hipotônicas sem risco de indução de hiponatremia.
» Administrar soluções com concentração de sódio variável, de acordo com o sódio urinário diário. Nesse caso, a eliminação excessiva de sódio na urina sugere que o paciente está recebendo sobrecarga salina.

Sugere-se também que toda reposição de fluidos intravenosos seja administrada por meio de bomba de infusão contínua, a fim de manter uma regularidade na velocidade de aplicação da solução.

Revisão histórica: a origem da solução fisiológica

A início da infusão de soluções venosas remonta à década de 1830, quando, diante da epidemia de cólera, introduziu-se a administração de fluidos venosos de baixa tonicidade e em pequenas quantidades. Os resultados foram muito favoráveis e promoveram publicações em diversas revistas científicas da época, inclusive a *Lancet*. Entretanto, em virtude de algumas complicações, como hemólise, embolia aérea e infecção, a prática caiu em descrédito com o fim da epidemia de cólera e só foi retomada a partir de 1880. Nessa época, Ringer desenvolveu sua própria solução para infusão intravenosa. A hidratação venosa, então, se disseminou como prática médica usual, especialmente por sua utilidade na recomposição volêmica após as hemorragias provocadas pelo trauma. Estudos da mesma época, que avaliavam as respostas elétricas de membranas de tecidos, observaram que a solução salina a 0,9% se comportava como a "água mais fisiológica". O termo "soro fisiológico", portanto, se consagrou rapidamente no meio médico e, no início do século 20, já havia se tornado a forma mais comum de reposição de fluidos. Porém, a partir da segunda década do século 20, as complicações decorrentes da infusão de SF 0,9% já haviam sido observadas. Rudolph Matas descreveu diversas anormalidades após a infusão de solução salina, como a albuminúria pós-sobrecarga salina, náuseas e dor abdominal pela hipercloremia, vasoconstricção renal e redução da motilidade gástrica.

Referências consultadas

Adrogué HJ, Madias NE. Hypernatremia. N Engl J Med. 2000;342:1493-9.

Arrambide K, Toto RD. Tumor lysis syndrome. Semin Nephrol. 1993;13:273.

Awad S, Allison SP, Lobo DN. The history of 0,9% saline. Clin Nutr. 2008;27:179-88.

Beloosesky Y, Grinblat J, Weiss A, Grosman B, Gafter U, Chagnac A. Electrolyte disorders following oral sodium phosphate administration for bowel cleansing in elderly patients. Arch Intern Med. 2003;163:803-8.

Bunn D, Jimoh F, Wilsher SH, Hooper L. Increasing fluid intake and reducing dehydration risk in older people living in long-term care: a systematic review. JAMDA. 2015;16:101-13.

Burtis WJ, Wu TL, Insogna KL, Stewart AF. Humoral hypercalcemia of malignancy. Ann Intern Med. 1988;108:454.

Cheuvront SN, Kenefick RW, Charkoudian N, Sawka MN. Physiologic basis for understanding quantitative dehydration assessment. Am J Clin Nutr. 2013;97:455-62.

Danziger J, Zeidel ML. Osmotic homeostasis. Clin J Am Soc Nephrol. 2015;10:852.

Gandy J. Water intake: validity of population assessment and recommendations. Eur J Nutr. 2015;54(Suppl2):S11-S16.

Giebisch GH, Wang WH. Potassium transport – an update. J Nephrol. 2010;23(Suppl. 16):S97.

Hannan FM, Thakker RV. Investigating hypocalcaemia. BMJ. 2013;346:f2213.

Hooper L, Bunn D, Jimoh FO, Fairweather-Tait SJ. Water-loss dehydration and aging. Mech Aging Develop. 2014;136-137:50-8.

Kasper DL, Fauci AS, Hauser SL, Longo DL, Jameson JL, Loscalzo J. Eletrolytes/Acid-Base Balance. In: Harrison's Manual of Medicine. 19. ed. McGraw-Hill; 2016. p. 1-23.

Khan AA et. al, Primary hyperparathyroidism: review and recommendations on evaluation, diagnosis, and management. A Canadian and international consensus, Osteoporosis International. 2017; 28:1-19.

Lundquist AL, Rhee EP, Bazari H. Sodium an water homeostasis. In: Pocket medicine, The Massachusetts General Hospital Handbook of Internal Medicine, Sabatine MS (ed). 5th ed. Philadelphia: Lippincott Williams & Wilkins; 2013. p. 1-4.

Maughan RJ. Hydration, morbidity and mortality in vulnerable populations. Nutr Rev. 2012;70(Suppl. 2):S152-S155.

Mujais SK, Katz AL. Potassium deficiency. Seldin DW, Giebisch G (eds.). In: The kidney: physiology and pathophysiology. Philadelphia: Lippincott Williams & Wilkins; 2000. p. 1615.

- Mount DB, Zandi-Nejad K. Disorders of potassium balance. In: Brenner BM (ed.). Brenner and Rector's the kidney. Philadelphia: WB Saunders; 2008. p. 547.
- Rafat C, Schortgen F, Gaudry S, Bertrand F, Miguel-Montanes R, Labbé V et al. Use of desmopressin acetate in severe hyponatremia in the intensive care unit. Clin J Am Soc Nephrol. 2014;9:229-37.
- Rej S, Looper K, Segal M. Do antidepressants lower the prevalence of lithium-associated hypernatremia in the elderly? A retrospective study. Can Geriatr J. 2013;16:38-42.
- Rhodes KM. Can the measurement of intraocular pressure be useful in assessing dehydration and rehydration? J Am Geriatr Soc. 1995 May;43(5):589-90.
- Rosher RB, Robinson SB. Use of foot veins to monitor hydration in the elderly. J Am Geriatr Soc. 2004 Feb;52(2):322-4.
- Sterns RH. Disorders of plasma sodium – causes, consequences, and correction. N Engl J Med. 2015;372:55-65.
- Sterns RH, Hix JK, Silver S. Treatment of hyponatremia. Curr Opin Nephrol Hypertens. 2010;19:493.
- Sweeney RM, McKendry RA, Bedi A. Perioperative intravenous fluid therapy for adults. Ulster Med J. 2013;82(3):171-8.
- Thomas DR, Cote TR, Lawhorne L, Levenson SA, Rubenstein LZ, Smith DA et al. Understanding clinical dehydration and its treatment. J Am Med Dir Assoc. 2008;9:292-301.
- Weisinger JR, Bellorín-Font E. Magnesium and phosphorus. Lancet. 1998;352:391-6.

Capítulo 24

Aspectos nutricionais do idoso internado

Elci Almeida Fernandes
Elina Lika Kikuchi
Vanessa Silva Suller Garcia

Introdução

A hospitalização representa uma relevante condição de risco nutricional para todas as faixas etárias, sobretudo em idosos. O heterogêneo processo de envelhecimento, caracterizado pela redução das reservas fisiológicas e do controle homeostático, resulta em prejuízo na habilidade de controlar a ingestão calórica após períodos de excesso ou falta de nutrientes. Mudanças no paladar, no olfato, na dentição, na salivação e na motilidade intestinal, além da lentificação no esvaziamento gástrico, potencializam o risco. Vários outros fatores contribuem para o desequilíbrio energético, como a presença de doenças crônicas, a disfagia e o uso de polifarmácia.

Ao contrário do perfil dos idosos encontrados na comunidade, em que predomina o sobrepeso, nos hospitalizados a prevalência de baixo peso chega a 75%. Nesse contexto, a desnutrição proteico-energética está associada à ocorrência de lesões por pressão, anemia, disfunção imune e quedas, o que está fortemente relacionado com maiores taxas de mortalidade e ao retardo na reabilitação gerontológica. Trata-se de uma condição potencialmente reversível e, em geral, relacionada com a combinação de baixa ingestão alimentar e alta demanda metabólica. O acometimento funcional ou anatômico do trato gastrintestinal e condições circunstanciais, como dor, oscilação do nível de consciência, confusão mental, alterações de paladar e apetite induzida por medicamentos e os tipos de alimentos ofertados, agravam e dificultam a reversão do quadro.

A implementação precoce de um plano de vigilância e intervenção nutricional interdisciplinar mostrou-se eficaz e economicamente viável, sobretudo ao reduzir o tempo de internação e o número de infecções hospitalares.

Avaliação nutricional do idoso internado

A avaliação do risco nutricional consiste na primeira medida a ser realizada, preferencialmente nas primeiras 24 horas da admissão hospitalar, com o intuito de identificar indivíduos desnutridos ou sob risco. A Miniavaliação Nutricional (MAN) compreende um método padronizado de triagem amplamente utilizado e validado na população geriátrica. O passo seguinte é a realização de uma avaliação nutricional detalhada, clínica e antropométrica, a fim de determinar o grau do agravo nutricional e estabelecer um plano de cuidados dietéticos.

Avaliação do risco nutricional

A MAN consiste em um método de triagem simples e de rápida aplicação, que pode ser concluída em menos de 15 minutos. Compreende 18 itens agrupados em quatro categorias com um valor máximo de 30 pontos: avaliação antropométrica (índice de massa corporal, perda de peso em 3 meses, circunferência do braço e circunferência da panturrilha); avaliação geral (estilo de vida, medicação, mobilidade, lesões de pele, presença de sinais de depressão e demência); avaliação dietética (número de refeições, ingestão de alimentos e líquidos e autonomia ao se alimentar); e avaliação subjetiva (autopercepção sobre sua saúde e nutrição) (ver Apêndice). Valores maiores ou iguais a 24 sugerem um estado nutricional adequado; entre 17 e 23, atribui-se risco de desnutrição; abaixo de 17 indica desnutrição.

O idoso em risco nutricional também deve realizar um recordatório alimentar de 3 dias e ser submetido à avaliação clínica minuciosa, com enfoque em aspectos como comorbidades, apetite, higiene oral, dentição, mastigação e deglutição. Alguns pacientes podem demandar suplementação oral para alcançar as necessidades energética, proteica e de micronutrientes.

Em casos de triagem positiva para desnutrição, é importante determinar sua gravidade por meio de parâmetros bioquímicos, do recordatório alimentar e da aferição de parâmetros antropométricos, como peso, índice de massa corporal (IMC), circunferência do braço e prega cutânea. A intervenção nutricional complementar está indicada e deve começar o mais rapidamente possível.

Está disponível a forma resumida da MAN, composta por seis questões que correspondem à parte inicial do instrumento, de maior sensibilidade para a detecção da condição de risco nutricional em idosos (ver Apêndice). Essa forma simplificada pode ser aplicada em apenas 4 minutos e sua pontuação máxima é 14. O escore de 12 pontos ou mais considera o idoso normal. Para aqueles que atingem 11 pontos ou menos, deve-se considerar a possibilidade de desnutrição; portanto, o questionário completo deve ser realizado.

Avaliação da história dietética

Os principais itens a avaliar na dieta do idoso são:
» Fracionamento (número de refeições) 4 a 6 refeições ao dia.
» Intervalos entre as refeições de 2 a 3 horas.
» Consistência da dieta: quanto mais sólida a dieta, maior o estímulo de sabores, variedade e vinculação de nutrientes.
» Quantidade ≥ 75% ou 3/4 do volume de alimentos oferecidos em 24 horas.
» Ingestão de líquidos: 25 a 30 mL/kg atual/dia ou aproximadamente 8 copos/dia, considerando a água vinculada pelos alimentos.
» Qualidade da dieta (grupos de alimentos): leite e substitutos ≥ 1 porção/dia; ovos e leguminosas ≥ 2 porções/semana; carnes (bovina, peixes, aves ou suína) ≥ 1 porção/dia.

A prevenção do declínio nutricional exige a reavaliação nutricional periódica do apetite e da aceitação alimentar. Mudanças simples na dieta são fundamentais, como planejamento de cardápios que contemplem as preferências alimentares dos idosos e atendam às suas necessidades nutricionais.

Avaliação clínica

Uma história clínica cuidadosa permite determinar a causa e a gravidade da desnutrição. Os pacientes devem ser questionados sobre condições que afetam a sua ingestão, como náuseas, constipação intestinal, déficits cognitivos e sensoriais, disfunção motora, dificuldades de mastigação e deglutição e uso de medicamentos. Os principais fatores estão listados no Quadro 24.1.

Quadro 24.1. Fatores que interferem na ingesta alimentar em idosos hospitalizados

- Disfagia
- Déficit cognitivo
- *Delirium*
- Inapetência
- Distúrbios gastrintestinais: náuseas, constipação
- Medicamentos
- Restrição de movimento
- Restrição ao uso de prótese dentária durante internação
- Dificuldade em alimentar-se sozinho
- Dietas altamente restritivas
- Doenças agudas e crônicas

A perda de peso representa o melhor preditor de risco de desnutrição, embora possa ser mascarada pela retenção de líquidos. Em pacientes sob condições agudas, entretanto, a depleção nutricional pode ser rápida, antes da ocorrência de uma perda substancial de peso, e a redução de gordura subcutânea e de massa muscular podem não ser evidentes. São fatores de risco para desnutrição no ambiente hospitalar:

» IMC < 18,5 kg/m^2.
» Perda involuntária de > 2,3 kg ou 5% do peso corporal em 1 mês.
» Perda involuntária de > 4,5 kg ou 10% do peso corporal em 6 meses.

A avaliação antropométrica engloba, além do cálculo do IMC, medidas da circunferência de panturrilha (CP), circunferência do braço (CB), dobra cutânea tricipital (DCT) e circunferência muscular do braço (CMB). O IMC em idosos apresenta parâmetros específicos, com classificação mais adequada à sua condição física, definido pela classificação da Organização Pan-Americana da Saúde (OPAS) (Tabela 24.1).

Tabela 24.1. Índice de massa corporal para idosos segundo a OPAS

IMC (kg/m²)	Classificação
< 23	Baixo peso
23 a 28	Adequado ou eutrófico
28 a 30	Sobrepeso
> 30	Obesidade

Exame bioquímico

Os principais marcadores séricos do estado nutricional são a albumina, a pré-albumina, a transferrina e o colesterol. A influência de diversos fatores não relacionados com a nutrição compromete a precisão dessas ferramentas diagnósticas. A albumina sérica, amplamente disponível no meio hospitalar, reflete sobremaneira o grau de estresse metabólico. A pré-albumina, por sua curta meia-vida (24 a 48 horas), representa o marcador proteico mais útil para avaliar a adequação da reposição nutricional após a resolução do estado inflamatório. Ao interpretar os resultados, é importante considerar as doenças de base e os marcadores inflamatórios, como a proteína C reativa e a velocidade de hemossedimentação. Na Tabela 24.2, encontram-se os valores de referência dos marcadores citados.

Avaliação das necessidades nutricionais diárias

Para o cálculo das necessidades nutricionais diárias, deve-se considerar a idade, o estado nutricional do indivíduo, a enfermidade de base e o estado metabólico, assim como os sintomas presentes. De modo geral, recomendam-se 20 a 25 kcal/kg/dia para pacientes em estado crítico e 25 a 35 kcal/kg/dia para aqueles sem enfermidade grave. As recomendações nutricionais para a população idosa estão descritas na Tabela 24.3.

Tabela 24.2. Principais marcadores bioquímicos do estado nutricional

Marcador	Meia-vida	Limitação
Pré-albumina VR: > 15 mg/dL	2 a 3 dias	Reduzida em estados inflamatórios, infecção, cirurgias e uso de esteroides
Albumina VR: > 3,5 mg/dL	18 a 20 dias	Reduzida em estados inflamatórios, infecção, hepatopatia e síndrome nefrótica
Transferrina VR: > 200 mg/dL	7 a 8 dias	Aumentada em carência de ferro, sangramento crônico e hepatites agudas. Diminuída em hepatopatia crônica, neoplasias, sobrecarga de ferro, inflamação e infecção

VR: valor de referência.
Fonte: Bottoni, 2000.[1]

Definição e tipos de suporte nutricional

A terapia nutricional (TN) deve ser indicada em caso de desnutrição ou em risco de desenvolvê-la, ingestão oral inferior a 75% da oferta alimentar, disfagia, doenças catabólicas e/ou perda de peso involuntária superior a 5% em 3 meses ou maior que 10% em 6 meses.

Os objetivos da TN em Geriatria são:
» Oferecer energia, proteína e micronutrientes em quantidades suficientes.
» Manter ou melhorar o estado nutricional.
» Proporcionar condições para uma melhor reabilitação.
» Promover a qualidade de vida.
» Reduzir a morbidade e a mortalidade.

Tabela 24.3. Recomendações gerais de macronutrientes

Macronutriente	VET	Recomendações
Carboidrato	50 a 60% do VET	Máximo de 7 g/kg/dia
Proteína		
Sem estresse metabólico ou falência de órgãos	10 a 15% do VET	0,8 a 1,0 g/kg/dia
Com estresse metabólico	–	1,0 a 2,0 g/kg/dia
Lipídeo		
Paciente estável (VO-IV)	20 a 35% do VET	0,5 a 2,5 g/kg/dia
Paciente grave	–	1,0 g/kg/dia
Ácido linoleico n-6	2 a 4% do VET	10 a 17 g/dia
Ácido linolênico n-3	0,25 a 0,5% do VET	0,9 a 1,6 g/dia

VET: valor energético total; VO: via oral; IV: via intravenosa.
Fonte: SBNPE; ASBRAN, 2011.[2]

Via oral

A complementação do aporte nutricional oral tem benefício em idosos em risco de desnutrição e desnutridos, com IMC abaixo de 23 kg/m², quando a aceitação da dieta é inferior a 75% da oferta ideal, ou quando ocorre perda de peso acelerada, superior a 5% em 3 meses ou 10% em 6 meses.

Os suplementos orais disponíveis, contudo, não devem ser utilizados como substitutos das refeições ou como única fonte alimentar. Recomenda-se sua utilização no intervalo das principais refeições, 1 a 2 vezes ao dia.

Enteral

A terapia nutricional enteral (TNE) pode ser indicada quando a ingestão oral não atingir as necessidades nutricionais e em situações de perda de peso e/ou presença de doenças ou cirurgias que impossibilitem a alimentação via oral, devendo o trato gastrintestinal estar íntegro ou parcialmente funcionante (Figura 24.1).

Figura 24.1. Algoritmo d

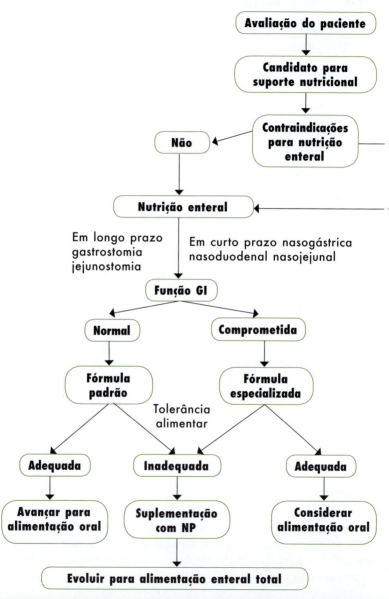

Indicação de terapia nutricional enteral

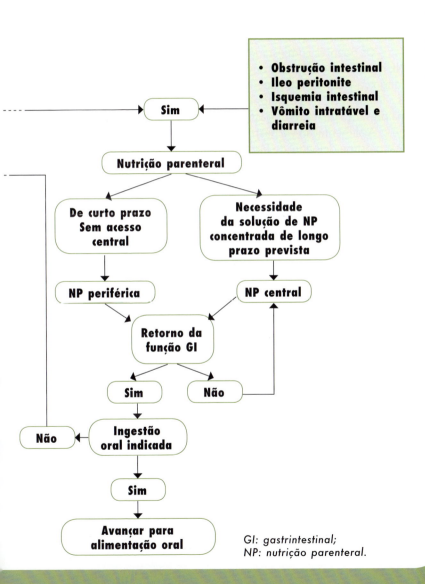

GI: gastrintestinal;
NP: nutrição parenteral.

O uso de sondas nasoenterais, no entanto, pode precipitar agitação psicomotora e determinar restrição física, além de não haver evidência de prevenção de pneumonia aspirativa e aumento da sobrevida em idosos frágeis e dependentes de cuidados. A indicação de suporte enteral nessa população deve ser individualizada, levando-se em consideração o prognóstico e a avaliação geriátrica multidimensional.

Os doentes com estado nutricional adequado, que necessitam de NE durante a internação, devem atingir suas necessidades calóricas ao longo da 1ª semana. Os doentes de risco devem atingir esse objetivo em 3 a 5 dias. A NE não é contraindicada na ausência de sons intestinais ou na presença de resíduos gástricos em volume inferior a 250 mL ao dia.

A alimentação via gástrica é mais fisiológica do que a alimentação via intestino delgado, de fácil posicionamento da sonda na beira do leito; porém, mais desconfortável e pouco tolerada pelos pacientes. A alimentação pós-pilórica (nasoduodenal ou nasojejunal) deve ser considerada em pacientes de alto risco de broncoaspiração, como aqueles com disfagia ou em uso de sedativos contínuos ou bloqueadores neuromusculares. A colocação do tubo pós-pilórico geralmente requer endoscopia ou fluoroscopia. Os tubos de alimentação percutânea (gastrostomia ou jejunostomia) devem ser considerados naqueles que necessitam de alimentação enteral por tubo por mais de 30 dias. O uso da gastrostomia em relação à sonda nasogástrica ou nasoenteral é mais bem tolerado e eficaz no que diz respeito à recuperação do paciente e à menor taxa de aspiração pulmonar e retirada inadvertida da sonda.

Fórmulas padronizadas são usadas para a maioria dos pacientes. O aporte hídrico adequado deve ser considerado quando de sua utilização. Formulações especializadas requerem uma adequada avaliação nutricional e da condição clínica do doente.

A infusão inicial lenta é mais bem tolerada, devendo-se aumentar o volume gradativamente, de tal modo a atingir as necessidades nutricionais em 48 a 72 horas. O fornecimento da dieta em *bolus*, repetido 4 a 6 vezes ao dia, é mais fisiológico; porém, a infusão contínua proporciona menos efeitos colaterais da terapia nutricional.

Parenteral

A principal indicação da terapia nutricional parenteral (TNP) consiste em oferecer aporte nutricional e metabólico aos pacientes que não podem se alimentar adequadamente pelo trato gastrintestinal, seja via oral ou via enteral, em razão de disfunção ou oclusão.

As principais indicações de TNP são:
- » Vômitos incoercíveis ou intratáveis.
- » Diarreia grave de difícil controle.
- » Mucosite ou esofagite (p. ex., quimioterapia).
- » Íleo paralítico/grandes cirurgias abdominais.
- » Obstrução intestinal completa.
- » Repouso intestinal/fístulas enterocutâneas de alto débito.
- » Peritonite.
- » Síndrome do intestino curto.
- » Má absorção grave.

A TNP é administrada por veia central, geralmente indicada quando há necessidade superior a 7 a 10 dias, com possibilidade de oferta calórica-proteica completa, com osmolaridade maior que 1.000 mOsm/L. A veia periférica tolera baixos volumes e baixa osmolaridade. Estão disponíveis fórmulas padronizadas e individualizadas.

Intervenção, acompanhamento e monitorização da evolução nutricional

Planejamento da intervenção nutricional

O plano de cuidado nutricional deverá ser instituído em todos os pacientes para os quais se estabeleceu terapia nutricional (oral, enteral e/ou parenteral).

As doenças crônicas não transmissíveis, como diabetes melito, hipertensão, dislipidemias, osteoporose e doenças cardíacas, são comuns e interferem significativamente no plano nutricional dessa população, uma vez que esses pacientes necessitam de restrições dietéticas para o seu tratamento, estando alterados as demandas nutricionais e os processos de digestão, absorção, utilização e excreção de nutrientes.

Execução e monitoramento da evolução nutricional

Para uma adequada nutrição do idoso internado, são necessários os seguintes passos:

- » Prescrição dietética: realizada pelo nutricionista, sua elaboração tem como base as diretrizes estabelecidas no diagnóstico nutricional, formulado a partir de dados clínicos, bioquímicos, antropométricos e dietéticos (p. ex., dieta hipercalórica e hiperproteica, fracionada 6 vezes/dia, 2.000 kcal).
- » Registro da prescrição dietética: deve conter valor energético total (VET), macro e micronutrientes, consistência da dieta e fracionamento das refeições. Para dieta via sonda, acrescentar o tipo de fórmula enteral, o método e a técnica de administração e gotejamento (p. ex., acréscimo de suplementos nutricionais, volume, consistência).
- » Conduta nutricional: além da prescrição dietética atual, descreve outras condutas (orientações) que auxiliarão no manejo e na execução da prescrição dietética (p. ex., administrar dieta com o paciente em posição sentada.
- » Acompanhamento e monitoramento: é importante destacar, em idosos hospitalizados, a necessidade do monitoramento diário da aceitação alimentar. A investigação dietética consiste no cálculo de, pelo menos, calorias e proteínas ingeridas ou infundidas no paciente, sendo considerado satisfatório que o paciente receba 80% ou mais da oferta calórica prescrita.
- » Monitoramento da terapia nutricional enteral:
    - Verificar a variabilidade das medidas antropométricas (peso, circunferências e dobras cutâneas).
    - Exame físico: hidratação, presença de edema, avaliação do abdome.
    - Verificar capacidade de deglutição.
    - Checar tolerância gastrintestinal: frequência, consistência e coloração das fezes, presença de sangue nas fezes, dor ou distensão abdominal, desconforto pós-prandial, saciedade precoce, dor epigástrica, pirose, vômitos, aspecto e quantidade do volume residual gástrico, débito da ostomia.

Síndrome de realimentação

Compreende os efeitos adversos decorrentes da reintrodução do suporte nutricional (oral, enteral ou parenteral) com base em carboidratos, em pacientes gravemente desnutridos ou naqueles submetidos a jejum prolongado.

Diversas patologias determinam o aumento do risco da síndrome de realimentação, como anorexia nervosa, depressão, câncer, alcoolismo crônico e doença inflamatória intestinal. Pacientes na fase pós-operatória ou em terapia intensiva são particularmente vulneráveis. Os idosos hospitalizados e institucionalizados são frequentemente multimórbidos com reservas fisiológicas esgotadas e, portanto, também são considerados de alto risco.

Os critérios estabelecidos pelas Diretrizes do Instituto Nacional de Saúde e Excelência Clínica[3] são reconhecidos como uma ferramenta útil para rastreio e diagnóstico de pacientes com risco de desenvolver síndrome de realimentação (Quadro 24.2). A presença de ao menos 1 critério maior ou 2 ou mais critérios menores define pacientes de alto risco.

Quadro 24.2. Critérios de identificação de pacientes de alto risco para síndrome de realimentação

Critérios maiores	Critérios menores
• IMC < 16 kg/m² • Perda de peso não intencional > 15% nos últimos 3 a 6 meses • Baixa ingesta alimentar por mais de 10 dias • Baixos níveis de potássio, fosfato ou magnésio antes do início da terapia nutricional	• IMC < 18,5 kg/m² • Perda de peso não intencional > 10% nos últimos 3 a 6 meses • Baixa ingesta alimentar por mais de 5 dias • História de alcoolismo, uso de insulina, quimioterapia, diuréticos ou antiácidos

IMC: índice de massa corporal.
Fonte: National Institute for Health and Clinical Excellence, 2014.[3]

Tem-se estabelecido que no jejum prolongado a secreção de insulina está diminuída e as concentrações de glucagon aumentadas. Mobilizam-se os estoques de gordura e proteína envolvidos para a produção energética via gliconeogênese. O tecido adiposo provê grandes quantidades de ácidos graxos e glicerol, enquanto o tecido muscular degradado fornece aminoácidos. Nessas circunstâncias, corpos cetônicos e ácidos graxos livres substituem a glicose como maior fonte de energia. Essa mobilização energética resulta em perda de massa corporal e em perda intracelular dos eletrólitos, principalmente do fosfato, cuja reserva intracelular em pacientes desnutridos pode estar esgotada, apesar de concentrações plasmáticas normais.

No início da realimentação, há deslocamento do metabolismo lipídico ao glicídico, com marcado aumento na secreção de insulina. O efeito anabólico no metabolismo celular promove o deslocamento de glicose, fosfato, potássio, magnésio e tiamina para o meio intracelular, com redução nas concentrações séricas desses nutrientes. A hiperglicemia e a hiperinsulinemia podem causar retenção hidrossalina e desencadear sintomas de insuficiência cardíaca congestiva. Acredita-se que a deficiência de tiamina (vitamina B_1) contribua também para a ocorrência da síndrome.

Em geral, os sintomas ocorrem nos primeiros 5 dias de realimentação e podem causar dor abdominal, náuseas, vômitos, fraqueza muscular, tremores e até mesmo *delirium*. A apresentação clínica inespecífica requer da equipe de saúde o rastreamento e o monitoramento dos pacientes de risco sob suporte nutricional.

Manifestações clínicas mais graves relacionam-se à hipofosfatemia grave, quando a concentração sérica de fosfato inorgânico é inferior a 1,5 mg/dL (normal: 2,5 a 3,5 mg/dL). São relatados casos de rabdomiólise aguda, disfunção hematológica, insuficiência respiratória, cardiopatia e alterações neurológicas.

Tratamento e prevenção da síndrome de realimentação

A síndrome de realimentação é potencialmente fatal, e suas complicações metabólicas são evitáveis. Os eletrólitos plasmáticos, particularmente fósforo, sódio, potássio e magnésio, devem ser monitorados antes e durante a terapia nutricional por, ao menos, 4 dias.

A realimentação deve ser progressiva, com atenção às doses. Recomenda-se iniciar com 10 kcal/kg/dia no dia 1, aumentar para 15 kcal/kg/dia durante os dias 2 a 4, depois até 20 a 30 kcal/kg/dia durante os dias 5 a 7 e 30 kcal/kg/dia a partir do dia 8. Antes do início da alimentação, deve-se administrar tiamina (ataque de 300 mg, depois 100 mg/dia), ácido fólico (5 mg/dia), fosfato (0,3 e 0,06 mmol/kg/dia), potássio (2 a 4 mmol/kg/dia) e magnésio (0,2 e 0,4 mmol/kg/dia). Se necessário, a suplementação de cálcio também deve ser introduzida, associada a uma reidratação cuidadosa.

Conclusão

Um aporte nutricional otimizado está diretamente ligado a um melhor prognóstico do idoso hospitalizado. O reconhecimento de um *status* nutricional alterado e a intervenção precisa dessa condição são fundamentais para um atendimento de excelência.

Referências

1. Bottoni A, Oliveira GP, Ferrini MT. Avaliação nutricional: exames laboratoriais. In: Waitzberg DL. Nutrição oral, enteral e parenteral na prática clínica. 3. ed. São Paulo: Atheneu; 2001. p. 279-94.
2. Associação Brasileira de Nutrição; organizadora: Marcia Samia Pinheiro Fidelix. Manual Orientativo: Sistematização do Cuidado de Nutrição. São Paulo: Associação Brasileira de Nutrição; 2014.
3. National Institute for Health and Clinical Excellence. CG 32 Nutrition support in adults: oral nutrition support, enteral tube feeding and parenteral nutrition. London: NICE; 2014.

Referências consultadas

Cano NJM, Aparicio M, Brunori G, Carrero JJ, Cianciaruso B, Laccadorie F et al., ESPEN Guidelines for adult on Parenteral Nutrition. Clinic Nutr. 2009;28:359-479.

Correia MI, Hegazi RA, Higashiguchi T, Michel JP, Reddy BR, Tappenden KA et al. Evidence-based recommendations for addressing malnutrition in health care: an updated strategy from the feed M.E. Global Study Group. J Am Med Direc Assoc. 2014.

Dhaliwal R, Cahill N, Lemieux M, Heyland DK. The Canadian critical care nutrition guidelines in 2013: an update on current recommendations and implementation strategies. Nutrition in clinical practice, Baltimore. 2014;29:29-43.

Friedli N, Stanga Z, Sobotka L, Culkin A, Kondrup J, Laviano A, Mueller B, Schuetz P. Revisiting the refeeding syndrome: Results of a systematic review. Nutrition. 2017;35:151-60.

Heyland DK, Dhaliwal R, Wang M, Day AG. The prevalence of iatrogenic underfeeding in the nutritionally 'at-risk' critically ill patient: Results of an international, multicenter, prospective study. Clinic Nutr. 2014;19:184188.

Kaiser R, Bauer JM, Ramsch C. Validation of the Mini Nutritional Assessment 41. Short-Form (MNA®-SF): a practical tool for identification of nutritional status. The Journal of Nutritional, Health & Aging. 2009;13(9):782-8.

Najas M (coord.). I Consenso Brasileiro de Nutrição e Disfagia em Idosos Hospitalizados. Barueri: Minha Editora; 2011.

Organización Panamericana de la Salud. XXXVI Reunión del Comité Asesor de Investigaciones en Salud. Encuesta multicéntrica: Salud Bienestar y Envejecimiento (SABE) en América Latina y el Caribe: informe preliminar. Washington: OPAS; 2001.

Redondo LR, Navalón CI, Canovas JJG, Jiménez CT, Álvarez CS. Malnutrition in the elderly patient to hospital admission, an old problem unsolved. Nutr Hosp. 2015;32(5):2169-77.

Sieber CC. Nutritional screening tools – how does the MNA® compare? The Journal of Nutrition, Health & Aging. 2006;10(6):488-94.

Volkert D, Bernerb YN, Berryc E, Cederholmd T, CotiBertrande P, Milnef A et al. ESPEN guidelines on enteral nutrition: geriatrics. Clinical Nutrition. 2006;25:330-60.

White JV, Guenter P, Jensen G, Malone A, Schofield M; Academy Malnutrition Work Group; A.S.P.E.N. Malnutrition Task Force; A.S.P.E.N. Board of Directors. American Society of Parenteral and Enteral Nutrition. Consensus statement: Academy of Nutrition and Dietetics and American Society for Parenteral and Enteral Nutrition: characteristics recommended for the identification and documentation of adult malnutrition (under nutrition). JPEN J. 2012;36(3):275-83.

Capítulo 25

Cuidados pós-operatórios

José Antonio Esper Curiati
Elisabeth Rosa Pelaggi

Introdução

O aumento da expectativa de vida tem promovido um número crescente de idosos que necessitam de procedimentos cirúrgicos como principal tratamento.[1] Nas últimas décadas, o número de cirurgias tem aumentado consideravelmente nessa população, não sendo mais a idade cronológica um fator impeditivo. Apesar de os idosos apresentarem maiores taxas de morbimortalidade associada às cirurgias em relação a adultos jovens, o aprimoramento de técnicas cirúrgicas e a adoção de medidas que reduzam os riscos no perioperatório têm sido de grande importância para reduzir essas taxas.[1] Do ponto de vista clínico, uma avaliação pré-operatória pormenorizada auxilia a identificação dos fatores de risco e ajuda o médico no manejo desses pacientes. Diante disso, é de fundamental importância o conhecimento das complicações mais prevalentes nessa faixa etária de modo a atuar em sua prevenção e redução de danos. Este capítulo tem por objetivo fornecer informações sobre as particularidades e os cuidados dos idosos no pós-operatório de qualquer cirurgia. Serão abordadas questões referentes a *delirium*, complicações pulmonares, cardíacas, renais, nutricionais e hematológicas, quedas e lesões por pressão.

Delirium

Complicação comum no pós-operatório, está relacionado com o aumento de mortalidade e da morbidade, internação prolongada e piora cognitiva.[2] Caracteriza-se por ser um estado confusional agudo, que surge em até 50% dos pacientes internados e em 10 a 50% daqueles submetidos a cirurgias, conforme o tipo de procedimento.[3,4] Embora compreenda uma alteração bastante prevalente, há subdiagnóstico em até 60% dos casos, principalmente quando os pacientes apresentam alguma alteração cognitiva prévia.[5,6]

Diagnóstico

O *delirium* é diagnosticado por meio dos critérios do Diagnostic and Statistical Manual of Mental Disorders (DSM-V) (Quadro 25.1); porém, existe um instrumento de rastreio bastante utilizado para a sua detecção – o *Confusional Assessment Method* (CAM) –, de fácil e rápida aplicação: sugere-se o diagnóstico de *delirium* caso o paciente apresente obrigatoriamente os itens I e II na presença de pelo menos um dos itens do Quadro 25.2 (III e IV).

Apresentação

Existem duas formas de apresentação do *delirium*: hiperativo (agitação, agressividade, inquietação, alucinações) e hipoativo (sonolência, prostração), sendo o último o mais prevalente.

Causas

Uma vez feito o diagnóstico, a identificação de suas possíveis causas torna-se fundamental para o tratamento. As causas do *delirium* são múltiplas, sendo possível dividi-las em três categorias:

1. Condições preexistentes: idade maior que 70 anos, comprometimento visual e/ou auditivo, déficit cognitivo (demência de Alzheimer, sequela de acidente vascular encefálico, epilepsia), desnutrição, depressão, uso de medicações psicotrópicas.

Quadro 25.1. Critérios diagnósticos de *delirium* pelo DSM-V

A. Alteração na atenção (redução na capacidade de direcionar, focar, manter ou desviar a atenção) e consciência (redução na orientação para o ambiente)
B. O distúrbio se desenvolve em um curto espaço de tempo (em geral, horas a dias), representando uma mudança aguda em relação ao quadro clínico basal, e tende a flutuar ao longo do dia
C. A confusão mental deve estar associada à alteração em outros domínios cognitivos (p. ex., déficit de memória, desorientação, distúrbio da linguagem, distúrbio na percepção e visuoespacial)
D. As alterações relatadas nos critérios A e C não são mais bem explicadas por uma doença neurocognitiva prévia e não devem ocorrer em um contexto de alterações graves do nível de consciência, como coma
E. Há evidências, a partir da história, do exame físico ou dos achados laboratoriais, de que o distúrbio é uma consequência fisiológica direta de outra condição médica, intoxicação ou abstinência de substâncias (p. ex., em decorrência de uma droga de abuso ou de um medicamento), exposição a uma toxina ou resulta de múltiplas etiologias

2. Condições agudas: infecções, desidratação, hipóxia, hipotermia ou hipertermia, distúrbio metabólico e/ou hidroeletrolítico, anemia, hipotensão, dor, privação de sono, infarto agudo do miocárdio, abstinência, constipação.
3. Condições iatrogênicas/ambientais: uso de cateteres (acessos centrais/periféricos) e sondas (vesicais, enterais), restrição física, uso de benzodiazepínicos (p. ex., sedativos), ausência de uso de próteses visuais, auditivas e dentárias, ausência de iluminação ambiental adequada, excesso de barulho, ausência de familiares, imobilidade.

Com exceção das condições preexistentes, é importante ressaltar que o *delirium* constitui uma condição altamente prevenível. Dessa maneira, tendo em vista a alta prevalência dessa condição em pacientes idosos internados, deve-se estar atento às outras causas para atuar de maneira ativa e evitar a ocorrência e os danos causados por essa condição.

Quadro 25.2. Método de rastreio do *delirium*: CAM

I. Início agudo e curso flutuante

a) Há evidência de uma mudança aguda do estado mental inicial do paciente?

b) O comportamento (anormal) flutuou durante o dia, isto é, tendeu a surgir e desaparecer ou a aumentar e diminuir de gravidade?

II. Desatenção

O paciente teve dificuldade em focalizar sua atenção, por exemplo, distraiu-se facilmente ou teve dificuldade em acompanhar o que estava sendo dito?

III. Pensamento desorganizado

O pensamento do paciente foi desorganizado ou incoerente, tal como conversação dispersiva ou irrelevante, fluxo de ideias pouco claro ou ilógico, ou mudança imprevisível de assunto?

IV. Alteração do nível de consciência

De modo geral, como você classificaria o nível de consciência do paciente?
- Alerta (normal)
- Vigilante (hiperalerta)
- Letárgico (sonolento, fácil de despertar)
- Estupor (difícil de despertar)
- Coma (impossível de despertar)
- Incerto

Outra resposta que não seja "Alerta" ou "Incerto" foi dada à pergunta acima?

Obs.: se todos os itens do Quadro 1 e pelo menos um item do Quadro 2 forem marcados, sugere-se o diagnóstico de *delirium*

Fonte: adaptado de Inouye SK et al. Clarifying confusion. The Confusion Assessment Method. A new method for Detection of Delirium. Ann Intern Med. 1990; 113:941-8

Confusional Assessment Method) – Planilha da versão curta

Quadro 1

Não ( )	Sim ( )	Incerto ( )
Não ( )	Sim ( )	Incerto ( )
Não ( )	Sim ( )	Incerto ( )

Quadro 2

Não ( )	Sim ( )	Incerto ( )
Não ( )	Sim ( )	

Tratamento

O manejo do *delirium* no pós-operatório envolve a identificação da causa e o seu tratamento, como nos casos de condições agudas (uso de antibióticos, oxigenoterapia no primeiro pós-operatório, analgesia) e de condições iatrogênicas/ambientais.

O emprego de medicamentos está indicado nos casos de *delirium* hiperativo, quando o quadro de agitação estiver oferecendo riscos a equipe (agressão física) ou ao paciente (risco de queda, risco de extubação acidental, sofrimento emocional). Nesses casos, pode-se fazer uso dos antipsicóticos típicos ou atípicos. É importante ressaltar que os benzodiazepínicos são contraindicados para o tratamento de casos de *delirium*, pois podem promover a piora do quadro e aumentar a sonolência. Seu uso é apenas recomendado em casos de *delirium tremens* e síndrome de abstinência de hipnóticos e sedativos. Nessas condições, dá-se preferência ao uso de lorazepam 0,5 a 1 mg por via oral (podendo ser repetido a cada 4 horas) em virtude de sua meia-vida curta e da menor quantidade de metabólitos ativos.

Antipsicóticos típicos

De ação predominante na liberação da dopamina, apresentam como vantagem um menor efeitos sedativo e hipotensor. Constituem exemplos a clorpromazina e haloperidol, sendo o último o mais usado. O haloperidol (Tabela 25.1) está disponível em apresentações para uso via oral, intramuscular e intravenosa, a última via devendo ser evitada pelo risco aumentado de arritmia com prolongamento do intervalo QT. Quando usado em doses acima de 5 mg/dia, pode desencadear sintomas extrapiramidais.

Tabela 25.1. Haloperidol no manejo do *delirium*

Medicação	Posologia (IM)
Haloperidol	0,5 a 1 mg, podendo ser repetido a cada 30 a 60 minutos

Antipsicóticos atípicos

Têm ação principal nas vias serotoninérgicas. Na Tabela 25.2, são apresentados exemplos disponíveis apenas na apresentação oral.

Tabela 25.2. Antipsicóticos atípicos no manejo do *delirium*

Medicação	Posologia (VO)
Quetiapina	12,5 a 50 mg/dia
Risperidona	0,5 a 1 mg a cada 12 horas
Olanzapina	2,5 a 5 mg/dia

Evolução

O *delirium* é potencialmente reversível, e sua identificação e intervenção precoces tornam-se importantes no desfecho clínico. Mesmo após a identificação e o tratamento de suas causas, os pacientes podem permanecer com o quadro de *delirium* por um tempo prolongado. Sabe-se que a persistência do quadro está associada à piora da morbimortalidade, internação prolongada e declínio cognitivo, sendo os casos mais graves aqueles que ocorrem em pacientes frágeis e/ou com comprometimento cognitivo prévio.[7]

Complicações pulmonares

As complicações pulmonares são frequentes em estados pós-operatórios e muito relacionadas com aumentos de mortalidade, morbidade, tempo de internação e custos hospitalares.[8,9] As mais comuns são atelectasias, pneumonia, insuficiência respiratória e exacerbação de doenças respiratórias crônicas.

A maioria das alterações na função pulmonar que ocorrem no pós-operatório é do tipo restritiva com diminuição de todos os volumes pulmonares. Clinicamente, pode haver taquipneia, com padrão respiratório mais superficial e menor volume corrente.

Causas

O sítio operatório constitui um dos principais fatores determinantes da restrição pulmonar e dos riscos de complicações pulmonares (Tabela 25.3).[10]

Tabela 25.3. Causas das complicações pulmonares

Tipo de cirurgia	Redução da capacidade residual funcional*
Não laparoscópicas da região abdominal superior	40 a 50%
Torácicas e do abdome inferior	30%
Intracranianas, vasculares periféricas, otorrinolaringológicas	15 a 20%

* Em comparação aos níveis pré-operatórios.

Outras causas incluem doença pulmonar obstrutiva crônica (DPOC), insuficiência cardíaca, histórico de tabagismo (atual ou pregresso).

Além dos fatores citados, na população idosa uma parte dessas complicações é potencialmente agravada por alterações da fisiologia pulmonar que decorrem do processo fisiológico de envelhecimento, como diminuição dos reflexos de tosse e de sua eficácia, diminuição do batimento ciliar, redução da expansibilidade pulmonar e da capacidade respiratória, menor resposta protetora das vias respiratórias. Esta última, em particular, aumenta o risco de broncoaspiração, que pode evoluir para quadros de infecção pulmonar com necessidade de uso de antibióticos e consequente prolongamento do tempo de internação hospitalar.

Avaliação de riscos

Durante a avaliação pré-operatória podemos avaliar o risco de ocorrência dessas complicações no pós-operatório. Existem vários escores para essa avalição, sendo o ARISCAT (Canet) o mais utilizado (Tabela 25.4). Esse escore avalia sete variáveis independentes e classifica o paciente em três grupos de acordo com a morbidade prevista (Tabela 25.5).

Tabela 25.4. Escore ARISCAT: preditores independentes de complicações pulmonares pós-operatórias

Fator	OR ajustado (IC 95%)	Escore de risco
Idade (anos)		
≤ 50	1	
51 a 80	1,4 (0,6 a 3,3)	3
> 80	5,1 (1,9 a 13,3)	16
Saturação pré-operatória do O_2		
≤ 96%	1	
91 a 95%	2,2 (1,2 a 4,2)	8
> 90%	10,7 (4,1 a 28,1)	24
Infecção respiratória no último mês	5,5 (2,6 a 11,5)	17
Anemia pré-operatória – hemoglobina ≤ 10 g/dL	3 (1,4 a 6,5)	11
Incisão cirúrgica		
Parte superior do abdome	4,4 (2,3 a 8,5)	15
Intratorácica	11,4 (1,9 a 26,0)	24
Duração da cirurgia		
≤ 2 horas	1	
2 a 3 horas	4,9 (2,4 a 10,1)	16
> 3 horas	9,7 (2,4 a 19,9)	23
Cirurgia de emergência	2,2 (1,0 a 4,5)	8

Tabela 25.5. Classificação do risco de complicações pulmonares pós-operatórias

Classificação do risco	Pontos no escore de risco ARISCAT	Taxa de complicação pulmonar (amostra de validação)
Baixo	< 26	1,6%
Intermediário	26 a 44	13,3%
Alto	≥ 45	42,1%

Estratégias preventivas

Algumas recomendações para minimizar os riscos de complicações no pós-operatório compreendem:

- » Cessar o tabagismo.
- » Quando o paciente retornar do centro cirúrgico, manter elevação de decúbito a 30° ou 45°, salvo em pós-operatórios nos quais o decúbito zero é preconizado inicialmente.[11] Essa medida reduz o risco de broncoaspiração, principalmente no pós-operatório imediato, situação em que o paciente pode ainda apresentar alteração do nível de consciência por efeito residual da anestesia.
- » Fisioterapia respiratória com exercícios de expansibilidade pulmonar.[12]
- » Controle rigoroso de dor.
- » Realização de ventilação não invasiva (VNI) após extubação de pacientes hipoxêmicos.
- » Uso de corticoterapia em pacientes asmáticos ou com DPOC sintomáticos: prednisona ou metilprednisolona (0,5 mg/kg/dia).

Outro ponto importante refere-se ao momento de reintrodução da dieta via oral (VO). Tendo em vista que, muitas vezes, os pacientes ficam longos períodos em jejum ou em uso de sonda nasoenteral (SNE), recomenda-se a avaliação fonoaudiológica antes da liberação da dieta VO. A partir dessa avaliação, é possível identificar os pacientes sob risco de broncoaspiração, avaliando a viabilidade de liberar dieta VO e a necessidade ou não de adaptação de consistência de dieta para minimizar os riscos dessa complicação. Além disso, é importante orientar os familiares e acompanhantes dos pacientes sobre essas recomendações, pois muitas vezes os mesmos cuidados deverão ser mantidos após a alta hospitalar.

Complicações cardíacas

As complicações cardíacas mais frequentes no pós-operatório são infarto agudo do miocárdio e edema pulmonar.

O infarto comumente surge nas primeiras 48 horas do pós-operatório, podendo ser assintomático ou apresentar-se de maneira atípica nos idosos, manifestando-se como dispneia, sudorese, náuseas e vômitos, síncope e *delirium*. Geralmente, resulta de hipofluxo coronariano secundário à hipotensão arterial. Dessa maneira, deve-se manter a volemia adequada, reintroduzir medicações anti-hipertensivas de uso prévio com cautela e atentar-se para anemia. Em pacientes com antecedente de coronariopatia, recomenda-se manter Hb > 10. Já o edema pulmonar se dá principalmente por sobrecarga volêmica associada a baixa reserva e disfunção diastólica prévias.

Outra complicação também observada no pós-operatório é a hipotensão arterial,[13] a qual pode decorrer de redução da pré-carga, da contratilidade miocárdica e da resistência vascular sistêmica, além das mudanças fisiológicas do envelhecimento. Ainda, os episódios podem se exacerbar em virtude do efeito vasodilatador da maioria dos anestésicos usados e da técnica anestésica empregada (p. ex., peridural).[14]

Assim, é importante manter os pacientes monitorados no pós-operatório e ter atenção com o balanço hídrico para evitar hipervolemia.

Complicações renais

Deve-se ter especial atenção em relação às complicações renais no manejo pós-operatório dos idosos. Essa população é considerada de maior risco em evoluir com complicações em razão da alta prevalência de comorbidades clínicas associada às alterações próprias do envelhecimento, como redução da taxa de filtração glomerular, redução da capacidade de excreção de água e sal, e menor produção de creatinina.

Para calcular a taxa de filtração glomerular e estimar a função renal rotineiramente, emprega-se o cálculo do *clearance* de creatinina pela fórmula de Cockroft-Gault. Entretanto, na população idosa, esse instrumento subestima a função renal, não constituindo um bom instrumento de avaliação. Embora não haja um método específico para avaliar a função renal em idosos, o uso do MDRD (fórmula do estudo *Modification of Diet in Renal Disease*) tem mostrado melhores resultados.

Durante a avaliação pré-operatória, nos pacientes identificados como de alto risco, sugere-se acompanhamento em conjunto da equipe de Nefrologia pela possibilidade de terapia de substituição renal.

Em termos de cuidados pós-operatórios, de modo geral, deve-se evitar o uso de medicações nefrotóxicas, manter a hidratação venosa adequada em caso de jejum ou baixa ingesta oral, evitar anemia e manter níveis pressóricos adequados para evitar baixa perfusão renal. Ainda, em caso de necessidade de realização de exames contrastados, pode-se empregar medidas de proteção renal:

» Hidratação com SF 0,9% 1 mL/kg/hora 12 horas antes e depois do procedimento.
» Usar solução bicarbonatada em situações emergenciais: 150 mL de bicarbonato de sódio 8,4% + 850 mL de SG 5% e correr essa solução a 3 mL/kg/hora, 1 hora antes do procedimento e a 1 mL/kg/hora nas 6 horas posteriores.

Complicações nutricionais

No doente hospitalizado, a desnutrição pode se instalar rapidamente em virtude do estado de hipercatabolismo que acompanha as enfermidades, os traumatismos e as infecções, em resposta ao estresse metabólico que ocorre nessas ocasiões, principalmente quando de ingesta nutricional insuficiente. Dessa maneira, a terapia nutricional constitui parte importante do cuidado ao paciente.

No caso de pacientes idosos, alguns fatores aumentam o risco de evolução para essa condição. Um deles diz respeito à retirada de próteses dentárias na internação, que compromete a mastigação e a aceitação alimentar do paciente. Outro ponto relevante refere-se ao risco aumentado dos idosos de evoluir no pós-operatório com *delirium*. Diante da impossibilidade de suporte nutricional adequado, faz-se necessária a rápida decisão de optar por vias alternativas de alimentação (p. ex., uso de SNE).

Ao reiniciar a alimentação desses pacientes, que, muitas vezes, ficam longos períodos em jejum, deve-se atentar a uma condição clínica pouco reconhecida – a síndrome de realimentação. Trata-se de uma condição grave que promove alterações metabólicas e bioquímicas decorrentes da reintrodução de dieta após longos períodos de jejum ou inanição. Pode provocar alterações neurológicas, respiratórias e cardíacas potencialmente fatais e manifesta-se cerca de 72 horas após a reintrodução da terapia nutricional.

Fisiopatologia

No início da realimentação, há deslocamento do metabolismo lipídico ao glicídico com consequente aumento da secreção insulínica, o que estimula a migração de glicose, fosfato, potássio, magnésio, água e síntese proteica para o meio intracelular, podendo resultar em distúrbios metabólicos e hidroeletrolíticos.[15] Na inanição ou em longos períodos de jejum, a secreção de insulina se reduz como resposta ao porte reduzido de carboidratos. Na falta de carboidratos, as reservas de gordura e proteína são catabolizadas para produzir energia. Com isso, ocorre uma perda intracelular de eletrólitos, em especial de fosfato. Quando esses pacientes começam a ser alimentados, verificam-se um súbito desvio do metabolismo de gorduras para carboidratos e um aumento da secreção de insulina. Isso estimula a captação celular de fosfato, potássio e magnésio e as concentrações plasmáticas podem cair drasticamente.[16]

Manifestação clínica e laboratorial

Laboratorialmente, essa síndrome manifesta-se com queda de eletrólitos, sendo a hipofosfatemia a principal; porém, há também queda de potássio, magnésio e cálcio em razão do alto consumo celular. Clinicamente, o paciente pode evoluir com alterações neurológicas, dispneia e arritmias, evoluindo de modo fatal em caso de demora da identificação do quadro e tratamento.

Avaliação e tratamento

É importante o rigoroso controle hidroeletrolítico dos pacientes para que seja possível acompanhar sua evolução. Além disso, deve-se estar atento e identificar prontamente os pacientes sob o risco de desnutrição e tempo prolongado de jejum. O tratamento envolve a reposição de eletrólitos e a reintrodução da dieta de maneira cautelosa.

Complicações hematológicas

As prevalências de trombose venosa profunda (TVP) e embolia pulmonar (EP) em pacientes hospitalizados são altas, e ainda maiores em pacientes em estados pós-operatórios. As cirurgias ortopédicas são as que apresentam maiores incidências dessas complicações, especialmente as de quadril e joelhos, podendo chegar a 40 a 60% dos casos de TVP.[11]

Na população idosa, as alterações próprias do envelhecimento contribuem para o aumento desse risco: aumento de fatores pró-coagulantes (VII, VIII e IX) e de fibrinogênio. Além disso, o processo de sarcopenia diminui a musculatura de panturrilhas, reduzindo o retorno venoso.

A profilaxia para TVP deve ser reintroduzida no pós-operatório tão logo afastado o risco de sangramento, geralmente 6 a 12 horas após a cirurgia, devendo ser mantida até a alta hospitalar.[17] De modo geral, as opções medicamentosas incluem:

» Heparina não fracionada (HNF): geralmente feita com dose inicial de 5.000 UI, SC, de 12 em 12 horas.
» Heparina de baixo peso molecular (HBPM): existem vários tipos de HPBM; porém, a mais usada no intra-hospitalar é a enoxaparina. A dose individual é de 0,5 mg/kg de peso. Nos pacientes de baixo peso, mulheres com < 45 kg e homens com < 57 kg, a dose de 40 mg, SC, 1 vez/dia deve ser reduzida para 20 mg.

No caso de cirurgias oncológicas, manter a profilaxia preferencialmente por 4 semanas no pós-operatório. As recomendações para profilaxia de cirurgias ortopédicas serão discutidas no Capítulo 29 – "Anticoagulação".

Outro ponto importante no pós-operatório resulta dos fatores que contraindiquem o uso de anticoagulantes. Esses fatores podem estar presentes antes ou ser de causa iatrogênica, ou seja, decorrer da introdução dessas medicações, e incluem sangramentos e plaquetopenia. Em caso de contraindicação ao uso de medicações, recomenda-se a compressão mecânica de membros inferiores com o uso de meias elásticas ou botas de compressão pneumática intermitente. Em todos os casos, a deambulação deve ser estimulada precocemente.

Quedas

Idosos hospitalizados são pacientes com grande risco de queda em razão das alterações agudas decorrentes de suas patologias associadas a fatores ambientais e aos efeitos colaterais dos tratamentos a que são expostos. No Quadro 25.3, são apresentadas as condições predisponentes e seu respectivo manejo clínico/intervenção.

Quadro 25.3. Condições predisponentes de quedas e sua respectiva intervenção

Causas	Intervenção
Delirium hiperativo	Identificar e tratar as causas
Tempo de imobilização prolongado	Fisioterapia motora com deambulação precoce
Fraqueza muscular	Fisioterapia motora, aporte nutricional adequado com uso de suplemento nutricional
Anemia	Identificar e tratar a causa de anemia (perda aguda, deficiência de ferro, deficiência de vitamina, doença renal crônica)
Hipotensão postural: ocorre quando há diferença ≥ 20 mmHg na PAD e/ou ≥ 10 mmHg na PAS quando o paciente muda da posição deitada para a posição em pé	Manter volemia adequada, fazer uso de meias elásticas para facilitar o retorno venoso, revisar medicações hipotensoras, orientar medidas posturais
Uso de meias e calçados inadequados	Orientar o uso de calçados que envolvam a região do tornozelo
Distúrbios sensoriais	Manter o uso de óculos e prótese auditiva na internação, avaliar queixas de tonturas

PAD: pressão arterial diastólica; PAS: pressão arterial sistólica.

Lesões por pressão

Também conhecidas e erroneamente chamadas de escaras ou úlceras de pressão, são comuns em pacientes idosos acamados e com mobilidade reduzida. Entretanto, existem outros fatores relacionados com o estado pós-cirúrgico capazes de predispor ou agravar essa condição (Quadro 25.4).

Quadro 25.4. Fatores relacionados com lesões por pressão

- *Delirium* hiperativo com necessidade de contenção mecânica
- Tipo de cirurgia e tempo cirúrgico
- *Delirium* hipoativo
- Anemia
- Imobilização prolongada
- Desnutrição

Tendo em vista os fatores descritos inicialmente, os esforços devem estar direcionados para a prevenção e evitar a piora das lesões já existentes. Dessa maneira, os cuidados envolvem a atuação médica e da equipe multidisciplinar (Quadro 25.5).

Quadro 25.5. Cuidados das lesões por pressão

- Prevenção e tratamento das causas de *delirium*
- Fisioterapia motora, deambulação precoce, retirada do leito
- Tratamento de anemia (manter Hb > 10)
- Aporte nutricional adequado com uso de suplemento alimentar
- Redução do tempo cirúrgico
- Mudança de decúbito preferencialmente a cada 2 horas

Os tipos de lesões por pressão, outras medidas de prevenção e tratamentos específicos serão abordadas no Capítulo 26.

Referências

1. Bekker AY, Weeks EJ. Cognitive function after anaesthesia in the elderly. Best Pract Res Clin Anaesthesiol. 2003;17:259-72.
2. Murray AM, Levkoff SE, Wwtle TT. Acute delirium and functional decline in the hospitalized in the hospitalized elderly patient. J Gerontol. 1993;48:181-6.
3. Papaioannou A, Fraidakis O, Michaloudis D, Balalis C, Askitopoulou H. The impact of the type of anaesthesia on cognitive status and delirium during the first postoperative days in elderly patients. Eur J Anaesthesiol. 2005;22:492-9.
4. Silverstein JH, Timberger M, Reich DL, Uysal S. Central nervous system dysfunction after noncardiac surgery and anesthesia in the elderly. Anesthesiology. 2007;106:622-8.
5. Pérez EL, Silverman M. Delirium: the often overlooked diagnosis. Int J Psychiatr Med. 1984;14:181-8.
6. Francis Jr J. Delirium. In: Duthie EH (ed.). Practice of geriatrics. 3. ed. Philadelphia: W. B. Saunders Co.; 1998. p. 279-86.
7. Witlox J, Eurelings LSM, Jonghe JFM de. Delirium in elderly patients and the risk of postdischarge mortality, institutionalization, and dementia. JAMA. 2010;304(4):443-51.
8. Lawrence VA, Hilsenbeck SG, Mulrow CD, Dhanda R, Sapp J, Page CP. Incidence and hospital stay for cardiac and pulmonary complications after abdominal surgery. J Gen Intern Med. 1995;10:671-8.
9. Rosen AK, Geraci JM, Ash AS, McNiff KJ, Moskowitz MA. Postoperative adverse events of common surgical procedures in the Medicare population. MedCare. 1992;30:753-65.
10. Cabral GDB, Silva RF, Borges ZDO. Complicações pulmonares no pós-operatório: preditores. Rev Med Minas Gerais. 2014;24(Supl. 8):S73-S80.
11. Santos, VH. Pré e pós-operatório no idoso. Tratado de Geriatria e Gerontologia. 4. ed. Rio de Janeiro: Guanabara Koogan; 2016. p. 1093-6.
12. Lawrence VA, Cornell JE, Smetana GW. Strategies to reduce postoperative pulmonary complications after noncardiothoracic surgery. Ann Intern Med. 2006;144:596-608.
13. Das S, Forrest K, Howell S. General anaesthesia in elderly patients with cardiovascular disorders: choice of anaesthetic agent. Drugs Aging. 2010;27:265.
14. Rooke GA. Cardiovascular aging and anesthetic implications. J Cardiothorac Vasc Anesth. 2003;17:512.

15. Pucci ND, Fontes B, Poggetti RS. Avaliação de um esquema de realimentação utilizado após 43 dias de jejum voluntário. Rev Nutr. 2008;21(5):503-12.
16. Silva, JWM. Síndrome de realimentação. International Journal of Nutrology. 2013;6(1):28-35.
17. Gould MK, Garcia DA, Wren SM, Karanicolas PJ, Arcelus JI, Heit JA, Samama CM. Prevention of VTE in no orthopedic surgical patients. Antithombotic therapy and prevention of thrombosis. 9th ed. American College of Chest Pyhisicians. Evidence – based clinical practice guidelines. Chest. 2012;141:e227s-e77s.

Capítulo 26

Imobilismo e lesão por pressão

Alexandre Estevão Vamos Kokron
Cristiane Comelato
Leandro Álvares Lobo Luccas

Introdução

O envelhecimento populacional é um fenômeno de abrangência mundial. Segundo dados da Organização Mundial da Saúde (OMS), no período compreendido entre os anos 2000 e 2050 estima-se o mais rápido incremento na população idosa, que saltará de 12,3% para 21,5% da população mundial. Em números absolutos, significa dizer que haverá cerca de 2 bilhões de pessoas com mais de 60 anos habitando o planeta. O Brasil deve seguir o mesmo padrão e, segundo o Instituto Brasileiro de Geografia e Estatística (IBGE), serão 66,5 milhões de idosos (29,3% da população) vivendo no país na metade deste século.[1]

Embora representem aproximadamente 10% da população brasileira, os idosos são os maiores usuários do sistema de saúde, chegando a ocupar metade dos leitos hospitalares existentes e, pelo caráter crônico de suas enfermidades e por suas incapacidades que exigem um longo período de reabilitação, as internações são geralmente prolongadas e bastante dispendiosas ao serviço de saúde.[2]

Tais alterações demográficas e epidemiológicas vêm implicando mudanças profundas na maneira como se entende e executa a previdência, a assistência social e, principalmente, as políticas de saúde. Nesse contexto, é importante que todos os médicos, independentemente da especialidade, conheçam não somente as características fisiológicas, como também as condições patológicas mais comuns na população idosa para atuar, seja de maneira preventiva ou curativa, no sentido de minimizar gastos, racionalizar recursos e atenuar a sobrecarga do sistema de saúde.

Os assuntos imobilismo e lesão por pressão, abordados neste capítulo, são um clássico exemplo de que prevenção e tratamento precoce otimizam recursos, minimizam complicações e favorecem a saúde do paciente.

Definição

O imobilismo corresponde a uma síndrome, definida como um complexo de sinais e sintomas resultantes da supressão de todos os movimentos articulares, o que, por conseguinte, prejudica a mudança postural, compromete a independência e promove a incapacidade, a fragilidade e até mesmo a morte.[3]

Diagnóstico

O correto diagnóstico dessa condição é feito pela presença do critério maior somado a pelo menos dois critérios menores. O critério maior refere-se à presença de déficit cognitivo médio a grave, em associação a múltiplas contraturas, enquanto os menores compreendem sinais de sofrimento cutâneo ou presença de lesão por pressão, disfagia, dupla incontinência e afasia.[2]

Epidemiologia

Não há dados específicos sobre a prevalência de síndrome de imobilismo, mas vale ressaltar que até 50% dos idosos submetidos à hospitalização prolongada perdem sua independência física, ficando restritos ao leito.[3]

Dados da literatura estimam que a taxa de mortalidade associada a essa síndrome varie entre 40 e 50%,[4,2] sendo as principais causas de morte a pneumonia, o tromboembolismo pulmonar e os quadros sépticos.[3]

Etiologia

São múltiplas as causas que levam o idoso à imobilidade. Pode-se compreender, de maneira segmentada, as principais causas relacionadas com a síndrome no Quadro 26.1.

Quadro 26.1. Causas de imobilismo

Sistemas orgânicos	Causas de imobilismo
Neurológico	• Acidente vascular encefálico • Doença de Parkinson • Demências • Depressão • Esclerose lateral amiotrófica • Neuropatias periféricas
Cardiovascular	• Insuficiência cardíaca • Insuficiência arterial periférica • Insuficiência venosa
Respiratório	• Doença pulmonar obstrutiva crônica • Asma
Gastrintestinal	• Desnutrição
Osteomuscular	• Osteoartrose • Osteoporose • Fraturas • Amputações

Medicamentos, como neurolépticos, hipnóticos e ansiolíticos, causas externas (má iluminação, escadas, pisos escorregadios) e iatrogenias, como hospitalização e repouso no leito, quando mal orientados e executados, também estão envolvidos na gênese do imobilismo.[4]

Consequências

Mesmo sabendo que os efeitos deletérios da imobilidade não poupam nenhuma faixa etária, são os idosos os mais suscetíveis às suas complicações.[4]

Alguns autores afirmam que a mobilidade depende da interação coordenada entre variáveis internas (habilidade motora, condicionamento físico, *status* cognitivo e reserva funcional) e variáveis externas (recursos da comunidade, apoio familiar e presença de obstáculos físicos). Desse modo, as consequências da imobilização prolongada representam um problema complexo que envolve disfunção biológica e fatores socioambientais.[5]

Independentemente da causa e mesmo que por curtos períodos, a imobilização resulta em um processo degenerativo que afeta todos os sistemas orgânicos[3] (Quadro 26.2).

Quadro 26.2. Consequências da imobilidade

Sistemas orgânicos	Consequências da imobilidade
Neuropsíquico	• Ansiedade • Humor deprimido • Irritabilidade • Agitação • Desorientação temporoespacial • Insônia • *Delirium*
Cardiovascular	• Trombose venosa profunda • Tromboembolismo pulmonar • Hipotensão ortostática
Respiratório	• Pneumonia
Gastrintestinal	• Disfagia • Constipação e fecaloma
Urinário	• Infecção urinária • Incontinência urinária
Osteomuscular	• Contraturas • Fraqueza e atrofia muscular • Osteoporose
Tegumentar	• Equimoses • Lacerações • Dermatites • Micoses • Lesões por pressão

Lesão por pressão
Definição e classificação[6]

Vários sistemas de classificação foram desenvolvidos para descrever a extensão das lesões por pressão. O mais completo e, portanto, o mais utilizado, é o do National Pressure Ulcer Advisory Panel (NPUAP), que, em abril de 2016, anunciou a mudança na terminologia "úlcera por pressão" para "lesão por pressão" e atualizou a nomenclatura dos estágios do sistema de classificação.

As lesões por pressão são categorizadas para indicar a profundidade do dano tissular. Ilustrações dos estágios das lesões por pressão foram também revisadas e estão disponíveis gratuitamente no site do NPUAP (<http://www.npuap.org/resources/educational-and-clinical-resources/pressure-injury-staging-illustrations/>).

O sistema de classificação atualizado inclui as definições descritas a seguir.

Lesão por pressão

Dano localizado na pele e/ou nos tecidos moles subjacentes, geralmente sobre uma proeminência óssea ou relacionada com o uso de dispositivo médico ou a outro artefato. A lesão pode se apresentar em pele íntegra ou como úlcera aberta e ser dolorosa. A lesão ocorre como resultado da pressão intensa e/ou prolongada em combinação com o cisalhamento.

Lesão por pressão estágio 1

Pele íntegra com eritema que não embranquece e que pode parecer diferente em pele de cor escura. Eritema que embranquece ou mudanças na sensibilidade, temperatura ou consistência (endurecimento) podem preceder as mudanças visuais.

Lesão por pressão estágio 2

O leito da ferida é viável, de coloração rosa ou vermelha, úmido e pode também apresentar-se como uma bolha intacta ou rompida. O tecido adiposo e tecidos profundos não são visíveis. Tecido de granulação, esfacelo e escara não estão presentes. Esse estágio não deve ser usado para descrever as lesões de pele associadas à umidade, incluindo a dermatite associada à incontinência (DAI), a dermatite intertriginosa, a lesão de pele associada a adesivos médicos ou as feridas traumáticas.

Lesão por pressão estágio 3

Perda da pele em sua espessura total na qual a gordura é visível e, frequentemente, tecido de granulação e epíbole estão presentes. Esfacelo e/ou escara podem estar visíveis. São possíveis descolamento e túneis. Não há exposição de fáscia, músculo, tendão, ligamento, cartilagem e/ou osso. Quando o esfacelo ou a escara prejudica a identificação da extensão da perda tissular, deve-se classificá-la como lesão por pressão não classificável.

Lesão por pressão estágio 4

Perda da pele em sua espessura total e perda tissular com exposição ou palpação direta de fáscia, músculo, tendão, ligamento, cartilagem ou osso. Esfacelo e/ou escara podem estar visíveis. Epíbole, descolamento e/ou túneis ocorrem frequentemente. Quando o esfacelo ou a escara prejudica a identificação da extensão da perda tissular, deve-se classificá-la como lesão por pressão não classificável.

Lesão por pressão não classificável

Perda da pele em sua espessura total e perda tissular na qual a extensão do dano não pode ser confirmada porque a lesão está encoberta pelo esfacelo ou pela escara. Ao serem removidos (esfacelo ou escara), a lesão por pressão em estágio 3 ou estágio 4 ficará aparente. Escara estável, isto é, seca, aderente, sem eritema ou flutuação, em membro isquêmico ou no calcâneo, não deve ser removida.

Lesão por pressão tissular profunda

Pele intacta ou não, com área localizada e persistente de coloração vermelha-escura, marrom ou púrpura que não embranquece ou, ainda, separação epidérmica que mostra lesão com leito escurecido ou bolha com exsudato sanguinolento. Dor e mudança na temperatura frequentemente precedem as alterações de coloração da pele. Não se deve utilizar a categoria lesão por pressão tissular profunda para descrever condições vasculares, traumáticas, neuropáticas ou dermatológicas.

Definições adicionais

Lesão por pressão relacionada com o dispositivo médico

Resulta do uso de dispositivos criados e aplicados para fins diagnósticos e terapêuticos. A lesão geralmente apresenta o padrão ou a forma do dispositivo. Deve ser categorizada usando o sistema de classificação de lesões por pressão.

Lesão por pressão em membranas mucosas

Encontrada quando há histórico de uso de dispositivos médicos no local do dano. Em razão da anatomia do tecido, essas lesões não podem ser categorizadas.

Etiologia

A etiologia dessas lesões está intimamente ligada a fatores extrínsecos e intrínsecos. Extrínsecos são aqueles ligados ao ambiente, como umidade, fricção e intensidade e duração da pressão. São necessárias pressões maiores que 32 mmHg aplicadas à pele por período superior a 2 horas para o seu desenvolvimento.[7] Já os intrínsecos estão ligados a condições do paciente e são representados por idade avançada, hipotensão, imobilidade, incontinência, baixo peso, estado nutricional deficiente e medicamentos com efeito sedativo.

É importante diferenciá-las de úlceras relacionadas com diabetes, insuficiência arterial periférica e insuficiência venosa.

Epidemiologia

A incidência da lesão por pressão varia conforme o cenário clínico e as características do paciente, sendo mais frequente em pacientes agudamente hospitalizados e naqueles que necessitam de cuidados institucionais prolongados.[8]

De acordo com a OMS, a prevalência global de lesão por pressão varia entre 5 e 12%. Nos Estados Unidos, estima-se que mais de 2,5 milhões dessas lesões sejam tratadas anualmente e que 60 mil pessoas morrem de complicações secundárias no mesmo período.[8] No Brasil, estudos mostram uma incidência de aproximadamente 13% em idosos hospitalizados.

No ano de 2004, um levantamento norte-americano realizado com aproximadamente 160 mil pacientes institucionalizados mostrou que o estágio 2 é o mais comum entre essa população.[9]

Acomete mais frequentemente as regiões isquiática (24%), sacrococcígea (23%), trocantérica (15%) e calcânea (8%). Ocorre também em maléolos laterais (7%), cotovelos (3%), occipício (1%) e escápula.[7]

O aparecimento das lesões em questão constitui um processo intimamente relacionado com os cuidados de enfermagem prestados ao paciente. Certamente, quanto maior a qualidade e a continuidade dos cuidados preventivos em pacientes com risco de desenvolvê-las, menor será a sua incidência.[10]

Avaliação de risco

Reconhecer os pacientes sob o risco de desenvolver lesão por pressão é fundamental para a sua prevenção. História clínica minuciosa e exame físico completo podem identificar fatores predisponentes, mas a falta de um instrumento que sistematize a avaliação é capaz de dificultar o papel da equipe que assiste o paciente.

Nesse contexto, surge a escala preditiva de Braden. Única escala de risco validada para o português, consiste em classificar o doente em seis subescalas – percepção sensorial, umidade da pele, grau de atividade física, mobilidade, nutrição e fricção/cisalhamento. Cada subescala tem pontuação que varia entre 1 e 4, exceto fricção/cisalhamento, que vai de 1 a 3. O escore total varia de 6 a 23 pontos e, quanto menor a pontuação, maior será o risco de desenvolver lesão por pressão.[7]

Prevenção

As lesões por pressão representam um importante desafio para os profissionais em sua prática clínica, principalmente porque podem ser prevenidas. Estima-se que 95% delas podem ser evitadas com o manejo adequado dos fatores de risco predisponentes ao seu desenvolvimento.[10]

A prevenção constitui uma medida custo-efetiva com impacto positivo no estado de saúde dos pacientes. Uma revisão sistemática conduzida no Reino Unido em 2013 identificou que o custo da prevenção por paciente/dia variou entre € 15,70 e € 87,57, enquanto aqueles com tratamento variaram entre € 171 e € 470,49 por paciente/dia.[8]

Redistribuir a pressão compreende o fator preventivo mais importante, podendo ser realizado pelo adequado posicionamento do paciente e pelo uso apropriado de dispositivos e superfícies que reduzam a pressão. São exemplos de tais dispositivos camas específicas, colchões com fluido viscoso e colchões de ar dinâmicos capazes de alternar zonas de maior e menor pressão.

Para pacientes que conseguem sentar, recomenda-se o uso de almofadas que recobrem totalmente o assento. Almofadas em forma de anel e luvas com água não devem ser utilizadas, pois aumentam o edema, a congestão venosa e concentram a pressão na periferia.

Nos indivíduos restritos ao leito, o posicionamento adequado e o reposicionamento devem ser feitos com especial atenção ao tecido vulnerável que sobrepõe as proeminências ósseas, evitando que sondas e drenos fiquem sob o paciente. A angulação da cabeceira deve respeitar os 30° tanto para a posição supina quanto para o decúbito lateral. Os calcâneos devem ser mantidos livres de pressão com ajuda de apoio na região posterior da perna, permitindo que os joelhos apresentem alguma flexão. Também é possível utilizar coxins entre os joelhos e tornozelos.

Com relação à frequência de mudança de decúbito, recomenda-se fazê-la a cada 2 horas, alternando a posição supina com decúbito lateral esquerdo e direito. É importante reposicionar o paciente de modo gentil, sempre avisando-o sobre o que será feito.

Outras medidas também importantes na prevenção do desenvolvimento de lesões por pressão, como encorajar o paciente a se movimentar, programar sessões de fisioterapia motora, melhorar a perfusão cutânea evitando hipotensão de grande monta, otimizar o estado nutricional, minimizar a umidade cutânea e manipular a pele com cuidado sem traumatizá-la durante a assistência, podem garantir bons resultados.

Tratamento

Deve seguir princípios gerais, como controle da dor, tratamento de infecção associada, otimização do estado nutricional e redistribuição da pressão.

Prevenção

A dor deve ser controlada de maneira efetiva utilizando-se todo o arsenal analgésico disponível. Pode-se adotar a escala analgésica da

OMS, por exemplo, respeitando-se as particularidades do paciente. Alguns autores defendem que anestésicos tópicos podem ser utilizados em alguns procedimentos específicos.

Todas as lesões por pressão são colonizadas por bactérias, no entanto, coleta de cultura e antibioticoterapia somente devem ser realizadas quando houver evidência de infecção. Os agentes etiológicos mais comuns são *Staphylococcus* sp., *Streptococcus* sp., *Proteus mirabilis* e anaeróbios. Lembrar que todos os pacientes com essas lesões devem ser examinados quanto à presença de osteomielite e, quando necessário, poderão ser avaliados por ortopedistas ou cirurgiões plásticos.

Pacientes com lesão por pressão vivem em constante estado de catabolismo. Otimizar ingestão calórica e proteica é parte fundamental do processo cicatricial. Avaliação de nutricionista deve ser considerada e deficiências nutricionais específicas corrigidas. Caso a aceitação oral esteja inadequada ou insuficiente, discutir suplementação enteral ou parenteral.

Importante também salientar que os curativos desempenham papéis indispensáveis no processo de tratamento, como prevenir a desidratação da ferida, protegê-la de corpos estranhos, absorver exsudato, minimizar a dor e garantir um ambiente adequado para maximizar a reepitelização.[7]

Terapias adjuvantes, como estimulação elétrica, pressão negativa, oxigênio hiperbárico e uso de fatores de crescimento, têm sido investigadas, mas ainda não têm indicações claras e precisas.

Considerações finais

Por se tratar de uma entidade clínica complexa e multifacetada, o imobilismo exige uma abordagem multidisciplinar voltada para o diagnóstico precoce, o tratamento, a reabilitação e, principalmente, a prevenção. Uma vez instalada, a síndrome de imobilidade deve ser combatida com ênfase na recuperação funcional.

Fatores como antecedente de quedas, alterações do equilíbrio, anormalidades da marcha e fraqueza estão frequentemente relacionados com a progressão da incapacidade e ao consequente risco de imobilismo. Desse modo, pressupõe-se que a identificação precoce dos indivíduos com risco de perda funcional e a implantação de medidas preventivas representem ações que devem ser criadas como parte integrante do programa de cuidados durante o curso de qualquer doença.[4]

É importante prever as complicações que podem resultar da imobilidade prolongada, pois é mais simples e menos oneroso preveni-las do que tratá-las.[4] Um exemplo disso são as lesões por pressão, que impõem um fardo significativo não apenas sobre os pacientes, mas também sobre o sistema de saúde. Reduzir a frequência dessa entidade constitui um componente importante dos objetivos para a segurança do paciente e um indicador da qualidade da assistência prestada.[10] O conhecimento dos fatores que contribuem para a patogênese das lesões por pressão possibilita a identificação de pacientes em risco, de tal modo que as medidas preventivas possam ser direcionadas a eles.

Referências

1. Instituto Brasileiro de Geografia e Estatística (IBGE). Perfil dos idosos responsáveis pelos domicílios. 2002. [Internet]. Disponível em: http://www.ibge.gov.br/home/presidencia/noticias/25072002pidoso.shtm.

2. Ribeiro CA, Silva DAM, Rizzo LA, Ventura MM. Immobility syndrome frequence in a geriatric ward. Brazilian Geriatrics & Gerontology. 2011;5(3):136-9.

3. Freitas EV. Tratado de Geriatria e Gerontologia. 4. ed. Rio de Janeiro: Guanabara Koogan, 2016. p. 1068-77.

4. Ramos LR, Cendoroglo MS. Guia de geriatria e gerontologia (Guias de medicina ambulatorial e hospitalar). 2. ed. Barueri: Manole; 2011. p. 319-28.

5. Halter JB, Ouslander JG, Tinetti ME, Studenski S, High KP, Asthana S. Hazzard's Geriatric medicine and gerontology. 6. ed. North Carolina: McGraw-Hill; 2009. p. 1397-410.

6. Haesler E. National Pressure Ulcer Advisory Panel, European Pressure Ulcer Advisory Panel and Pan Pacific Pressure Injury Alliance. Prevention and Treatment of Pressure Ulcers: Quick Reference Guide. Osborne Park, Cambridge Media; 2014.

7. Freitas EV. Tratado de Geriatria e Gerontologia. 4. ed. Rio de Janeiro: Guanabara Koogan; 2016. p. 1307-17.

8. Moraes JT, Borges EL, Lisboa CR, Cordeiro DCO, Rosa EG, Rocha NA. Concept and rating of pressure injury: update of the national pressure ulcer advisory panel. Revista de Enfermagem do Centro Oeste Mineiro. 2016;6(2):2292-306.

9. Chen HL, Shen WQ, Liu P. A Meta-analysis to evaluate the predictive validity of the braden scale for pressure ulcer risk assessment in long-term care. Ostomy Wound Manage. 2016;62(9):20-8.
10. Vallés JH, Monsiváis MG, Guzmán MG, Arreola LV. Nursing care missed in patients at risk of or having pressure ulcers. Revista Latino-americana de Enfermagem. 2016;24:e2817.

Referências consultadas

Freitas EV. Tratato de Geriatria e Gerontologia. 4. ed. Rio de Janeiro: Guanabara Koogan; 2016.

Jacob Filho W. Geriatria e gerontologia básicas. Rio de Janeiro: Elsevier; 2011.

Haesler E (ed.). National Pressure Ulcer Advisory Panel, European Pressure Ulcer Advisory Panel and Pan Pacific Pressure Injury Alliance. Prevention and Treatment of Pressure Ulcers: Quick Reference Guide. Cambridge Media: Osborne Park, Western Australia; 2014.

Capítulo 27
Prognóstico e cuidados paliativos

Ricardo Tavares de Carvalho
Simone Henriques Bisconsin Torres
Luiz Filipe Gottgtroy Lopes de Carvalho

Introdução

A tecnologia em saúde tem propiciado o aumento da expectativa de vida e o tratamento de condições antes irreversíveis. Porém, com o avanço da idade associado à presença de doenças crônicas e incuráveis, identificar em quais momentos tais recursos podem não modificar o prognóstico e adicionar maior sofrimento é um grande desafio. No contexto dos idosos portadores de doenças oncológicas, a avaliação prognóstica é mais precisa e auxilia na tomada de decisões, possibilitando a opção por terapêuticas proporcionais ao avanço da doença.

Neste capítulo, serão abordados alguns conceitos e ferramentas capazes de auxiliar na avaliação prognóstica do idoso e permitir a terapêutica mais adequada de acordo com a fase de evolução da doença e o contexto biopsicossocial do paciente.

Considerando a alta prevalência de doenças ameaçadoras de vida e incuráveis no paciente idoso, é de suma importância que na sua abordagem o planejamento de cuidados baseie-se no prognóstico e na biografia, considerando-se as expectativas do paciente e de sua família.

Cuidados paliativos

Independentemente do grau de evolução da doença, o planejamento terapêutico deverá contemplar a abordagem que visa à qualidade de vida e ao alívio de sofrimento, sendo que, no início da sua evolução, a demanda para o controle de sintomas poderá ser pequena de acordo com a patologia; nessa fase, a prioridade poderá constituir o tratamento modificador de doença. Porém, à medida que a doença avance, uma abordagem multidisciplinar do sofrimento nas esferas física, social, psíquica e espiritual promoverá uma maior qualidade de vida ao paciente e à sua família. A essa abordagem, denominou-se cuidados paliativos (CP). Portanto, diante de um paciente idoso portador de doença incurável e ameaçadora de vida, a abordagem de CP, quando realizada o mais precocemente possível, auxiliará na promoção da qualidade de vida dessas pessoas.

Há bem pouco tempo, associava-se CP apenas aos pacientes na fase final de vida (últimos dias/semanas). Porém, os estudos têm mostrado que, tanto nos pacientes com doenças oncológicas quanto nos portadores de doenças não oncológicas, essa abordagem, quando realizada precocemente, está associada ao aumento da qualidade de vida e, em alguns casos, também ao aumento da sobrevida. Existem algumas estratégias de estratificação do paciente de acordo com o grau de evolução da doença e a demanda de CP.

Estratégias de avaliação

Uma das estratégias mais simples utilizadas para a avaliação do paciente consiste na utilização da pergunta surpresa, publicada pela Sociedad Española de Cuidados Paliativos: você se surpreenderia se o seu paciente morresse em 1 ano? Se a sua resposta para essa pergunta for "Não", é muito importante considerar o pedido de seguimento conjunto com uma equipe de CP.

Considerando o conceito descrito anteriormente, para todo paciente com diagnóstico de doença incurável e ameaçadora de vida há indicação da abordagem de CP. No início da evolução da doença, as necessidades podem ser mínimas, como suporte da equipe multidisciplinar diante do enfrentamento do diagnóstico e planejamento terapêutico, ou mesmo controle de sintomas relacionados com a própria doença. De acordo com a evolução da doença a demanda de CP aumenta, assim como decrescem as opções terapêuticas de tratamento modificador de doença. Posto isso, deve ser amplamente combatido o conceito já ultrapassado de que CP devem ser indicados apenas para pacientes no fim da vida, e, mais ainda, associado à limitação de suporte de terapêutica invasiva, como intubação orotraqueal, hemodiálise, intervenções em unidade de terapia intensiva etc. Em se tratando de fases iniciais, ou mesmo avançadas, conforme o contexto, considerando-se a reversibilidade do quadro, tais medidas estarão indicadas mesmo nos pacientes em seguimento pela equipe de CP. O mais importante, ao falar sobre tomada de decisões sobre Diretrizes Antecipadas de Vontade, é que se discutam todas as alternativas de maneira clara com o paciente e sua família, para que consiga exercer a sua autonomia plenamente.

Nas fases iniciais, essa abordagem poderá ser realizada pelo próprio especialista que conduz o paciente, a que se atribui o nome de CP primários. De acordo com o avanço da doença e o aumento das necessidades de intervenções paliativas, podendo haver seguimento conjunto com a especialidade, em geral os atendimentos são realizados em nível ambulatorial, abordagem na fase moderada a avançada da evolução da doença, a que se denominou CP secundários. Na fase avançada, na qual há pouca ou nenhuma proposta terapêutica modificadora de doença, em que se considera terminalidade (últimos meses de vida) ou fase final de vida (horas, dias ou poucas semanas), os CP são ditos exclusivos, posto que outras terapêuticas que não se destinem ao alívio de sintomas e sofrimento já não são proporcionais – a essa fase, dá-se o nome de CP terciários.

Diante do exposto, o reconhecimento do prognóstico é fundamental para um planejamento de cuidados adequado. A seguir, serão descritas estratégias para a avaliação prognóstica.

Conceito de prognóstico

Prognosticar significa traçar o desenvolvimento provável de algum processo ou, em termos médicos, tentar estimar a quantidade de tempo de vida ou probabilidade de algum desfecho, nesse caso aplicado a pacientes com doenças avançadas. Ao longo dos anos, esse sempre foi um grande desafio para os profissionais médicos, principalmente nas últimas décadas, com o avanço brilhante da tecnologia na Medicina e a grande quantidade de doenças que sofreram alteração em sua história natural, fazendo com que esse assunto fosse evitado, pouco estudado e quase nunca ensinado. Com o crescimento dos CP, há novamente a necessidade de retomar esses conceitos.

Apesar de vários estudos recentes, não existe nenhuma escala ou fórmula que, sozinha, afirme com certeza quando tal pessoa falecerá; longe disso, sabe-se que inúmeras variáveis influenciam nesse contexto: idade, fatores genéticos, estilo de vida, características clínicas, exames laboratoriais, comorbidades, história natural da doença, resposta a tratamentos, intercorrências agudas entre muitas outras.

Todas essas peças juntas formam um quebra-cabeça, que deve ser enxergado em sua totalidade para nortear o cuidado e o tratamento do paciente em qualquer ocasião. Vale destacar que o prognóstico pode ser acessado em qualquer tipo de ambiente de atendimento:

» Em ambiente ambulatorial ou de consultório, ajuda a decidir sobre a necessidade de rastreamento, exames de rotina, discussões de prioridades e expectativas, além de ser um bom momento para conversar sobre diretivas avançadas de vida e opções de cuidado (onde e como internar em caso de intercorrências).
» Em ambiente hospitalar agudo/unidade intensiva, ajuda a decidir sobre proporcionalidade de procedimentos ou instituição de tratamentos, sempre que possível retomando valores e prioridades previamente discutidos.
» Em ambiente domiciliar ou de unidade de cuidados paliativos (*hospice*), ajuda a consolidar ainda mais as discussões prévias, além de garantir o conforto no final da vida.

Como pensar em prognóstico

Para formular um diagnóstico, pode-se utilizar dados estatísticos (medianas de sobrevida, razão de riscos) e/ou julgamento subjetivo clínico; ambos podem ser expressos em tempo previsto de vida (óbito acontecerá em 3 meses, menos de 1 semana etc.) ou probabilidade de acontecimento do evento (75% de chance de falecer em 6 meses etc.). Alguns estudos mostram uma maior porcentagem de acerto quando da utilização da probabilidade de evento.

Acredita-se, porém, que confiar apenas na parte subjetiva clínica pode ser inacurado, por vários motivos: tendência ao otimismo nos profissionais de saúde; dificuldade de identificar os sentimentos pessoais em relação ao caso (principalmente quando se tem um bom vínculo com o paciente); mais chance de erro em doença não oncológica, em comparação a pacientes com câncer. Um bom questionamento reside no fato de que, mesmo quando se utiliza o julgamento subjetivo clínico, a experiência com casos antigos e a literatura médica já existente podem influenciar esse pensamento dito livre.

Alguns países (Reino Unido, Estados Unidos) utilizam diretrizes para auxiliar médicos no seu prognóstico, com o objetivo de ser mais específico em indicações de CP e *hospice* (o que, nesses países, afetaria o serviço público de saúde).

Fatores que influenciam o prognóstico
Status *funcional*

Utilizado amplamente em Oncologia há algumas décadas, o *status* funcional é avaliado por meio de escalas que medem a funcionalidade atual do paciente e serve de parâmetro para vários desfechos (realização ou parada de quimioterapia, ajuste de dose etc.), inclusive o prognóstico. Algumas escalas utilizadas são *Karnofsky Performance Scale* (KPS), *Palliative Performance Scale* (PPS) e *Eastern Cooperative Oncology Group Performance Score* (ECOG). Deve-se aplicar as escalas individualmente e atentar-se para possíveis fatores de confusão (perda da funcionalidade por quadros não oncológicos, sequela de acidente vascular encefálico, síndromes demenciais, síndromes parkinsonianas etc.).

Sintomas

Também muito utilizados em pacientes oncológicos como parâmetros, alguns sintomas isoladamente têm boa correlação com prognóstico, como anorexia-caquexia, dispneia e confusão mental. Várias escalas são utilizadas para avaliação, como *Symptom Distress Score*, *Memorial Symptom Assessment Scale* (SAS) e *Edmonton Symptom Assessment Scale* (ESAS). Com relação a doenças não oncológicas, não há uma grande variedade de estudos; porém, em uma revisão sistemática de 11 estudos, mostrou-se que sintomas como fadiga, anorexia e dispneia estão presentes na fase final de várias doenças estudadas [câncer, síndrome da imunodeficiência adquirida (AIDS), doença pulmonar obstrutiva crônica (DPOC), doença renal crônica (DRC) e insuficiência cardíaca congestiva (ICC)].

Humor, qualidade de vida e autopercepção de saúde

O impacto de alterações psicológicas no prognóstico é ainda menos claro do que alterações físicas; sabe-se que em pacientes com câncer a depressão está associada a maior mortalidade. Em geral, escalas de qualidade de vida não têm boa correlação com prognóstico. Atualmente, alguns estudos mostraram que o risco de morte era maior para pacientes que diziam que sua saúde geral era ruim, em comparação àqueles que diziam que sua saúde era razoável ou boa, demonstrando que a autopercepção de saúde talvez tenha um papel importante nesse tema.

Comorbidades

Alguns estudos mostram que pacientes oncológicos com múltiplas comorbidades têm um desfecho pior que pacientes com menos comorbidades; sabe-se também que as comorbidades influenciam a sobrevida de doentes graves.

Biomarcadores

Nos últimos anos, diversos marcadores biológicos (proteína C-reativa, alfa-1-glicoproteína, fosfatase alcalina, desidrogenase láctica, vitamina B_{12} etc.) vêm sendo estudados, em uma tentativa de comprovar sua importância no prognóstico de pacientes graves. Em alguns tipos de câncer, proteína C reativa e albumina sérica são utilizadas como parte de escores compostos. Em doenças não oncológicas, outros marcadores também têm sido utilizados nesse sentido (p. ex., peptídeo natriurético cerebral em pacientes com ICC).

Ferramentas de prognóstico

Antes de utilizar os parâmetros descritos e combiná-los para avaliar um paciente, deve-se tomar alguns cuidados, como diferenciar estudos para a população geral e para paciente em CP, além de diferenciar em relação a este último entre pacientes paliativos primários (p. ex., cuidados domiciliares e de *hospice*) e secundários/terciários (pacientes admitidos em unidades mais complexas de saúde). A seguir, são descritas algumas ferramentas de acordo com a doença principal.

Câncer
Palliative Prognostic Index (PPI)

Originalmente criado no Japão para câncer gastrintestinais, atualmente é uma das mais importantes ferramentas para auxiliar em prognóstico oncológico. Por meio de cinco variáveis (dispneia, *status* funcional, *delirium*, edema e ingesta oral) que recebem pontos a partir de certos critérios, os pacientes são categorizados em três grupos, que se diferenciam entre si pela mediana de sobrevida estimada. O PPI maior que 4 pontos (de 15 totais) prediz óbito em até 6 semanas com um valor preditivo positivo (VPP) de 83% e valor preditivo negativo (VPN) de 71%.

Palliative Prognostic Score (PaP Score)

Derivado de um escore italiano, também compreende uma das ferramentas mais utilizadas em pacientes oncológicos. O Pap Score divide os pacientes em três grupos, que diferem entre si de acordo com a possibilidade de estar vivo em 30 dias (< 30%, 30 a 70% e > 70%), de acordo com seis parâmetros: KPS, anorexia, dispneia, número de leucócitos, porcentagem de linfócitos e avaliação subjetiva clínica medida em estimativa de sobrevida pelo médico do paciente (de 2 a 12 semanas).

Outras escalas

Prognosis in Palliative care Study (PiPS) *models* e *Feliu Prognostic Nomogram*.

Insuficiência cardíaca congestiva

A classificação da New York Heart Association (NYHA) serve como bom preditor para mortalidade em anos, com a classe funcional IV tendo uma mortalidade de 30 a 40% em 1 ano. Entretanto, para prognósticos mais acurados, ainda não existe uma boa ferramenta, principalmente em razão da evolução mais errática da ICC, em comparação ao câncer.

Doença pulmonar obstrutiva crônica

Semelhantemente à ICC, os pacientes com DPOC mais grave apresentam uma taxa maior de mortalidade em 1 ano. Os principais parâmetros são volume expiratório forçado em 1 segundo (VEF1), idade e dispneia (medida em MRC). Algumas escalas combinadas, como o *BODE Index* e o *HADO score*, têm sido utilizados recentemente, com uma boa correlação com mortalidade, principalmente em DPOC grave.

Doença de Alzheimer

A doença de Alzheimer apresenta um declínio funcional e cognitivo razoavelmente previsível; porém, estimar a sobrevida desses pacientes não representa uma tarefa simples. Para que um paciente tenha direito a serviços de *hospice* nos Estados Unidos, é necessário que esteja em estágio FAST (*Functional Assessment Staging Tool*) 7c – ou seja, dependência para atividades de vida diária, dupla incontinência e perda da deambulação, além de apresentar alterações clínicas (pneumonias aspirativas, infecções urinárias e úlceras de pressão). Contudo, apesar desses critérios, um estudo mostrou que 30% dos pacientes com mais de 90 anos com as características apresentadas ainda estavam vivos após 3 anos.

Como comunicar um prognóstico

Além da dificuldade inerente à realização do prognóstico em si, a tarefa torna-se mais complexa na hora de comunicar o paciente e seus familiares sobre a situação. Pesquisas mostram que a maioria dos pacientes com câncer gostaria de informação a respeito da sua doença, seja ela boa ou ruim. Geralmente, médicos costumam subestimar a necessidade de informação dos pacientes e superestimar o quanto eles entenderam. Ou seja, fala-se pouco, mal e acha-se que foi suficiente.

A comunicação adequada e franca sobre assuntos relacionados com o fim da vida está associada a menos procedimentos agressivos, melhores desfechos para familiares enlutados e maior encaminhamento a *hospices* e equipes de CP. Ao mesmo tempo, muitos pacientes também sentem medo e apreensão em relação às respostas. Por isso, é fundamental utilizar recursos de comunicação empática ao falar sobre prognóstico com os pacientes.

Antes de falar, o profissional deve ouvir. É fundamental realizar escuta ativa e tentar entender o indivíduo que está à sua frente – qual é a sua história, quais são seus valores, seus medos e expectativas. Vale sempre confirmar se aquele é um bom momento para uma conversa difícil. E, somente a partir de então, falar. Não existe fórmula mágica, visto que a quantidade e a qualidade da informação passada variam de pessoa para pessoa.

As informações devem ser honestas, francas, claras e ditas pausada e ordenadamente. Caso haja desconforto, o paciente deve ser reacessado e, caso seja necessário, a conversa pode parar e continuar em outro momento. A verdade deve ser dita de modo suportável. Muitas vezes, a angústia do profissional de passar uma informação acaba atropelando a capacidade do paciente de lidar com as notícias.

Com relação à comunicação sobre estimativa de sobrevida, deve-se tomar mais cuidado ainda. Antes de responder a qualquer pergunta, deve-se primeiro entendê-la. Ao perguntar "quanto tempo eu tenho", o paciente e os seus familiares podem ter várias perguntas implícitas, desde se há tempo suficiente para a chegada de algum ente, para a realização de algum trâmite burocrático, participação em evento ou, em alguns casos, realmente a vontade de saber o tempo restante de vida.

Quando o desejo é este (saber a estimativa numérica), torna-se importante ter cuidado ao passar os dados e não informar algo que não existe. Quando escalas como PPI estimam mediana de sobrevida em 6 semanas, por exemplo, isso significa muitas coisas, menos que o paciente falecerá em 6 semanas. O real significado do dado e, por consequência, a maneira mais honesta de transmitir essa informação consiste em explicar que pessoas com doenças parecidas às do paciente, com as mesmas características clínicas, têm uma maior probabilidade de falecer naquele tempo específico (no caso citado, 6 semanas) ou, ainda, que metade das pessoas com quadro clínico parecido falece até aquele determinado tempo e a outra metade, posteriormente.

Uma notícia ruim é sempre uma notícia ruim, independentemente de como seja passada. A quebra de expectativas que ela causa pode promover um turbilhão de sentimentos e emoções, e esse momento deve ser respeitado e os pacientes e familiares ser acolhidos. Em alguns momentos, a conversa deve parar e continuar em outra oportunidade.

Conclusão

Prognóstico continua sendo um tema delicado. Diversos trabalhos tentam identificar fatores mais específicos e acurados para auxiliar no processo; porém, o julgamento clínico subjetivo continuará importante. Dados crus e tabelas não conseguem ser empáticos, nem comunicam e cuidam dos pacientes. O fator humano é, e sempre será, parte fundamental do cuidado aos indivíduos com doenças ameaçadoras de vida.

Referências consultadas

American College of Cardiology (ACC). Palliative Care for Patients with Heart Failure, 2016. [Internet]. Disponível em: http://www.acc.org/latest-in-cardiology/articles/2016/02/11/08/02/palliative-care-for-patients-with-heart-failure.

American Heart Association (AHA). Planning Ahead: Advanced Heart Failure, 2017. [Internet]. Disponível em: http://www.heart.org/HEARTORG/Conditions/HeartFailure/Planning-Ahead-Advanced-Heart-Failure_UCM_441935_Article.jsp#.WW5GZ9QrLiw.

Bausewein C, Daveson BA, Currow DC, Downing J, Deliens L, Radbruch L et al. EAPC White Paper on outcome measurement in palliative care: Improving practice, attaining outcomes and delivering quality services – Recommendations from the European Association for Palliative Care (EAPC) Task Force on Outcome Measurement. Palliat Med; 2015. [Internet]. Disponível em: http://pmj.sagepub.com/cgi/doi/10.1177/0269216315589898.

Choi JY, Kong KA, Chang YJ, Jho HJ, Ahn EM, Choi SK, Park S, Lee MK. Effect of the duration of hospice and palliative care on the quality of dying and death in patients with terminal cancer: A nationwide multicentre study. Eur J Cancer Care (Engl). 2017 Sep 15.

Currow DC, Portenoy RK, Kaasa S, Fallon MT, Cherny NI. Oxford Textbook of Palliative Medicine. 5. ed. 2015.

Gaertner J, Siemens W, Meerpohl J, Antes G, Meffert C, Xander C et al. Effect of specialist palliative care services on quality of life in adults with advanced incurable illness in hospital, hospice, or community settings: systematic review and meta-analysis. BMJ. 2017; 358: j2925.

Global Initiative for Chronic Obstructive Lung Disease (GOLD). Disponível em: http://www.goldcopd.org.

Haun MW, Estel S, Rücker G, Friederich HC, Villalobos M, Thomas M, Hartmann M. Early palliative care for adults with advanced cancer. Cochrane Database Syst Rev. 2017 Jun 12;6:CD011129.

Laird BJA. Barriers to the delivery of palliative care. In: Oxford Textbook of Palliative Medicine. 5. ed. Oxford: Oxford University Press; 2015.

Mitchell SL, Teno JM, Kiely DK, Shaffer ML, Jones RN, Prigerson HG et al. The clinical course of advanced dementia. The New England Journal of Medicine. 2009;361:1529-38.

Temel JS, Greer JA, Muzikansky A, Gallagher ER, Admane S, Jackson VA, Dahlin CM, Blinderman CD, Jacobsen J, Pirl WF, Billings JA, Lynch TJ. Early palliative care for patients with metastatic non-small-cell lung cancer. N Engl J Med. 2010 Aug 19;363(8):733-42.

World Health Organization (WHO). WHO Definition of Palliative Care, 2002. [Internet]. Disponível em: http://www.who.int/cancer/palliative/definition/en/.

Zimmermann C, Swami N, Krzyzanowska M, Hannon B, Leighl N, Oza A et al. Early palliative care for patients with advanced cancer: a cluster-randomised controlled trial. Lancet. 2014;383: 1721-30.

Parte 4

O idoso na transição de cuidados

Capítulo 28
Cuidados transicionais: desospitalização

Fabio Campos Leonel
Priscila Gonçalves Serrano

Introdução, importância e conceitos

No mundo e no Brasil, a atenção à saúde é geralmente feita em instrumentos de saúde isolados, sem articulação entre si. Barreiras financeiras, institucionais e profissionais podem reforçar ainda mais esses silos, de tal modo que, muitas vezes, não existe coordenação do cuidado.[1] Idosos, em razão da alta prevalência de doenças crônicas e incuráveis, que mais frequentemente se deslocam entre diferentes setores de saúde, são particularmente vulneráveis a receber cuidados fragmentados.[1] Ainda, para aqueles com múltiplas comorbidades e com complexos problemas de saúde, são necessários cuidados especiais para a transição entre o hospital e a casa após um episódio de doença aguda. Estimativas dos Estados Unidos sugerem que pelo menos 20% daqueles que utilizam o *Medicare*, com cinco ou mais condições crônicas, requerem frequentes atendimentos hospitalares e aos setores de emergência.[2] Os achados de uma revisão de 11 estudos internacionais[3-9] demonstraram que as visitas de idosos em departamentos de emergência variam de 12 a 21% do total de visitas, o que é considerado pelos autores uma alta representatividade da população idosa em comparação à população geral.

Ainda, um estudo norte-americano longitudinal e multicêntrico relata um aumento progressivo do número de idosos nos atendimentos de emergência e nas admissões hospitalares nos anos mais recentes, e um estudo canadense publicado em 2002 relata que idosos atendidos em unidades de emergência têm 2,5 a 4,6 vezes maior probabilidade de internação em leito hospitalar em comparação a indivíduos jovens.[10] Além disso, a taxa de reinternação desses pacientes nas primeiras semanas após a alta também foi significativa, verificando-se uma perda de funcionalidade e independência inerente à internação hospitalar nesses indivíduos.[11] Muitas vezes, o cenário do pronto-socorro com cuidados intensivos de alta rotatividade de pacientes não favorece uma abordagem adequada às demandas específicas do paciente idoso.[11] Tudo isso promove um ciclo vicioso de atendimentos e internações, com resultados questionáveis na saúde e qualidade de vida da população idosa, e que onera o sistema público de saúde.

Diante dessas considerações, apesar da recente busca de novas ferramentas de atenção ao idoso que visam a proporcionar uma melhor assistência, ainda existem poucos serviços estruturados para tal fim.

Assim, a provisão de cuidados aos pacientes na transição do ambiente hospitalar ao atendimento ambulatorial continua a ser um desafio em muitos países ocidentais, em razão de um foco contínuo em cuidados agudos e episódicos de intercorrências clínicas.[12,13] Nesse contexto, surgem os cuidados de transição para estreitar distâncias entre o atendimento no ambiente hospitalar e em domicílio.

Cuidado de transição é um termo amplo para intervenções de cuidados que promovem a transferência segura e compassada de pacientes entre os níveis de cuidados ou, ainda, define um conjunto de ações destinadas a assegurar a coordenação e a continuidade dos cuidados de saúde à medida que os pacientes se transferem entre diferentes instrumentos de saúde.[2,14]

Com isso, pode-se pensar a desospitalização nos cuidados de transição da seguinte maneira:
» Garantir a alta de um paciente do ambiente hospitalar de maneira segura, promovendo todos os cuidados necessários em domicílio.
» Desospitalização não se refere à alta precoce, e sim ao fornecimento de todo o suporte para a continuidade do tratamento.

- » Sempre avaliar a estrutura social/familiar (requisitos básicos para o processo de desospitalização).
- » Oferecer conforto para o paciente e a família, com abordagem humanizada.
- » Minimizar iatrogenias (procedimentos/exames invasivos usualmente realizados em ambiente hospitalar).
- » Minimizar intercorrências clínicas.

Gerenciamento de casos

Existem diversos modelos na literatura que estudam maneiras de otimizar a desospitalização e torná-las mais seguras, ou de impedir as visitas ao pronto-socorro seguidas de internações hospitalares ou institucionalizações. Um modelo frequentemente proposto é o do gestor de caso, que pode se dar de diversas maneiras.

Com base na prática de saúde norte-americana, o gerenciamento de caso ganhou contornos e estudos de eficácia mundo afora. Trata-se de uma metodologia que consiste na indicação de uma equipe de saúde (em algumas organizações, pode ser um único profissional) que se responsabiliza pela atenção ao paciente durante todo o processo clínico e avalia a necessidade do atendimento e os serviços prescritos e recebidos. Essa equipe tem a incumbência de coordenar a atenção à saúde por meio de todos os serviços e instituições que compõem um sistema de saúde, determinar o nível adequado da prestação dos serviços e verificar o cumprimento do plano de tratamento pelo paciente. Fazem parte da busca de resultados a satisfação do cliente, a otimização de recursos financeiros e a inserção de cuidados comunitários, levando em conta aspectos psicossociais e culturais. O referido modelo enfatiza a importância da interdisciplinaridade das equipes que atuam dessa maneira. O gerenciamento de casos pode ser aplicado na atenção primária, secundária e terciária, além de já existirem tentativas de implementação nos serviços privados. Algumas experiências de serviços organizados, com estratégias bem estabelecidas e resultados favoráveis, podem enfocar assistência a populações portadoras de condições específicas, como demência e insuficiência cardíaca congestiva.[15]

Como principais características do gerenciamento de casos, estão:
- » Centralização do foco decisório no eixo paciente-cuidador.
- » Atuação na promoção, na prevenção, na estratificação de riscos e na alocação de recursos proporcionais.

- » Uso de estratégias educacionais.
- » Prevenção de duplicidade de tratamento.
- » Atualização frequente (melhores práticas assistenciais – educação continuada).
- » Disponibilidade para reavaliações.
- » Ótima comunicação.
- » Flexibilidade.
- » Capacidade de otimizar recursos.
- » Acompanhamento do paciente nos diversos níveis de atenção.
- » Tratamento/intervenção correta no tempo certo.
- » Redução das visitas ao pronto atendimento.
- » Diminuição de institucionalização (hospitalar e asilar).
- » Uso adequado dos serviços de referência e contrarreferência.
- » Participação ativa do paciente em seu próprio tratamento.
- » Diminuição do estresse do cuidador.
- » Melhora de variáveis clínicas e de qualidade de vida.

Em um estudo norte-americano, o profissional foi nomeado de *transitional coach* e tinha o papel de coordenar o processo de desospitalização. Ele fornecia ao indivíduo e aos familiares ferramentas para promover a comunicação entre equipe e paciente, encorajamento para assumir um papel mais ativo em seus cuidados e afinar processos de continuidade do cuidado. No grupo do *transitional coach*, houve um risco reduzido de re-hospitalizações de aproximadamente 50% e, ainda, os pacientes desse grupo sentiram-se mais confiantes com relação ao gerenciamento de sua condição, à comunicação com membros da equipe de saúde e à compreensão de seu regime medicamentoso.[2] Já em um modelo italiano, um gerente de caso seguia idosos frágeis com risco de institucionalização em ambiente de *home care*. Esses gerentes eram profissionais da equipe de enfermagem treinados em avaliação geriátrica ampla e responsáveis pela coordenação da equipe multidisciplinar. Demonstrou-se que esse seguimento dos pacientes com base na integração dos gestores de casos com os outros profissionais da equipe e guiados por avaliações geriátricas podem reduzir o risco de institucionalização e provavelmente resultarão em economia nas despesas com cuidados de saúde.[15]

Mas existem outros métodos que podem ser utilizados; de acordo com Coleman et al., há uma série de elementos essenciais na qualidade de cuidados de transição: comunicação entre provedores sobre a avaliação de alta e plano de cuidados; preparação do paciente e cuidador para a transição de cuidados; reconciliação de medicamentos em transição; um plano de acompanhamento; e educação do paciente sobre autogestão. De acordo com os autores, pacientes idosos que tinham cuidadores envolvidos no momento da alta hospitalar tinham uma propensão menor a retornar ao hospital em relação àqueles que não tinham envolvimento de cuidadores nesse momento.[16]

Equipe multiprofissional e interdisciplinaridade

O atendimento multiprofissional deve ter uma prática interdisciplinar, da qual pode-se destacar os seguintes pontos principais:

- » Atuação de diversos profissionais das diferentes áreas da saúde.
- » Busca de consenso visando à melhor terapêutica.
- » Troca de informações e conhecimentos entre as diferentes áreas.
- » Possibilidade de visão ampliada sobre o paciente, de modo a fornecer subsídios para as diferentes áreas.
- » Respeito às especificidades de cada área.
- » Linguagem harmônica visando ao entendimento de todos.
- » Interdisciplinaridade como processo de atuação e como objetivo a ser constantemente buscado.

Os atendimentos realizados em conjunto demandam dos profissionais habilidades de comunicação verbal e não verbal, empatia, delicadeza, sensibilidade, noção do melhor momento para falar ou ficar em silêncio, as palavras mais adequadas para conseguir transmitir uma informação e uma escuta ativa, procurando ter o discernimento diante das circunstâncias para encontrar a melhor maneira de lidar com elas. Portanto, a integralidade do cuidado tem uma clara correspondência com o trabalho em equipe.[17]

Papel do cuidador

Existe uma figura muito importante no contexto dos cuidados transicionais: o cuidador. A tarefa de cuidar de pacientes com doenças crônicas (entre elas, os pacientes com transtornos cognitivos) pode se tornar uma grande carga. E essa sobrecarga do cuidado é frequentemente negligenciada pela equipe de saúde.

O ato de cuidar representa um movimento direcionado a algo ou alguém que é motivo de interesse e preocupação. Trata-se de uma ação moral que objetiva aliviar, satisfazer, ajudar, confortar e apoiar quem necessita ser cuidado.

A tarefa de cuidar é árdua e está associada a uma gama de desafios. Segundo o Ministério da Saúde, cerca de 40% dos indivíduos com 65 anos de idade ou mais precisam de algum tipo de ajuda para realizar as atividades instrumentais de vida diária (AIVD), como fazer compras, cuidar das finanças, preparar refeições e limpar a casa.

A maioria dos cuidadores familiares não é treinada para tal atividade, além de, muitas vezes, sentirem-se mal preparados para assumir as tarefas de cuidar. Isso é especialmente verdadeiro para os cuidados com pacientes com demência.

Frequentemente, os cuidadores se sentem abandonados pelo sistema de saúde e muitas vezes recebem apoio inadequado da equipe assistencial.

Existem diversas dificuldades no auxílio das famílias de idosos portadores de demências, como falta de políticas sociais de suporte aos cuidadores, redução do clã familiar, aumento das separações, famílias com idosos com baixa renda e suporte formal insuficiente.

Portanto, deve-se sempre avaliar o suporte do cuidador do paciente idoso, pois este será uma figura central no processo de desospitalização.

Apoio social, formação de redes e aproximação com a família

A qualidade de vida no idoso está relacionada com a capacidade funcional, ao estado emocional, à interação social, à atividade intelectual e à autopercepção de saúde. Além disso, uma relação direta entre relacionamentos sociais, qualidade de vida e capacidade funcional e uma relação inversa desses fatores com a depressão têm sido apontadas por diversos autores. Esses dados sustentam a importância dos relacionamentos sociais para o bem-estar físico e mental na velhice e, consequentemente, para uma vida com qualidade. A pobreza de relações sociais, como fator de risco à saúde, tem sido considerada tão danosa quanto o fumo, a pressão arterial elevada, a obesidade e a ausência de atividade física.[18]

Redes de suporte social são conjuntos hierarquizados de pessoas que mantêm entre si laços típicos das relações de dar e receber. Na velhice, as relações sociais são fundamentais para a manutenção dos sentimentos de bem-estar subjetivo e das habilidades sociais. Essas relações formam redes de suporte construídas e desfeitas ao longo da existência humana. As redes sociais na velhice asseguram ao idoso os sentimentos de ser e pertencer, reduzem o isolamento e são importantes para a manutenção da saúde, uma vez que os laços sociais estimulam e reforçam o senso do significado da vida, ou seja, um motivo para viver.

Ferramentas na transição de cuidados

Com os objetivos de rever processos e facilitar a desospitalização, há algumas ferramentas que devem ser estimuladas e utilizadas, destacadas a seguir.

Assistência domiciliar como ferramenta de desospitalização

A história da civilização humana é marcada pelo exercício do cuidado, mas, anteriormente, o auxílio aos doentes era dado efetivamente em seus domicílios, como uma maneira de aliviar o sofrimento.[19] Cuidar de um paciente idoso em casa, realizar atendimento médico em um ambiente domiciliar, com suas peculiaridades, bem diferente dos locais usuais de trabalho, como consultórios, ambulatórios e hospitais. Parece uma proposta inovadora e desafiadora; porém, compreende uma realidade que a cada dia mais se deverá enfrentar. Inovadora e desafiadora, por propor, na própria residência do paciente, a continuidade da atenção recebida no hospital ou consultório, tanto para o paciente crônico quanto na atenção paliativa e nos cuidados de fim de vida.

A assistência domiciliar (AD) se apresenta como uma ferramenta útil na abordagem a pacientes com limitações e incapacidades, em que uma simples visita ao consultório médico ou ambulatório pode se tornar uma experiência desagradável.

Um dos eixos centrais da AD é a "desospitalização". Proporciona celeridade no processo de alta hospitalar com cuidado continuado no domicílio, minimiza intercorrências clínicas a partir da manutenção de cuidado sistemático das equipes de atenção domiciliar, diminui os riscos de infecções hospitalares por longo tempo de permanência de pacientes no ambiente hospitalar (em especial, os idosos), oferece suporte emocional necessário para pacientes em estado grave ou terminal e familiares, institui o papel do cuidador (um parente, um vizinho ou qualquer pessoa com vínculo emocional com o paciente e que se responsabilize pelo cuidado junto aos profissionais de saúde) e propõe autonomia para o paciente no cuidado fora do hospital.

Na verdade, o que a AD proporciona não é uma redução de custos, mas um uso mais adequado dos recursos, pois o leito, ao ser desocupado pela possibilidade de o paciente ser cuidado no domicílio, não é desativado, sendo imediatamente ocupado por outro que realmente necessita dessa modalidade de atenção. Em última análise, pode-se afirmar que, com a AD, se gasta menos para fazer o mesmo pelo paciente com certas características. Assim, trata-se de uma otimização dos recursos, e não do uso de menos recursos.

Assim, a atenção domiciliar surge como alternativa ao cuidado hospitalar, promovendo a possibilidade de retomar o domicílio como espaço para produção de cuidado e despontando como um "dispositivo para a produção de desinstitucionalização do cuidado e novos arranjos tecnológicos do trabalho em saúde" e trazendo grande potencial de inovação.[20] Essa área de assistência constitui uma das que mais se expandem, dada a necessidade de prover modos de atendimento à população acamada, de alta dependência, portadora de comorbidades ou doenças crônicas, em que o modelo hospitalocêntrico não remete à resolução de várias questões.[21]

A Organização Mundial da Saúde (OMS) enfatiza a necessidade de assistência domiciliar de longa permanência nas questões sobre doenças crônicas, como o risco cardiovascular ou no controle de doenças infectocontagiosas, dependência funcional, déficits sensoriais, problemas da saúde mental e sobrecarga do cuidador.[22] O atendimento domiciliar já apresenta alguns modelos bem estruturados, com literatura recente sobre desfechos em realidades distintas. Na maioria dos programas, os recursos utilizados poderiam ser considerados de tecnologia leve e leve-dura, ou seja, enfoque do cuidado baseado nas relações humanas e no saber profissional técnico na área da saúde.[23] O Ministério da Saúde (MS) lançou em 2011 o Programa "Melhor em Casa", o qual fortalece a importância e incentiva a concretização da AD no Sistema Único de Saúde (SUS). Segundo essa portaria, a AD é uma modalidade de atenção à saúde, substitutiva ou complementar as já existentes, caracterizada por um conjunto de ações de promoção à saúde, prevenção e tratamento de doenças e reabilitação prestadas em domicílio, com garantia de continuidade do cuidado e integrada às redes de atenção à saúde.[23]

Assim, os objetivos na AD consistem em:
» Contribuir para otimização do leito hospitalar e do atendimento ambulatorial (redução da demanda por atendimento hospitalar e/ou redução do período de permanência de usuários internados).
» Otimizar custos com internações hospitalares.
» Oferecer assistência à saúde integrada, tanto curativa quanto paliativa.
» Desospitalização.
» Gerenciamento de casos.
» Humanização do atendimento.
» Otimizar a relação: paciente-familiares-equipe de saúde (vínculo).
» Ampliação da autonomia dos usuários.

Hospital-dia como ferramenta de desospitalização

Em 1994, o Brasil passou a ter uma Política Nacional do Idoso (Lei n. 8.842) e, 5 anos depois, foi editada a Política Nacional de Saúde do Idoso (Portaria MS n. 1.395/1999). Desde então, o MS promove diversas iniciativas de apoio à saúde e ao bem-estar do idoso. Uma delas foi a criação dos centros de referência para o atendimento aos idosos em vários locais do país (Portaria SAS/MS n. 249, em 16 de abril de 2002). Essa normatização privilegia, por meio do parágrafo XIV, a criação de unidades alternativas de atendimento aos idosos, como o hospital-dia geriátrico (HDG).

Em 2003, o Hospital das Clínicas da Faculdade de Medicina da Universidade de São Paulo (HCFMUSP) foi considerado um dos centros de referência ao atendimento dos idosos. Diante dessa realidade, no ano de 2006, deu-se início ao desenvolvimento de um HDG no HCFMUSP. Em fevereiro de 2007, com a aprovação do MS, as atividades do HDG começaram de fato e os idosos passaram a dispor de mais essa modalidade de atendimento.[24] O HDG, no modelo proposto no HCFMUSP, baseia-se em expandir o espectro de intervenções de hospital-dia para que abranja diversas estratégias de cuidado, com os principais objetivos descritos a seguir:

- » Captar os idosos do setor de emergência por meio de uma busca ativa.
- » Diminuir as taxas de internação/reinternação hospitalar dos pacientes idosos.
- » Possibilitar a alta responsável do idoso internado em unidades de enfermaria.
- » Ser um ambiente de rápida resolução dos problemas diagnosticados.
- » Levantar um diagnóstico amplo da saúde do idoso com descompensação aguda.
- » Programar a terapêutica individualizada a cada paciente.
- » Ser uma alternativa de tratamento ao idoso ambulatorial descompensado.
- » Prevenir o declínio funcional e a perda da autonomia nos idosos.
- » Promover a reabilitação do idoso pela atuação de uma equipe multiprofissional.
- » Executar pequenos procedimentos cirúrgicos (p. ex., biópsias).
- » Diminuir o estresse do cuidador e dos familiares.
- » Oferecer orientações para o seguimento adequado após a alta hospitalar.
- » Diminuir os custos relacionados com o manejo do paciente geriátrico.

Nesse modelo, as principais indicações de referenciamento são descompensações agudas de doença crônica, infecções, *delirium*, má adesão medicamentosa, uso de medicações parenterais, realização de biópsias ou outros pequenos procedimentos, controle de dor refratária e reabilitação funcional.

Sabendo-se que internações hospitalares, principalmente para idosos frágeis, apresentam maior risco de perda de funcionalidade e complicações iatrogênicas, esse modelo mostrou, com um favorável grau de satisfação da população atendida, a manutenção da funcionalidade dos idosos durante o tratamento.[25]

Conclusão

Quando se pensa em transição de cuidados, e especialmente no contexto da desospitalização, o principal objetivo consiste em garantir a alta do paciente do ambiente hospitalar de maneira segura, promovendo todos os cuidados necessários em domicílio.

Deve-se lembrar que desospitalização não significa alta precoce. Pelo contrário, trata-se do fornecimento de todo o suporte para que o tratamento tenha continuidade. Pacientes com estrutura social e familiar são requisitos básicos. E, como consequência do processo de desospitalização, têm-se:

- » A diminuição do tempo médio de permanência.
- » A diminuição do custo assistencial.
- » O aumento do giro de leitos disponíveis.
- » A minimização de possíveis procedimentos e exames invasivos (minimiza intercorrências clínicas).
- » O conforto do paciente e do familiar.
- » A capacitação do familiar e do autocuidado.
- » A humanização no cuidado.

Referências

1. Coleman EA. Preparing patients and caregivers to participate in care delivered across settings: the care transitions intervention. JAGS. 52:1817-25.
2. Allen J, Hutchinson AM, Brown R, Livingston PM. Quality care outcomes following transitional care interventions for older people from hospital to home: a systematic review. BMC Health Services Research. 2014;14:346.
3. Lowenstein SR, Crescenzi CA, Kem DC, Steel K. Care of the elderly in the emergency department. Ann Emerg Med. 1986;15:528-35.
4. Wofford JL, Schwartz E, Byrum JE. The role of emergency services in health care for the elderly: a review. J Emerg Med. 1993;11:317-26.
5. Hunt DL, McKibbon KN. Locating and appraising systematic reviews. In: Mulrow C, Cook D (eds.). Systematic reviews: syntesis of best evidence for health care decisions. Philadelphia: American College of Physicians; 1998.
6. Cook DJ, Mulrow C et al. Synthesis of the best practice for clinical decisions. In: Mulrow C, Cook D (eds.). Systematic reviews: synthesis of best evidence for health care decisions. Philadelphia: American College of Physicians; 1998.

7. Mulrow CD Langhorne P et al. Integrating heterogeneous pieces of evidence in systematic reviews. In: Mulrow C, Cook D (eds.). Systematic reviews: synthesis of best evidence for health care decisions. Philadelphia: American College of Physicians; 1998.

8. Lim KH, Yap KB. The presentation of elderly people at an emergency department in Singapore. Singapore Med J. 1999;40:742-4.

9. Baum SA, Rubenstein LZ. Old people in the emergency room: age-related differences in emergency department use and care. J Am Geriatr Soc. 1987;35:398-404.

10. Strange GR, Chen EH. Use of emergency departments by elderly patients: a five years follow-up study. Acad Emerg Med. 1998;5:1157-62.

11. Aminzadeh F, Dalziel WB. Older adults in the emergency department: a systematic review of patterns of use, adverse outcomes, and effectiveness of interventions. Annals of emergency medicine. 2002;39(3):238-47.

12. Anderson G. Chronic care: making the case for ongoing care. NJ USA; 2010 [Internet]. Disponível em: http://www.rwjf.org/content/dam/farm/reports/reports/2010/rwjf54583.

13. Naylor M, Hirschman K, O'Connor M, Barg R, Pauly M. Engaging older adults in their transitional care: what more needs to be done? J Comp Eff Res. 2013;2(5):457-68.

14. Coleman EA, Berenson RA. Lost in transition: challenges and opportunities for improving the quality of transitional care. Ann Intern Med. 2004;140:533-6.

15. Onder G, Liperoti R, Soldato M, Carpenter I, Steel K, Bernabei R et al. Case management and risk of nursing home admission for older adults in home care: results of the aged in home care study. J Am Geriatr Soc. 2007;55:439-44.

16. Coleman EA, Smith JD, Frank JC, Min SJ, Parry C, Kramer AM. Preparing patients and caregivers to participate in care delivered across settings: the care transitions intervention. J Am Geriatr Soc. 2004;52:1817-25.

17. Yamaguchi AM, Taniguchi KTH, Andrade L, Bricola SAP de C, Jacob Filho W, Martins M de A. Assistência domiciliar: uma proposta interdisciplinar. Barueri: Manole; 2010.

18. Andrade GB de, Vaitsman J. Apoio social e redes: Conectando solidariedade e saúde. Ciência da Saúde Coletiva. 2002;7(4):925-34.

19. Benjamin AE. Na historical perspective on home care policy. The Milbank Quartely. 1993;71(1):129-66.

20. Merhy EE, Feurwerker LCM. Atenção domiciliar: medicalização e substitutividade. In: Seminário Nacional de Divulgação dos Resultados da Pesquisa: implantação de atenção domiciliar no âmbito do SUS – modelagem a partir das experiências correntes, n. 1, 2008, Rio de Janeiro. Anais eletrônicos. Rio de Janeiro: Universidade Federal do Rio de Janeiro;

2008. [Internet]. Disponível em: http://www.medicina.ufrj.br/micropolitica/pesquisas/atencaodomiciliar/textos/ad-medicalizacao_e_substitutividade.pdf.

21. Leff B, Burton JR. The future history of home care and physician house calls in the United States. J Gerontol A Biol Sci Med Sci. 2001;56(10):M603-8.

22. WHO Study Group. Home-based long-term care. World Health Organ Tech Rep Ser. 2000;898:i-v,1-43. [Internet]. Disponível em: http://whqlibdoc.who.int/trs/WHO_TRS_898.pdf.

23. Merhy EE. A perda da dimensão cuidadora na produção da saúde: uma discussão do modelo assistencial e da intervenção no seu modo de trabalhar a assistência. In: Sistema Único de Saúde em Belo Horizonte – Reescrevendo o público. São Paulo: Xamã, 1998. [Internet]. [Acesso em: 2008 abr. 13]. Disponível em: http://www.hupe.uerj.br/cd-2008/documentos/artigo_perda_dimensao_cuidadora.pdf.

24. Ministério da Saúde. Portaria MS/GM n. 2.527 de 27 de outubro de 2011. Redefine a atenção domiciliar no âmbito do Sistema Único de Saúde (SUS). Brasília: Diário Oficial da União; 20122. v. 1, n. 208, 28 out. 2011. Seção 1, p. 44

25. Aliberti MJ, Suemoto CK, Fortes-Filho SQ, Melo JA, Trindade CB, Kasai JY et al. The Geriatric day hospital: preliminary data on an innovative model of care in Brazil for older adults at risk of hospitalization. J Am Geriatr Soc. 2016 Oct;64(10):2149-53.

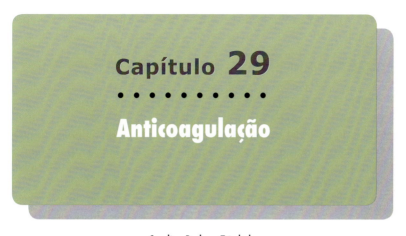

Carolina Barbosa Trindade
Marcelo Altona
Bruna Carla Ferreira Mendes

Introdução

A cascata de anticoagulação é composta por uma sequência de reações enzimáticas ativadas após lesão endotelial, que resultam na produção de trombina (fator IIa), a qual, por sua vez, decorre da clivagem proteolítica da protrombina pela fator Xa e é responsável pela ativação de fibrinogênio em fibrina, produto final que atuará na hemostasia com a formação de um tampão hemostático.[1]

Anticoagulantes são substâncias que atuam em etapas cruciais da cascata de coagulação, bloqueando-a, com o objetivo de tratar ou prevenir a ocorrência de eventos trombóticos.

Indicações de anticoagulação

A aplicabilidade clínica da anticoagulação é diversa e inclui desde eventos agudos, como tromboembolismo venoso e arterial e síndromes coronarianas agudas (SCA) a doenças crônicas, como síndrome do anticorpo antifosfolipídio e fibrilação atrial (FA). Além disso, os anticoagulantes são úteis, por exemplo, no cenário de profilaxia para eventos trombóticos no perioperatório e em pacientes hospitalizados com imobilidade.

Tromboembolismo venoso (TEV)

Contempla eventos trombóticos, como tromboembolismo pulmonar (TEP) e trombose venosa profunda (TVP). Recomenda-se instituir a anticoagulação para os pacientes candidatos, tão logo seja feito o diagnóstico do episódio trombótico, pois reduz o risco de embolização e a mortalidade.[2] O tratamento inicial pode ser feito em regime hospitalar ou ambulatorial, conforme as condições clínicas do paciente e a gravidade do evento.

As opções para a anticoagulação inicial no TEV são heparina não fracionada (HNF), heparina de baixo peso molecular (HBPM), fondaparinux e anticoagulantes orais diretos (ver doses na descrição a seguir neste capítulo). A escolha deve ser feita conforme a experiência do médico, o risco de sangramento, a possibilidade de ingestão via oral, as comorbidades e as preferências do paciente.[3] Para a estimativa de sangramento, pode-se utilizar ferramentas como o HAS-BLED, embora seu uso não tenha sido estudado no contexto de TEV.

A anticoagulação de manutenção refere-se àquela realizada após os primeiros dias do diagnóstico e tratamento. Seu objetivo consiste em reduzir a mortalidade, a ocorrência de embolização e a recorrência de trombose no TEV. As medicações disponíveis para manter o paciente anticoagulado em longo prazo são, de preferência, via oral, como os inibidores diretos da trombina e do fator Xa ou a varfarina (ver doses na descrição a seguir neste capítulo).[2,4] Porém, para alguns pacientes, pode ser necessária a manutenção com anticoagulantes parenterais, como HBPM ou fondaparinux.

Geralmente, o período de manutenção da anticoagulação no TEV de origem determinada ou indeterminada é de 3 meses para TEP, TVP proximal ou TVP distal.[3] Alguns clínicos optam por estender o tratamento até 6 a 12 meses, quando o fator desencadeante for persistente (p. ex., imobilidade) ou na vigência de um episódio trombótico grave. Em determinados pacientes, a anticoagulação perdura indefinidamente, sobretudo naqueles com neoplasias. É preciso considerar os riscos de sangramento para a decisão de tempo de anticoagulação, visto que comumente não se recomenda estender o tratamento além de 3 meses para aqueles com risco moderado a alto de sangramento.[5,6] Já há dados na literatura que baseiam a extensão do tratamento de TEV de 3 para 6 meses, caso haja trombo residual na ultrassonografia de controle. No entanto, não há ensaios randomizados sobre o assunto.[5,7]

Estudos demonstram que, no tratamento de TEV, a anticoagulação inicial e de manutenção com uso de anticoagulantes orais diretos apresenta eficácia e segurança semelhantes àquelas iniciadas com heparina seguida de manutenção com varfarina.[8-11] No entanto, os antagonistas diretos da trombina e do fator Xa devem ser evitados quando o exame de *clearance* de creatinina for menor que 30 mL/minuto e em gestantes. Além disso, sua eficácia na obesidade mórbida é duvidosa.[5] A heparina não fracionada compreende a medicação de escolha para anticoagulação de TEV em pacientes com *clearance* de creatinina < 30 mL/minuto, instabilidade hemodinâmica, TEP submaciço/maciço ou TVP extensa. A heparina de baixo peso molecular é a medicação indicada quando TEV em gestantes ou em pacientes com neoplasias malignas.[5]

Fibrilação atrial (FA)

Diversos dados na literatura comprovam a redução de eventos trombóticos com o emprego da anticoagulação em pacientes com FA. Ensaios clínicos com a varfarina demonstraram que seu uso como anticoagulante na FA reduziu em dois terços a ocorrência de acidentes vasculares encefálicos (AVE) e outros eventos trombóticos associados à arritmia.[12-14]

Dado que o benefício de anticoagular supera o risco de sangramento na maior parte dos casos, recomenda-se a anticoagulação para todo paciente com FA e CHADS-VAsc ≥ 2 (exceção feita àqueles com FA de etiologia valvar, em que as indicações têm suas particularidades). Quando CHADS-VAsc de 0 ou 1, deve-se levar em consideração as preferências do paciente e o julgamento do clínico para a decisão sobre o uso ou não de anticoagulantes.[12-15] O instrumento HAS-BLED deve ser utilizado para estimar o risco de sangramento com anticoagulação na FA.[15]

As medicações disponíveis para anticoagulação na FA são a varfarina e os anticoagulantes orais diretos. Resultados de metanálise mostram semelhanças em redução do risco de AVE isquêmico e em segurança com uso de anticoagulantes orais diretos em comparação à varfarina,[16] com discreta redução absoluta no risco de hemorragias intracranianas em outro grande estudo.[17]

Comumente, a anticoagulação pode ser iniciada em regime ambulatorial, sem necessidade de associação à ponte com anticoagulantes parenterais. Considera-se a ponte de anticoagulação em casos específicos, como pacientes em alto risco de embolização que utilizarão varfarina como anticoagulante, em virtude do tempo até chegar na faixa terapêutica.

Pacientes com FA e com válvula cardíaca mecânica, estenose mitral, doença valvar resultando em insuficiência cardíaca importante ou valvopatia mitral reumática não são candidatos ao uso de anticoagulantes orais diretos.[15]

Escolha do anticoagulante

A eficácia dos variados anticoagulantes difere conforme as situações clínicas em que são utilizados. Além da indicação clínica, a escolha da medicação envolve comorbidades do paciente, custos, riscos, posologia, interações medicamentosas, necessidade de monitoramento de dosagem, planejamento de procedimentos cirúrgicos, segurança e eficácia do medicamento. Sempre considerar as preferências do paciente, sobremaneira com relação à necessidade e à frequência de monitoramento da anticoagulação, aos custos da medicação e aos riscos de sangramentos.[15] Em idosos, considerar déficit cognitivo que possa impactar na adesão terapêutica, excreção e metabolização prejudicadas de algumas medicações e a possibilidade de interações medicamentosas.

Antes da introdução do anticoagulante e, também, para a avaliação do fármaco mais adequado, recomenda-se avaliar o tempo de protrombina (TP), o tempo de tromboplastina ativada (TTPA), a contagem plaquetária, a função renal e hepática. Investigar, ainda, a história de sangramentos prévios. Monitorar hemoglobina ao longo da terapia com anticoagulantes se houver alto risco de sangramentos e/ou suspeita de hemorragias.[18] O acompanhamento da contagem de plaquetas é útil em pacientes em uso de heparinas em risco de plaquetopenia induzida pela medicação.

Tipos de anticoagulantes
Antagonistas da vitamina K (cumarínicos)

O representante mais conhecido do grupo é a varfarina; porém, há outros pertencentes à classe, como fenprocumarona e acenocuramol.

Sua ação consiste em bloquear um passo dependente de vitamina K na produção de fatores de coagulação, impedindo a síntese dos fatores II (protrombina), VII, IX e X. Têm meia-vida de 36 a 42 horas, que, em alguns indivíduos, pode chegar a 60 horas. Metabolismo hepático, com pico sérico em 4 horas, e início de ação em 24 a 72 horas.

São indicados para prevenção de evento trombótico na FA, tratamento e profilaxia secundária de TEV, síndrome do anticorpo antifosfolipídio, insuficiência cardíaca, tromboses arteriais de membros.

Como vantagens, há o baixo custo, o fato de apresentarem antídoto e a possibilidade de monitorar seu nível sérico. Como desvantagens, sua atividade pode variar de acordo com fatores genéticos e múltiplas interações medicamentosas e dietéticas.[19]

Doses (abordagem exclusiva da varfarina, principal anticoagulante do grupo)

De modo geral, iniciar a anticoagulação com doses de até 5 mg/dia, via oral, em adultos. Optar por doses menores (p. ex., 2,5 mg/dia) em muito idosos, com multimorbidades, disfunção hepática ou renal.[19-21]

A varfarina leva de 2 a 3 dias para exercer efeito anticoagulante completo. O monitoramento dos níveis séricos é feito pelo tempo de protrombina (TP)/Razão Normalizada Internacional (RNI), a partir do 3º dia após o início da medicação. Os ajustes de doses devem seguir protocolos institucionais. O monitoramento inicial pode ser feito antes desse prazo em pacientes hospitalizados, com interações medicamentosas com a varfarina que possam interferir em seu nível sérico e com risco aumentado de sangramento.[19,20,22] Pacientes com muito alto risco de eventos tromboembólicos devem receber ponte de anticoagulação (p. ex., com heparina não fracionada ou de baixo peso molecular), enquanto a varfarina não exerce efeito anticoagulante pleno.[19]

A faixa terapêutica habitual de RNI é de 2,0 a 3,0; porém, pode ser maior em situações clínicas específicas. A frequência de monitoramento deve seguir protocolos e varia de acordo com a estabilidade do RNI na meta terapêutica. Quando a RNI está estável, em geral faz-se o monitoramento a cada 2 a 4 semanas. No entanto, quando em situações de doenças agudas, hospitalização, mudanças em medicações de uso domiciliar, é prudente uma vigilância mais frequente. Ressalta-se que modificações nas doses levam cerca de 3 dias para se refletir no TP/RNI. Deve-se evitar a varfarina em pacientes com disfunção hepática, em que a elevação do RNI pode não decorrer do efeito da medicação.[19,20,22]

Atualmente, no manejo ambulatorial da anticoagulação, é possível o automonitoramento de RNI por meio de dispositivos portáteis para aqueles pacientes que passaram por orientações educacionais e que consigam manejar os dispositivos e as modificações de doses de varfarina com segurança. Diversos estudos têm demonstrado que pacientes em automonitoramento são capazes de se manter adequadamente na faixa terapêutica.[23,24]

Os antídotos disponíveis para a necessidade de reversão da anticoagulação são vitamina K, plasma fresco congelado (PFC) e concentrado de complexo protrombínico (CCP).[19]

Heparinas

Atuam ligando-se à antitrombina e intensificando sua atividade na inativação de fatores de coagulação, sobretudo a trombina (fator IIa) e o fator Xa. A heparina não fracionada inativa preferencialmente a trombina (fator IIa) e as heparinas de baixo peso molecular inativam em especial o fator Xa.[18]

Heparina não fracionada (HNF)

Pico sérico em 2 a 4 horas, meia-vida de 45 minutos a 1 hora. É metabolizada no sistema reticuloendotelial e no fígado. Excretada na urina, porém, não há necessidade de ajustes para função renal.

Entre as suas vantagens, a possibilidade de administração em pacientes com disfunção renal sem necessidade de ajustes em doses e o monitoramento de seus níveis séricos, a disponibilidade de antídoto e a meia-vida curta com rápida reversão de efeito anticoagulante (caso interrompida a medicação). Como desvantagens, pode induzir à plaquetopenia e sua faixa terapêutica estreita obriga o monitoramento frequente.[18]

Doses

» Profilaxia para TEV: 5.000 UI, via subcutânea, 2 a 3 vezes/dia.
» Tratamento de TEV (TEP/TVP): existem diversos protocolos, alguns com doses fixas e outros com doses baseadas no peso do paciente, comumente preferidos. Um dos esquemas mais utilizados é 80 UI/kg

em bólus intravenoso seguidos de 18 UI/kg/hora intravenosos de manutenção. O TTPA (ou atividade do fator anti-Xa) deve ser monitorado a cada 4 a 6 horas, com ajustes da dose infundida no intuito de manter o TTPA, em geral, em torno de 1,5 a 2,5 vezes acima do valor de normalidade.[18,25,26]

Um ensaio clínico randomizado demonstrou que o uso de HNF via subcutânea com doses fixas e sem necessidade de controle de TTPA apresentou eficácia e segurança semelhantes às da HNF intravenosa no tratamento de TEV. A dose proposta no estudo é de 333 UI/kg subcutâneos de ataque seguidos por 250 UI/kg a cada 12 horas de manutenção. No entanto, seu uso por tempo prolongado (p. ex., para manutenção de anticoagulação no TEV) não foi estudado.[27]

Heparina de baixo peso molecular (HBPM)

Pico sérico em 3 a 5 horas se usada via subcutânea ou de 2 horas via intravenosa. Meia-vida de cerca de 2 horas. Metabolizada no fígado e excretada pelo rim. Corrigir a dose quando o exame de *clearance* de creatinina for menor que 30 mL/min.

Como vantagens, não necessita de monitoramento de dose e tem posologia confortável. Entre as desvantagens, pode induzir à plaquetopenia e tem limitações de uso para obesos, pois há dúvidas se a dose deve ser fixa ou calculada por peso.

As medicações disponíveis no Brasil são enoxaparina, dalteparina e nadroparina. Em outros países, há também a tinzaparina, a certoparina, a parnaparina e a reviparina.

Não há necessidade de monitoramento dos níveis de anticoagulação, pois as doses de HBPM são fixas. Em casos especiais, como recorrência de evento tromboembólico na vigência de anticoagulação ou em grandes obesos, pode-se dosar o fator anti-Xa. Atentar para maior risco de sangramento em pacientes idosos e com peso menor que 45 kg.[18,25]

Doses

» Profilaxia para TEV:
- Enoxaparina: dose usual de 40 mg, via subcutânea, 1 vez/dia. Em cirurgias bariátricas, considera-se a dose de 40 mg, via subcutânea, 2 vezes/dia; caso índice de massa corporal (IMC) > 50 kg/m², 60 mg, 2 vezes/dia.

- Dalteparina: dose usual de 5.000 unidades, via subcutânea, 1 vez/dia.
» Tratamento de TEV:
- Enoxaparina: 1 mg/kg, 2 vezes/dia, ou 1,5 mg/kg, 1 vez/dia, via subcutânea. Dose deve ser corrigida para 1 mg/kg, 1 vez/dia, caso *clearance* de creatinina < 30 mL/minuto.
- Dalteparina: 200 UI/kg, 1 vez/dia nos primeiros 30 dias, seguidos de 150 UI/kg/dia de manutenção, via subcutânea. Ajustes para *clearance* de creatinina < 30 mL/minuto devem ser conforme dosagem de fator anti-Xa.[18,25]

Uma vez necessária a reversão do efeito anticoagulante das heparinas, o antídoto disponível é o sulfato de protamina. Sua infusão deve ser lenta, com velocidade máxima de 20 mg/minuto e via intravenosa.[18]

» Em uso de HNF: 1 mg de sulfato de protamina para cada 100 UI de HNF infundida. A dose de protamina deve ser calculada conforme a dose sérica do anticoagulante que ainda se espera estar circulante, dada a curta meia-vida da HNF. Genericamente, pode-se usar 25 a 50 mg de protamina e dosar sequencialmente o TTPA.
» Em uso de HBPM: esta não é completamente inativada pela protamina. Se a enoxaparina foi administrada até 8 horas atrás, 1 mg de sulfato de protamina para cada 1 mg de enoxaparina. Se o anticoagulante foi recebido há mais de 8 horas, 0,5 mg de protamina para cada 1 mg de enoxaparina.[28]

Fondaparinux

Também atua ligando-se à antitrombina, por meio da qual inibe o fator Xa (inibidor indireto do fator Xa). Tem meia-vida de 15 a 17 horas e excreção renal. Pode prolongar o TTPA, embora este não seja útil no monitoramento. Entre as indicações para seu uso, estão a profilaxia e o tratamento de TEV e das síndromes coronarianas agudas.

Como vantagens, não se liga às plaquetas, sendo útil no cenário de plaquetopenia induzida por heparina, e não necessita de monitoramento laboratorial. Entre as desvantagens, está disponível apenas na forma parenteral, não tem antídotos, sua dose profilática não está indicada para indivíduos < 50 kg e é necessário ajuste de dose para *clearance* de creatinina < 30 mL/minuto.[29,30]

Doses

» Profilaxia de TEV: 2,5 mg via subcutânea, 1 vez/dia.
» Tratamento de TEV (TEP/TVP) para pacientes com função renal normal:
- Se peso > 100 kg: 10 mg, via subcutânea, 1 vez/dia.
- Se peso entre 50 e 100 kg: 7,5 mg, via subcutânea, 1 vez/dia.
- Se peso < 50 kg: 5 mg, via subcutânea, 1 vez/dia.

Se *clearance* de creatinina entre 20 e 50 mL/minuto, recomenda-se ajuste de dose para 1,5 mg, 1 vez/dia.[29,30]

Concentrados de complexo protrombínico ativado ou fator VII recombinante ativado podem constituir opções em casos de sangramento, embora a eficácia em reverter seu efeito anticoagulante não tenha comprovação em cenário clínico.[31]

Anticoagulantes orais diretos ou novos anticoagulantes

Inibidores diretos da trombina

Ligam-se diretamente à trombina, inibindo que essa enzima ative fibrinogênio em fibrina.

A representante é a dabigatrana, via oral. Não há anticoagulantes dessa classe para uso via parenteral disponíveis no Brasil; porém, outros países dispõem do argatroban e da bivalirudina.

Inibidores diretos do fator Xa

Ligam-se diretamente ao fator Xa, inibindo que ele ative a protrombina em trombina.

Os representantes são rivaroxabana, apixabana e edoxabana (a última não disponível no Brasil). Não há anticoagulantes dessa classe para uso via parenteral.[32]

O próximo tópico abordará, especificamente, o uso dos anticoagulantes orais diretos, suas características e aplicabilidade clínica.

Anticoagulantes orais diretos

Também conhecidos como novos anticoagulantes, têm ganhado importância como uma alternativa segura e eficaz na terapêutica de anticoagulação. Diversas publicações vêm considerando os anticoagulantes orais diretos como primeira opção para anticoagulação de TEV em pacientes sem neoplasia[4,5] e para prevenção de episódios tromboembólicos naqueles com FA.[15]

São indicados em profilaxia e tratamento de tromboembolismo venoso, prevenção de eventos trombóticos na FA, plaquetopenia induzida por heparina, síndromes coronarianas agudas e angioplastia coronariana percutânea. As contraindicações absolutas referem-se a pacientes com válvula cardíaca mecânica, *clearance* de creatinina menor que 15 mL/minuto e gestantes.[32]

Estudos demonstram que os anticoagulantes orais diretos parecem ter um risco geral de sangramento semelhante ao dos inibidores da vitamina K; no entanto, com uma discreta redução em sangramentos intracranianos.[17] Como um fator limitante, não foram estudados para profilaxia de TEV em pacientes submetidos a cirurgias gerais, apenas nas ortopédicas.[33]

Por ora, não há indicação de monitoramento sérico laboratorial de rotina, mas essas recomendações podem mudar.

Inibidores diretos da trombina
Dabigatrana

Tem efeito anticoagulante máximo em 2 a 3 horas após a ingestão e sua meia-vida é de 12 a 17 horas. Administrada como pró-fármaco, é convertida a metabólito ativo no fígado. Sua absorção não é prejudicada se ingerida após refeições. Apresenta potência reduzida por exposição à luz, uma vez retirada da embalagem original. Tem excreção e metabolização renal, com necessidade de ajuste de doses para insuficiência renal e quando do uso de indutores ou inibidores da glicoproteína P, para qual a dabigatrana é substrato. Já está disponível no mercado internacional o anticorpo monoclonal idarucizumab, que atua como antídoto específico da dabigatrana, caso seja necessária a reversão de seu efeito anticoagulante. As doses recomendadas decorrem de estudos com pacientes de até 120 kg e IMC ≤ 40 kg/m². Por conseguinte, não há comprovação de eficácia e segurança em indivíduos muito obesos.[32]

Doses[11,15,32-34]

» Prevenção de evento tromboembólico na FA: 110 mg ou 150 mg, 2 vezes/dia (quando *clearance* de creatinina ≥ 30 mL/minuto). Sociedades europeias recomendam redução de dose em pacientes com mais de 75 anos (150 mg, 1 vez/dia, ou 110 mg, 2 vezes/dia).

» Tratamento e profilaxia secundária de TEV: deve-se associar heparina parenteral nos primeiros 5 dias de tratamento, preferencialmente HBPM. A dose consiste em 150 mg, 2 vezes/dia (se *clearance* de creatinina ≥ 30 mL/minuto).

» Profilaxia de TEV em pós-operatório de cirurgia ortopédica: 110 mg, 1 vez/dia, seguidos de 220 mg, 1 vez/dia, por 28 a 35 dias, quando de artroplastia de quadril, ou por 10 dias, em artroplastia de joelhos.

Inibidores diretos do fator Xa

Rivaroxabana

Meia-vida de 5 a 9 horas (até 13 horas em idosos), pico sérico em 2 a 4 horas e metabolização hepática. Orienta-se que seja tomada junto às refeições. Contraindicada para *clearance* de creatinina menor que 15 mL/minuto e hepatopatia grave (Child-Pugh B ou C com coagulopatia).[32]

Doses[8,15,32,33]

» Prevenção de evento tromboembólico na FA: 20 mg, 1 vez/dia (se *clearance* de creatinina > 50 mL/minuto) ou 15 mg, 1 vez/dia (se *clearance* de creatinina ≤ 50 mL/min).

» Tratamento e profilaxia secundária de TEV: 15 mg, 2 vezes/dia, por 21 dias e, depois, 20 mg, 1 vez/dia.

» Profilaxia de TEV em pós-operatório de cirurgia ortopédica: 10 mg, 1 vez/dia, por 35 dias, quando de artroplastia de quadril, ou por 12 dias, em artroplastia de joelhos.

Apixabana

Meia-vida de cerca de 12 horas, pico sérico em 3 a 4 horas e metabolização hepática. É a menos dependente da função renal dos inibidores do fator Xa.[32]

Doses[9,15,32,33]

» Prevenção de evento tromboembólico na FA: 5 mg, 2 vezes/dia (se *clearance* de creatinina > 50 mL/min) ou 2,5 mg, 2 vezes/dia, se idade ≥ 80 anos, peso corporal ≤ 60 kg ou creatinina sérica ≥ 1,5 mg/dL.
» Tratamento e profilaxia secundária de TEV: 10 mg, 2 vezes/dia, por 7 dias e, depois, 5 mg, 2 vezes/dia.
» Profilaxia de TEV em pós-operatório de cirurgia ortopédica: 2,5 mg, 2 vezes/dia, por 35 dias, quando de artroplastia de quadril, ou por 12 dias, em artroplastia de joelhos.

Ponte de anticoagulação

O momento em que o paciente necessita submeter-se a um procedimento cirúrgico é desafiante para aqueles em tratamento com anticoagulação. Por um lado, deve-se pesar o risco de um evento tromboembólico, que aumenta quando da suspensão provisória dos anticoagulantes. Por outro, deve-se atentar para a possibilidade de sangramento, que aumenta quando se realiza um procedimento cirúrgico na vigência de anticoagulantes.

A ponte de anticoagulação envolve a administração de um anticoagulante de curta duração (geralmente heparina de baixo peso molecular ou heparina não fracionada) em substituição a um de longa duração que foi retirado no perioperatório (p. ex., varfarina). A ponte pode ser usada no pré ou pós-operatório, ou em ambos, e seu objetivo consiste em minimizar o tempo em que o paciente permanece sem anticoagulação. Dessa maneira, mostra-se a importância de protocolos de manejo de anticoagulação no perioperatório.[35,36]

Para estimar o risco tromboembólico, deve-se considerar a idade e as comorbidades do paciente. Instrumentos, como CHADS/CHADS-VAsc, podem auxiliar; no entanto, não estão validados para uso no perioperatório. Fibrilação atrial, válvula cardíaca mecânica e evento tromboembólico recente (nos últimos 3 meses) chamam a atenção para risco aumentado de tromboembolismo.

Eventos trombóticos recentes (nos últimos 3 meses) aumentam sobremaneira o risco tromboembólico no período perioperatório. Por segurança, nesses pacientes, se possível, deve-se adiar a realização da cirurgia ou do procedimento eletivo. Porém, se a cirurgia é de urgência/emergência, deve-se lançar mão da ponte de anticoagulação. Pacientes com neoplasias são considerados de risco no mínimo moderado para tromboembolismo.[35,36]

Para avaliar o risco de sangramento, considerar o porte e a duração do procedimento cirúrgico a ser realizado e as comorbidades do paciente (p. ex., disfunção renal ou hepática). O instrumento HAS-BLED pode ser útil. Cirurgias com duração acima de 45 minutos em geral são de alto risco para sangramento. Procedimentos dentários (exceto extração de múltiplos dentes) ou cutâneos usualmente são considerados de baixo risco.

São considerados sangramentos de alto risco os intracranianos, cardíacos, causadores de queda de hemoglobina ≥ 2 pontos ou que necessitem de transfusão de duas bolsas ou mais de concentrados de hemáceas.[35,36]

A decisão de realizar a ponte de anticoagulação envolve o julgamento do clínico e as particularidades de cada paciente. Alguns estudos têm demonstrado a falta de benefício em realizar ponte de anticoagulação com o intuito de evitar eventos tromboembólicos no perioperatório para diversos tipos de procedimento.[37] No entanto, sabe-se que, para determinados pacientes com alto risco para tromboembolismo pelo CHADS ou em uso de válvula cardíaca mecânica, a ponte de anticoagulação é indispensável.[35,36,38]

Caso a decisão compreenda suspender o anticoagulante por alto risco de sangramento, a ponte de anticoagulação deverá ser usada para aqueles com muito alto risco de tromboembolismo, por exemplo, com acidente vascular encefálico recente, válvula cardíaca mecânica, pontuação no $CHADS_2$ de 5 ou 6. A ponte também pode ser usada quando o indivíduo necessitar de longo período sem ingerir medicações via oral, como em íleo paralítico pós-cirúrgico.

Em geral, pode-se manter a anticoagulação quando da implantação de dispositivos cardíacos (como colocação de marca-passo) e em procedimentos endovasculares (p. ex., ablação por cateter para FA).

Pacientes com evento tromboembólico muito recente (nas últimas 3 a 4 semanas) que precisam se submeter a cirurgias de urgência podem receber filtro de veia cava provisoriamente, em especial se a cirurgia for extensa, com necessidade de longo período sem anticoagulantes.[35,36,38]

Não há estudos usando novos anticoagulantes como agentes de ponte de anticoagulação.

Se o paciente está em vigência de ponte de anticoagulação com HBPM, a medicação deve ser suspensa, em geral, 24 horas antes do procedimento cirúrgico. Caso o esquema seja em dose diária única, administra-se, normalmente, metade da dose habitual na manhã do dia anterior à cirurgia. Se a dose de HBPM é fracionada em duas vezes, omitir a segunda dose do dia antecedente ao procedimento. Caso a ponte utilize HNF, suspender a medicação cerca de 4 horas antes do procedimento.

A reintrodução de anticoagulantes leva em consideração o porte da cirurgia e o risco de sangramento. Nos procedimentos menores, é frequente a reintrodução da anticoagulação em até 24 horas depois. Porém, em grandes cirurgias, torna-se necessário certificar-se de que a hemostasia está adequada; e, em geral, a anticoagulação é reintroduzida em até 48 a 72 horas depois da operação.[35,36,38]

Referências

1. Kumar V, Abbas AK, Fausto N. Patologia – bases patológicas das doenças. 7. ed. Rio de Janeiro: Elsevier; 2005.

2. Smith SB, Geske JB, Maguire JM, Zane NA, Carter RE, Morgenthaler TI. Early anticoagulation is associated with reduced mortality for acute pulmonary embolism. Chest. 2010;137:1382.

3. Lip GYH, Hull RD. Venous thromboembolism: Initiation of anticoagulation (first 10 days). UpToDate; Waltham, MA; 2016.

4. Lip GYH, Hull RD. Venous thromboembolism: Anticoagulation after initial management. UpToDate; Waltham, MA, 2016.

5. Kearon C, Akl EA, Ornelas J, Blaivas A, Jimenez D, Bounameaux H et al. Antithrombotic Therapy for VTE Disease: CHEST Guideline and Expert Panel Report. Chest. 2016;149(2): 315-52.

6. Baglin T, Bauer K, Douketis J, Buller H, Srivastava A, Johnson G; SSC of the ISTH. Duration of anticoagulant therapy after a first episodo of an unprovoked pulmonary embolus or deep vein thrombosis: guidance from the SSC of the ISTH. J Thromb Haemost. 2012;10:698.

7. Prandoni P, Prins MH, Lensing AW, Ghiraurduzzi A, Ageno W, Imberti D et al. Residual thrombosis on ultrasonography to guide the duration of anticoagulation in patients with deep venous thrombosis: a randomized trial. Ann Intern Med. 2009;150:577.

8. EINSTEIN Investigators, Bauersachs R, Berkowitz SD, Brenner B, Buller HR, Decousus H, et al. Oral rivaroxaban for symptomatic venous thromboembolism. N Engl J Med. 2010;363:2499.

9. Agnelli G, Buller HR, Cohen A, Curto M, Gallus AS, Johnson M et al. Oral apixaban for the treatment of acute venous thromboembolism. N Engl J Med. 2013;369:799.

10. Hokusai-VTE Investigators, Büller HR, Décousus H, Grosso MA, Mercuri M, Middeldorp S et al. Edoxaban versus warfarin for the treatment of symptomatic venous thromboembolism. N Engl J Med. 2013;369:1406.

11. Schulman S, Kearon C, Kakkar AK, Mismetti P, Schellong S, Eriksson H et al. Dabigatran versus warfarin in the treatment of acute venous thromboembolism. N Engl J Med. 2009;361:2342.

12. [No authors listed] Risk factors for stroke and efficacy of antithrombotic therapy in atrial fibrillation. Analysis of pooled data from five randomized controlled trials. Arch Intern Med. 1994;154:1449.

13. Hart RG, Pearce LA, Aguilar MI. Meta-analysis: antithrombotic therapy to prevent stroke in patients who have nonvalvular atrial fibrillation. Ann Intern Med. 2007;146:857.

14. Boston Area Anticoagulation Trial for Atrial Fibrillation Investigators, Singer DE, Hughes RA, Gress DR, Sheehan MA, Oertel LB, et al. The effect of low-dose warfarin on the risk of stroke in patients with nonrheumatic atrial fibrillation. N Engl J Med. 1990;323:1505.

15. Manning WJ, Singer DE, Lip GYH. Atrial fibrillation: Anticoagulant therapy to prevent embolization. UpToDate; Waltham, MA, 2016.

16. Ruff CT, Giugliano RP, Braunwald E, Hoffman EB, Deenadayalu N, Ezekowitz MD et al. Comparison of the efficacy and safety of new oral anticoagulants with warfarin in patients with atrial fibrillation: a meta-analysis of randomised trials. Lancet. 2014;383:955.

17. Adam SS, McDuffie JR, Ortel TL, Williams JW Jr. Comparative effectiveness of warfarin and new oral anticoagulants for the management of atrial fibrillation and venous thromboembolism: a systematic review. Ann Intern Med. 2012;157:796.

18. Hull RD, Garcia DA. Heparin and LMW heparin: Dosing and adverse effects. UpToDate; Waltham, MA; 2017.

19. Hull RD, Garcia DA. Warfarin and other VKAs: Dosing and adverse effects warfarin and other VKAs: Dosing and adverse effects. UpToDate; Waltham, MA, 2016.

20. Keeling D, Baglin T, Tait C, Watson H, Perry D, Baglin C et al. Guidelines on oral anticoagulation with warfarin - fourth edition. Br J Haematol. 2011;154:311.

21. Kovacs MJ, Rodger M, Anderson DR, Morrow B, Kells G, Kovacs J et al. Comparison of 10-mg and 5-mg warfarin initiation nomograms together with low-molecular-weight heparin for outpatient treatment of acute venous thromboembolism. A randomized, double-blind, controlled trial. Ann Intern Med. 2003;138:714.

22. Rose AJ, Ozonoff A, Berlowitz DR, Ash AS, Reisman JI, Hylek EM. Reexamining the recommended follow-up interval after obtaining an in-range international normalized ratio value: results from the Veterans Affairs study to improve anticoagulation. Chest. 2011;140:359.

23. Matchar DB, Jacobson A, Dolor R, Edson R, Uyeda L, Phibbs CS et al. Effect of home testing of international normalized ratio on clinical events. N Engl J Med. 2010;363:1608.

24. van Walraven C, Jennings A, Oake N, Fergusson D, Forster AJ. Effect of study setting on anticoagulation control: a systematic review and metaregression. Chest. 2006;129:1155.

25. Hirsh J, Bauer KA, Donati MB, Gould M, Samama MM, Weitz JI. Parenteral anticoagulants: American College of Chest Physicians Evidence-Based Clinical Practice Guidelines (8th Edition). Chest. 2008;133:141S.

26. Bernardi E, Piccioli A, Oliboni G, Zuin R, Girolami A, Prandoni P. Nomograms for the administration of unfractionated heparin in the initial treatment of acute thromboembolism-an overview. Thromb Haemost. 2000;84:22.

27. Kearon C, Ginsberg JS, Julian JA, Douketis J, Solymoss S, Ockelford P et al. Comparison of fixed-dose weight-adjusted unfractionated heparin and low-molecular-weight heparin for acute treatment of venous thromboembolism. JAMA. 2006;296:935.

28. Harenberg J, Gnasso A, de Vries JX, Zimmermann R, Augustin J. Inhibition of low molecular weight heparin by protamine chloride in vivo. Thromb Res. 1985;38:11.

29. Highlights of Prescribing Information. ARIXTRA®. [Internet]. Disponível em: http://www.accessdata.fda.gov/drugsatfda_docs/label/2014/021345s032lbl.pdf.

30. Bauer KA. Fondaparinux: Dosing and adverse effects. UpToDate; Waltham, MA, 2016.

31. Bijsterveld NR, Moons AH, Boekholdt SM, van Aken BE, Fennema H, Peters RJ et al. Ability of recombinant factor VIIa to reverse the anticoagulant effect of the pentasaccharide fondaparinux in healthy volunteers. Circulation. 2002;106:2550.

32. Leung LLK. Direct oral anticoagulants and parenteral direct thrombin inhibitors: Dosing and adverse effects Direct oral anticoagulants and parenteral direct thrombin inhibitors: Dosing and adverse effects. UpToDate; Waltham, MA, 2016.

33. Gómez-Outes A, See comment in PubMed Commons Terleira-Fernández AI, Suárez-Gea ML, Vargas-Castrillón E. Dabigatran, rivaroxaban, or apixaban versus enoxaparin for thromboprophylaxis after total hip or knee replacement: systematic review, meta-analysis, and indirect treatment comparisons. BMJ. 2012;344:e3675.

34. Connolly SJ, Ezekowitz MD, Yusuf S, Eikelboom J, Oldgren J, Parekh A et al. Dabigatran versus warfarin in patients with atrial fibrillation. N Engl J Med. 2009;361:1139.

35. Lip GYH, Douketis JD. Perioperative management of patients receiving anticoagulants Warfarin and other VKAs: Dosing and adverse effects. UpToDate; Waltham, MA, 2016.

36. Douketis JD, Spyropoulos AC, Spencer FA, Mayr M, Jaffer AK, Eckman MH et al. Perioperative management of antithrombotic therapy: Antithrombotic Therapy and Prevention of Thrombosis, 9th ed: American College of Chest Physicians Evidence-Based Clinical Practice Guidelines. Chest. 2012;141:e326S.
37. Douketis JD, Spyropoulos AC, Kaatz S, Becker RC, Caprini JA, Dunn AS et al. Perioperative Bridging Anticoagulation in Patients with Atrial Fibrillation. N Engl J Med. 2015;373:823.
38. Torn M, Rosendaal FR. Oral anticoagulation in surgical procedures: risks and recommendations. Br J Haematol. 2003;123(4):676-82.

Capítulo 30

Institucionalização

Muriel Reis
Marina Esteves Kallás
Renata Fraga Costa

As Instituições de Longa Permanência de Idosos (ILPI) são também conhecidas por outras denominações, como asilo, casa de repouso, abrigo para idosos ou clínica geriátrica. Segundo a Agência Nacional de Vigilância Sanitária (Anvisa), ILPI compreendem instituições governamentais ou não, de caráter residencial, destinadas a domicílio coletivo de pessoas com idade igual ou superior a 60 anos, com ou sem suporte familiar, em condição de liberdade, dignidade e cidadania. Trata-se de domicílios coletivos que oferecem moradia, cuidados e algum tipo de serviço de saúde, caracterizando-se como instituições híbridas.

A proporção de idosos no Brasil vem aumentando significativamente nas últimas décadas. De acordo com os dados do Instituto Brasileiro de Geografia e Estatística (IBGE) de 2010, a população de indivíduos com 60 anos ou mais representa um contingente de quase 21 milhões de pessoas, número que poderá ultrapassar 30 milhões nos próximos 20 anos. Apesar dos avanços tecnológicos de saúde e dos esforços dispendidos para garantir um envelhecimento com autonomia e independência, o número de idosos com fragilidades físicas e/ou mentais também tende a aumentar. Diante desse cenário, fica evidente a necessidade de disponibilizar opções adequadas para o cuidado aos idosos, especialmente àqueles com algum grau de dependência.

Regulamentação

No Brasil, o órgão que regula as ILPI é a Anvisa, que, em 2005, publicou a Resolução da Diretoria Colegiada (RDC/Anvisa n. 283), na qual constam normas atualmente vigentes para o seu funcionamento. Essa resolução tem como objetivo principal proporcionar à população idosa residente em uma ILPI os direitos assegurados na legislação em vigor, assim como definir os critérios mínimos de funcionamento e os indicadores de qualidade. Todo mês de janeiro, a ILPI deve encaminhar à Vigilância Sanitária local o consolidado dos indicadores do ano anterior, sendo eles: mortalidade; incidência de diarreia, escabiose e desidratação; e prevalência de úlcera e desnutrição.

Nela, definiu-se uma classificação de dependência usada para idosos institucionalizados, com o objetivo de facilitar o desenvolvimento de um plano de cuidados e monitoramento. Nesse sentido, dividiram-se os idosos em:

» Grau de dependência I – idosos independentes, mesmo que requeiram uso de equipamentos de autoajuda.
» Grau de dependência II – idosos com dependência em até três atividades de autocuidado para a vida diária, como alimentação, mobilidade e higiene; sem comprometimento cognitivo ou com alteração cognitiva controlada.
» Grau de dependência III – idosos com dependência que requeiram assistência em todas as atividades de autocuidado para a vida diária e/ou com comprometimento cognitivo.

A classificação de grau de dependência é essencial para a definição de um referencial mínimo para o quadro de profissionais em determinada ILPI. Quanto maior o número de moradores dependentes, maior o número de funcionários exigidos.

Institucionalização no Brasil

No Brasil, a opção pela institucionalização dos idosos é bem menor do que o observado em outros países. Nos Estados Unidos, esta é a opção de cuidado de até 6% da população idosa atual. Um levantamento do Instituto de Pesquisa Econômica Aplicada (Ipea), realizado entre 2007 e 2009, mostrou que, no Brasil, apenas 0,5% da população de idosos está institucionalizada. Alguns dos fatores que explicam essa baixa proporção são a pequena oferta de instituições, os seus altos custos, a existência de preconceitos e estereótipos, além dos valores socioculturais brasileiros.

Contudo, a demanda por ILPI tem aumentado nos últimos anos, especialmente nas metrópoles, onde há maior inserção da mulher no mercado de trabalho e redução do tamanho das famílias, modificando a disposição para o cuidado, historicamente responsabilidade das mulheres. No Brasil, houve um enorme crescimento no número de instituições – na cidade de São Paulo, esse crescimento foi relativamente maior, pois, apenas em dez anos (entre 2000 e 2010), dobrou-se o número desses espaços, principalmente aqueles de caráter particular. Esse dado difere dos dados nacionais, que apontam para uma maior prevalência de instituições filantrópicas. Tal discordância decorre do aumento da demanda de cuidados ao paciente altamente dependente, e não apenas àqueles com suporte socioeconômico precário, como era no passado.

Admissão do idoso em uma ILPI: dificuldades e estratégias de cuidado

Adentrar em uma instituição de longa permanência compreende um evento significativo na vida de um indivíduo, que poderá ser percebido como um marco positivo ou negativo. A decisão de morar em uma ILPI pode ter sido planejada pelo próprio paciente e familiares ou advir de uma situação não planejada, como a piora súbita de um *status* clínico com perda de funcionalidade. As admissões não planejadas representam uma ameaça maior à qualidade de vida e à independência do indivíduo, necessitando-se de acompanhamento mais próximo pela família e pela própria equipe.

A transição para uma casa de repouso significa ruptura, mesmo que às vezes temporária, da rede social, assim como do suporte familiar de referência. Assim, a equipe interdisciplinar deve abrir mão de artifícios e atividades para promover a integração e a adaptação do novo morador a essa microcomunidade, respeitando suas preferências e individualidade. Familiares e amigos devem planejar visitas rotineiras, no intuito de não transmitir uma sensação de abandono. Sugere-se adequar o novo ambiente com objetos pessoais, mobílias, quadros e fotografias, promovendo, desse modo, um ambiente domiciliar conhecido e aconchegante.

A equipe de saúde deve identificar e tratar precocemente sintomas depressivos e de declínio cognitivo, que podem acompanhar as primeiras semanas de um indivíduo mal adaptado à sua nova realidade. Muitas ILPI favorecem o isolamento do idoso, sua inatividade física e mental, provocando, assim, consequências negativas à sua qualidade de vida, sem conceber um envelhecimento ativo. Algumas estratégias e atividades têm sido utilizadas para se preservar e promover a saúde física e cognitiva desse indivíduo, estimulando a sua funcionalidade e autonomia, como jardinagem, musicoterapia, arte-terapia, pet-terapia, ioga, leitura etc. Estudos mostram que, no caso de pacientes com demência e distúrbios comportamentais, a atividade física ajuda no controle dos sintomas e, consequentemente, no uso menor de medicações.

Uma ferramenta essencial para conhecer o morador é a chamada Avaliação Geriátrica Ampla (AGA), uma avaliação multidimensional do estado físico, funcional, cognitivo, emocional e psicossocial do paciente. A AGA é composta por vários instrumentos de avaliação com altas sensibilidade e especificidade, já comprovadas em literatura científica, capazes de reduzir o risco de desfecho indesejado na saúde global de uma pessoa idosa.

A avaliação de cada indivíduo deverá incluir, sempre que possível, a participação das diversas equipes de cuidado presentes em uma ILPI (enfermagem, médicos, serviço social, psicologia, fisioterapia, terapia ocupacional, fonoaudiologia, nutricionista etc.). Esse tipo de abordagem estruturada, multidimensional e interdisciplinar culminará no chamado "plano de cuidados", o qual, por sua vez, norteará os cuidados e as intervenções a serem realizados tanto nos pacientes que almejam uma instituição definitiva quanto naqueles com proposta de uma estadia breve (p. ex., para reabilitação).

O plano de cuidados deverá ser feito em conjunto com o paciente e os familiares. Reuniões rotineiras com familiares são imprescindíveis para discutir e elucidar o *status* clínico de cada residente, assim como planejar diretivas avançadas. É preciso esclarecer ao paciente e ao familiar as possíveis opções de tratamento dentro de uma ILPI e aquelas que deverão ser encaminhadas a outro serviço complementar.

Particularidades no manejo de um idoso institucionalizado

Os residentes em ILPI apresentam características próprias quando comparados aos da comunidade. Em geral, diferenciam-se pelo maior grau de comprometimento orgânico e de dependência funcional. Existem fatores de risco que propiciam a disseminação de patógenos entre os moradores, como compartilhamento de ambiente recreativo e de alimentação, comorbidades clínicas e níveis de dependência física heterogênea, número elevado de residentes por equipe e uso de dispositivos invasivos. Diante desse cenário, são importantes a instituição de medidas de controle e o tratamento adequado de infecções.

Infecções respiratórias, urinárias, gastrintestinais e de pele perfazem 94% das infecções evidenciadas na ILPI, provocadas tanto por germes da comunidade quanto relacionadas com os cuidados de saúde. A apresentação atípica de doenças infectocontagiosas na população idosa e a dificuldade de acesso a métodos diagnósticos complementares muitas vezes dificultam ou retardam o diagnóstico, podendo aumentar a taxa de antibioticoterapia sem testes confirmatórios prévios.

Infecções mais prevalentes em uma ILPI

A pneumonia constitui uma das principais doenças infecciosas no ambiente de ILPI, estando associada a aumento da mortalidade. Moradores com redução do *status* funcional, alimentação por sonda, portadores de doença pulmonar obstrutiva crônica e insuficiência cardíaca estão sob maior risco. Pode ser provocada por patógenos virais, bacterianos e fúngicos. A microbiota dos idosos difere da dos adultos jovens, ganhando importância as infecções de flora polimicrobiana e germes Gram-negativos. O patógeno mais comum continua sendo o *Streptococcus pneumoniae*, e há uma redução por germes atípicos.

Vale destacar a importância da pneumonia aspirativa, mais prevalente em residentes com quadro cognitivo comprometido, doença neuromuscular, uso de psicotrópicos e de sondas enterais.

Dentre a gama de antibióticos para tratamento empírico, estão os betalactâmicos, os macrolídeos e as fluorquinolonas. A escolha é influenciada pelo número de comorbidades do paciente, pelo perfil microbiológico local e pela disponibilidade da medicação. Vale salientar que a facilidade posológica da quinolona deve ser balanceada com o risco maior de selecionar resistência em organismos colonizadores e de causar neuropatia periférica secundária.

A imunização contra pneumococo é importante, pois, embora não previna pneumonia, reduz a taxa de doença invasiva. Deve-se reforçar a importância da higienização das mãos, da adequação de consistência do alimento ofertado, da elevação de decúbito durante infusão de dieta e de uma higienização oral adequada.

A prevalência de infecções por influenza aumenta nos meses do outono e inverno, podendo ocorrer surtos na ILPI. Estão associadas a maior morbidade e risco de complicação com pneumonia. A vacinação anual para residentes e funcionários da ILPI está indicada. Visitantes com sintomas respiratórios devem usar máscaras e evitar o contato com outros residentes. Durante um surto, é prudente restringir o número de visitantes.

Existe uma elevada taxa de tuberculose e consequente transmissão entre idosos institucionalizados. Em razão do aumento da prevalência de hepatite induzida por isoniazida com a idade, recomenda-se a pesquisa de doença latente apenas nos idosos com alto risco de reativação, como nos dialíticos, portadores de câncer hematológico, transplantados e infectados com o vírus HIV.

Quanto ao quadro clínico, a tuberculose pode se manifestar como adinamia, alteração da funcionalidade e cognição, sem sintomas tão proeminentes como febre vespertina e/ou tosse crônica. Algumas ILPI carecem de quartos privativos com ventilação adequada. Se não houver instalações de isolamento adequadas, a transferência para um hospital de urgência pode se tornar necessária.

A infecção do trato urinário representa a infecção mais comum no idoso, além de uma fonte de bacteremia em pacientes institucionalizados. Dentre os principais fatores de risco, pode-se citar o uso de cateter vesical, hiperplasia prostática, atrofia vaginal hipoestrogênica e diabetes. Estudos mostram que não existe benefício em realizar rastreio para bacteriúria assintomática, visto que o tratamento não promove benefícios e pode causar efeitos colaterais significativos; sua pesquisa ativa se mostra relevante nas cirurgias de prótese de quadril e nas urológicas.

O teste de urina tipo 1 e a urocultura devem ser realizados em pacientes com sintomatologia e/ou alteração do estado mental. Cabe ressaltar a possibilidade de quadro clínico mais brando em idosos, com a possibilidade de uma leucocitúria menos expressiva. Em mulheres sintomáticas, pode-se optar por uma conduta expectante, uma vez que até 50% das idosas melhorarão dos sintomas antes do início do tratamento.

Critérios mínimos para iniciar antibioticoterapia empírica

Uso de sonda vesical e pelo menos um dos seguintes parâmetros: febre, nova sensibilidade costovertebral, *delirium* e sonolência.

Sem sonda vesical apresentando disúria aguda ou febre associada a pelo menos um dos seguintes: nova ou piora da urgência miccional, aumento da frequência miccional, desconforto suprapúbico, hematúria, sensibilidade costovertebral e incontinência urinária.

Doenças diarreicas podem ser provocadas por transmissão pessoa-pessoa por mãos infectadas, contaminação alimentar e fonte ambiental, bem como por vírus, bactérias ou protozoários. Torna-se necessário o uso de antibioticoterapia apenas em casos selecionados, visto o risco elevado da alteração da flora intestinal, predispondo à proliferação de bactérias patógenas, como *Clostridium difficile*.

Quinolona pode ser administrada empiricamente quando de quadro diarreico acompanhado de febre, componentes anormais nas fezes (sangue ou muco) ou falta de resposta à reposição hidroeletrolítica nas primeiras 24 a 48 horas.

A redução da mobilidade e a desnutrição aumentam o risco de lesão por decúbito e a perda de continuidade da pele propicia infecções. De modo geral, não há indicação de antibioticoterapia, exceto nos casos de celulite, osteomielite e bacteremia, infeções tipicamente polimicrobianas. Vale ressaltar a importância de minimizar fatores de risco extrínsecos para formação de lesão por decúbito, como pressão, fricção, tensão de cisalhamento e umidade.

O comprometimento imunológico propicia a reativação do vírus varicela-zóster latente. O diagnóstico precoce e a instituição de tratamento objetivam a involução mais rápida das vesículas, abreviação da duração e intensidade da neurite aguda, como também redução de neurite crônica. A vacina contra o zóster não impede a doença; porém, diminui o risco de reativação do vírus e a incidência de nevralgia pós-herpética. Durante o período vesicular, evitar contato com pessoas que nunca tiveram infecção com o vírus varicela-zóster ou recebido imunização.

A escabiose é provocada pelo ácaro *Sarcoptes scabiei*, apresentando-se, na maioria das vezes, como pápulas eritematosas indeterminadas e pruriginosas, e podendo ter apresentação atípica nos idosos. Pode ser transmitida pelo contato interpessoal, por roupas de cama e banho. Recomenda-se o tratamento conjunto do morador e dos contatos próximos a fim de reduzir a propagação e a recorrência do idoso tratado. Roupas de cama e banho precisam ser lavadas em água quente separadamente e secas por exposição de calor ou ensacadas por vários dias.

A conjuntivite pode ocorrer esporadicamente em surtos, sendo causada tanto por vírus quanto por bactéria. Sua propagação é alta, por contato interpessoal, secreções ou fômites. Os indivíduos afetados não devem compartilhar lenços, toalhas ou utensílios para comer. Deve-se realizar a higiene constante das mãos. A terapia tópica por no mínimo 24 horas reduz a propagação da conjuntivite bacteriana, mas não modifica a evolução do quadro viral.

Infecções recém-adquiridas pelo vírus HIV têm se tornado mais prevalentes na população idosa. Sintomas inespecíficos, como perda de peso, falta de apetite e reativação do zóster, são muitas vezes confundidos com sintomas relacionados com o envelhecimento, ignorando-se a pesquisa ativa de HIV.

Os organismos resistentes a antibióticos mais prevalentes em uma ILPI são os *Staphylococcus aureus* resistentes à meticilina, enterococos resistentes à vancomicina e Gram-negativas multirresistentes. Dentre os fatores de risco, destacam-se o uso de antibióticos, a dependência para as atividades básicas de vida diária, as lesões de decúbito, a insuficiência renal e as hospitalização frequentes.

Medidas gerais de prevenção global para controle de infecções

- » Avaliação global do paciente com atualização do cartão vacinal.
- » Evitar a desnutrição calórico-proteica.
- » Vacinação regular da equipe profissional.
- » Limpeza do ambiente de modo regular e educação dos funcionários e visitantes.
- » Higiene das mãos, quando não houver evidência de sujidade, pode ser realizada com soluções de álcool a 70%, salvo risco de *Clostridium*, pois seu esporo é resistente ao álcool. Nesses casos, cabe higiene com água e sabão.

Diante do quadro de envelhecimento populacional, a ILPI vem ganhando cada vez mais importância no cenário atual, fazendo parte das opções de cuidados para essa população. Deve-se proporcionar assistência gerontogeriátrica e ambiente doméstico aconchegante, capaz de preservar a intimidade e a identidade dos pacientes. Os objetivos primordiais de uma ILPI são os cuidados e a recuperação da saúde, a preservação da autonomia e a manutenção de laços afetivos.

Bibliografia consultada

Agência Nacional de Vigilância Sanitária (Anvisa). Resolução da Diretoria Colegiada, 283, de 26 de setembro de 2005.

Born T, Boechat NS. Qualidade dos Cuidados ao Idoso Institucionalizado. In: Freitas EV de, Py L (eds.). Tratado de Geriatria e Gerontologia. 4. ed. Rio de Janeiro: Guanabara Koogan; 2016. p. 1301-6.

Camarano AA, Kanso S. As instituições de longa permanência para idosos no Brasil. R Bras Est Pop. 2010;27(1):233-5.

Camarano AA (coord.). Características das instituições de longa permanência para idosos – região Sudeste. Brasília: IPEA; 2010.

Camarano AA, Kanso S, Mello JL, Carvalho DF. Condições de funcionamento e infraestrutura das instituições de longa permanência para idosos no Brasil. Brasília: IPEA; 2011.

Carvalho AA de, Gomes L, Loureiro AL, Bezerra AJC. Controle do tabagismo em instituição de longa permanência para idosos: relato de experiência. Ciência & Saúde Coletiva. 2013;18(4):1119-30.

Gerding DN, Muto CA, Owens Jr RC. Measures to Control and Prevent Clostridium difficile Infection. Clin Infect Dis. 2008;46(Suppl. 1):S43-S49.

Hartman Jr JAS, Gomes GC. Depressão em idosos institucionalizados: as singularidades de um sofrimento visto em sua diversidade. Revista da SBPH. 2014;17(2):83-105.

Instituto Brasileiro de Geografia e Estatística (IBGE). Censo Brasileiro 2010. [Internet]. Disponível em: www.ibge.gov.br/home/estatistica/populacao/condicaodevida/indicadoresminimos/sinteseindicsociais2010/SIS_2010.pdf.

Instituto Brasileiro de Geografia e Estatística (IBGE). Tendências demográficas. Uma análise dos resultados da amostra do denso demográfico 2000. [Internet]. Disponível em www.ibge.gov.br/home/estatistica/populacao/censo2000/tendencias_demograficas/tendencias.pdf.

Lester PE, Kohen I, Stefanacci RG, Feurman M. Sex in nursing homes: a survey of nursing home policies governing resident sexual activity. J Am Med Dir Assoc. 2016;17(1):71-4.

Messinger-Rapport BJ, Sanford A, Morley JE, Gammack JK. Clinical Update on Nursing Home Medicine: 2015. J Am Med Dir Assoc. 2015;16(11):911-22.

Perracini MR. Planejamento e adaptação do ambiente para pessoas idosas. In: Freitas EV de, Py L (eds.). Tratado de Geriatria e Gerontologia. 4. ed. Rio de Janeiro: Guanabara Koogan; 2016. p. 1318-25.

Villas Boas PJF, Ferreira AL dos A. Infecção em idosos internados em instituição de longa permanência. Rev Assoc Med Bras. 2007;53(2):126-9.

Vilas Boas, Paulo José Fortes, Adriana Polachini. Infecção em Instituição de Longa Permanência. In: Freitas EV de, Py L (eds.). Tratado de Geriatria e Gerontologia. 4. ed. Rio de Janeiro: Guanabara Koogan; 2016. p. 980-93.

Wilson SA. The transition to nursing home life: a comparison of planned and unplanned admissions. J Adv Nurs. 1997;26(5):864-71.

Apêndice

Escalas

Apêndice

Escalas

Marcos Daniel Saraiva
Márlon Juliano Romero Aliberti
Priscila Gonçalves Serrano
Eduardo Sho Onodera
Daniel Apolinario
Regina Miksian Magaldi
Sileno de Queiroz Fortes Filho
Juliana de Araújo Melo
Thereza Cristina Ariza Rotta

Sumika Mori Lin
Luis Fernando Rangel
Marina Maria Biella Silva
Ivan Aprahamian
Sivan Mauer
Alaise Silva Santos de Siqueira
Lilian Schafirovits Morillo
Juliano Silveira de Araújo
Luana Vergian Storniolo

Avaliação global do idoso
Avaliação Geriátrica Compacta de 10 minutos (AGC-10)

Trata-se de um instrumento prognóstico que se baseia na Avaliação Geriátrica Ampla, de aplicação em torno de 10 minutos, que prediz o risco de idosos ambulatoriais desenvolverem eventos adversos em até um ano após uma doença aguda ou piora de doença crônica.

Compreende uma avaliação de dez parâmetros, cada um pontuado como normal (0,0 ponto), alteração leve (0,5 ponto) ou alteração grave (1,0 ponto), sendo somadas as pontuações e divididas pelo número de parâmetros avaliados. Parâmetros não avaliáveis deverão ser assinalados como "incapaz".

As questões sobre uso do sistema de saúde, quedas, medicações, funcionalidade e avaliação nutricional permitem auxiliar o acompanhante ou o registro do prontuário. Questões sobre cognição, autopercepção e depressão não ajudam nesse sentido.

O escore final varia entre 0 e 1 e, quanto maior o valor, maiores os riscos de perda funcional, hospitalização e morte dentro de um ano.

Nome: _____ Data: __ / __ / ____
Sexo: ( ) F ( ) M   Idade: _____ (anos)   Escolaridade: ____ (anos)

Avaliação Geriátrica Compacta de 10 minutos – AGC-10

				Pontos
Suporte social				
Mora com quem?	Sozinho [pergunta abaixo]	Familiar ou cuidador [0,0]	Institucionalizado [0,5]	
Se ficasse de cama, com que frequência contaria com alguém para ajudá-lo(a)? (apenas para quem mora sozinho)		Sempre ou quase sempre [0,5]	Às vezes, raramente ou nunca [1,0]	
Uso do sistema de saúde				
Nos últimos seis meses	Nenhum [0,0]	Visita ao pronto atendimento apenas [0,5]	Internação hospitalar [1,0]	
Quedas				
No último ano	Sem quedas [0,0]	1 queda [0,5]	≥ 2 quedas [1,0]	
Medicações				
Em uso contínuo	< 5 [0,0]	5 a 9 [0,5]	≥ 10 [1,0]	
Funcionalidade				
Avaliação baseada no índice de Katz (atividades básicas de vida diária)		**NÃO**	**SIM**	
Tomar banho	Realiza sem assistência ou recebe ajuda apenas para uma parte do corpo	1	0	
Vestir-se	Pega as roupas e se veste completamente sem ajuda, exceto para amarrar sapatos	1	0	

(Continua)

Avaliação Geriátrica Compacta de 10 minutos – AGC-10 (continuação)

				Pontos
Funcionalidade				
Avaliação baseada no índice de Katz (atividades básicas de vida diária)		**NÃO**	**SIM**	
Vaso sanitário	Vai ao banheiro, limpa-se e ajeita as roupas sem ajuda (pode usar dispositivo de apoio e urinol à noite)	1	0	
Transferência	Deita-se e sai da cama, senta-se e levanta-se da cadeira sem ajuda (pode usar dispositivos de apoio)	1	0	
Continência	Controla inteiramente a micção e a evacuação	1	0	
Alimentação	Alimenta-se sem ajuda ou recebe assistência apenas para cortar a carne ou passar manteiga no pão	1	0	

[0,0] 0 pontos   [0,5] 1 a 2 pontos   [1,0] ≥ 3 pontos

Cognição

Avaliação baseada no *10-Point Cognitive Screener* (10-CS)

Orientação: ☐ dia do mês ☐ mês ☐ ano

Aprendizado:
CARRO – VASO – TIJOLO (até 3 tentativas se necessário; não pontua)

Fluência (animais em 60 segundos): ☐ 0 a 5 = 0   ☐ 6 a 8 = 1
☐ 9 a 11 = 2   ☐ 12 a 14 = 3   ☐ ≥ 15 = 4

1. _____ 2. _____ 3. _____ 4. _____ 5. _____ 6. _____ 7. _____
8. _____ 9. _____ 10. _____ 11. _____ 12. _____ 13. _____ 14. _____
15. _____ 16. _____

Evocação: ☐ carro ☐ vaso ☐ tijolo

Pontuação bruta: _____/10

Pontuação ajustada: _____/10 (+2 se escolaridade = 0;
+1 se escolaridade = 1 a 3 anos; máximo = 10)

[0,0] ≥ 8 pontos   [0,5] 6 a 7 pontos   [1,0] 0 a 5 pontos

Autopercepção

☐ Incapaz

Como você considera a sua saúde geral?

Muito ruim [1,0] Ruim [1,0] Razoável [0,5] Boa [0,0]
Muito boa [0,0]

(Continua)

Avaliação Geriátrica Compacta de 10 minutos – AGC-10 (continuação)

				Pontos
Depressão				
Avaliação baseada na Escala de Depressão Geriátrica de 4 itens (GDS-4)		**NÃO**	**SIM**	
☐ Incapaz	Você está basicamente satisfeito com a sua vida?	1	0	
	Você deixou muitos de seus interesses e atividades?	0	1	
	Você se sente feliz a maior parte do tempo?	1	0	
	Você prefere ficar em casa a sair e fazer coisas novas?	0	1	
[0,0] 0 a 1 ponto [0,5] 2 pontos [1,0] 3 a 4 pontos				

Nutrição

Perda de peso (≥ 4,5 kg no último ano): ☐ NÃO   ☐ SIM

Peso atual: _____ kg   Altura: _____ m   IMC: _____ kg/m²

[0,0] sem a perda de peso e IMC ≥ 22   [0,5] com a perda de peso ou IMC < 22
[1,0] com a perda de peso e IMC < 22

Velocidade de marcha

Caminhar 4,5 metros (2 vezes) e considerar melhor tempo

☐ Incapaz   Tempo 1: _____ segundos   Tempo 2: _____ segundos

[0,0] < 4,5 segundos (< 0,6 m/s)   [0,5] 4,5 a 7,5 segundos (0,6 a 1,0 m/s)
[1,0] > 7,5 segundos (> 1,0 m/s)

[ ] BAIXO RISCO (≤ 0,33)
[ ] MÉDIO RISCO (0,34 a 0,66)
[ ] ALTO RISCO (≥ 0,67)

SOMA TOTAL

ÍNDICE 10-TaGA
(total dividido pelo n. de itens avaliados)

Fonte: Condições definidas pelos autores, com informações extraídas de Rubenstein et al., 2001.
1: "internação hospitalar" é definida como permanência em um hospital ou em unidade de pronto atendimento por mais de 24 horas consecutivas.
2: a perda de peso será considerada significativa desde que seja não intencional.
3: quando não for possível, utilizar a balança em razão da imobilidade, realizar a aferição da circunferência da panturrilha (CP) como medida substituta ao índice de massa corporal (IMC). Classificar da seguinte maneira: CP ≥ 31 cm como normal e < 31 cm como alterada.

Referências consultadas

Aliberti MJR, Apolinario DA, Suemoto CK, Melo JA, Fortes-filho SQ, Jacob-Filho W et al. Targeted geriatric assessment for fast-paced healthcare setting: development, validity, and reliability. J Am Geriatr Soc. 2018;66(4):748-54.

Pilotto A, Ferrucci L, Franceschi M. Development and validation of a multidimensional prognostic index for one-year mortality from comprehensive geriatric assessment in hospitalized older patients. Rejuvenation Res. 2008;11(1):151–61.

Rubenstein LZ, Harker JO, Salva A, Guigoz Y, Vellas B. Screening for Undernutrition in Geriatric Practice: Developing the Short-Form Mini Nutritional Assessment (MNA-SF). J Geront. 2001; 56A:M366-377.

Funcionalidade
"Escala de independência em atividades de vida diária" ou escala de Katz

Publicada em 1963 para analisar resultados de tratamentos e o prognóstico em idosos e em doentes crônicos, atualmente é bastante difundida e utilizada em diversos ambientes, avaliando o grau de funcionalidade do indivíduo a partir de seis itens básicos da vida cotidiana (alimentar-se, controle de esfíncter, transferência, uso do banheiro, vestir-se e tomar banho).

Entre os modelos da escala, o mais difundido e empregado no Serviço de Geriatria do Hospital das Clínicas da Faculdade de Medicina da Universidade de São Paulo (SG-HCFMUSP) consiste na adaptação de Katz e Apkom de 1976, que pontua um ponto para cada função comprometida, variando de 0 a 6. Assim, quanto maior a dependência, maior a pontuação na escala e pior o prognóstico.

A adaptação transcultural para o uso no Brasil foi publicada em 2008.

Adaptação da escala de Katz e Apkom utilizada no Serviço de Geriatria do HCFMUSP

Tarefa	Grau de dependência
TOMAR BANHO (leito, banheira ou chuveiro)	
( ) Não recebe ajuda ou ajuda apenas em uma parte do corpo	Independente (0)
( ) Recebe ajuda para lavar mais de uma parte do corpo ou não toma banho sozinho	Dependente (1)
VESTIR-SE (inclui pegar roupas nos armários e gavetas)	
( ) Pega as roupas e veste-se completamente, permitido auxílio para amarrar os sapatos	Independente (0)
( ) Recebe ajuda para pegar roupas ou vestir-se, ou permanece parcial ou completamente sem roupa	Dependente (1)
USO DE VASO SANITÁRIO (ida ao toalete, higiene e arrumação das roupas)	
( ) Vai ao banheiro ou equivalente, limpa-se e ajeita as roupas sem ajuda – permitido uso de dispositivo de auxílio de marcha e "comadres/papagaio" desde que esvaziando pela manhã	Independente (0)
( ) Recebe ajuda para ir ao banheiro ou equivalente, para limpar-se, ajeitar as roupas ou usar "comadres/papagaio" ou não vai ao banheiro	Dependente (1)
TRANSFERÊNCIA	
( ) Deita-se ou sai da cama, senta-se e levanta-se da cadeira sem ajuda – permitido dispositivo de auxílio de marcha	Independente (0)
( ) Recebe ajuda para deitar-se e/ou sentar-se ou não sai da cama	Dependente (1)
CONTINÊNCIA	
( ) Controla inteiramente a micção e a evacuação	Independente (0)
( ) Episódios de incontinência ou necessita de ajuda para manter o controle de micção e evacuação, usa cateter ou é incontinente	Dependente (1)
ALIMENTAÇÃO	
( ) Alimenta-se sem ajuda ou recebe ajuda apenas para cortar a carne ou passar manteiga no pão	Independente (0)
( ) Recebe ajuda para alimentar-se ou é alimentado parcial ou completamente por cateteres ou fluidos intravenosos	Dependente (1)

Fonte: Adaptado de Katz e Akpom, 1976.

Referências consultadas

Katz S, Akpom CA. A measure of primary sociobiological functions. Int J Health Serv. 1976;6:493-508.

Katz S, Ford AB, Moskowitz RW, Jackson BA, Jaffe MW. Studies of illness in the aged the Index of ADL: a standardized measure of biological and psychosocial function. JAMA. 1963;185(12):914-9.

Lino VTS, Pereira SEM, Camacho LAB, Ribeiro filho ST, Buskman S. Adaptação transcultural da Escala de Independência em Atividades da Vida Diária (Escala de Katz). Cad Saúde Pública. 2008;24(1):103-12.

"Escala de atividades instrumentais da vida diária" ou escala de Lawton

Publicada em 1969 com o intuito de compreender a funcionalidade de idosos aposentados para planejar cuidados e identificar a necessidade de cuidadores, é amplamente utilizada tanto na prática clínica quanto no âmbito da pesquisa em todo o mundo.

Trata-se de uma avaliação qualitativa da capacidade funcional do idoso e consiste em sete itens. No SG-HCFMUSP, utiliza-se o formato de pontuação de 7 a 21 pontos, em que cada função é pontuada em independente (3), auxílio parcial (2) ou dependência (1). A pontuação maior denota maior independência.

Escala de Atividades Instrumentais de Vida Diária – AIVD

Atividade	Pontuação de cada item	Pontos do paciente
É capaz de preparar as refeições		
Sem ajuda ou supervisão	3	
Com supervisão ou ajuda parcial	2	
Incapaz	1	
Tarefas domésticas		
É capaz de realizar todo trabalho sem ajuda ou supervisão	3	
É capaz de realizar apenas o trabalho doméstico leve (lavar louça, fazer a cama) ou necessita de ajuda ou supervisão	2	
Incapaz de realizar qualquer trabalho doméstico	1	

(Continua)

Escala de Atividades Instrumentais de Vida Diária – AIVD

Atividade	Pontuação de cada item	Pontos do paciente
Trabalhos manuais e pequenos reparos na casa		
É capaz sem ajuda ou supervisão	3	
Realiza pequenos trabalhos com ajuda ou supervisão	2	
Incapaz	1	
Lavar e passar a roupa		
É capaz de lavar toda a sua roupa sem ajuda ou supervisão	3	
É capaz de lavar apenas peças pequenas ou necessita de ajuda ou supervisão	2	
Incapaz de lavar qualquer peça de roupa	1	
Manuseio da medicação		
É capaz de tomar toda e qualquer medicação nos horários e doses corretas sem supervisão	3	
Necessita de lembretes e de supervisão para tomar a medicação nos horários e doses corretas	2	
É incapaz de tomar a medicação	1	
Capacidade para usar o telefone		
É capaz de utilizar o telefone por iniciativa própria	3	
É capaz de responder às ligações; porém, necessita de ajuda ou aparelho especial para discar	2	
Completamente incapaz para o uso do telefone	1	
Manuseio do dinheiro		
É capaz de administrar seus assuntos econômicos, pagar contas, manusear dinheiro, preencher cheques	3	
É capaz de administrar seus assuntos econômicos; porém, necessita de ajuda com cheques e pagamentos de contas	2	
Incapaz de lidar com dinheiro	1	
Compras		
É capaz de realizar todas as compras necessárias sem ajuda ou supervisão	3	
Necessita de supervisão para fazer compras	2	
Completamente incapaz de fazer compras, mesmo com supervisão	1	
Uso de meios de transporte		
É capaz de dirigir carros ou viajar sozinho(a) de ônibus, trens, metrôs e táxi	3	
Necessita de ajuda e/ou supervisão quando viaja de ônibus, trens, metrôs e táxi	2	
Incapaz de utilizar qualquer meio de transporte	1	

Fonte: Adaptada de Lawton et al., 1982 (Adaptação utilizada no Serviço de Geriatria do HCFMUSP).

Referências consultadas

Lawton MP, Brody EM. Assessment of older people: self-maintaining and instrumental activities of daily living. Gerontologist. 1969;9:179-86.

Lawton MP, Windley PG, Byerts TO. Competence, environmental press, and the adaptation of older people. Aging and the environment. 1982;33-59.

"Questionário de atividades funcionais" ou Pfeffer

Publicado em 1982, trata-se de uma avaliação de funcionalidade do idoso nas tarefas do cotidiano, de rápida aplicação (em torno de 7 minutos), sem influência de classe socioeconômica ou escolaridade, com possibilidade de reaplicação e avaliação longitudinal.

Consiste em dez itens, cada um variando de 0 a 3 pontos, com a possibilidade de o entrevistado opinar com relação à capacidade do indivíduo executar a tarefa quando não a realiza. Escores maiores estão relacionados a pior funcionalidade.

A adaptação transcultural foi publicada em 2011 e o estudo de acurácia em 2015. Nesse estudo, a pontuação maior ou igual a 4 se correlacionou com perda funcional.

Questionário de atividades funcionais ou Pfeffer

Preenche cheques, paga contas, verifica o saldo no talão de cheque, controla as necessidades financeiras?

- [ ] Normal (0)
- [ ] Faz com dificuldade (1)
- [ ] Necessita de ajuda (2)
- [ ] Não é capaz (3)
- [ ] Nunca o fez, mas poderia fazê-lo agora (0)
- [ ] Nunca o fez e agora teria dificuldade (1)

Faz seguro (de vida, de carro, de casa), lida com negócios ou documentos, faz imposto de renda?

- [ ] Normal (0)
- [ ] Faz com dificuldade (1)
- [ ] Necessita de ajuda (2)
- [ ] Não é capaz (3)
- [ ] Nunca o fez, mas poderia fazê-lo agora (0)
- [ ] Nunca o fez e agora teria dificuldade (1)

Compra roupas, utilidades domésticas e artigos de mercadoria sozinho(a)?

- [ ] Normal (0)
- [ ] Faz com dificuldade (1)
- [ ] Necessita de ajuda (2)
- [ ] Não é capaz (3)
- [ ] Nunca o fez, mas poderia fazê-lo agora (0)
- [ ] Nunca o fez e agora teria dificuldade (1)

(Continua)

Questionário de atividades funcionais ou Pfeffer

Joga baralho, xadrez, faz palavras cruzadas, trabalhos manuais ou tem algum outro passatempo?

- [ ] Normal (0)
- [ ] Faz com dificuldade (1)
- [ ] Necessita de ajuda (2)
- [ ] Não é capaz (3)

- [ ] Nunca o fez, mas poderia fazê-lo agora (0)
- [ ] Nunca o fez e agora teria dificuldade (1)

Esquenta água, faz café ou chá, e desliga o fogão?

- [ ] Normal (0)
- [ ] Faz com dificuldade (1)
- [ ] Necessita de ajuda (2)
- [ ] Não é capaz (3)

- [ ] Nunca o fez, mas poderia fazê-lo agora (0)
- [ ] Nunca o fez e agora teria dificuldade (1)

Prepara uma refeição completa (p. ex., carne, frango ou peixe, legumes, sobremesa)?

- [ ] Normal (0)
- [ ] Faz com dificuldade (1)
- [ ] Necessita de ajuda (2)
- [ ] Não é capaz (3)

- [ ] Nunca o fez, mas poderia fazê-lo agora (0)
- [ ] Nunca o fez e agora teria dificuldade (1)

Presta atenção, entende e comenta novelas, jornais ou revistas?

- [ ] Normal (0)
- [ ] Faz com dificuldade (1)
- [ ] Necessita de ajuda (2)
- [ ] Não é capaz (3)

- [ ] Nunca o fez, mas poderia fazê-lo agora (0)
- [ ] Nunca o fez e agora teria dificuldade (1)

Acompanha os eventos atuais no bairro ou nacionalmente?

- [ ] Normal (0)
- [ ] Faz com dificuldade (1)
- [ ] Necessita de ajuda (2)
- [ ] Não é capaz (3)

- [ ] Nunca o fez, mas poderia fazê-lo agora (0)
- [ ] Nunca o fez e agora teria dificuldade (1)

Lembra-se de compromissos, tarefas domésticas, eventos familiares (como aniversários) e medicações?

- [ ] Normal (0)
- [ ] Faz com dificuldade (1)
- [ ] Necessita de ajuda (2)
- [ ] Não é capaz (3)

- [ ] Nunca o fez, mas poderia fazê-lo agora (0)
- [ ] Nunca o fez e agora teria dificuldade (1)

Sai do bairro, dirige, anda, pega ou troca de ônibus, trem ou avião?

- [ ] Normal (0)
- [ ] Faz com dificuldade (1)
- [ ] Necessita de ajuda (2)
- [ ] Não é capaz (3)

- [ ] Nunca o fez, mas poderia fazê-lo agora (0)
- [ ] Nunca o fez e agora teria dificuldade (1)

Fonte: Adaptado de Sanchez, 2011.

Referências consultadas

Pfeffer RI, Kurosaki TT, Harrah Jr CH, Chance JM, Filos S. Measurement of Functional Activities in Older Adults in the Community. Journal of Gerontology 1982;37(3):323-9.

Sanchez MA, Correa PCR, Lourenço RA. Cross-cultural Adaptation of the "Functional Activities Questionnaire – FAQ" for use in Brazil. Dement Neuropsychol. 2011;5(4):322-7.

Cognição

Rastreio Cognitivo de 10 Pontos (*10-point Cognitive Screener – 10-CS*)

Escala adequada como rastreio cognitivo inicial rápido (cerca de 2 a 3 minutos), apresenta acurácia superior à do Miniexame do Estado Mental (MEEM) para identificar comprometimento cognitivo, embora não possibilite a avaliação diferencial dos domínios cognitivos. Pode ser utilizada à beira do leito em pacientes internados para avaliação de *delirium*.

Contém as tarefas de orientação (dia, mês e ano – 3 pontos), aprendizado e evocação de três palavras (3 pontos) e fluência verbal semântica (animais – 4 pontos conforme escala).

Os pontos de corte são: normal ≥ 8 pontos. Escores entre 6 e 7 são classificados como "comprometimento cognitivo possível" e merecem uma investigação mais refinada. Escores ≤ 5 são classificados como "comprometimento cognitivo provável" e geralmente correspondem ao quadro de demência.

10-point Cognitive Screener – 10-CS

Nome: _____ Data: __ / __ / ____
Sexo: _____ Idade: _____ (anos) Escolaridade: _____
Administrado por: _____

Orientação

Em que ano estamos?	0	1
Em que mês estamos?	0	1
Que dia do mês é hoje?	0	1

Aprendizado

	VERSÃO A	VERSÃO B	VERSÃO C	
Agora eu direi o nome de três objetos para você memorizar. Assim que eu terminar, repita os três objetos (até três tentativas se necessário)	óculos caneta martelo	chapéu moeda lanterna	relógio chave vassoura	Não pontua

Fluência verbal

Agora eu quero que você me diga o maior número de animais que conseguir, o mais rápido possível
Vale qualquer tipo de animal ou bicho
Eu marcarei o tempo no relógio e contarei quantos animais você consegue dizer em 1 minuto

1. _____ 11. _____ 21. _____
2. _____ 12. _____ 22. _____
3. _____ 13. _____ 23. _____
4. _____ 14. _____ 24. _____
5. _____ 15. _____ 25. _____
6. _____ 16. _____ 26. _____
7. _____ 17. _____ 27. _____
8. _____ 18. _____ 28. _____
9. _____ 19. _____ 29. _____
10. _____ 20. _____ 30. _____

ANIMAIS	
0 a 5	0
6 a 8	1
9 a 11	2
12 a 14	3
≥ 15	4

Evocação

	VERSÃO A	VERSÃO B	VERSÃO C		
Agora me diga quais eram os três objetos que eu pedi para você memorizar	óculos caneta martelo	chapéu moeda lanterna	relógio chave vassoura	0 0 0	1 1 1

Ajuste para escolaridade (10-CS-Edu)
Sem escolarização formal: +2 pontos (máximo de 10)
1 a 3 anos de escolaridade: +1 ponto (máximo de 10)

10-CS: _____
10-CS-Edu: _____

Interpretação do 10-CS-Edu
≥ 8 pontos: normal
6 a 7 pontos: comprometimento cognitivo possível
0 a 5 pontos: comprometimento cognitivo provável

Fonte: Adaptada de Apolinario et al., 2016; Fortes-Filho et al., 2016.

Referências consultadas

Apolinario D, Lichtenthaler DG, Magaldi RM, Soares AT, Busse AL, Amaral JR et al. Using temporal orientation, caegory fluency, and word recall for detecting impairment: the 10-point cognitive screener (10-CS). Int J Geriat Psychiatry. 2016;31(1):4-12.

Fortes-Filho SQ, Apolinario D, Melo JA, Suzuki I, Sitta M do C, Garcez Leme LE. Predicting delirium after hip fracture with a 2-min cognitive screen: prospective cohort study. Age Ageing. 2016 [Epub ahead of print].

Montreal Cognitive Assessment – Basic (MoCA-B)

Trata-se de um conjunto de subtestes breves que avaliam os principais domínios – orientação, atenção, memória, linguagem, funções visuoespaciais e funções executivas – para somar um total de 30 pontos. Adequado para uma avaliação cognitiva mais ampla, é sensível para detectar comprometimento cognitivo leve (CCL) e útil para monitorar a evolução de pacientes com comprometimento cognitivo leve e demência leve. Ao contrário da versão original (MoCA), o MoCA-B pode ser utilizado em populações de baixa escolaridade.

Como limitações, requer tempo excessivo para grande parte dos contextos de atendimento (cerca de 8 a 12 minutos), apresenta efeito-chão nas fases moderadas e avançadas da demência e, ainda, não há normas publicadas para a população brasileira, compreendendo um estudo normativo em andamento.

Pontos de corte

Escolaridade	Média (DP)	Normal
0 anos	14,8 (4,7)	≥ 11 pontos
1 a 3 anos	23,0 (3,5)	≥ 20 pontos
4 a 8 anos	23,9 (3,4)	≥ 21 pontos
9 a 11 anos	25,5 (2,6)	≥ 23 pontos
≥ 12 anos	25,9 (2,1)	≥ 24 pontos

Dados preliminares obtidos a partir de 143 idosos normais no Ambulatório de Memória do Idoso do HCFMUSP. Os pontos de corte foram estabelecidos com base em um z-escore de −1.
Fonte: Direitos autorais de Ziad Nasreddine (download livre no site: <www.mocatest.org>) e Nasreddine et al., 2005.

Referências consultadas

Chen KL, Xu Y, Chu AQ, Ding D, Liang XN, Nasreddine ZS et al. Validation of chinese version of Montreal Cognitive Assessment Basic for Screening Mild Cognitive Impairment. J Am Geriatr Soc. 2016;64(12):e285-e290.

Julayanont P, Tangwongchai S, Hemrungrojn S, Tunvirachaisakul C, Phanthumchinda K, Hongsawat J et al. The Montreal Cognitive Assessment-Basic: a screening tool for mild cognitive impairment in illiterate and low-educated elderly adults. J Am Geriatr Soc. 2015;63(12):2550-4.

Nasreddine ZS, Philips NA, Bédirian V, Charbonneau S, Whitehead V, Collin I et al. The Montreal Cognitive Assessment, MoCA: a brief screening tool for mild cognitive impairment. J Am Geriatr Soc. 2005;53(4):695-9.

Montreal Cognitive Assessment

Versão original do MoCA-B, trata-se de avaliação cognitiva ampla dos principais domínios da cognição, sendo sensível para detecção de CCL e útil para monitorar a evolução de pacientes com CCL e demência leve.

Apresenta, como limitações, tarefas inadequadas para idosos de baixa escolaridade, tempo excessivo para grande parte dos contextos de atendimento (8 a 12 minutos, como MoCA-B) e efeito-chão nas fases moderadas e avançadas da demência.

Pontos de corte

Escolaridade	Média (DP)	Normal
1 a 4 anos	21,27 (3,37)	≥ 18 pontos
5 a 9 anos	24,60 (2,87)	≥ 22 pontos
10-12 anos	25,11 (1,94)	≥ 24 pontos
≥ 12 anos	26,35 (1,87)	≥ 25 pontos

Fonte: Dados do estudo de Freitas et al. (2011), realizado com 218 idosos em Portugal.

Referências consultadas

Freitas S, Simões MR, Alves L, Santana I. Montreal Cognitive Assessment (MoCA): normative study for the Portuguese population. J Clin Exp Neuropsychol. 2011 Nov;33(9):989-96.

Nasreddine ZS, Philips NA, Bédirian V, Charbonneau S, Whitehead V, Collin I et al. The Montreal Cognitive Assessment, MoCA: a brief screening tool for mild cognitive impairment. J Am Geriatr Soc. 2005;53(4):695-9.

Bateria breve de rastreio cognitivo

Teste útil quando da necessidade de avaliação mais específica de memória episódica.

Consiste na apresentação de uma lâmina com dez desenhos para memorização, por três vezes, seguida de evocação imediata. Depois, são aplicados como tarefas interferentes, o teste de fluência verbal para animais e o teste do desenho do relógio (protocolo de Sunderland). Por fim, realiza-se uma evocação espontânea (memória tardia) e, a seguir, apresenta-se uma folha com vinte figuras para reconhecimento.

A avaliação tem duração de 7 a 9 minutos e é considerada normal quando o escore na memória tardia é maior ou igual a 7 (independentemente da escolaridade). Apresenta como limitação a possibilidade de efeito-teto em populações de alta escolaridade.

Uma forma reduzida (Castro et al., 2009) foi descrita suprimindo-se o teste do relógio. Nesse caso, apenas a fluência verbal é utilizada como tarefa de interferência entre o aprendizado e a evocação.

Disponibilidade: domínio público (download livre em: <www.neurologiausp.com.br>)

Referências consultadas

Castro S, Damin AE, Porto CS, Caramelli P, Nitrini R. The abbreviated form of the Brief Cognitive Battery in the diagnosis of dementia in Alzheimer's disease. Dement Neuropsychol. 2009;3(4):327-31.

Nitrini R, Lefèvre BH, Mathias SC, Caramelli P, Carrilho PEM, Sauaia N et al. Testes neuropsicológicos de aplicação simples para o diagnóstico de demência. Arq Neuropsiquiatr. 1994;52:457-65.

Yassuda MS, Silva HS da, Lima-Silva T, Cachioni M, Falcão DV da S, Lopes A et al. Normative data for the Brief Cognitive Screening Battery stratified by age and education. Dement Neuropsychol. 2017;11:48-53.

Comentários adicionais

Não se recomenda o uso do **Miniexame do Estado Mental**. Embora já tenha sido o teste cognitivo mais utilizado em nosso meio, tem caído em desuso pelos seguintes motivos: (1) apresenta efeito-teto e é constrangedor para pacientes com alta escolaridade (tarefas muito fáceis); (2) constrangedor para pacientes analfabetos ou com alfabetismo rudimentar (tarefas de leitura e escrita); (3) baixa acurácia para CCL e demência leve; (4) não contempla os domínios mais importantes na avaliação das neuropatologias mais comuns (memória e funções executivas). Por fim, o instrumento atualmente é comercializado e protegido por leis de direitos autorais. Deve ser utilizado apenas sob as condições de compra ou autorização expressa da empresa Psychological Assessment Resources (PAR).

Functional Assessment Staging Test (FAST)

A escala de estadiamento do declínio funcional em pacientes com demência de Alzheimer é facilmente aplicável em ambiente ambulatorial para seguimento longitudinal da evolução dos pacientes, especialmente aqueles com demência moderada e grave.

O indivíduo deve ser classificado em sete níveis (1 a 7), que descrevem a deterioração das capacidades funcionais ao longo da história natural do quadro demencial. A classificação deve ser feita pela perda de funcionalidade relacionada ao quadro demencial, e não secundária a outras comorbidades clínicas.

Functional Assessment Staging – FAST

1	Nenhuma dificuldade objetiva ou subjetiva	Adulto normal
2	Queixas de esquecimento de locais ou objetos. Dificuldades subjetivas no trabalho	Idoso normal
3	Decréscimo do funcionamento no trabalho, evidente para os colegas. Dificuldade nas viagens para novas localidades	DA incipiente
4	Decréscimo na habilidade de executar tarefas complexas, manejar finanças, executar compras	DA leve
5	Requer assistência na escolha de trajes adequados	DA moderada
6A	Dificuldade em vestir-se adequadamente	DA moderada a grave
6B	Incapaz de banhar-se adequadamente, pode desenvolver medo do banho	
6C	Incapacidade de manuseio da toalete	
6D	Incontinência urinária	
6E	Incontinência fecal	
7A	Capacidade de falar limitada a meia dúzia de palavras ou menos, no curso de um dia	DA grave
7B	Capacidade de falar limitada a uma única palavra inteligível no curso médio de um dia	
7C	Capacidade de deambulação perdida	
7D	Perda da capacidade de se sentar sem assistência	
7E	Perda da capacidade de sorrir	
7F	Perda da capacidade de levantar a cabeça	
7G	Postura fletida	

Fonte: Adaptada de Sclan e Reisberg, 1992.
DA: demência de Alzheimer.

Referências consultadas

Reisberg B. Functional assessment staging (FAST). Psychopharmacol Bull. 1988;24:653.

Sclan S, Reisberg B. Functional Assessment Staging (FAST) in Alzheimer's Disease: Reliability, Validity, and Ordinality International Psychogeriatrics. 1992;4(Suppl. I).

Escala de Avaliação Clínica da Demência (*Clinical Dementia Rating* – CDR)

Trata-se de uma escala para avaliar a gravidade da demência de Alzheimer concebida inicialmente para estudos longitudinais e ensaios clínicos. A pontuação do CDR deriva da impressão clínica a partir de uma entrevista semiestruturada com o paciente e informante, classificando o comprometimento do indivíduo em cada um de seis domínios cognitivos (memória, orientação, julgamento e resolução de problemas, relacionamento com a comunidade, casa e passatempos e cuidados pessoais). Fornece um escore global e um escore de soma dos boxes, que pode ser utilizado para seguimento.

Em um estudo brasileiro, a CDR revelou boa concordância com os critérios diagnósticos e validade de constructo para a gravidade das demências. Não foi observado impacto da escolaridade na classificação entre as diferentes categorias da CDR.

Como limitações, trata-se de um questionário extenso, com difícil aplicabilidade fora de ambiente de pesquisa ou ambiente acadêmico, além de a pontuação depender do julgamento clínico e da experiência do entrevistador.

Observação: há um treinamento *on-line* disponível, oferecido pela Washington University em St. Louis para uma maior acurácia na aplicação da CDR.

Escala de Avaliação Clínica da Demência (*Clinical Dementia Rating* – CDR)

	CDR 0	CDR 0,5	CDR 1	CDR 2	CDR 3
Memória	Sem perda da memória ou pequenos esquecimentos ocasionais	Pequenos esquecimentos frequentes, recordação parcial de acontecimentos; esquecimentos não significativos	Perda moderada da memória, mais acentuada quanto aos acontecimentos recentes; o problema interfere nas atividades do dia a dia	Grave perda de memória; somente informações bem aprendidas são retidas; novas informações são rapidamente esquecidas	Perda grave da memória; somente permanecem fragmentos
Orientação	Totalmente orientado(a)	Totalmente orientado(a), com exceção de ligeira dificuldade com as inter-relações de tempo	Dificuldade moderada com as inter-relações de tempo; orientado(a) para o local do exame; pode ter uma desorientação geográfica em lugares fora do local do exame	Grave dificuldade com as inter-relações de tempo; geralmente desorientado(a) com relação ao tempo e frequentemente a lugares	Orientado(a) somente com relação a ele(a) mesmo(a)
Discernimento e resolução de problemas	Resolve os problemas do dia a dia e lida bem com os negócios e os assuntos financeiros; bom entendimento com relação à capacidade de julgamento no passado	Ligeira incapacidade para resolver problemas, semelhanças e diferenças	Dificuldade moderada para lidar com problemas, semelhanças e diferenças; o julgamento social geralmente é mantido	Incapacidade séria para lidar com problemas, semelhanças e diferenças; o julgamento social geralmente está comprometido	Incapaz de fazer julgamentos ou resolver problemas

(Continua)

Escala de Avaliação Clínica da Demência (*Clinical Dementia Rating* – **CDR**) (continuação)

	CDR 0	CDR 0,5	CDR 1	CDR 2	CDR 3
Relacionamento com a comunidade	Funciona de modo independente e habitual no trabalho, compras, grupos voluntários ou sociais	Ligeira incapacidade nessas atividades	Incapaz de funcionar independentemente nessas atividades apesar de ainda poder estar engajado(a) em alguma; parece normal à primeira vista	Nenhuma intenção de funcionar de modo independente fora de casa. Aparenta estar suficientemente bem para ser levado(a) a acontecimentos fora de casa	Nenhuma intenção de funcionar de modo independente fora de casa. Aparenta estar muito doente para ser levado(a) a acontecimentos fora de casa
Casa e passatempos	Vida doméstica, passatempos e interesses intelectuais bem mantidos	Vida doméstica, passatempos e interesses intelectuais ligeiramente comprometidos	Comprometimento leve; porém, definitivo nas atividades domésticas; abandono de tarefas mais difíceis, passatempos e interesses mais complicados são abandonados	Somente as tarefas mais simples são mantidas, interesses muito restritos, pouco mantidos	Nenhuma atividade doméstica significativa
Cuidado pessoal	Totalmente capaz de se cuidar	—	Necessita de incentivo	Precisa de assistência para se vestir, fazer a higiene, cuidar de seus objetos pessoais	Precisa de muita ajuda com relação aos cuidados pessoais; incontinência frequente

Fonte: Adaptada de Morris, 1993.

APÊNDICE – ESCALAS

Pontuação

» Pontue cada uma das seis categorias da maneira mais independente possível.
» Leve em conta apenas as alterações resultantes do declínio cognitivo, e não de outros fatores.
» Na dúvida entre dois quadros: assinale aquele que representa o maior declínio.

Cada categoria é pontuada de modo independente e, de acordo com um algoritmo, classifica-se o paciente em um de cinco grupos: (0) normal; (0,5) demência questionável; (1) demência leve; (2) demência moderada; e (3) demência grave. Adicionalmente, obtém-se a soma das caixas, que fornece um escore de gravidade do comprometimento variando de 0 a 18.

» A memória (M) é a categoria primária e as outras são secundárias. CDR = M se outras três categorias secundárias tiverem o mesmo escore da memória. Quando três ou mais categorias secundárias têm escore maior ou menor que o da memória, CDR = escore da maioria das categorias secundárias.
» Quando três categorias secundárias têm escore de um lado da memória e duas categorias secundárias têm do outro lado, CDR = M. Se M = 0,5, CDR = 1, se três ou mais categorias secundárias estão graduadas acima. Se M = 0,5, o CDR não pode ser 0; apenas 0,5 ou 1.
» Se M = 0, CDR = 0, a menos que haja declínio em duas ou mais categorias secundárias (nesse caso CDR = 0,5). Quando há empate nas categorias secundárias de um só lado de M, CDR = categoria mais próxima de M (p. ex., M e outra categoria secundária = 3; duas categorias secundárias = 2 e duas categorias secundárias = 1; CDR = 2).
» Quando apenas uma ou duas categorias secundárias = M, CDR = M, desde que não haja mais de duas categorias secundárias de cada lado de M. Quando M = 1, CDR não pode ser 0. Nessa circunstância, CDR = 0,5, quando a maioria das categorias secundárias são 0.

Referências consultadas

Hughes CP, Berg L, Danziger WL, Coben LA, Martin RL. A new clinical scale for the staging of dementia. Br J Psychiatry. 1982;140:566-72.

Maia AL, Godinho C, Ferreira ED, Almeida V, Schuh A, Kaye J, Chaves MLF. Aplicação da versão brasileira da escala de avaliação clínica da demência (Clinical Dementia Rating – CDR) em amostras de pacientes com demência. Arq Neuropsiquiatr. 2006;64(2-B):485-9.

Morris JC. The clinical dementia rating (CDR): Current version and scoring rules. Neurology. 1993;43:2412.

Estado nutricional
Miniavaliação Nutricional MNA®

É uma ferramenta de controle e avaliação, que pode ser utilizada para identificar pacientes idosos com risco de desnutrição.

Orientações

Pedir ao paciente que responda às questões A a E. Se o paciente não for capaz de responder uma questão, pedir ao cuidador do paciente para fazê-lo. Usando o histórico médico do paciente ou seu julgamento profissional, responda às questões remanescentes. Completar o controle preenchendo as caixas com os números apropriados. Em seguida, somar todos os números para determinar o escore total da triagem. Se o escore da triagem for 11 ou menos, concluir o questionário para obter a avaliação do estado nutricional.

Triagem

A. Nos últimos três meses, houve diminuição da ingesta alimentar devido à perda de apetite, problemas digestivos ou dificuldade para mastigar ou deglutir?
- 0 = diminuição grave da ingesta
- 1 = diminuição moderada da ingesta
- 2 = sem diminuição da ingesta ☐

B. Perda de peso nos últimos meses
- 0 = superior a 3 kg
- 1 = não sabe informar
- 2 = entre 1 e 3 kg
- 3 = sem perda de peso ☐

C. Mobilidade
0 = restrito ao leito ou à cadeira de rodas
1 = deambula, mas não é capaz de sair de casa
2 = normal ☐

D. Passou por algum estresse psicológico ou doença aguda nos últimos três meses?
- 0 = sim
- 2 = não ☐

E. Problemas neuropsicológicos
- 0 = demência ou depressão graves
- 1 = demência leve
- 2 = sem problemas psicológicos ☐

F. Índice de massa corporal (IMC = peso [kg]/estatura [m]^2)
- 0 = IMC < 19
- 1 = 19 ≤ IMC < 21
- 2 = 21 ≤ IMC < 23
- 3 = IMC ≥ 23 ☐

Escore de triagem (subtotal, máximo de 14 pontos) ☐ ☐
- 12 pontos ou mais = normal; desnecessário continuar a avaliação
- 11 pontos ou menos = possibilidade de desnutrição; continuar a avaliação

Avaliação global

G. O paciente vive em sua própria casa (não em casa geriátrica ou hospital) ☐
- 0 = não
- 1 = sim

H. Utiliza mais de três medicamentos diferentes por dia? ☐
- 0 = sim
- 1 = não

I. Lesões de pele ou escaras? ☐
- 0 = sim
- 1 = não

J. Quantas refeições faz por dia? ☐
- 0 = uma refeição
- 1 = duas refeições
- 2 = três refeições

(Continua)

Avaliação global (Continuação)

K. O paciente consome:
- pelo menos uma porção diária de leite ou derivados (queijo, iogurte)? sim ☐ não ☐
- duas ou mais porções semanais de legumes ou ovos? sim ☐ não ☐
- carne, peixe ou aves todos os dias? sim ☐ não ☐

- 0,0 = nenhuma ou uma resposta "sim"
- 0,5 = duas respostas "sim"
- 1,0 = três respostas "sim"

☐, ☐

L. O paciente consome duas ou mais porções diárias de frutas ou vegetais?
- 0 = não
- 1 = sim

☐

M. Quantos copos de líquidos (água, suco, café, chá, leite) o paciente consome por dia?
- 0,0 = menos de três copos
- 0,5 = três a cinco copos
- 1,0 = mais de cinco copos

☐, ☐

N. Modo de se alimentar
- 0 = não é capaz de se alimentar sozinho
- 1 = alimenta-se sozinho, porém, com dificuldade
- 2 = alimenta-se sozinho, sem dificuldade

☐

O. O paciente acredita ter algum problema nutricional?
- 0 = acredita estar desnutrido
- 1 = não sabe dizer
- 2 = acredita não ter problema nutricional

☐

P. Em comparação a outras pessoas da mesma idade, como o paciente considera a sua própria saúde?
- 0,0 = não muito boa
- 0,5 = não sabe informar
- 1,0 = boa
- 2,0 = melhor

☐, ☐

Q. Circunferência do braço (CB) em cm
- 0,0 = CB < 21
- 0,5 = 21 ≤ CB ≤ 22
- 1,0 = CB > 22

☐, ☐

R. Circunferência da panturrilha (CP) em cm
- 0 = CP < 31
- 1 = CP ≥ 31

☐

Avaliação global (máximo 16 pontos) ☐☐, ☐
Escore da triagem ☐☐
Escore total (máximo 30 pontos) ☐☐, ☐

Avaliação do estado nutricional
- De 17 a 23,5 pontos = risco de desnutrição ☐
- Menos de 17 pontos = desnutrido ☐

Referências consultadas

Guigoz Y, Vellas B, Garry PJ. Mini Nutritional Assessment: a practical assessment tool for grading the nutritional state of elderly patients. Facts and Research in Gerontology. 1994;(Suppl. 2):15-59.

Rubenstein LZ, Harker J, Guigoz Y, Vellas B. Comprehensive Geriatric Assessment (CGA) and the MNA: An Overview of CGA, Nutritional Assessment, and Development of a Shortened Version of the MNA. In: Vellas B, Garry PJ, Guigoz Y, editors. "Mini Nutritional Assessment (MNA): Research and Practice in the Elderly". Nestlé Nutrition Workshop Series. Clinical & Performance Programme, vol. 1. Karger, Bâle [in press].

Multimorbidade

Para a avaliação de multimorbidades, foram desenvolvidas diversas escalas com objetivos distintos, como prognóstico funcional, mortalidade, qualidade de vida, complicações perioperatórias etc. Assim, antes de escolher a escala, é necessário selecionar o desfecho clínico desejado.

Índice de Charlson

Trata-se de uma escala desenvolvida para avaliação prognóstica de mortalidade composta por uma lista de doenças com diferentes pesos, conforme o impacto na mortalidade, e o resultado é obtido com a soma dos pontos. Existe uma adaptação que inclui a idade, somando um ponto a cada década de vida completada a partir dos 40 anos de idade. Assim, um paciente de 73 anos recebe três pontos adicionais.

Índice de Charlson

Infarto do miocárdio[1]		1
Insuficiência cardíaca congestiva		1
Doença arterial periférica[2]		1
Doença cerebrovascular (acidente isquêmico transitório/acidente vascular encefálico)		1
Demência		1
Doença pulmonar crônica		1
Doença do tecido conjuntivo		1
Doença ulcerosa péptica		1
Hemiplegia		2
Doença renal moderada ou grave		2
Leucemia aguda ou crônica		2
Linfoma		2
Doença hepática	Leve (sem hipertensão portal)	1
	Moderada ou grave	3
Diabetes mellitus	Sem lesão de órgão-alvo[3]	1
	Com lesão de órgão-alvo	2
Tumor sólido	Sem metástase*	2
	Metastático	6
Aids (não somente HIV+)		6

Total sem ajuste por idade

Adicionar um ponto a cada década de vida depois dos 40 anos
(50 anos = 1 ponto/60 anos = 2 pontos e assim por diante)

Total com ajuste por idade

1: História. Não considerar se apenas alterações do eletrocardiograma
2: Inclui aneurisma de aorta ≥ 6 cm
3: Não inclui se controlado com dieta
* Não inclui se mais de cinco anos do diagnóstico

Fonte: Adaptada de Charlson et al., 1987.

Referência consultada

Charlson ME, Pompei P, Ales KL, MacKenzie CR. A new method of classifying prognostic comorbidity in longitudinal studies: development and validation. J Chronic Dis. 1987;40(5):373-83.

Cumulative Illness Rating Scale (CIRS-G)

Trata-se de uma escala feita empiricamente para medir acometimento orgânico por doenças, composta por 13 categorias, às quais são atribuídas pontuações de 0 a 4, conforme impacto no indivíduo, pressupondo revisão de prontuário e exame clínico dirigido realizado pelo avaliador. O índice final refere-se à soma dos pontos. Pode-se utilizar também o número de categorias com níveis de gravidade 3 e/ou 4 como índices.

O manual detalhado ("A Manual of Guidelines for Scoring the Cumulative Illness Rating Scale for Geriatrics") está disponível na internet.

Índice CIRS-G	
Pontuação	0 – Nenhum problema
	1 – Problema leve atual ou significativo no passado
	2 – Incapacidade moderada ou terapia inicial necessária
	3 – Incapacidade grave ou constante, problema crônico incontornável
	4 – Acometimento grave, tratamento imediato necessário, incapacidade completa
	Coração
	Vascular
	Hematopoiético
	Respiratório
	Olhos, ouvidos, nariz, faringe, laringe
	Digestório alto
	Digestório baixo
	Fígado
	Renal
	Geniturinário
	Musculoesquelético/tegumentar
	Neurológico
	Endocrinometabólico/mamas
	Psiquiátrico
	Número de categorias pontuadas
	Total geral
	Severidade (total geral/categorias pontuadas)
	Número de categorias com nível 3
	Número de categorias com nível 4

Fonte: Adaptada de Linn et al., 1968.

Referência consultada

Linn BS, Linn MW, Gurel L. Cumulative illness rating scale. J Am Geriatr Soc. 1968;16(5):622-6.

Functional Comorbidity Index (FCI)

É uma escala desenhada para prever prejuízo funcional, que consiste em uma lista de 18 condições clínicas, em que o índice é obtido pela contagem simples das doenças presentes no indivíduo. Há a possibilidade de atribuir pesos às doenças com uma discreta melhora do desempenho da escala; porém, com prejuízo de praticidade.

	Functional Comorbidity Index – FCI
1	Artrite (reumatoide e osteoartrite)
1	Osteoporose
1	Asma
1	Doença pulmonar crônica
1	Angina
1	Doença cardíaca
1	Infarto do miocárdio
1	Doença neurológica
1	Doença cerebrovascular (acidente vascular encefálico/acidente isquêmico transitório)
1	Doença vascular periférica
1	Diabetes tipos 1 ou 2
1	Doença do trato digestório alto
1	Depressão
1	Ansiedade ou transtornos de pânico
1	Déficit visual
1	Déficit auditivo
1	Doença degenerativa de coluna
1	Obesidade
	Total

Fonte: Adaptada de Groll et al., 2005.

Referência consultada

Groll DL, To T, Bombardier C, Wright JG. The development of a comorbidity index with physical function as the outcome. J Clin Epidemiol. 2005;58(6):595-602.

Avaliação sensorial
Teste de Snellen

A Escala Optométrica de Snellen compreende um teste realizado para avaliar a acuidade visual sem finalidade diagnóstica. A escala deverá ser colocada a 1,5 m de altura em uma parede limpa e sala clara, com a necessidade de um espaço de 5 m de distância entre o local em que o idoso estará sentado e a parede onde a escala está exposta.

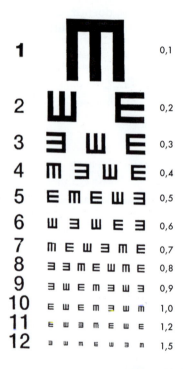

O idoso deve discriminar letras progressivamente menores, e será registrada em escala decimal a última linha lida corretamente, com tolerância de um erro por linha. O teste será realizado com as lentes corretivas de uso habitual do paciente, na forma binocular.

Se o idoso distinguir bem até a 8ª linha, a visão é satisfatoriamente normal. Se, todavia, não for além da 4ª linha, existe grave possibilidade de perda de capacidade visual.

Referência consultada

Brasil. Ministério da Saúde. Caderno 19 da Atenção Básica: Envelhecimento e saúde da pessoa idosa. Brasília; 2006.

Teste do Sussurro

É utilizado para avaliar a acuidade auditiva, embora não compreenda um teste diagnóstico. Orientar o paciente a sentar-se de costas para o examinador, que deverá se posicionar atrás e fora do alcance visual do idoso, a uma distância de aproximadamente 33 cm. O examinador ocluirá o ouvido contralateral para testar a audição de cada lado.

Normalmente, sussurram-se três números, de 1 a 20, e pede-se para que o paciente repita um número de cada vez. O teste é considerado alterado, caso o idoso erre mais de um número de cada lado avaliado. Outra opção ao teste consiste em sussurrar, em cada ouvido, uma questão breve e simples, como "Qual o seu nome?", e checar se o idoso consegue perceber o contato verbal e responder adequadamente.

Referência consultada

Brasil. Ministério da Saúde. Caderno 19 da Atenção Básica: Envelhecimento e saúde da Pessoa Idosa. Brasília; 2006.

Estresse do cuidador
Zarit Burden Interview (ZBI)

É uma escala validada para o português em 2004, que contém 22 itens e tem como objetivo avaliar o impacto percebido pelo cuidador sobre a sua saúde física e emocional, suas atividades sociais e sua condição financeira.

As respostas devem ser dadas segundo uma escala de cinco pontos, que descrevem como cada afirmação afeta o indivíduo. O total da escala é obtido somando todos os itens e pode variar de 0 a 88. Quanto maior a pontuação, maior a sobrecarga percebida pelo cuidador.

Zarit Burden Interview – ZBI

Instruções: A seguir, há uma lista de afirmativas que reflete como as pessoas algumas vezes se sentem quando cuidam de outra pessoa. Depois de cada afirmativa, indique com que frequência o Sr./a Sra. se sente daquela maneira:
- Nunca = 0
- Raramente = 1
- Algumas vezes = 2
- Frequentemente = 3
- Sempre = 4

Não existem respostas certas ou erradas.

1. O Sr./A Sra. sente que S* pede mais ajuda do que ele(ela) necessita?
2. O Sr./A Sra. sente que, por causa do tempo que o Sr./Sra. gasta com S, não tem tempo suficiente para si mesmo(a)?
3. O Sr./A Sra. se sente estressado(a) entre cuidar de S e outras responsabilidades com a família e o trabalho?
4. O Sr./A Sra. se sente envergonhado(a) com o comportamento de S?
5. O Sr./A Sra. se sente irritado(a) quando S está por perto?
6. O Sr./A Sra. sente que S afeta negativamente seus relacionamentos com outros membros da família ou amigos?
7. O Sr./A Sra. sente receio pelo futuro de S?
8. O Sr./A Sra. sente que S depende do Sr./da Sra.?
9. O Sr./A Sra. se sente tenso(a) quando S está por perto?
10. O Sr./A Sra. sente que a sua saúde foi afetada por causa do seu envolvimento com S?
11. O Sr./A Sra. sente que não tem tanta privacidade como gostaria por causa de S?
12. O Sr./A Sra. sente que a sua vida social tem sido prejudicada porque está cuidando de S?
13. O Sr./A Sra. não se sente à vontade de ter visitas em casa, por causa de S?
14. O Sr./A Sra. sente que S espera que o Sr./a Sra. cuide dele/dela, como se fosse a única pessoa de quem ele/ela pode depender?
15. O Sr./A Sra. sente que não tem dinheiro suficiente para cuidar de S, somando-se às suas outras despesas?
16. O Sr./A Sra. sente que será incapaz de cuidar de S por muito mais tempo?
17. O Sr./A Sra. sente que perdeu o controle da sua vida desde a doença de S?
18. O Sr./A Sra. gostaria de simplesmente deixar que outras pessoa cuidassem de S?
19. O Sr./A Sra. se sente em dúvida sobre o que fazer por S?
20. O Sr./A Sra. sente que deveria estar fazendo mais por S?
21. O Sr./A Sra. sente que poderia cuidar melhor de S?
22. De modo geral, quanto o Sr./a Sra. se sente sobrecarregado(a) por cuidar de S**

Fonte: Adaptada de Taub et al., 2004.

* S refere-se a quem é cuidado pelo entrevistado; durante a entrevista, o entrevistador usa o nome dessa pessoa.

** Nesse item, as respostas são: nem um pouco = 0; um pouco = 1; moderadamente = 2; muito = 3; extremamente = 4.

Referência consultada

Taub A, Andreoli SB, Bertolucci PH. Dementia caregiver burden: reliability of the Brazilian version of the Zarit caregiver burden interview. Cadernos de Saúde Pública. 2004;20(2):372-6.

Self-Reporting Questionnaire-20 (SRQ-20)

Consiste em um questionário de rastreio para indivíduos com suspeita de estresse do cuidador. Trata-se de uma escala autoaplicável pelo cuidador – validado para o português – contendo 20 questões que englobam sinais e sintomas de conteúdo depressivo-ansioso-somático, com respostas dicotômicas (SIM/NÃO). Nesse questionário, foi definido um ponto de corte ≥ 7 pontos (cada resposta "SIM" equivalente a 1 ponto), com base em uma maior acurácia.

A importância do SRQ-20 está na praticidade da ferramenta (tempo de 3 a 5 minutos de aplicação), respeitando sua limitação como instrumento de rastreio, uma vez que o diagnóstico definitivo do estresse do cuidador necessita de uma avaliação completa, com a participação da equipe multidisciplinar.

Self-Reporting Questionnaire-20 – SRQ-20

Teste que avalia sofrimento mental.
Por favor, leia estas instruções antes de preencher as questões a seguir. (É muito importante que todos que estão preenchendo o questionário sigam as mesmas instruções.)
Instruções: essas questões são relacionadas a certas dores e problemas que podem ter lhe incomodado nos últimos 30 dias. Se você acha que a questão se aplica a você, e que você teve o problema descrito nos últimos 30 dias, responda **SIM**. Contudo, se a questão não se aplica a você, e você não teve o problema nos últimos 30 dias, responda **NÃO**.

Perguntas	Respostas
01. Você tem dores de cabeça frequentemente?	( ) SIM ( ) NÃO
02. Você sente falta de apetite?	( ) SIM ( ) NÃO
03. Você dorme mal?	( ) SIM ( ) NÃO
04. Você se assusta com facilidade?	( ) SIM ( ) NÃO
05. Você tem tremores nas mãos?	( ) SIM ( ) NÃO
06. Sente-se nervoso(a), tenso(a), preocupado(a)?	( ) SIM ( ) NÃO
07. Você tem má digestão?	( ) SIM ( ) NÃO
08. Você tem dificuldade de pensar com clareza?	( ) SIM ( ) NÃO
09. Você tem se sentido triste ultimamente?	( ) SIM ( ) NÃO
10. Você tem chorado mais do que de costume?	( ) SIM ( ) NÃO

(Continua)

Self-Reporting Questionnaire-20 – SRQ-20 (continuação)	
Perguntas	**Respostas**
11. Você encontra dificuldades para realizar com satisfação suas atividades diárias?	(　) SIM　(　) NÃO
12. Você tem dificuldade para tomar decisões?	(　) SIM　(　) NÃO
13. Você tem dificuldades no serviço (seu trabalho é penoso, lhe causa sofrimento)?	(　) SIM　(　) NÃO
14. Você é incapaz de desempenhar um papel útil na sua vida?	(　) SIM　(　) NÃO
15. Você tem perdido o interesse pelas coisas?	(　) SIM　(　) NÃO
16. Você se sente uma pessoa inútil, sem préstimo?	(　) SIM　(　) NÃO
17. Você tem tido ideia de acabar com a sua vida?	(　) SIM　(　) NÃO
18. Você se sente cansado(a) o tempo todo?	(　) SIM　(　) NÃO
19. Você se cansa com facilidade?	(　) SIM　(　) NÃO
20. Você tem sensações desagradáveis no estômago?	(　) SIM　(　) NÃO

Fonte: Adaptada de Scazufca et al., 2009.

Referência consultada

Scazufca M, Menezes PR, Vallada H, Araya R. Validity of the self reporting questionnaire-20 in epidemiological studies with older adults. Social Psychiatry and Psychiatric Epidemiology. 2009;44(3):247-54.

Capacidade funcional

Velocidade de marcha

A velocidade de marcha isolada apresenta boa predição para desfechos adversos e é ideal para ambientes clínicos de alto fluxo de idosos (pronto-socorro; ambulatórios gerais) por ser de rápida e fácil aplicação: trata-se de mensurar o tempo em que o indivíduo leva para percorrer uma distância de 4,5 m (normalmente demarcada com uma faixa reta em superfície plana).

Orienta-se que a pessoa caminhe em velocidade habitual, como se estivesse andando na rua, iniciando a caminhada 50 cm antes do início da faixa e parando 50 cm após o término, percorrendo uma distância total de 5,5 m, mas sendo cronometrado apenas a uma distância de 4,5 m, a fim de desconsiderar as velocidades de aceleração e desaceleração.

Realiza-se o procedimento duas vezes e é considerada a pontuação mais rápida. A interpretação se dá conforme a seguinte tabela:

	Tempo (segundos)	Velocidade (metros/segundo)
Normal	< 4,5	> 1,0
Alterada	4,5 a 7,5	0,6 a 1,0
Muito alterada	> 7,5	< 0,6

Fonte: Adaptada de Studenski et al., 2011.

Participantes incapazes de completar ou realizar a tarefa serão considerados de alteração grave.

Referências consultadas

Perera S, Patel KV, Rosano C, Rubin SM, Harris T, Ensrud K et al. Gait speed predicts incident disability: a pooled analysis. J Gerontol A Biol Sci Med Sci. 2016;71(1):63-71.

Studenski S, Perera S, Patel K, Rosano C, Faulkner K, Inzitari M et al. Gait speed and survival in older adults. JAMA. 2011;305(1):50-8.

Short Physical Performance Battery (SPPB)

É uma escala que permite explorar melhor a capacidade funcional pela avaliação da velocidade de marcha, pelo teste de sentar e levantar e pelo equilíbrio estático, promovendo uma melhor predição de perda funcional e mortalidade.

A velocidade de marcha é avaliada em segundos (conforme a orientação prévia).

O teste de sentar e levantar consiste em cronometrar o tempo que o indivíduo leva para levantar e sentar de uma cadeira cinco vezes consecutivas, o mais rápido possível, mantendo os braços cruzados na altura dos ombros. O cronômetro é acionado no momento em que o indivíduo inicia o movimento e parado quando se levanta pela quinta vez. Nessa etapa, o avaliador pode motivar o participante durante o teste.

Na avaliação do equilíbrio estático, são testadas três posições, nesta sequência: indivíduo com pés paralelos, pés seguidos (semi-Tandem) e pés enfileirados (Tandem). Cada posição deve ser mantida por 10 segundos e, caso o indivíduo não consiga permanecer os 10 segundos em uma das posições, o teste é finalizado e a pontuação atribuída sem necessidade de prosseguir com as posições.

A escala refere-se à soma dos pontos em cada teste e varia de 0 a 12 pontos (0 a 4 em cada etapa), com escores maiores relacionados a melhor prognóstico em mortalidade e perda funcional. A escala tem pontos de cortes distintos conforme o ambiente no qual é utilizada – comunidade ou ambientes de condições agudas e enfermaria.

Pontuação da escala *Short Physical Performance Battery* (SPPB) descrita em cada etapa

Testes	Desempenho	Pontuação
Velocidade de marcha (4,5 m)	Não conseguiu	0
	≥ 9,7 segundos	1
	7,0–9,6 segundos	2
	5,5–6,9 segundos	3
	≤ 5,4 segundos	4
Levantar-se e sentar-se	Não conseguiu	0
	> 16,7 segundos	1
	16,6–13,7 segundos	2
	13,6–11,2 segundos	3
	≤ 11,1 segundos	4
Equilíbrio	Pés paralelos, equilíbrio < 10 segundos ou não conseguiu	0
	Pés paralelos por 10 segundos ou < 10 segundos pés seguidos	1
	Pés seguidos por 10 segundos ou pés enfileirados < 3 segundos	2
	Pés seguidos por 10 segundos ou pés enfileirados entre 3 e 9 segundos	3
	Pés enfileirados por 10 segundos	4

Fonte: Adaptada de Guralnik et al., 1994.

Interpretação da Escala *Short Physical Performance Battery* (SPPB) conforme ambiente

Idosos na comunidade	Perda funcional e mortalidade	Ambientes de condições agudas ou enfermarias
0 a 6	Alto risco	0 a 4
7 a 9	Médio risco	5 a 8
10 a 12	Baixo risco	9 a 12

Fonte: Adaptada de Guralnik et al., 1994.

Referências consultadas

Guralnik JM, Simonsick EM, Ferrucci L, Glynn RJ, Berkman LF, Blazer DG et al. A short physical performance battery assessing lower extremity function: Association with self-reported disability and prediction of mortality and nursing home admission. J Gerontol. 1994;49:85-94.

Nakano M. Versão brasileira da Short Physical Performance Battery – SPPB: adaptação cultural e estudo da confiabilidade. [Dissertação de Mestrado]. Campinas: Unicamp; 2007.

Timed Up and Go Test

É uma escala utilizada para avaliar o risco de quedas em idosos, que consiste em cronometrar o tempo que o indivíduo leva para se levantar de uma cadeira, caminhar 3 m em velocidade habitual (como se estivesse andando na rua), virar e retornar para sentar-se na cadeira novamente.

Deve-se utilizar uma cadeira sem braço, de aproximadamente 46 cm de altura, e dispositivo de auxílio de marcha (bengala ou andador), se necessário. O cronômetro é iniciado no momento da ordem para iniciar a tarefa e parado quando o indivíduo senta na cadeira e apoia as costas no encosto.

Existem diferentes cortes para avaliar o teste, sendo o mais simplificado a interpretação de que indivíduos com tempo maior que 14 segundos apresentam risco aumentado de quedas.

Demais interpretações podem ser dadas, conforme a tabela a seguir.

Interpretação do *Timed Up and Go Test*

Tempo (segundos)	Interpretação
Até 10	Desempenho normal para idosos saudáveis
10 a 20	Mobilidade alterada, baixo a moderado risco de quedas
Mais de 20	Mobilidade alterada, alto risco de quedas

Fonte: Adaptada de Podsiadlo e Richardson, 1991.

Referências consultadas

Barry E, Galvin R, Keogh C, Horgan F, Fahey T. Is the Timed Up and Go test a useful predictor of risk of falls in community dwelling older adults: a systematic review and meta-analysis. BMC Geriatr. 2014;1(14):14.

Podsiadlo D, Richardson S. The timed "Up & Go": a test of basic functional mobility for frail elderly persons. J Am Geriatr Soc. 1991;39(2):142-8.

Força de preensão palmar

Demonstrou ser um preditor de mortalidade e instrumento útil para identificar indivíduos em risco de adoecimento, além de ser utilizada como um dos critérios fenotípicos de fragilidade de Linda Fried.

É obtida a partir da um dinamômetro, com o paciente sentado em uma cadeira sem braços, com a coluna ereta, ombro posicionado em adução e rotação neutra, cotovelo flexionado a 90°, antebraço em meia pronação e punho neutro. O indivíduo aperta o aparelho com a mão dominante com a maior força possível, sendo a tarefa repetida três vezes.

A principal limitação dessa avaliação consiste na ausência de um ponto de corte estabelecido de normalidade e de disfunção para a população idosa brasileira. Os estudos prévios indicam grande variação dos pontos de corte de acordo com sexo, idade e medidas antropométricas.

Na prática clínica, utiliza-se o corte de 20 kg para mulheres e 30 kg para homens; porém, há críticas para essa simplificação.

Referências consultadas

Rantanen T, Volpato S, Ferrucci L, Heikkinen E, Fried LP, Guralnik JM. Handgrip strength and cause-specific and total mortality in older disabled women: exploring the mechanism. J Am Geriatr Soc. 2003;51(5):636-41.

Tredgett MW, Davis TRC. Rapid repeat testing of grip strength for detection of faked hand weakness. J Hand Surg [Br]. 2000;25(4):372-5.

Síndrome de fragilidade
FRAIL Questionnaire

É um questionário mnemônico, sem medidas objetivas, com validação em português. A pontuação varia de 0 a 5: robusto (0 pontos), pré-frágil (1 a 2 pontos) ou frágil (≥ 3 pontos). As perguntas, descritas a seguir, devem ser respondidas tomando-se por referência os últimos seis meses:

1. Fadiga (*fatigue*): Você se sente cansado?
2. Resistência (*resistance*): Não consegue subir um lance de escadas?*
3. Aeróbico (*ambulation*): Não consegue andar uma quadra?*
4. Doenças (*Illnesses*): Você tem mais de cinco doenças das seguintes doenças: hipertensão arterial, *diabetes mellitus*, câncer (excluindo câncer de pele), doença pulmonar obstrutiva crônica, doença coronariana ou infarto do miocárdio, insuficiência cardíaca congestiva, asma, artrite, acidente vascular encefálico, insuficiência renal crónica.
5. Perda de peso (*loss of weight*): Você perdeu mais que 5% do seu peso nos últimos seis meses?

* Sem o auxílio de outras pessoas.

Referências consultadas

Aprahamian I, Cezar NO, Izbicki R, Lin SM, Paulo DL, Fattori A et al. Screening for frailty with the FRAIL Scale: a comparison with the Phenotype Criteria. J Am Med Dir Assoc. 2017;pii: S1525-8610(17)30056-7.

Morley JE, Malmstrom TK, Miller DK. A simple frailty questionnaire (FRAIL) predicts outcomes in middle aged African Americans. J Nutr Health Aging. 2012;16:601-8.

SOF (Study of Osteoporotic Fracture)

Avaliação clínica com pontuação que varia de 0 a 3 pontos, conforme tabela descrita a seguir.

Avaliação	Pontuação
Perda de peso sem intenção > 5% do peso nos últimos doze meses	Presente (1 ponto)
Incapacidade de levantar da cadeira por cinco vezes consecutivas sem o apoio das mãos	Presente (1 ponto)
Pergunta da GDS: "Você se sente cheio de energia?"	responder não (1 ponto)

Fonte: Adaptada de Ensrud et al., 2009.
Presença de 2 ou 3 pontos: fragilidade; 1 ponto: pré-fragilidade; 0 pontos: robusto.
GDS: Escala de Depressão Geriátrica.

Referência consultada

Ensrud KE, Ewing SK, Cawthon PM, Fink HA, Taylor BC, Cauley JA et al. A comparison of frailty indexes for the prediction of falls, disability, fractures and mortality in older men. Journal of the American Geriatrics Society. 2009;57(3):492-8.

Critérios fenotípicos de Linda Fried

Avaliação clínica com pontuação que varia de 0 a 5 pontos, conforme tabela a seguir.

Item avaliado	Valor de corte
Fraqueza muscular	Homens IMC ≤ 24: ≤ 29* Homens IMC 24,1 a 26: ≤ 30 Homens IMC 26,1 a 28: ≤ 30 Homens IMC > 28: ≤ 32 Mulheres IMC ≤ 23: ≤ 17 Mulheres IMC 23,1 a 26: ≤ 17,3 Mulheres IMC 26,1 a 29: ≤ 18 Mulheres IMC > 29: ≤ 21
Diminuição da velocidade de marcha	Homens ≤ 173 cm de altura: ≥ 7 segundos** Homens > 173 cm de altura: ≥ 6 segundos Mulheres ≤ 159 cm de altura: ≥ 7 segundos Mulheres > 159 cm de altura: ≥ 6 segundos
Inatividade física***	Ser considerado inativo, segundo o IPAQ (descrito a seguir)

(Continua)

(Continuação)

Item avaliado	Valor de corte
	Perguntar quantas vezes se sentiu dessa maneira na última semana:**** • "Senti que tudo o que fiz me parecia um esforço." • "Não consegui levar as coisas a diante."
Exaustão	0: se raramente ou nenhuma vez 1: se de 1 a 2 dias 2: se de 3 a 4 dias 3: se a maior parte do tempo Considera-se positivo se a resposta for 2 ou 3 para ambas as perguntas
Perda de peso	Perda de 4,6 kg no último ano de maneira não intencional

Fonte: Adaptada de Fried et al., 2001.
*Força de preensão palmar aferida em dinamômetro, em mão dominante; **distância de 4,57 m, podendo ser utilizado dispositivo de marcha; *** originalmente feito a partir do questionário de atividade física Minessota Leisure Time Activity; ****tradução livre dos itens extraídos do questionário CES-D. Presença de 3 ou mais pontos: fragilidade; 1 a 2 pontos: pré-fragilidade; 0 pontos: robusto.

Questionário Internacional de Atividade Física (IPAQ)

1a. Em quantos dias de uma semana normal, você realiza atividades VIGOROSAS por pelo menos 10 minutos contínuos, como correr, fazer ginástica aeróbica, jogar futebol, pedalar rápido na bicicleta, jogar basquete, fazer serviços domésticos pesados em casa, no quintal ou no jardim, carregar pesos elevados ou qualquer atividade que faça você suar BASTANTE ou aumentem MUITO sua respiração ou batimentos do coração.
» Dias _____ semana ( ) nenhum

1b. Nos dias em que você faz essas atividades vigorosas por pelo menos 10 minutos contínuos, quanto tempo no total gasta fazendo essas atividades por dia?
» Horas:_____ Minutos:_____

2a. Em quantos dias de uma semana normal, você realiza atividades MODERADAS por pelo menos 10 minutos contínuos, como pedalar leve na bicicleta, nadar, dançar, fazer ginástica aeróbica leve, jogar vôlei recreativo, carregar pesos leves, fazer serviços domésticos na casa, no quintal ou no jardim, como varrer, aspirar, cuidar do jardim, ou qualquer atividade que faça você suar leve ou aumentem moderadamente sua respiração ou batimentos do coração (POR FAVOR, NÃO INCLUA CAMINHADA).
» Dias _____ semana ( ) nenhum

2b. Nos dias em que você faz essas atividades moderadas por pelo menos 10 minutos contínuos, quanto tempo no total você gasta fazendo essas atividades por dia?

» Horas:_____ Minutos:_____

3a. Em quantos dias de uma semana normal você caminha por pelo menos 10 minutos contínuos em casa ou no trabalho, como forma de transporte para ir de um lugar para outro, por lazer, por prazer ou como forma de exercício?

» Dias _____ semana ( ) nenhum

3b. Nos dias em que você caminha por pelo menos 10 minutos contínuos, quanto tempo no total você gasta caminhando por dia?

» Horas:_____ Minutos:_____

Classificação pelo IPAQ

» **Ativo:** aquele que cumpriu as recomendações de:
a. Atividade VIGOROSA: ≥ 3 dias na semana e ≥ 20 minutos por sessão; ou
b. Atividade MODERADA ou CAMINHADA: ≥ 5 dias na semana e ≥ 30 minutos por sessão; ou
c. Qualquer atividade somada: ≥ 5 dias na semana e ≥ 150 minutos na semana (caminhada + atividade moderada + atividade vigorosa).

» **Irregularmente ativo:** aquele que realiza atividade física; porém, insuficiente para ser classificado como ativo, pois não cumpre as recomendações quanto à frequência ou à duração. Para realizar essa classificação, somam-se a frequência e a duração dos diferentes tipos de atividades (caminhada + atividade moderada + atividade vigorosa). Esse grupo foi dividido em dois subgrupos, de acordo com o cumprimento ou não de alguns dos critérios de recomendação:
  – **Irregularmente ativo A:** aquele que atinge pelo menos um dos critérios da recomendação quanto à frequência ou à duração da atividade:
    – a. Frequência: 5 dias na semana; ou
    – b. Duração: 150 minutos na semana.
  – **Irregularmente ativo B:** aquele que não atingiu nenhum dos critérios da recomendação quanto à frequência nem quanto à duração.

» **Inativo:** aquele que não realizou nenhuma atividade física por pelo menos 10 minutos contínuos durante a semana.

Referência consultada

Fried LP, Tangen CM, Walston J, Newman AB, Hirsch C, Gottdiener J et al. Frailty in older adults: evidence for a phenotype. The Journals of Gerontology Series A, Biological Sciences and Medical Sciences. 2001;56(3):M146-57.

Incontinência urinária

Incontinence Impact Questionnaire Short Form (IIQ-7)

É um questionário simples, que corresponde à versão resumida do *Incontinence Impact Questionnaire*, composto por sete questões que avaliam o impacto da incontinência urinária na vida do paciente, levando em conta vida social, atividade física, saúde emocional, viagens, entretenimento e trabalho. Para cada uma das sete perguntas, deve-se responder se a incontinência: não afeta (0); afeta pouco (1); afeta moderadamente (2); ou afeta muito a sua vida (3). Dessa pontuação, será feito um escore, em que valores mais altos refletem um alto impacto da incontinência na vida da mulher.

A incontinência urinária tem afetado	Nem um pouco	Um pouco	Moderadamente	Muito
Sua habilidade de realizar as tarefas diárias? (tarefas domésticas ou profissionais)	0	1	2	3
Suas atividades físicas? (como caminhar, nadar, dançar etc.)	0	1	2	3
Seu lazer? (como ir ao cinema ou a uma festa)	0	1	2	3
Sua habilidade de viajar de carro ou ônibus por mais de 30 minutos?	0	1	2	3
Sua participação em atividades sociais fora de sua casa?	0	1	2	3
Sua saúde emocional? (nervosismo, depressão, ansiedade, medo etc.)	0	1	2	3
Você se sente frustrado(a) por algum motivo?	0	1	2	3

Fonte: Adaptada de Uebersax et al., 1995.

Referência consultada

Uebersax JS, Wyman JF, Shumaker SA, McClish DK, Fantl JA. Short forms to assess life quality and symptom distress for urinary incontinence in women: the Incontinence Impact Questionnaire and the Urogenital Distress Inventory. Continence Program for Women Research Group. Neurourol Urodyn. 1995;14:131-9.

DOR

Escala de dor multidimensional: *Geriatric Pain Measure*

Para complementar a avaliação de dor crônica em idosos sem alteração cognitiva, aplicar a escala de dor multidimensional *Geriatric Pain Measure*.

Questionário: "Geriatric Pain Measure" (versão em português)

Por favor, responda a cada pergunta marcando "sim" ou "não"	Resposta	Nota
1. Você tem ou acha que teria dor com atividades intensas, como correr, levantar objetos pesados ou participar de atividades que exigem esforço físico?	( ) NÃO ( ) SIM	
2. Você tem ou acha que teria dor com atividades moderadas, como mudar uma mesa pesada de lugar, usar um aspirador de pó, fazer caminhadas ou jogar bola?	( ) NÃO ( ) SIM	
3. Você tem ou acha que teria dor quando levanta ou carrega uma sacola de compras?	( ) NÃO ( ) SIM	
4. Você tem ou acha que teria dor se subisse um andar de escadas?	( ) NÃO ( ) SIM	
5. Você tem ou teria dor se subisse apenas alguns degraus de uma escada?	( ) NÃO ( ) SIM	
6. Você tem ou teria dor quando anda mais que um quarteirão?	( ) NÃO ( ) SIM	
7. Você tem ou teria dor quando anda um quarteirão ou menos?	( ) NÃO ( ) SIM	
8. Você tem ou teria dor quando toma banho ou se veste?	( ) NÃO ( ) SIM	
9. Você já deixou de trabalhar ou fazer atividades por causa da dor?	( ) NÃO ( ) SIM	
10. Você já deixou de fazer algo que você gosta por causa da dor?	( ) NÃO ( ) SIM	
11. Você tem diminuído o tipo de trabalho ou outras atividades que faz em virtude da dor?	( ) NÃO ( ) SIM	

(Continua)

Questionário: "Geriatric Pain Measure" (versão em português) (continuação)

Por favor, responda a cada pergunta marcando "sim" ou "não"	Resposta	Nota
12. O trabalho ou suas atividades já exigiram muito esforço por causa da dor?	( ) NÃO ( ) SIM	
13. Você tem problemas para dormir como resultado da dor?	( ) NÃO ( ) SIM	
14. A dor impede que você participe de atividades religiosas?	( ) NÃO ( ) SIM	
15. A dor impede que você participe de qualquer outra atividade social ou recreativa (além de serviços religiosos)?	( ) NÃO ( ) SIM	
16. A dor te impede ou impediria de viajar ou usar transportes comuns?	( ) NÃO ( ) SIM	
17. A dor faz você sentir fadiga ou cansaço?	( ) NÃO ( ) SIM	
18. Você depende de alguém para lhe ajudar por causa da dor?	( ) NÃO ( ) SIM	
19. Em uma escala de 0 a 10, com 0 significando sem dor e o 10 a pior dor que você possa imaginar, como está a sua dor hoje?	0 1 2 3 4 5 6 7 8 9 10	
20. Nos últimos sete dias, em uma escala de 0 a 10, com 0 significando dor nenhuma e 10 a pior dor que você consegue imaginar, indique o quanto em média sua dor tem sido intensa?	0 1 2 3 4 5 6 7 8 9 10	
21. Você tem dor que nunca some por completo?	( ) NÃO ( ) SIM	
22. Você tem dor todo dia?	( ) NÃO ( ) SIM	
23. Você tem dor várias vezes por semana?	( ) NÃO ( ) SIM	
24. Durante os últimos sete dias, a dor fez você se sentir triste ou depressivo?	( ) NÃO ( ) SIM	
Forma de pontuar: dê um ponto para cada "Sim" e somar as respostas numéricas.	**SOMA TOTAL (0 a 42)**	
	AJUSTE (Pontuação total × 2,38) (0 a 100):	

Fonte: Adaptada de Motta et al., 2015.

Referência consultada

Motta TS, Gambaro RC, Santos FC. Pain measurement in the elderly: evaluation of psychometric properties of the Geriatric Pain Measure – Portuguese version. Rev Dor. 2015;16(2):136-41.

Índice remissivo

A

Adaptação da escala de Katz e Apkom, 476

Algoritmos
- da indicação de terapia nutricional enteral, 374, 375
- de abordagem da incontinência urinária, 156, 157
- de avaliação do risco cardiovascular, 136, 137
- para prevenção de quedas em idosos da comunidade, 284, 285

Alguns instrumentos de avaliação cognitiva utilizados no Brasil, 28, 29

Alterações da sexualidade, 170, 171
- relacionadas com a
- - senescência, conforme a fase do ciclo sexual, 170, 171
- - senilidade, 171

Anticoagulação, 441
- anticoagulantes orais diretos, 449
- - inibidores diretos da trombina, 450
- - dabigatrana, 450
- - doses, 451
- - inibidores diretos do fator Xa, 451
- - - apixabana, 451
- - - - doses, 452
- - - rivaroxabana, 451
- - - - doses, 451
- escolha do anticoagulante, 444
- indicações de anticoagulação, 441
- - Fibrilação Atrial (FA), 443
- - Tromboembolismo Venoso (TEV), 442

- introdução, 441
- ponte de anticoagulação, 452
- tipos de anticoagulantes, 444
-- antagonistas da vitamina K (cumarínicos), 444
--- doses (abordagem exclusiva da varfarina, principal anticoagulante do grupo), 445
-- anticoagulantes orais diretos ou novos anticoagulantes, 449
--- inibidores diretos, 449
---- da trombina, 449
---- do fator Xa, 449
-- fondaparinux, 448
--- doses, 449
-- heparinas, 446
--- Heparina de Baixo Peso Molecular (HBPM), 447
---- doses, 447
--- Heparina Não Fracionada (HNF), 446
---- doses, 446
Antipsicóticos atípicos no manejo do *delirium*, 389
Apresentação atípica de urgências no idoso, 259, 260
- doença a doença, 261
-- Infecção do Trato Urinário (ITU), 261
-- infecções, 261
-- outras doenças, 264
-- pneumonia, 262
-- reação adversa a medicamentos, 264
-- síndrome coronariana aguda/infarto agudo do miocárdio/insuficiência cardíaca, 263
-- Tromboembolismo Pulmonar (TEP), 263
- introdução, 259
- sugestões de abordagem do idoso no pronto atendimento, 265
Apresentação atípica de urgências no idoso, 266, 267
Arritmias cardíacas no idoso, 95
- bloqueios atrioventriculares, 100
-- 1º grau, 101
-- 2º grau (Mobitz tipo I), 102
-- 2º grau (Mobitz tipo II), 102
-- 3º grau, 103
-- recomendações para implante de marca-passo definitivo em pacientes com bloqueio atrioventricular, 103
- bradiarritmias, 97

- - doença do nó sinusal, 97
- - - bloqueio sinoatrial, 99
- - - bradicardia sinusal, 98
- - - pausa sinusal, 99
- - - síndrome bradi-taqui, 100
- extrassistolias, 104
- - atriais, 104
- - juncionais, 104
- - ventriculares, 104
- introdução, 95
- métodos diagnósticos para detecção de arritmias, 96
- pró-arritmia, 110
- taquiarritmias, 106
- - fibrilação atrial, 106
- - - manejo, 108
- - - - controle da frequência ventricular, 109
- - - - restauração para ritmo sinusal, 108
- - - - terapia anticoagulante, 109
- - taquicardias, 106, 109
- - - atrial, 106
- - - ventricular, 109
Aspectos fundamentais da farmacoterapia no idoso, 327
- alterações farmacocinéticas e farmacodinâmicas, 328
- - farmacocinética, 328
- - - absorção, 328
- - - distribuição, 328
- - - excreção, 329
- - - metabolismo, 329
- - farmacodinâmica, 329
- - polifarmácia, 330
- interações medicamentosas, 333
- introdução, 327
- medicamentos potencialmente inapropriados para idosos, 331
- omissão terapêutica, 330
- orientações gerais, 334
- reações adversas a medicamentos, 332
Aspectos nutricionais do idoso internado, 367
- avaliação nutricional do idoso internado, 368

- - clínica, 370
- - da história dietética, 369
- - das necessidades nutricionais diárias, 371
- - do risco nutricional, 368
- - exame bioquímico, 371
- definição e tipos de suporte nutricional, 372
- - enteral, 373
- - parenteral, 376
- - via oral, 373
- intervenção, acompanhamento e monitorização da evolução nutricional, 377
- - execução e monitoramento da evolução nutricional, 377
- - planejamento da intervenção nutricional, 377
- introdução, 367
- síndrome de realimentação, 378
- - tratamento e prevenção da síndrome de realimentação, 380
Aspectos práticos de óbito, 243
- introdução, 243
- óbito no domicílio, 249
- orientações legais e póstumas, 249
- por que e como prognosticar?, 244
- prognóstico nas doenças mais prevalentes, 245
- - demência, 246
- - doença pulmonar obstrutiva crônica, 245
- - doença renal crônica, 246
- - insuficiência cardíaca, 245
- - pacientes oncológicos, 246
- testamento vital, 246
- últimas horas de vida, as, 248
Aspectos psíquicos do envelhecimento, 115
- introdução, 115
  luto o melancolia, 116
- - diagnóstico e apresentação do quadro em idosos, 117
- - tratamento, 118
- personalidade e seus transtornos, a, 125
- - diagnóstico e apresentação clínica, 126
- - epidemiologia, 125
- - tratamento, 127
- transtorno de ansiedade, 123

- - epidemiologia, 123
- - - agarofobia, 124
- - - transtorno de ansiedade generalizada, 123
- - - transtornos, 124
- - - - fóbico
- - - - - específico, 124
- - - - - social, 124
- transtornos depressivos, 118
- - depressão e cognição, 121
- - diagnóstico e apresentação do quadro em idosos, 119
- - epidemiologia, 118
- - tratamento, 121
Avaliação de risco pulmonar de Canet, 139, 140
Avaliação geriátrica compacta de 10 minutos, 472, 473, 474
Avaliação global do idoso, 9
- benefícios, 10
- - aspectos práticos, 11
- - domínios avaliados, 12
- - - cognição, 13
- - - equilíbrio, mobilidade e quedas, 14
- - - estado nutricional, 14
- - - funcionalidade, 13
- - - humor, 14
- - - outros, 15
- - - sistema sensorial, 15
- - - suporte social, 13
- introdução, 9
- modelos de avaliação, 16
- - geriátrica compacta de 10 minutos, 16
- - global do idoso do SG-HCFMUSP, 16
- - multidimensional do idoso na atenção básica, 17
Avaliação global, 492, 493
Avaliação pré-operatória, 131
- avaliação funcional, 132
- escalas de avaliação do risco cirúrgico, 133
- - risco cardíaco, 133
- - risco de *delirium*, 144
- - - diagnóstico, 146

- - - tratamento, 147
- - risco de trombose venosa profunda e tromboembolismo pulmonar, 140
- - risco global, 133
- - risco
- - - nutricional, 148
- - - pulmonar, 135
- - - orientações perioperatórias, 138
- - - pacientes portadores de doença pulmonar, 135
- - - recomendações, 138
- - - tabagismo, 138
- - risco renal, 142
Avaliação pré-rastreamento, 204

B

Bloqueio atrioventricular
- de 1º grau, 101
- de 2º grau, 102
- de 3º grau, 103
Bloqueio sinoatrial, 100
Bradicardia sinusal, 98

C

Cálculo da reposição hidroeletrolítica, 343
Características e sintomas
- da melancolia, 118
- do luto, 117
Causas
- da hipofosfatemia, 353
- das complicações pulmonares, 390
- de dor torácica, 296
- de hipernatremia, 342
- de hipomagnesemia, 350
- de imobilismo, 403
- de insônia no idoso, 55
Classe dos antidepressivos, 122
Classificação do risco de complicações pulmonares pós-operatórias, 392

Conceito de multimorbidade, 233
Condições predisponentes de quedas e sua respectiva intervenção, 397
Consequências da imobilidade, 404
Considerações do rastreamento oncológico na população idosa, 206
Contraindicações absolutas e relativas para a prática de atividade física, 195
Correlação clínico-laboratorial na hipermagnesemia, 352
Correlação entre níveis séricos de cálcio e sintomas/sinais, 360
Critério fenotípico de fragilidade para o diagnóstico da síndrome de fragilidade, 223
Critérios de identificação de pacientes de alto risco para síndrome de realimentação, 379
Critérios diagnósticos
- de *delirium* pelo DSM-V, 385
- de transtorno depressivo e variação clínica em idosos, 120
- e variação clínica no transtorno de personalidade histriônica em idosos, 126, 127
- para insônia, 54
Critérios laboratoriais do diabetes melito, 83
Cuidados das lesões por pressão, 398
Cuidados pós-operatórios, 383
- complicações cardíacas, 393
- complicações hematológicas, 396
- complicações nutricionais, 394
-- avaliação e tratamento, 395
-- fisiopatologia, 395
-- manifestação clínica e laboratorial, 395
- complicações pulmonares, 389
-- avaliação de riscos, 390
-- causas, 390
-- estratégias preventivas, 392
- complicações renais, 393
- *delirium*, 384
-- apresentação, 384
-- causas, 384
-- diagnóstico, 384
-- evolução, 389
-- tratamento, 388
--- antipsicóticos, 388
---- atípicos, 388
---- típicos, 388
- introdução, 383

- lesões por pressão, 398
- quedas, 397
Cuidados transicionais: desospitalização, 427
- apoio social, formação de redes e aproximação com a família, 432
- equipe multiprofissional e interdisciplinaridade, 431
- ferramentas na transição de cuidados, 433
-- assistência domiciliar como ferramenta de desospitalização, 433
-- hospital-dia como ferramenta de desospitalização, 435
- gerenciamento de casos, 429
- introdução, importância e conceitos, 427
- papel do cuidador, 431

D

Delirium, 303
- fatores predisponentes e precipitantes, 304
- fisiopatologia, 304
- introdução, 303
- medidas de prevenção, 308
- prognóstico, 312
- quadro clínico e diagnóstico, 306
- tratamento, 310
-- controle de sintomas, 310
-- tratamento farmacológico, 311
Demência avançada e estresse do cuidador, 35
- conceito, 35
- diagnóstico, 39
-- SRQ-20 – *Self-Reporting Questionnaire-20*, 41
-- ZBI – *Zarit Burden Interview*, 39
- fatores de risco, 36
-- aspectos culturais e financeiros, 36
-- condições clínicas e sintomas comportamentais, 37
-- fatores ambientais e tempo dedicado ao cuidado, 39
- intervenções no estresse do cuidador, 44
-- apoio da equipe multiprofissional, 44
-- atividade física, 45
-- estratégias de enfrentamento – *coping*, 44
-- hospitalização e institucionalização do dependente, 46

- - intervenção farmacológica, 45, 46
- - - do cuidador, 45
- - - do paciente, 46
- - psicoterapia, 45
- - rede de suporte e divisão de tarefas, 45
- - suporte do atendimento domiciliar, 46
- síndrome de *burnout* e estresse do cuidador, 43
Detectando os fatores relacionados a quedas, 277
Diagnósticos diferenciais na insônia do idoso, 56, 57
Distúrbios hidroeletrolíticos e hidratação venosa, 339
- diagnóstico, 340, 342
- - manejo específico do diabetes insípido, 344
- - tratamento, 343
- diagnósticos diferenciais, 340
- - hiponatremia, 340, 341
- - - euvolêmica, 341
- - - hipervolêmica, 340
- - - hipovolêmica, 340
- etiologia, 342
- - etiologia do diabetes insípido, 342
- hidratação venosa no idoso, 362
- - avaliação do estado de hidratação no idoso, 362
- - revisão histórica: a origem da solução fisiológica, 364
- hipercalcemia, 358
- - diagnóstico, 361
- - - exames
- - - - adicionais, 361
- - - - iniciais, 361
- - tratamento, 361
- hipercalemia, 346
- - quadro clínico, propedêutica e tratamento, 346
- hiperfosfatemia, 355
- - propedêutica, quadro clínico e tratamento, 355
- hipermagnesemia, 352
- - etiologia, 352
- - tratamento, 352
- hipernatremia/déficit de água, 341
- hipocalcemia, 355

- - diagnóstico e tratamento, 358
- - propedêutica e quadro clínico, 357
- hipocalemia, 344
- - quadro clínico e propedêutica, 345
- - tratamento, 346
- hipofosfatemia, 353
- hipomagnesemia, 349
- - propedêutica e quadro clínico, 350
- - tratamento, 351
- hiponatremia, 339
- manifestações clínicas, 340
- tratamento, 341

E

Escala de atividades instrumentais de vida diária, 477, 478
Escala de avaliação clínica da demência, 488, 489
Escala de risco da ASA (American Society of Anesthesiology) e risco cirúrgico associado, 134
Escala *Identification of Seniors at Risk* (ISAR), 265
Escala mnemônica FRAIL, 225
Escala SOF, 225
Escalas de funcionalidade: independência e autonomia (Katz), 132
Escalas, 469, 471
- avaliação global do idoso, 471
- - avaliação geriátrica compacta de 10 minutos (AGC-10), 471
- avaliação sensorial, 498
- - teste de Snellen, 498
- - teste do sussurro, 499
- capacidade funcional, 502
- - força de preensão palmar, 506
- - *Short Physical Performance Battery* (SPPB), 503
- - *Timed Up and Go Test*, 505
- - velocidade de marcha, 502
- cognição, 481
- - bateria breve de rastreio cognitivo, 485
- - escala de avaliação clínica da demência (clinical dementia rating – CDR), 487
- - - pontuação, 490
- - *Functional Assessment Staging Test* (FAST), 486

- - *Montreal Cognitive Assessment*, 484
- - - Basic (MoCA-B), 483
- - rastreio cognitivo de 10 pontos, 481
- dor, 512
- - escala de dor multidimensional, 512
- - - *Geriatric Pain Measure*, 512
- estado nutricional, 491
- - miniavaliação nutricional MNA, 491
- - - orientações, 491
- estresse do cuidador, 499
- - *Self-Reporting Questionnaire-20* (SRQ-20), 501
- - *Zarit Burden Interview* (ZBI), 499
- funcionalidade, 475
- - "escala de atividades instrumentais da vida diária" ou escala de Lawton, 477
- - "escala de independência em atividades de vida diária" ou escala de Katz, 475
- - "questionário de atividades funcionais" ou Pfeffer, 479
- incontinência urinária, 511
- - *Incontinence Impact Questionnaire Short Form* (IIQ-7), 511
- índice de Charlson, 494
- - *Cumulative Illness Rating Scale* (CIRS-G), 496
- - *Functional Comorbidity Index* (FCI), 497
- multimorbidade, 494
- síndrome de fragilidade, 507
- - critérios fenotípicos de Linda Fried, 508
- - frail questionnaire, 507
- - Questionário Internacional de Atividade Física (IPAQ), 509
- - - classificação pelo IPAQ, 510
- - SOF (*Study of Osteoporotic Fracture*), 508

Escore ARISCAT, 391
Estimativa da energia requerida em algumas atividades, 199
Etiologias
- da hipercalcemia e mecanismos relacionados, 359, 360
- da hipercalemia, 348
- da hiperfosfatemia, 355
- da hipocalcemia, 356, 357
- da hipocalemia, 344, 345
Exames de rastreamento de alguns tipos de câncer, 214, 215
Extrassistolia, 105, 107

- atrial, 105
- juncional, 105
- ventricular na forma de bigeminismo, 107
- ventricular, 105

F

Fatores de risco
- associados a transtornos depressivos em idosos, 119
- de *delirium* a partir de modelos validados em diferentes cenários clínicos ou cirúrgicos, 305
- relacionados ao procedimento, 135

Fatores que interferem na ingesta alimentar em idosos hospitalizados, 370
Fatores relacionados a lesões por pressão, 398
Fibrilação atrial, 107
Fluxograma de abordagem geral ao *delirium*, 313

H

Haloperidol no manejo do *delirium*, 388

I

Idoso com queixa de memória, 21
- avaliação, 23
- - anamnese, 23
- - avaliação cognitiva, 26
- - exame físico, 26
- - investigação complementar, 30
- introdução e definições, 21
- manejo clínico, 30
- prevalência, 23

Idoso
- internado, 325
- na transição de cuidados, 425
- no consultório, 1
- no serviço de urgência e emergência, 257

Imobilismo e lesão por pressão, 401
- consequências, 403
- definição, 402

- diagnóstico, 402
- epidemiologia, 402
- etiologia, 403
- introdução, 401
- lesão por pressão, 405
-- avaliação de risco, 408
-- definição e classificação, 405
--- definições adicionais, 407
---- lesão por pressão em membranas mucosas, 407
---- lesão por pressão relacionada a dispositivo médico, 407
--- lesão por pressão, 405
---- estágio 1, 405
---- estágio 2, 405
---- estágio 3, 406
---- estágio 4, 406
---- não classificável, 406
---- tissular profunda, 406
-- epidemiologia, 407
-- etiologia, 407
-- prevenção, 408, 409
-- tratamento, 409
Incontinência urinária, 153
- alterações do envelhecimento, 155
- avaliação da incontinência, 155
- fisiologia da micção normal (simplificada), 154
-- enchimento, 154
-- esvaziamento, 154
- incontinência urinária de esforço (ou estresse), 161
-- em homens, 162
-- em mulheres, 161
-- tratamento, 162
--- terapia cirúrgica, 163
--- terapia farmacológica, 162
--- terapia não farmacológica, 162
- incontinência urinária mista, 163
- incontinência urinária no idoso frágil, 163
-- tratamento
--- farmacológico, 165

- - - não farmacológico, 165
- incontinência urinária tipo urgência, 158
- - tratamento, 159
- - - terapia farmacológica, 160
- - - terapia não farmacológica, 159
- - - terapias de terceira linha, 161
- - urgeincontinência, 159
- - - na mulher, 159
- - - no homem, 159
- introdução, 153
- quando encaminhar para um especialista, 158

Índices
- CIRS-G, 238
- de capacidade funcional de Duke, 133
- de Charlson (CCI), 237, 495
- de massa corporal para idosos segundo a OPAS, 371

Institucionalização, 459
- admissão do idoso em uma ILPI: dificuldades e estratégias de cuidado, 461
- institucionalização no Brasil, 460
- particularidades no manejo de um idoso institucionalizado, 463
- - critérios mínimos para iniciar antibioticoterapia empírica, 465
- - infecções mais prevalentes em uma ILPI, 463
- - medidas gerais de prevenção global para controle de infecções, 466
- regulamentação, 460

Interações entre os fatores intrínsecos, farmacológicos, ambientais e precipitantes que afetam o risco de queda em idosos, 276
Interpretação da escala, 505, 506
Intervenção multicomponente para prevenção de *delirium*, 309
Introdução à geriatria e à gerontologia, 3

L

Lista de medicamentos utilizados para tratamento de insônia, 60

M

Manejo
- da hiperfosfatemia, 356

- da hipocalcemia, 358
- da hipofosfatemia, 354
- da hipomagnesemia, 351

Manejo de doenças crônicas no idoso, 67
- diabetes melito, 80
- - apresentação clínica, 82
- - classificação, 82
- - conceito, 80
- - diagnóstico, 82
- - epidemiologia, 81
- - fisiopatologia, 81
- - seguimento, 91
- - - exame físico, 91
- - - exames laboratoriais, 91
- - - história clínica, 91
- - tratamento, 83
- - - tratamento medicamentoso, 84
- - - tratamento não medicamentoso, 84
- dislipidemia, 73
- envelhecimento cardiovascular e aterosclerose, 67
- hipertensão arterial sistêmica, 68
- introdução, 67

Manifestações da hipomagnesemia, 350, 351
Mecanismos de quedas, possíveis achados clínicos e sugestões de investigação, 278, 279, 280
Medicações que podem estar associadas à função vesical alterada, 164
Método de rastreio do *delirium*, 386, 387
Modelo de rastreamento de saúde pré-participação para exercícios aeróbicos, 196, 197
Multimorbidade, 231
- cuidado ao idoso com multimorbidade, 239
- importância clínica do estudo da multimorbidade, 234
- - índices de multimorbidade, 234
- - - *Charlson Comorbidity Index* (CCI), 235
- - - *Cumulative Illness Rating Scale for Geriatrics* (CIRS-G), 236
- - - *Functional Comorbidity Index* (FCI), 236
- - - *Index of Co-Existing Disease* (ICED), 235
- multimorbidade como evolução do conceito de comorbidade, 232
- prevalência de multimorbidade na população idosa, 233

O

Objetivos do tratamento medicamentoso do diabetes melito, 90
Orientações
- de higiene do sono, 58
- para redução do risco renal, 144
Outros transtornos de personalidade prevalentes em idosos, 128

P

Pausa sinusal, 99
Pontos de corte, 483, 484
Pontos importantes na avaliação da queixa de memória, 24
Principais apresentações de testosterona utilizadas no tratamento do hipogonadismo masculino, 182, 183
Principais causas de fadiga crônica, 62-64
Principais domínios da avaliação global do idoso, 12
Principais inibidores de fosfodiesterase-5, 176
Principais marcadores bioquímicos do estado nutricional, 372
Principais medicações envolvidas na etiologia da disfunção erétil, 174
Principais medicamentos empregados na terapia do diabetes melito, 86, 87
Princípios do manejo do paciente, 341, 343
- com hipernatremia, 343
- hospitalizado com hiponatremia, 341
Profilaxia de acordo com o risco calculado de trombose venosa profunda (TVP)/ tromboembolismo pulmonar (TEP), 142
Prognóstico e cuidados paliativos, 413
- conceito de prognóstico, 415
- - como pensar em prognóstico, 416
- - fatores que influenciam o prognóstico, 417
- - - biomarcadores, 418
- - - comorbidades, 418
- - - humor, qualidade de vida e autopercepção de saúde, 418
- - - sintomas, 417
- - - *status* funcional, 417
- - ferramentas de prognóstico, 418
- - - câncer, 419
- - - - outras escalas, 419

- - - - *Palliative Prognostic Index* (PPI), 419
- - - *Palliative Prognostic Score* (PaP Score), 419
- - - doença de Alzheimer, 420
- - - - como comunicar um prognóstico, 420
- - - doença pulmonar obstrutiva crônica, 420
- - - insuficiência cardíaca congestiva, 419
- cuidados paliativos, 414
- estratégias de avaliação, 414
- introdução, 413
Promoção à saúde do idoso: imunização, rastreamento não oncológico e aconselhamento de hábitos de vida, 187
- aconselhamento sobre hábitos de vida saudáveis, 193
- - atividade física, 193
- - - avaliação pré-participação, 194
- - - contraindicações para a prática de atividade física, 195
- - - prescrição de exercícios físicos, 198
- - - - aeróbicos, 198
- - - - de equilíbrio, 200
- - - - de flexibilidade, 200
- - - - de treinamento de força, 200
- - etilismo, 193
- - tabagismo, 193
- imunização, 187
- - outras vacinas, 190
- - - febre amarela, 190
- - - hepatite B, 190
- - vacinas, 188, 189, 190
- - - herpes-zóster, 190
- - - influenza, 188
- - - pneumocócica, 188
- - - tétano, 189
- rastreamento de condições não oncológicas, 190
- - déficits sensoriais, 191
- - doenças cardiovasculares, 191
- - doenças metabólicas e endocrinológicas, 192
- - osteoporose, 192
- - problemas odontológicos, 191

Q

Quedas e fraturas, 271
- avaliação do idoso caidor e do risco de cair, 275
-- avaliação físico-funcional, 281
- estratégias de prevenção de quedas em idosos da comunidade, 282
-- ajuste de medicamentos (nível de evidência B), 283
-- correção da hipotensão postural (nível de evidência B), 287
-- correção de déficits visuais, 287
--- cirurgia de catarata (nível de evidência B), 287
--- outras intervenções visuais, 287
-- cuidado com pés e calçados (nível de evidência C), 288
-- educação em quedas (nível de evidência C), 288
-- exercícios (nível de evidência A), 283
-- intervenção psicológica (nível de evidência I), 288
-- marca-passo (nível de evidência B), 287
-- modificações ambientais (nível de evidência A), 287
-- reposição de vitamina D (nível de evidência A), 286
-- terapia nutricional (nível de evidência I), 288
- fatores de risco para quedas, 272
-- fatores extrínsecos, 274
-- fatores intrínsecos, 272
--- capacidade físico-funcional, 273
--- condições de saúde e doenças crônicas, 273
--- distúrbios sensoriais e neuromusculares, 273
--- fatores psicológicos, 273
--- medicações, 273
--- polifarmácia, 274
--- psicotrópicos, 274
--- sociodemográficos, 272
- introdução, epidemiologia e consequências das quedas em idosos, 271
- quedas e fraturas, 272
Queixas comuns no consultório, 49
- fadiga, 61
- insônia, 52
- tontura, 50
-- atordoamento, 52
-- desequilíbrio, 51

- - pré-síncope, 52
- - vertigem, 51
- tratamento, 64
Queixas comuns no pronto atendimento, 293
- dados nacionais, 299
- implicações do atendimento no ambiente de pronto-socorro, 299
- introdução, 293
- principais queixas, 293
- - causas externas, 298
- - dispneia, 294
- - dor abdominal, 297
- - febre, 296
- - miscelânea, 299
- - reação adversa a medicamentos, 298
- - sintomas cardiovasculares, 295
Questionário de atividades funcionais ou Pfeffer, 479, 480

R

Rastreamentos oncológicos, 203
- tipos de câncer, 208-212
- - colorretal, 208
- - de colo do útero, 212
- - de mama, 205
- - de próstata, 211
- - de pulmão, 210
Recomendações gerais de macronutrientes, 373
Reposição de potássio, 347
Risco de insuficiência renal aguda no pós-operatório de cirurgia não cardíaca, 143
Risco de trombose venosa profunda (TVP) e tromboembolismo pulmonar (TEP), 141

S

Sexualidade, 169
- abordagem da sexualidade no consultório, 172
- diagnóstico e prevalência das disfunções sexuais no idoso, 172
- introdução, 169
- mudanças na função sexual associadas ao envelhecimento, 170

- principais disfunções sexuais femininas, 180
-- diagnóstico, 180
-- tratamento, 181
--- medidas farmacológicas, 181
--- medidas não farmacológicas, 181
- principais disfunções sexuais masculinas, 173
-- disfunção erétil (DE), 173
--- etiologia, 174
--- diagnóstico, 175
--- tratamento, 175
---- modificação de estilo de vida, 175
---- terapêutica de primeira linha: inibidores da fosfodiesterase-5 (iFDE5), 175
---- terapêutica medicamentosa oral para disfunção erétil psicogênica, 178
----- outras classes medicamentosas de uso oral, 178
---- terapêuticas de segunda linha, 177
----- dispositivo intrauretral com alprostadil, 177
----- dispositivos de ereção a vácuo, 177
----- injeção peniana (intracavernosa), 177
---- tratamento psicológico, 178
-- ejaculação retrógrada, 180
-- hipogonadismo masculino, 179
--- etiologia e diagnóstico, 179
--- tratamento, 179
- princípios gerais do tratamento das disfunções sexuais no idoso, 173
Síndrome bradi-taqui, 100
Síndrome de fragilidade, 219
- fragilidades, 219
-- atividade física, 227
-- conceito e definição, 219
-- diagnóstico, 222
-- epidemiologia, 221
-- fisiopatologia, 220
-- tratamento, 224
--- manejo
---- de comorbidades, 226
---- farmacológico, 226
--- nutrição, 226
Subtipos de depressão, 121

T

Taquicardia atrial, 107
Taquicardia ventricular não sustentada, 110
Terapia cognitivo-comportamental para insônia, 59
Tratamentos
- da hipercalemia, 349
- para hipercalcemia aguda, 361, 362
Triagem, 492
- miniavaliação nutricional, 148, 149

V

Versão em português do inventário neuropsiquiátrico – cuidador, 38
Vertigem no idoso, 53
Violência e estatuto do idoso, 315
- avaliação clínica, 317
-- rastreamento, 318
-- sinais de alarme, 317
- definições, 316
- epidemiologia, 316
- estatuto do idoso, 321
- fatores de risco, 317
- intervenções, 319
- introdução, 315
- prevenção, 321

IMPRESSÃO:

PALLOTTI
GRÁFICA

Santa Maria - RS | Fone: (55) 3220.4500
www.graficapallotti.com.br